AF499991

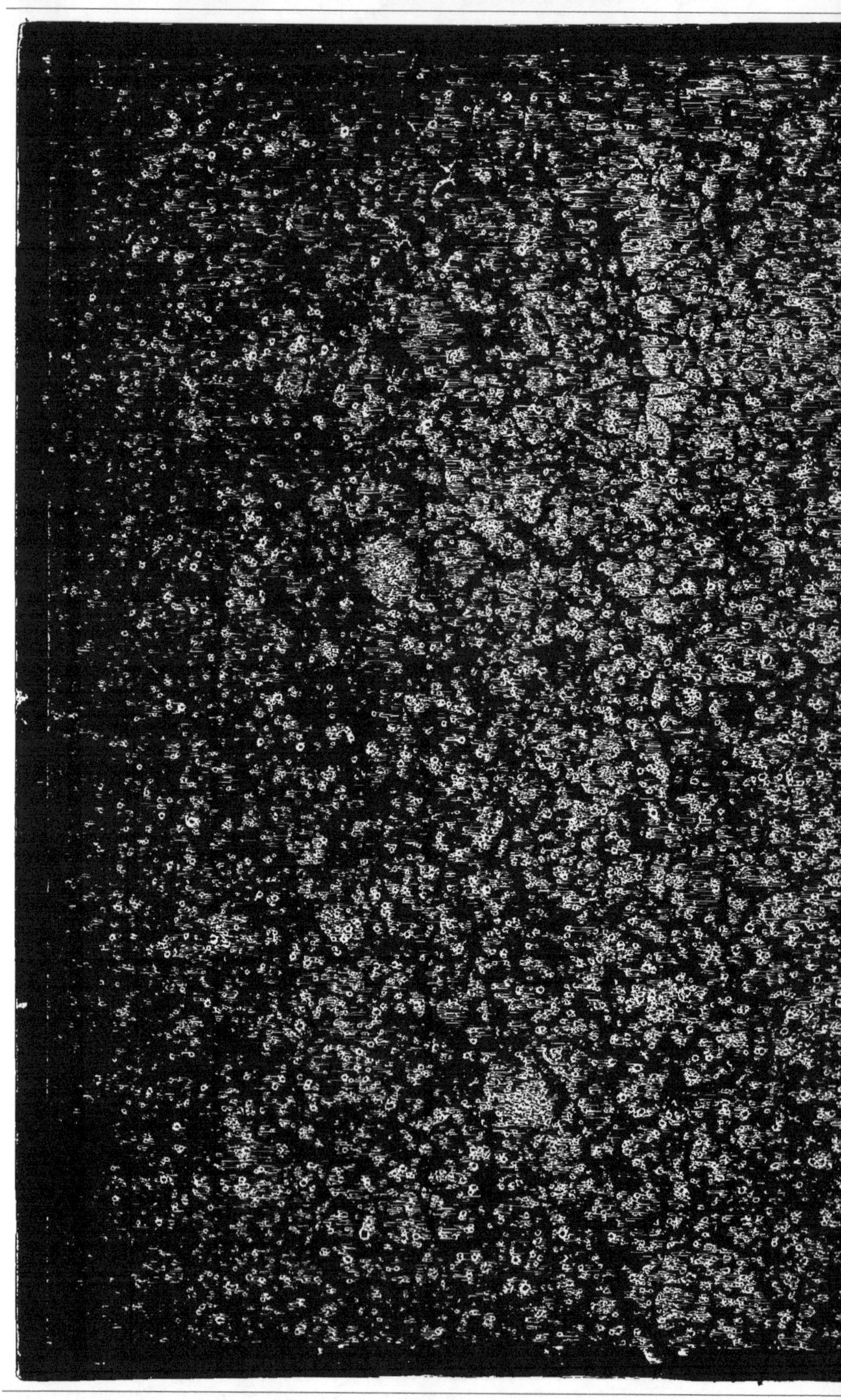

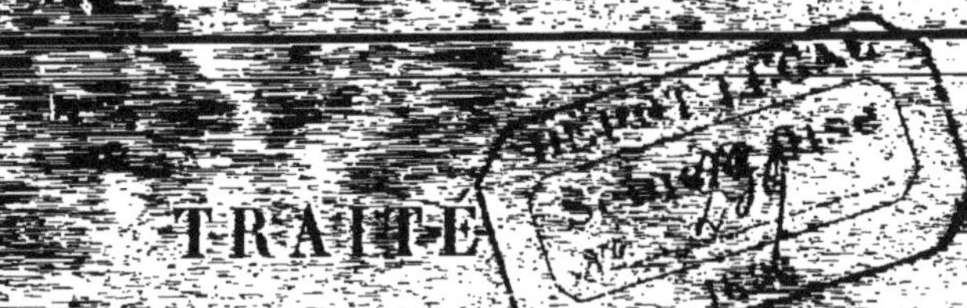

TRAITÉ
D'HYGIÈNE INDUSTRIELLE

À L'USAGE

DES MÉDECINS

ET

[MEMBRES] DES CONSEILS D'HYGIÈNE

PAR

LÉON POINCARÉ

[PROFESSEUR] D'HYGIÈNE À LA FACULTÉ DE MÉDECINE DE NANCY

[illegible] figures intercalées dans le texte

PARIS

G. MASSON, ÉDITEUR

[illegible] DE L'ACADÉMIE DE MÉDECINE

[illegible] Saint-Germain, en face de l'École de Médecine

1886

TRAITÉ

D'HYGIÈNE INDUSTRIELLE

4442-85. — Corbeil. Typ. et Stér. Crété.

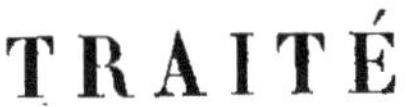

TRAITÉ D'HYGIÈNE INDUSTRIELLE

A L'USAGE

DES MÉDECINS

ET

DES MEMBRES DES CONSEILS D'HYGIÈNE

PAR

LÉON POINCARÉ

PROFESSEUR D'HYGIÈNE A LA FACULTÉ DE MÉDECINE DE NANCY

Avec 209 figures intercalées dans le texte.

PARIS

G. MASSON, ÉDITEUR

LIBRAIRE DE L'ACADÉMIE DE MÉDECINE

120, boulevard Saint-Germain, en face de l'Ecole de Médecine

1886

PRÉFACE

L'hygiène industrielle n'occupe pas parmi les moyens d'investigation clinique le rang auquel elle a droit. En général, on se borne à tenir compte des professions dans les cas d'intoxications saturnine et mercurielle, et encore parce que ces genres d'empoisonnement sont devenus partie intégrante des programmes des cours de pathologie. Mais ce ne sont pas là les seuls genres d'intoxication d'origine industrielle. Ils sont, au contraire, très nombreux et très variés, ceux qu'engendre l'activité professionnelle, et ils restent pour la plupart méconnus ; aussi se perpétuent-ils, minent-ils de plus en plus l'économie malgré tous les traitements, qui ne sauraient remplacer ici la suppression ou l'atténuation de la cause.

Que de troubles nerveux entés sur une anémie profonde, qui sont dus exclusivement aux poussières, aux gaz et vapeurs qui saturent l'atmosphère de certains ateliers, notamment à l'oxyde de carbone, l'acide sulfhydrique, etc.

Que de déformations, que de troubles dans les appareils locomoteur, pulmonaire et digestif, qui sont l'œuvre exclusive des attitudes et des mouvements exigés par la main-d'œuvre et qui défient la thérapeutique et l'intervention chirurgicale tant que les conditions du travail ne sont point améliorées !

En négligeant ce point de vue étiologique, on s'expose même à de véritables errreurs de diagnostic.

A chaque instant, le médecin trouve dans l'exercice de sa profession l'occasion d'appliquer les notions d'hygiène industrielle ou de regretter de ne point les posséder.

Ces notions sont, *a fortiori*, indispensables pour les membres des conseils d'hygiène qui, du reste, appartiennent pour la plupart au corps médical, car c'est sur ce terrain spécial que se meuvent leurs attributions. Il ne peut plus s'établir en France une industrie, quelle qu'elle soit, sans une autorisation préfectorale, qui n'est accordée ou refusée qu'après une enquête *de commodo et incommodo*, confiée aux soins des municipalités, et après avis motivé des conseils d'hygiène. Sans doute le préfet a toujours le droit de statuer en toute liberté, mais il est bien rare qu'il ne se range pas aux conclusions du conseil dont il respecte la compétence.

La législation n'impose toutefois aux conseils d'hygiène qu'une seule mission, qui est de sauvegarder la sécurité et la salubrité publique. Elle ne leur crée aucune préoccupation en ce qui concerne l'hygiène des ouvriers. Rigoureusement ils peuvent donc se désintéresser d'un grand nombre de questions relevant de l'hygiène industrielle conçue dans sa plus large acception. Mais ils assumeraient une bien grande responsabilité morale, ils seraient même coupables, vis-à-vis de la société, s'ils ne profitaient pas, pour améliorer la situation des travailleurs, du droit qui leur est laissé d'introduire dans les conclusions de leurs rapports des conditions de détail capables d'atteindre ce but. Il y a là pour eux non seulement une question d'humanité et de devoir de conscience, mais une question sociale et même politique.

Les aspirations de la classe ouvrière, qui sont devenues aujourd'hui des exigences impérieuses, sont nées sous l'influence de différentes causes, parmi lesquelles les souffrances professionnelles pèsent autant ou plus que celles de la misère.

Les misères physiologique et pathologique sont les plus mauvaises conseillères des masses ouvrières, d'autant plus que trop souvent elles vont chercher l'oubli de leur souffrance dans la consommation si pernicieuse de l'absinthe et de l'eau-de-vie de grains. Elles n'y trouvent qu'une nouvelle cause de dégradation morale, d'impulsions criminelles et de tendances anarchiques ou révolutionnaires.

Si la mission officielle des conseils d'hygiène les renferme dans la question un peu trop patricienne de la tranquillité des voisins, ils en ont une officieuse, peut-être plus élevée, qui est de sauvegarder la société en préservant la classe ouvrière des causes de déchéance. C'est d'ailleurs faire œuvre de sécurité publique et œuvre de bonne économie politique.

Pour que la connaissance de l'hygiène industrielle devienne, entre les mains du médecin et du membre des conseils d'hygiène, une arme réellement efficace, il faut que l'un et l'autre possèdent à la fois des données cliniques et des données de technique industrielle. Il n'est nullement besoin d'insister sur la nécessité des premières pour le praticien, puisqu'il doit toujours connaître à fond l'appareil symptomatique qu'il est appelé à combattre. De leur côté, les conseils d'hygiène ne sauraient dans les enquêtes qu'ils sont chargés de faire, rester complètement privés de documents d'ordre pathologique, surtout s'ils veulent étendre leur sollicitude à l'hygiène des ouvriers. Il ne faut pas compter pouvoir être renseigné sur place au sujet des troubles morbides éprouvés par les ouvriers. Les patrons et les contremaîtres sont naturellement portés à faire le silence sur cette question. Ils en arrivent même à se persuader que leur industrie est toujours à peu près innocente. Quant aux ouvriers, ils sont dans l'industrie ce qu'ils sont partout. La crainte d'être mal notés près des maîtres et plus encore des plaisanteries de leurs camarades, développe en eux un sot respect humain qui les empêche d'avouer leurs malaises. Ils en arrivent même à des actes de forfanterie. Il est donc indispensable que la commission d'enquête arrive sur place avec une connaissance parfaite de la clinique particulière à chaque industrie.

D'autre part, comment pouvoir apprécier les inconvénients d'une industrie dont on ne connaît pas la théorie et d'une usine dont on ignore le mode de fonctionnement?

Pour juger de l'influence qu'une usine peut exercer sur la salubrité publique et surtout pour indiquer les conditions capables d'atténuer ce que cette influence peut avoir de fâcheux, il faut absolument que le rapporteur tienne compte des difficultés et des besoins industriels, qu'il ait des notions exactes sur la théorie des opérations, sur la structure et le mécanisme des appareils et des machines. Il y a plus, il faut qu'il soit au courant des perfectionnements mis déjà en pratique ailleurs, ou même simplement proposés. En un mot, il faut qu'il ait une certaine éducation industrielle.

Sans initiation préalable, le délégué des conseils d'hygiène manque tout à fait d'autorité. Il est reçu avec courtoisie, mais il n'a au fond aucun prestige aux yeux des ouvriers et des patrons. Aussi l'industriel en est-il venu à ne voir dans ces enquêtes qu'une simple formalité, dont il lui est toujours facile d'éluder les conséquences. L'enquête des ingénieurs en ce qui concerne les machines à vapeur reste seule sérieuse et fructueuse, tout justement parce que l'industriel reconnaît que ces hommes spéciaux parlent avec pleine connaissance du sujet.

Le délégué sait sans doute toujours assez de chimie et de physique pour s'initier aux faits principaux du fonctionnement de l'usine qu'il est en train d'étudier en vue d'un rapport. Mais encore est-il obligé de demander des renseignements, qui ne lui sont pas toujours donnés avec une impartialité parfaite. En outre, il est obligé de se livrer à un travail long et pénible dont les éléments se trouvent noyés dans des publications trop techniques et trop détaillées.

Ce sera donc pour lui une utile ressource de trouver, réunis et condensés sous un petit volume, tous les documents qui peuvent lui être nécessaires ou même simplement utiles. Cette ressource lui devient même indispensable s'il tient à faire rendre à sa mission tout ce qu'elle est susceptible de rendre et à étendre son action bienfaisante, c'est-à-dire être à même de donner une direction plus hygiénique aux procédés employés. Pour cela il ne suffit plus de voir et d'interroger. Il faut être au courant des progrès des procédés chimiques et mécaniques.

Pour le praticien, ces mêmes connaissances techniques peuvent souvent lui donner la clef de la pathogénie des accidents qu'il observe. S'il est médecin d'une usine, elles peuvent agrandir considérablement sa sphère d'action. Ses rapports intimes et journaliers avec le haut personnel de la maison lui donnent des chances d'être plus écouté qu'un délégué de passage. S'il arrive là muni des données nécessaires pour entrevoir les avantages qu'il y aurait à substituer tel procédé à tel autre, ou une machine quelconque à la main-d'œuvre, que d'existences il peut sauver, que de familles il peut arracher à la misère.

Il importe toutefois que cette instruction technique reste dans les limites du strict nécessaire et qu'elle ne porte d'une manière complète que sur les points qui ont un véritable intérêt hygiénique. Aussi ne décrirons-nous, et toujours sommairement, que les machines qui constituent un progrès pour l'hygiène, laissant de côté tout ce qui est simplement un perfectionnement industriel.

Nous multiplierons le plus possible les figures, parce que dans une œuvre d'initiation, on gagne toujours beaucoup à parler aux yeux.

Nous nous montrerons, au contraire, très sobre en ce qui concerne la législation industrielle. Ce qui fait que l'étude de l'hygiène industrielle entre difficilement dans les mœurs des étudiants, c'est la répulsion que leur inspire la gangue législative au milieu de laquelle elle se trouve un peu noyée dans les traités publiés jusqu'alors. Il nous a paru préférable, au lieu de reproduire *in extenso* les textes de lois et de règlements dont l'industrie a été l'objet, d'en faire saillir simplement l'esprit sous une forme moins sévère et plus brève.

Les excellents livres de MM. Freycinet, Layet, Napias, Proust et Vernois, ont singulièrement favorisé ma tâche. Qu'ils n'accusent, pour les nombreux emprunts que j'ai dû leur faire, que la perfection avec laquelle ils ont traité certains sujets, ce qui ne permet plus d'innover qu'au prix d'une infériorité inévitable.

TRAITÉ
D'HYGIÈNE INDUSTRIELLE

CHAPITRE PREMIER

GÉNÉRALITÉS SUR L'HYGIÈNE INDUSTRIELLE

Le cachet de ce livre, ce qui, même, lui donne sa raison d'être après le traité de M. Napias, est sa spécialité ; c'est-à-dire que son unique but est de présenter, sous une forme condensée, une monographie hygiénologique de chaque industrie. Il doit être, en un mot, à son aîné ce que la *Pathologie spéciale* est à la *Pathologie générale.* Toutefois, ces études particulières ont besoin d'un préambule général, parce que beaucoup d'usines ont, dans leur mécanisme, leurs dangers et leur réglementation, des traits communs dont la description ne saurait être reproduite plusieurs fois sans perte de temps et sans monotonie. Mais il importe que ces généralités soient présentées avec une excessive sobriété, parce que ce livre doit être la continuation de celui de M. Napias et non en être un inutile écho.

Dans cette étude générale, nous diviserons les dangers et les inconvénients en trois classes :

1° Ceux qui intéressent exclusivement la salubrité publique ;

2° Ceux qui compromettent à la fois la salubrité publique et l'hygiène des ouvriers;

3° Ceux qui compromettent seulement l'hygiène des ouvriers.

Dangers n'intéressant que la salubrité publique. — L'industrie ne menace la salubrité publique, d'une manière exclusive, que par deux conditions à peu près générales, la fumée et les résidus.

Inconvénients de la fumée et mesures à prendre contre elle. — Il semble au premier abord que la fumée industrielle soit pour l'atmosphère générale ce que la goutte d'eau peut être pour l'océan. Mais on reconnaît qu'il n'y a pas là une quantité tout à fait négligeable, si l'on songe que l'industrie prend partout un développement de plus en plus considérable, que les usines tendent à se grouper dans certains points où elles trouvent à la fois des moyens de transport, des débouchés plus faciles et des ressources de recrutement pour le personnel ouvrier; que, quand le temps est couvert, la fumée, au lieu de s'élever pour se disperser au loin, stagne dans les couches inférieures, que le vent peut la rabattre et la concentrer vers un point très circonscrit.

Dans les villes industrielles, la fumée des cheminées devient une véritable calamité publique. La radiation solaire se trouve amoindrie, au point que les photographes sont obligés d'aller s'établir dans la banlieue. L'action chimique bienfaisante que la lumière solaire exerce sur la nutrition devient donc insuffisante. C'est là une condition fâcheuse qui concourt pour une certaine part, avec tant d'autres causes, à l'étiolement des populations. L'air peut être partout chargé de particules de charbon qui irritent les voies pulmonaires et la conjonctive; qui, se déposant d'une manière souvent apparente sur les personnes et les objets, compromettent ainsi la propreté des vêtements, des logements et des matières alimentaires. L'irritation mécanique par les particules de charbon est compliquée d'une irritation chimique par les huiles légères et empyreumatiques de la houille, avec production d'odeurs souvent désagréables. Il y a encore à tenir un certain compte de l'influence fâcheuse de l'oxyde de carbone et de l'acide carbonique. Enfin beaucoup de fabricants, afin d'assainir leurs ateliers, prennent diverses dispositions pour conduire dans la cheminée les émanations nuisibles de leur industrie.

Il y a donc en réalité une somme d'inconvénients devant lesquels l'hygiène n'a pas le droit de rester inactive. La réglementation officielle impose seulement une élévation déterminée à donner à la cheminée. Ceux qui ont pour mission de sauvegarder la salubrité publique doivent se montrer aujourd'hui plus exigeants et insister pour que les industriels adoptent pour leurs foyers les dispositions dites de *fumivorité*. On y arrive, du reste, assez facilement parce que les inventeurs de ces dispositions ont eu pour but de brûler les parcelles de charbon intact que la fumée entraîne avec elle et de réaliser ainsi une économie de combustible. En réalité l'économie annuelle se chiffre par des sommes presque négligeables, et il n'y a là au fond qu'un intérêt de salubrité publique, ayant la bonne fortune d'être patronné par des promesses d'avantages commerciaux.

Les systèmes de fumivorité proposés sont nombreux, mais tous reposent sur le même principe, qui est de chercher à brûler tout jusqu'au dernier terme de combustion, par l'abondance de l'air, le mélange intime du comburant et du combustible et en éloignant du foyer toutes les causes de refroidissement.

Il importe que l'hygiéniste connaisse les principaux d'entre eux afin qu'il puisse appuyer ses conseils par des indications précises. Dans la pratique il y a lieu de tenir compte des circonstances et de n'indiquer qu'aux usines en voie d'installation les systèmes qui nécessitent des constructions spéciales et de se contenter pour les usines préexistantes des procédés pouvant s'adapter aux anciens foyers.

Parmi les méthodes nécessitant des constructions spéciales et applicables aux usines en voie de création, la disposition la plus simple et le plus facilement acceptée est celle des *grilles à gradins*. La grille du foyer, au lieu d'être simplement horizontale ou concave, est formée de barreaux larges et disposés en gradins, suivant un plan incliné qui est calculé de telle façon que le combustible descend de lui-même et méthodiquement, au fur et à mesure que les premières portions sont réduites en cendres. Le chauffeur y gagne de n'avoir qu'à charger de temps en

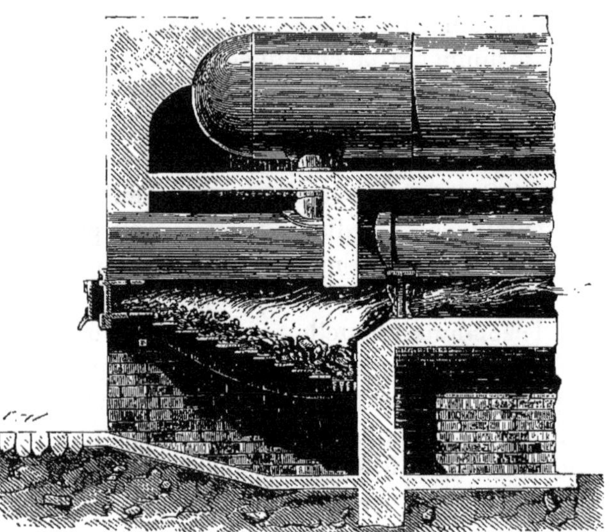

Fig. 1.

temps une trémie qui livre le charbon peu à peu au foyer et à retirer d'autre part les cendres. Il n'a plus à remuer le combustible incandescent avec un ringard, en s'exposant aux inconvénients d'un foyer ardent et ouvert. Comme but principal, l'air arrive largement entre les divers étages sur un combustible qui n'est plus tassé en grande masse, mais fretionné, presque en couche mince et uniforme. La surface de contact entre le combustible et le comburant est plus grande. De plus le charbon incandescent des étages inférieurs échauffe par voisinage le charbon encore noir des étages supérieurs et de la trémie, d'où moins de chance de refroidissement et de ralentissement de la combustion.

Le résultat est beaucoup plus parfait avec le système des *grilles mobiles*. Mais elles sont beaucoup plus coûteuses et ne sauraient être acceptées par tous les industriels. Parmi les types se rattachant à ce système, le plus parfait est celui de Juckes. La grille est formée de pièces articulées et est disposée comme une chaîne sans fin qu'un mécanisme fait avancer d'une manière mathématique. Elle fait marcher

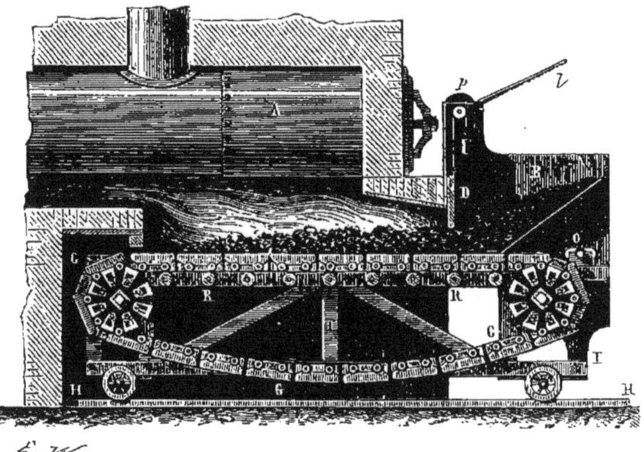

Fig. 2. — Foyer à grille mobile.

B, trémie où le combustible est introduit. — D, registre qui règle l'arrivée du combustible. — *l*, levier articulé en *p*, servant à manœuvrer le registre — O, point ou la grille sans fin reçoit le mouvement. — G, grille sans fin. — I, bâti permettant de retirer la grille pour la réparer, grâce aux rails HH.

ainsi elle-même le combustible qu'il suffit de déposer à l'extérieur, elle le force à s'étaler en couche mince et uniforme. Il n'y a jamais d'incandescent que la portion de charbon qui est au niveau du foyer proprement dit. La portion qui est en avant ne fait que s'échauffer et se préparer à ne pas amener de refroidissement. L'air arrive largement par les mailles de la grille. La fumivorité est complète. Il ne se produit qu'un peu de fumée au moment de l'allumage ou lorsqu'on ouvre le registre, cette ouverture causant un refroidissement relatif.

Le résultat hygiénique me paraît être de beaucoup supérieur avec ce qu'on appelle les *foyers à flamme renversée*, parce qu'ils contribuent à diminuer les agents les plus dangereux de la fumée, l'oxyde de carbone et les produits empyreumatiques. Dans ces foyers, le courant d'air est renversé, c'est-à-dire que l'air, au lieu d'arriver par en bas et en dessous de la grille, arrive au-dessus, et la fumée, au lieu de sortir par en haut, ne trouve d'issue que par en bas. Dans ces conditions, il n'y a d'incandescent que la couche inférieure du charbon, c'est-à-dire celle qui repose directement sur la grille. Les couches supérieures sont simplement assez chauffées par voisinage pour être distillées et fournir des gaz et des produits goudronnés, mais ceux-ci se trouvent oxydés en traversant la couche incandescente et avant de venir faire partie de la fumée. Dans les foyers ordinaires, au contraire, les nouvelles couches de charbon que l'on ajoute sont d'abord simplement distillées et les produits non complètement comburés qu'elles dégagent ne traversent plus un milieu incandescent, ils s'en vont immédiatement dans la cheminée avec la fumée.

Il est encore une autre méthode, dite *par injection d'air*, qui a rencontré une certaine faveur dans la haute industrie et qui a pour but de continuer la combustion de la fumée dans la cheminée d'évacuation elle-même. Elle consiste à faire déboucher dans celle-ci des prises d'air qui viennent raviver l'inflammation au moment où elle se serait éteinte. Mais il importe beaucoup de faire arriver de l'air chaud, car ce qui éteint la flamme, c'est encore plutôt le refroidissement que le manque d'air, vu que la fumée où la combustion s'est arrêtée contient encore 10 0/0 d'oxygène.

La figure 3 représente un des types les plus simples se rattachant à cette méthode.

Lorsqu'on veut conserver d'anciens foyers et chercher seulement à en améliorer les conditions hygiéniques, on peut y adapter l'*appareil dit de Stanley*, qui a le double avantage d'éviter au chauffeur l'introduction du combustible dans un foyer ouvert et qui assure la combustion, non seulement en supprimant cette dernière cause de refroidissement, mais encore et surtout en ne livrant au foyer qu'un charbon très divisé. Il suffit d'annexer extérieurement, à n'importe quel foyer primitif, une trémie en entonnoir, munie de deux rouleaux écraseurs, et au-dessous une roue à palettes qui reçoit le charbon divisé et le projette dans le foyer, grâce au mouvement de rotation dont elle est animée.

On peut aussi, quelles que soient les conditions présentées par les foyers, traiter la fumée par condensation, avant de

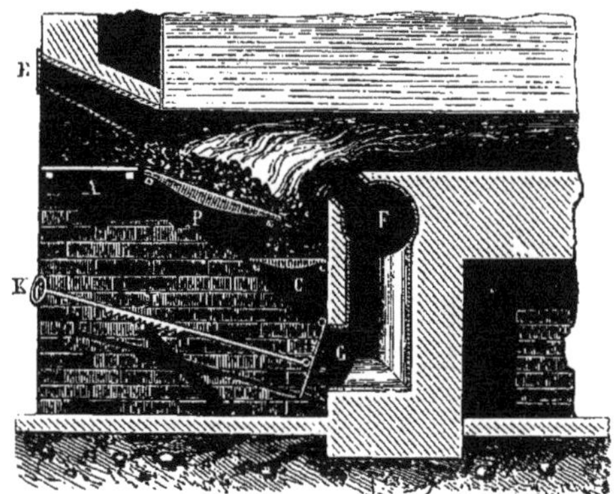

Fig. 3. — Foyer à injection d'air.

F, ouverture par laquelle l'air débouche en deçà du foyer. — G, registre permettant de doser l'air introduit. — K, tige actionnant ce registre. — P, foyer.

l'abandonner à l'atmosphère, en la forçant à traverser préalablement un bain d'eau. Celui-ci retient bien en effet la plus grande partie des particules de charbon et les huiles empyreumatiques, mais l'oxyde de carbone et la presque totalité de l'acide carbonique continuent leur route. Cette mesure peut rendre quelques services, et encore contestables, dans un grand centre d'industrie charbonnière comme Newcastle, mais elle a l'inconvénient de laisser subsister les éléments les plus dangereux de la fumée et de les rendre plus insidieux, en enlevant au dégagement les matières colorantes qui seules peuvent le rendre apparent.

Mesures et inconvénients relatifs aux résidus industriels, — Il n'est pas une seule industrie qui, à côté du produit cherché, ne donne naissance à des matières sans valeur, et souvent nuisibles, qui sont comme les fragments de pierre que le sculpteur est obligé de détacher et de rejeter pour faire saillir son œuvre. Le fabricant a un intérêt majeur à rejeter hors de chez lui ces détritus, de même que les propriétaires et les villes cherchent à se débarrasser des déjections humaines.

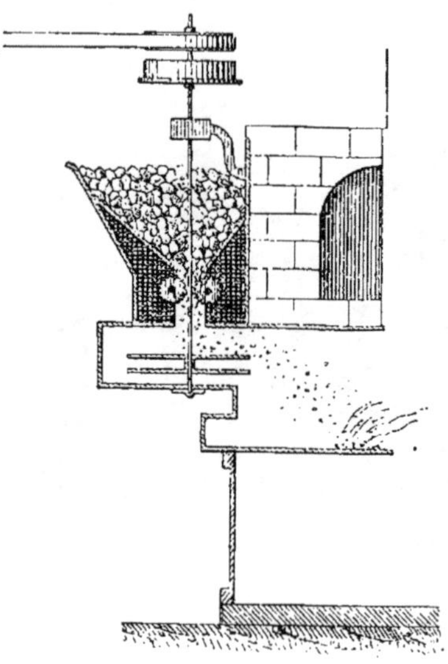

Fig. 4. — Appareil de Stanley.

La question des détritus met fortement en jeu l'antagonisme qui existe forcément entre l'intérêt privé et l'intérêt public. Si le fabricant les conserve sur sa propriété, il s'encombre et nuit à l'hygiène intérieure de son établissement; s'il les écoule au dehors, s'il a recours au *tout à l'égout de l'industrie*, il compromet la salubrité publique. Du reste, même en s'encombrant, l'industrie ne sauvegarde pas toujours l'intérêt général. La pluie en lavant les détritus accumulés sur sa propriété transporte bientôt le danger hors de l'enceinte privée. Il y a donc là un problème d'hygiène très difficile à résoudre. Bien des solutions ont été proposées et appliquées, mais toutes ont un côté défectueux. Dans l'état actuel de l'hygiène industrielle, il n'est même pas possible de formuler une solution générale ou commune. Celle qui est la plus favorable pour telle industrie peut être inférieure à une autre quand il s'agit d'un autre genre de production industrielle. Dans certains cas une combinaison de plusieurs procédés peut être avantageuse. A titre de généralités, nous allons donc nous contenter d'apprécier en eux-mêmes les divers moyens appliqués ou proposés jusqu'à présent, en considérant à part les traitements des résidus solides et ceux des résidus liquides.

Traitements des résidus solides. — L'*amoncellement* ou *mise en dépôts* est souvent mis en pratique dans les cours des usines, tout au moins d'une manière provisoire. La plupart du temps ces dépôts, quoique provisoires, ne sont pas sans inconvénients, car ils y sont constamment lixiviés par les pluies. Les parties solubles, si elles sont toxiques, peuvent aller, par l'intermédiaire de la nappe souterraine, contaminer les puits, souvent à une grande distance. Quant à la majorité des eaux de lixiviation, elles s'écoulent par des ruisseaux, rarement couverts, dans les cours d'eau du bassin de la région, où elles deviennent un des agents d'adultération des rivières, au même titre que les résidus liquides; aussi convient-il de les abriter sous des hangars.

Beaucoup d'industries qui produisent des quantités considérables de résidus solides sont obligées de recourir à des *dépôts permanents en rase campagne*. Pour les détritus insolubles et innocents, comme les scories des fonderies de fer, ces terrassements en plein champ sont regardés comme étant tout à fait sans inconvénient. Je ferai observer toutefois qu'ils ont, comme les remblais des voies ferrées, l'inconvénient de former sur leurs flancs de véritables marais. Il serait facile d'éviter les barrages en ménageant des voies d'écoulement à travers la base du monceau.

Quel que soit l'éloignement des habitations, les dépôts lixiviables peuvent en outre, par les péripéties si variées des nappes souterraines, avoir des influences restées le plus souvent méconnues. Il est vrai qu'il en est de même avec beaucoup de couches géologiques naturelles; mais c'est toujours une aggravation volontaire de ce qui existe dans la nature.

L'*enfouissement* sous un sol qu'on livre ensuite à l'agriculture laisse pour les détritus non organiques, les choses exactement dans les mêmes conditions. *Le revêtement des terrassements à l'aide d'un couche imperméable* constitue déjà un moyen d'atténuation, mais encore insuffisant. La meilleure solution est encore l'*utilisation* des détritus. On les use ainsi pour la salubrité publique tout en en tirant profit. Pour ceux dont l'utilisation n'est pas encore trouvée, il faut chercher à les rendre plus innocents par une modification de leur composition chimique, ce qu'on désigne par le mot général de *neutralisation* ou de *dénaturation*. Les procédés d'utilisation et de neutralisation varient évidemment avec la nature des détritus et seront indiqués dans l'histoire particulière des industries.

Traitement des résidus liquides. — On a toujours trouvé tout naturel de mettre à profit le voisinage d'une rivière, ainsi que la déclivité du terrain, pour s'en débarrasser par simple écoulement; ou bien, lorsque la pente et le cours d'eau font défaut, de délivrer la surface du sol d'un inconvénient trop patent, en forçant la matière à se perdre dans les profondeurs de la terre. Mais si ces errements se recommandent par leur simplicité, ils ne laissent pas que d'être très défectueux.

La forme la plus primitive du second moyen prend le nom plus spécial de *puits perdu* et consiste dans une fosse non murée et plus ou moins profonde. C'est à condamner d'une manière absolue et sans la moindre hésitation, puisque les résidus liquides se répandent par imbibition dans toutes les directions à la fois et même dans les couches superficielles, c'est-à-dire dans celles qui touchent le plus à l'homme et à ses ressources alimentaires. Les fosses maçonnées, auxquelles on réserve plus particulièrement le nom de *puisards*, ne font que reculer la difficulté, si elles n'ont pas d'ouverture d'échappement sur leur fond. Leur étanchéité elle-même fait qu'elles sont bientôt remplies. Il faut les vider, et contaminer d'une manière plus aiguë le

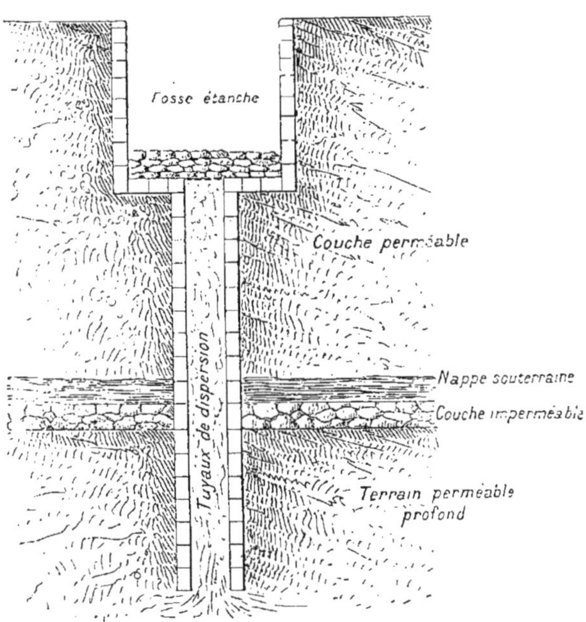

Fig. 5.

point qu'on a choisi pour s'en débarrasser d'une manière définitive. Industriellement on n'y a gagné qu'un délai pour le transport au loin. On a espéré tout sauvegarder en construisant des fosses étanches, mais prolongées par un simple tuyau étanche aussi, jusqu'au-dessous de la couche imperméable. Les parties solides s'accumulent seules dans la fosse proprement dite ; et comme elles s'égouttent continuellement par la conduite inférieure, la plénitude est longue à s'établir. Quand elle est produite, on vidange et le résidu solide est mis en dépôt en plein champ. Quant aux liquides, ils sont de suite conduits au-dessous de la couche imperméable sans avoir pu contaminer la nappe souterraine et, par conséquent, les puits du voisinage. Ces résultats sont incontestables; mais que d'éventualités ne laissent-ils pas subsister, sans qu'on puisse les prévoir! Il n'est point de couche imperméable qui se prolonge indéfiniment. Il n'en est point qui ne présente de nombreuses lacunes, par lesquelles le liquide vient retrouver une nappe souterraine. On ne fait que se débarrasser d'un ennemi en le rejetant sur les contrées voisines.

Le *déversement dans les rivières* est certainement ce qu'il y a de plus économique et de plus expéditif. La rivière est en outre regardée comme un conduit d'évacuation naturel qui rend tout innocent en diluant de plus en plus ce qu'elle reçoit et en le transportant rapidement dans l'immensité de la mer. On ne se préoccupe que d'une chose, et encore exceptionnellement, c'est d'empêcher le résidu de nuire pendant qu'il se rend de l'usine au cours d'eau, et on croit avoir tout fait en couvrant et en maçonnant le canal conducteur.

Aujourd'hui on commence à s'apercevoir que le procédé crée des inconvénients nombreux et sérieux. La dilution immédiate ne se réalise point parce que le courant de la rivière refoule les résidus vers le canal d'amenée et sur les parties voisines des rives. On peut pailler l'inconvénient en conduisant les produits de déversement jusque dans le milieu du courant; mais, outre que c'est coûteux, la diffusion reste encore lente à se produire. Le voisinage de la mer ne constitue même pas une circonstance atténuante, car le reflux est encore bien plus puissant. Si les produits chimiques déversés sont nuisibles par eux-mêmes, c'est non seulement le dépeuplement de la rivière qu'on prépare, mais encore l'hygiène alimentaire de populations entières que l'on compromet, car aujourd'hui que beaucoup de villes captent l'eau des rivières, ce n'est plus seulement la contamination accidentelle de quelques puits, par la fusion de la nappe souterraine avec l'eau de la rivière, que l'on a à redouter.

Même dans le cas de sels inoffensifs, l'inconvénient peut être encore considérable, car il suffit que le degré hydrotimétrique d'une eau soit changé pour qu'elle cesse d'être potable et d'être un milieu convenable pour le poisson. Il est à remarquer que la mort des poissons ne constitue pas seulement une perte d'argent, de ressources et de convenances ; mais que par la putréfaction de leurs cadavres elle crée des foyers d'infection. D'autre part la richesse plus grande en sels que reçoit l'eau peut provoquer des incrustations et des obstructions dans les tuyaux de distribution des villes.

L'arrivée de certains résidus engendre souvent des réactions donnant lieu à des dégagements odorants et pénibles, notamment d'acide sulfhydrique. Quand ils comprennent des détritus organiques, c'est l'infection paludéenne et l'infection putride qu'on alimente ou qu'on prépare. Ces détritus concourent aussi au développement de l'acide sulfhydrique, en réduisant les sulfates. Enfin, par leur acidité ou leur causticité, ils peuvent nuire à la végétation des rives et même altérer les matériaux de construction.

A Lille, par le fait de la pollution des cours d'eaux par les résidus industriels, les eaux potables ont été infectées par un champignon du genre crénothrix.

Le déversement dans les rivières a donc de nombreux et graves inconvénients. Il est urgent d'y parer. Il existe bien une décision ministérielle du 24 juillet 1875 destinée à empêcher la contamination des cours d'eau, mais elle est restée à peu près platonique, en raison même de la tolérance que l'État se voit obligé d'accorder aux municipalités. Il se trouve d'autant plus lié que le versement des immondices dans les rivières est beaucoup plus dangereux que celui des eaux industrielles. Il est bien difficile, en effet, d'empêcher une ville de se débarrasser de ce qui l'infecte par le moyen qui a paru jusqu'ici le moins mauvais. Comment ensuite empêcher un industriel de déverser ses détritus dans un cours d'eau très rapproché, quand, en ville, on lui permet l'accès dans les égouts qui vont aux rivières. De temps en temps, cependant, on voit apparaître des plaintes formulées par des pêcheurs qui veulent se venger sur l'industrie de leurs insuccès. Une enquête particulière est faite et, quelles que soient les conclusions, bientôt tout recommence comme auparavant. Il y a là une difficulté pratique telle qu'en Angleterre, où on a cherché depuis quelques années à appliquer la loi avec rigueur et où on a créé des inspecteurs spéciaux, la contamination de la Tamise est à peine amoindrie.

On a indiqué et suivi un grand nombre de procédés d'atténuation :

La *décantation*, qui consiste à faire préalablement séjourner les résidus dans des bassins de dépôt, de façon qu'ils ne se déversent dans la rivière qu'après s'être débarrassés de la plus grande partie des matières tenues en suspension et précipitables. Il est facile de proportionner le débit de sortie au débit d'entrée pour obtenir un séjour déterminé. Le moyen est très rationnel, mais insuffisant ; car l'eau mère reste encore riche en matières étrangères. De plus la pluie, en lixiviant le dépôt, peut ultérieurement en conduire une portion à la rivière et aux puits voisins, par voie souterraine.

La *filtration* peut aussi rendre quelques services relatifs, en forçant les résidus à traverser plusieurs couches filtrantes, avant de se déverser dans la rivière.

On lui évite ainsi des fragments minéraux ou organiques ; on la rend moins bourbeuse et même moins marécageuse. On la respecte davantage en elle-même ; mais parfois on accumule des matières encombrantes qui peuvent être dangereuses et dont l'incinération peut devenir nécessaire, quoique coûteuse. Il y aurait certainement lieu de l'imposer plus souvent qu'on ne le fait. On pourrait du reste faciliter la chose et la rendre moins onéreuse, en associant la *crémation industrielle*, non pas à la crémation humaine, ce qui blesserait bien des susceptibilités, mais à la crémation des débris et des cadavres d'animaux, laquelle a en outre l'avantage de pouvoir être adoptée facilement et sans retard.

Un procédé de beaucoup supérieur à tous les précédents est l'*évaporation en chaudières suivie de l'incinération du résidu solide*. Ici la rivière n'est plus mise en cause sous aucun rapport. Il n'y a plus ni liquides ni dépôts rendus solides ; tout est amené au dernier terme de réduction. La salubrité publique n'est plus que faiblement touchée par les vapeurs et les gaz de la concentration et de l'incinération. Malheureusement ce traitement entraîne des frais considérables, ce qui fait qu'en France on hésite à l'imposer. En Angleterre, au contraire, il est généralement appliqué pour tous les résidus dont les dangers ne peuvent pas être conjurés autrement.

L'*irrigation* peut rendre des services considérables pour les liquides fortement chargés de matières organiques. En les faisant se répandre méthodiquement dans les champs par un bon système de petits fossés de distribution, on active singulièrement l'oxydation et la nitrification des matières azotées, et on hâte par conséquent le moment où elles seront devenues inoffensives.

Le sol est en effet une éponge qui multiplie à l'infini les surfaces de contact de l'air et de ces matières. La filtration de l'eau dans ses vacuoles aspire même l'air, en y produisant des alternatives de vide et de plénitude, en même temps qu'elle y entretient l'humidité nécessaire à tout travail de fermentation. Enfin certaines expériences tendent à prouver que l'humus agit lui-même à la manière d'un ferment, c'est-à-dire qu'il provoque la fermentation des matières étrangères par un véritable entraînement. Ajoutons qu'on donne, en même temps, une certaine satisfaction à l'intérêt agricole, puisque c'est par leur nitrification que les engrais alimentent les végétaux.

La *neutralisation* des liquides acides par des bases, et des liquides alcalins par des acides. La première est surtout mise en pratique et on la réalise tantôt par l'addition d'un lait de chaux, tantôt en faisant filtrer la liqueur acide à travers un monceau de pierres calcaires, tantôt en y plongeant des rognures de zinc, de fer ou de cuivre. On rencontre beaucoup moins souvent l'occasion de neutraliser des détritus alcalins, et cette neutralisation donne ordinairement lieu à des échanges commerciaux entre des industries différentes, c'est-à-dire que les résidus alcalins de l'une servent à neutraliser les résidus acides d'une autre.

La *dénaturation*, dont la neutralisation n'est, pour ainsi dire, qu'un cas particulier, a pour but de transformer chimiquement un composé nuisible en un autre composé plus innocent. Le principe général n'a encore trouvé que de rares applications.

L'*utilisation*, qui suppose souvent la dénaturation préalable et qui a pour but de rendre les détritus propres à un usage quelconque. C'est un mode d'écoulement qui a le triple avantage d'éviter l'encombrement, de sauvegarder la salubrité publique et de rendre des services aux besoins de la vie sociale.

L'idéal de l'hygiène industrielle se trouve certainement dans ce dernier procédé, et c'est dans ce sens qu'il convient de diriger les efforts des savants et des industriels, d'autant plus que le profit commercial qui en est la conséquence, en stimulant les intéressés, serait une garantie pour l'observation de l'hygiène. Tant que les industries n'auront pas trouvé de solution de ce genre, il faut insister pour l'adoption de la concentration avec incinération. Le produit industriel fera défaut. Il y aura même perte notable, mais l'hygiène sera encore satisfaite.

Dangers intéressant à la fois la salubrité publique et l'hygiène des ouvriers. — Ce sont les dangers d'incendie, les dangers d'explosion, les dégagements de vapeurs et de gaz, la production de poussières.

Dangers d'incendie. — D'une manière générale, on peut dire que les usines sont plus exposées que les autres bâtiments à prendre feu, en raison de la multiplicité et de l'intensité des foyers, en raison surtout des substances inflammables qui y sont souvent maniées. Par suite elles créent pour les habitations voisines un danger d'incendie toujours imminent. L'isolement par enceinte et surtout par un chemin de ronde est donc la première mesure dictée par la prévoyance. C'est à tort qu'en France on ne se montre nullement exigeant sous ce rapport. Vu le retard qu'éprouvent toujours même les premiers secours, on doit exiger la présence continuelle d'une pompe à incendie, dans l'intérêt privé comme dans l'intérêt général. Si on n'a pas sur place une surabondance d'eau disponible, on doit, comme dans beaucoup d'établissements de l'État, échelonner le long des bâtiments des réservoirs toujours remplis d'eau.

Quand une usine doit avoir en dépôt ou fabriquer des substances inflammables, en outre des mesures précédentes, on doit prescrire de placer l'ouverture des foyers et des cendriers en dehors des ateliers de distillation, d'avoir constamment sous la main du sable fin pour ensevelir instantanément les récipients enflammés, de n'éclairer les ateliers qu'à l'aide de lampes de sûreté ou de lampes placées derrière des verres dormants, enfin de construire les ateliers et les magasins en matériaux incombustibles.

Mais toutes ces précautions consacrées par les règlements me semblent devoir devenir bientôt inutiles en présence des essais faits récemment avec l'extincteur Grinnells (1). De distance en distance, sont établies dans les ateliers, à raison de 100 pour 900 mètres carrés, des bouches recevant de l'eau, soit des conduites de la ville, soit d'un réservoir supérieur, fermées par un obturateur que maintient un levier avec un alliage fusible ou une ficelle facilement rompue par le feu lui-même. Ce dernier procédé paraît préférable, parce que le point de fusion des alliages se modifie spontanément avec le temps. On peut aussi faire fonctionner en même temps, et par le même mécanisme, des avertisseurs. En tous cas l'extincteur Grinnells a déjà fait

(1) Blaise, *Revue d'hygiène*, 1885, p. 397.

ses preuves non seulement dans des expériences provoquées, mais encore dans un véritable incendie.

Dangers d'explosions. — Quoique les ouvriers soient les premières victimes, en même temps que les plus frappées des explosions des chaudières et des dépôts de substances fulminantes, on peut encore faire entrer cette éventualité dans les dangers qui menacent la salubrité publique ; car les éclats sont souvent projetés au loin avec violence.

Ils donnent lieu aux lésions traumatiques les plus variées et les plus graves. Ils vont fracturer et broyer tout ce qu'ils frappent. Ils pénètrent dans les chairs et les cavités viscérales. D'autres fois c'est le corps lui-même qui est projeté contre les murs. Le cachet spécial de ces blessures est de s'accompagner de brûlures profondes, étendues et graves.

Pour éviter les explosions de chaudières, les règlements

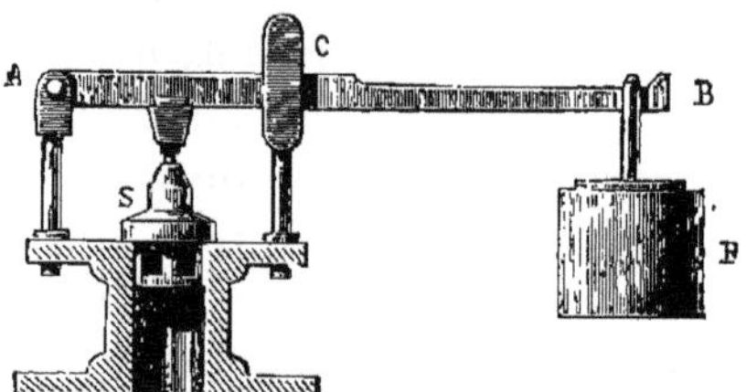

Fig. C.

administratifs prescrivent de munir ces appareils générateurs de *soupapes de sûreté* donnant automatiquement issue à la vapeur avant qu'elle ait acquis assez de tension pour briser sa prison. Ces soupapes peuvent être chargées directement de poids calculés sur la pression que la chaudière est capable de supporter ; ou bien maintenues par un bras de levier portant à son extrémité un poids qui n'a pas besoin d'être aussi volumineux. Elles peuvent être aussi constituées par des plaques d'alliages de bismuth, de plomb et d'étain, dont le degré de fusibilité est en rapport avec la chaleur qu'on a le droit d'atteindre sans danger. Mais elles donnent beaucoup moins de sécurité et ne devraient plus être autorisées.

Comme il est encore plus sûr de ne pas laisser naître le danger que d'y parer lorsqu'il menace, il est ordonné en outre de prendre des mesures contre trois causes qui sont reconnues capables de favoriser les explosions, l'abaissement du niveau de l'eau au-dessous de la surface de chauffe, la production d'incrustations minérales sur la paroi de la chaudière et l'emploi d'eaux corrosives.

Pour l'*abaissement du niveau de l'eau au-dessous de la surface de chauffe*, il est aisé de comprendre que quand l'eau ne s'empare pas de la plus grande partie du calorique que reçoit la portion de la chaudière léchée directement par les flammes du foyer, celle-ci s'échauffe au point de rougir, et dès lors il suffira que de l'eau arrive ultérieurement à son contact pour qu'elle se vaporise instantanément en exagérant brusquement la tension intérieure. Il est donc nécessaire d'alimenter constamment la chaudière de façon à ce que cette portion ne soit jamais démasquée et pour cela il faut que le chauffeur puisse toujours constater le niveau occupé par l'eau. C'est pourquoi on exige l'adaptation d'un *niveau d'eau*. Il ne faut plus tolérer les anciens niveaux formés de deux tubes avec robinet, l'un au-dessus, l'autre au-dessous du niveau normal, de telle sorte que si le robinet supérieur donne de l'eau, c'est qu'il y a trop de liquide et que si le robinet inférieur donne de la vapeur, c'est qu'il n'y en a pas assez ; car il est toujours dangereux de s'en rapporter à la vigilance des ouvriers pour tourner des robinets de temps en temps. Il vaut mieux un tube recourbé en verre, communiquant avec la partie inférieure de la chaudière et dans lequel, par conséquent, l'eau suit les mêmes oscillations que dans le générateur. Un trait très apparent indiquera sur lui-même le niveau de la surface de

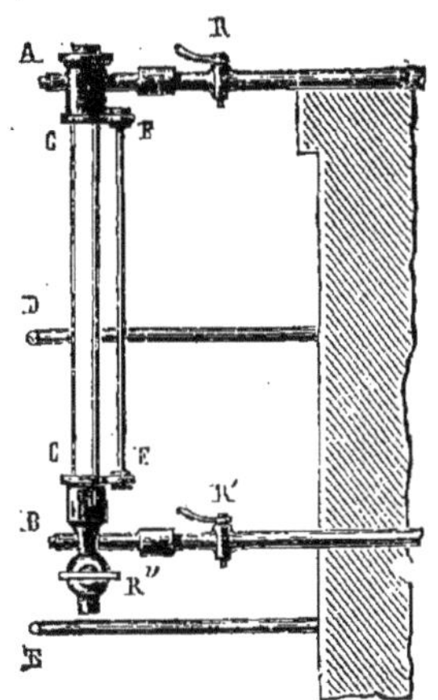

Fig. 7.

chauffe. Ce mode d'indication est préférable à un *flotteur* consistant en une meule, se déplaçant avec la surface de l'eau et maintenu par une corde à contre-poids sur une poulie, celle-ci faisant mouvoir une aiguille qui darde sur un cadran. Non seulement l'indication frappe moins les yeux, mais ces appareils peuvent mal fonctionner. Toutefois, même avec le *niveau d'eau* précédent, il est important de placer en outre un *flotteur d'alarme* qui en s'abaissant démasque l'ouverture d'un sifflet et laisse la vapeur produire un bruit strident.

En s'évaporant, l'eau précipite naturellement des sels qui en s'accumulant forment des *incrustations croûteuses* sur la paroi de la chaudière. Ces dépôts gênent l'absorption du calorique par l'eau; la paroi est bientôt portée au rouge, et quand une fissure vient à se former dans la croûte, l'eau arrivant au contact d'un point rougi produit tout à coup une grande quantité de vapeur qui fait éclater la chaudière. Il est inutile de chercher à prévenir la formation de ces dépôts par l'addition à l'eau d'amidon ou de pulpe de pomme de terre. C'est tout au plus si ces matières retardent un peu l'incrustation. Il faut absolument nettoyer la chaudière d'une manière périodique et à des époques rapprochées.

Il arrive souvent que des usines n'ont absolument à leur disposition que des *eaux* dites *corrosives*, c'est-à-dire très riches en sulfates et en chlorures. Ces substances finissent par attaquer le fer de la chaudière, amincissent sa paroi par places et, en diminuant ainsi sa résistance, préparent des explosions. Dans ce cas il faut exiger la distillation préalable de ces eaux.

Du reste, en ce qui concerne les chaudières à vapeur, l'hygiène n'a pour ainsi dire plus de vœux à émettre. Une ordonnance royale qui remonte au 22 mai 1843 a tout prévu et tout réglementé jusque dans les plus petits détails. Non seulement elle rend obligatoires toutes les dispositions qui précèdent; mais nul ne peut en établir sans une demande en autorisation faisant connaître les conditions d'emplacement, de construction, de destination, de puissance, de fonctionnement et d'alimentation. Elle n'est accordée qu'après une enquête favorable dont les ingénieurs des mines ou des ponts et chaussées ont la responsabilité, et qu'après des *épreuves des appareils*, dans lesquelles la pression est rendue triple de celle qu'ils devront développer dans le travail industriel. En outre, une surveillance continue est exercée par les délégués compétents de l'autorité préfectorale. Comme il faut une sanction à toute surveillance, chaque accident devient l'objet d'une enquête sérieuse et donne lieu à des pénalités déterminées. Sous ce rapport, comme il est parfois difficile de faire, après coup, la part des responsabilités, il serait bon de rendre plus général, dans les grandes usines, l'emploi de l'appareil de M. Mann qui enregistre, pour ainsi dire, tous les faits et gestes du personnel et permet, d'après les attributions, de savoir quel est l'ouvrier qui a manqué à son devoir et à quel moment il l'a fait.

Ajoutons encore qu'une invention récente, celle qui substitue aux grandes chaudières des agglomérations ou colonies de petites chaudières cylindriques, a pour résultat non seulement de multiplier la surface de chauffe, mais encore de restreindre les effets des explosions en les rendant toujours partielles.

Les règles pour les dépôts de substances explosibles sont d'abord les mêmes que pour les substances inflammables. En outre, pour quelques-unes d'entre elles, il faut en prendre contre les frottements et les chocs. Ces dernières trouveront leur place naturelle dans l'étude spéciale des fulminates.

On peut considérer comme menaçant à la fois la salubrité publique et la santé des ouvriers, les vapeurs et les poussières variées que dégagent la plupart des usines. Toutefois le danger est beaucoup plus constant et plus considérable pour les ouvriers que pour le public, parce qu'ils sont au foyer même de la production, qu'ils en subissent forcément le premier feu, et cela sans le grand correctif de la diffusion.

Inconvénients des vapeurs et des gaz. — Les vapeurs peuvent nuire, en changeant les conditions hygrométriques et calorifiques du milieu, et pour la plupart en exerçant une action soit corrosive, soit toxique. Le premier mode, qui est le moins redoutable se présente pour les vapeurs essentiellement aqueuses. L'air se trouvant sursaturé ne permet plus à l'exhalation pulmonaire de s'effectuer, puisque celle-ci est toujours simplement complémentaire de ce qui manque à l'air pour être à saturation. De là certainement un appoint qui concourt à donner le caractère catarrhal aux bronchites. Il limite de même l'évaporation de la sueur, qui reste à l'état liquide à la surface de la peau et qui, lors du passage de l'ouvrier dans un endroit non saturé, s'évaporera brusquement, en grande quantité, en empruntant du calorique au corps, c'est-à-dire en le refroidissant. D'où un élément de plus pour la production des affections *a frigore*. Pour les deux sources pulmonaire et cutanée, la diminution de l'exhalation enlève à l'économie son moyen le plus puissant de régularisation du calorique animal. De là l'échauffement général du corps et en particulier de la muqueuse pulmonaire, qui devient ainsi plus apte encore aux processus inflammatoires. Enfin l'accumulation de l'eau dans le corps, qui en est aussi la conséquence, produit l'hydrohémie.

Quand les vapeurs dégagées ont une réaction acide ou très alcaline, elles irritent, enflamment les téguments et la muqueuse pulmonaire et peuvent même les corroder. Quand elles sont douées de propriétés toxiques, elles produisent des empoisonnements généraux d'autant plus intenses et rapides que leur extrême division leur permet d'être absorbées facilement et en grande quantité. Les symptômes qui se produisent alors varient avec la nature du poison. Mais la plupart d'entre elles peuvent produire, en raison même de l'intensité de leur mode d'introduction, des accidents connus dans les ateliers sous le nom d'*asphyxie* et caractérisés par une perte brusque de connaissance qui s'accompagne tantôt de pâleur, tantôt de congestion de la tête. Il importe alors d'amener la victime à l'air libre et de pratiquer la respiration artificielle, des frictions et des aspersions d'eau froide.

Mesures contre les vapeurs et les gaz. — Les mesures à diriger contre les vapeurs et les gaz sont : la ventilation générale des ateliers, les hottes, les cheminées d'appel adaptées aux foyers de dégagement, les masques, la condensation, les fours spéciaux.

Ventilation générale. — On a reconnu l'utilité d'adapter des moyens de ventilation artificielle aux bâtiments destinés à recevoir des réunions nombreuses d'hommes. A plus forte raison semble-t-il logique de le faire pour les ateliers où l'air est aussi vicié par les miasmes humains et par l'acide carbonique de la respiration, et où le travail industriel dégage en outre des gaz irrespirables ou toxiques. C'est donc là que la nécessité du renouvellement de l'air s'impose de la manière la plus impérieuse, c'est là du reste une vérité reconnue par tout le monde. On a cherché à obtenir ce renouvellement par de nombreux moyens directs et accessoires qu'il importe d'apprécier à leur juste valeur.

Le plus simple est certainement l'*ouverture des fenêtres*. Mais outre qu'il n'est pas praticable en toutes saisons, il a l'inconvénient de diffuser les éléments de viciation dans les couches d'air habitées. La salubrité publique ne doit donc pas le tolérer lorsque le dégagement est pénible ou dangereux.

Dans beaucoup d'usines et de fabriques, on compte uniquement sur l'appel que produit toute *cage d'escalier*, et dans ce but on la termine en haut par une toiture vitrée, munie d'une ouverture de sortie pour la colonne d'air ascendante. Mais pour que l'escalier serve ainsi en même temps de cheminée d'appel, il faut que sa cage constitue une colonne à peu près close sur toutes ses sections. Or si on tient les portes des ateliers fermées, le renouvellement est faible et réduit à ce que permettent les fissures. Si on les tient ouvertes, l'air vicié des étages inférieurs s'engage en grande partie dans les ateliers des étages supérieurs, au lieu de s'échapper par la toiture. Il s'y précipitera même à torrents dans le premier cas, chaque fois que pour les besoins du service on ouvrira une des portes. On a espéré tourner la difficulté en plaçant en haut les ateliers qui vicient le plus l'atmosphère. Mais ce n'est là qu'un correctif insuffisant qui, du reste, ne saurait s'appliquer à tous les genres d'industrie.

Le résultat est déjà plus satisfaisant avec les *monte-charge*, qui servent à transporter les matériaux à tous les étages, si on circonscrit l'espace où ils se meuvent par des cloisons s'étendant sur toute la hauteur du bâtiment, présentant seulement, à chaque étage, près du plafond, quelques trous pour la sortie de l'air vicié, et au niveau du plancher une porte qu'on n'ouvrira que pour décharger les matériaux amenés par le plancher mobile. On pourrait aussi, pour activer le tirage, entretenir un ou deux becs de gaz à la partie supérieure de ce tunnel vertical.

On a aussi mis à profit l'*éclairage au gaz* pour contribuer à la ventilation générale, en surmontant chaque bec d'un tube évasé à sa partie inférieure, conduisant les produits de la combustion à l'extérieur, et emboîté dans un tube plus large où l'air de la salle s'engage, s'échauffe et s'échappe en établissant un tirage. Le procédé est des plus recommandables, quand ce ne serait que pour éliminer la part de viciation due à la combustion du gaz. Mais pour la ventilation, il n'y a réellement là qu'un appoint pendant le travail du soir.

Il est aussi naturel d'utiliser, pour renouveler l'air des ateliers, le *chauffage des salles*. Quand il est obtenu avec des fourneaux, comme cela a lieu souvent dans de petits ateliers, il faut, suivant le système adopté dans les écoles, les entourer d'une enveloppe métallique créant un espace s'alimentant par une prise d'air extérieur et déversant ainsi dans la salle constamment de l'air chaud. Comme disposition complémentaire, des ouvertures d'évacuation seront ménagées pour l'air vicié. Si le chauffage est obtenu, comme cela a lieu dans beaucoup de grands ateliers, par circulation d'eau chaude ou de vapeur, il faut établir sur les parois des bouches d'extraction donnant dans des canaux parcourus par un des tuyaux qui établira un appel en chauffant la colonne d'air du conduit mural.

Comme l'utilisation du chauffage des salles n'est possible qu'en hiver, on a songé à se servir, comme agent d'aspiration, de la cheminée de la machine à vapeur, qui, elle, fonc-

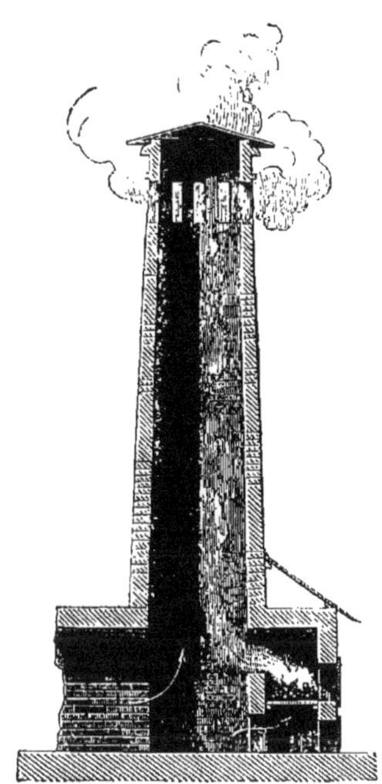

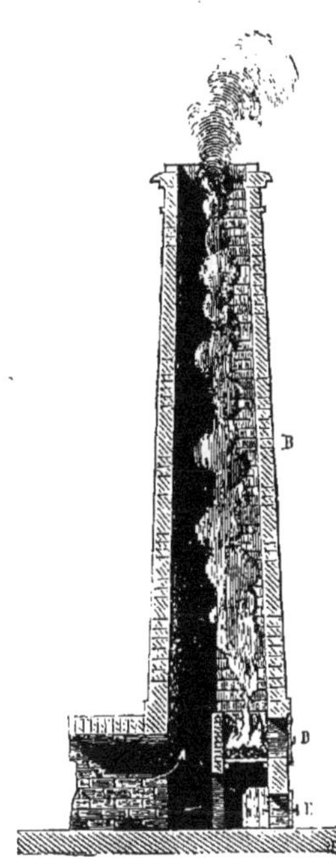

Fig. 8.

tionne en tout temps. Par un système de canalisation bien compris et bien installé, la chaleur de cette cheminée peut aspirer l'air de plusieurs salles. Dans de grandes industries, on a même construit une *cheminée d'appel spéciale* très élevée et on a naturellement obtenu ainsi un renouvellement plus puissant. Dans les deux cas il est nécessaire, pour se mettre à l'abri du refoulement ou retour de l'air vicié dans les salles par l'effet du vent, de surmonter la cheminée d'évacuation d'un chapeau mobile en tôle ou en bois qui tourne au gré du vent, de manière à toujours placer son ouverture du côté opposé à la direction du courant atmosphérique.

Enfin on a appliqué à beaucoup d'usines une *ventilation mécanique*, c'est-à-dire obtenue à l'aide soit d'une roue plane, soit d'une roue à palettes, soit d'hélices, soit d'une pompe à pistons mis en rotation rapide ou en excursion par la machine à vapeur. Les ventilateurs à roues agissent tous, en vertu de la force centrifuge, de façon à refouler l'air de leur orbite à la circonférence et à raréfier par suite celui de

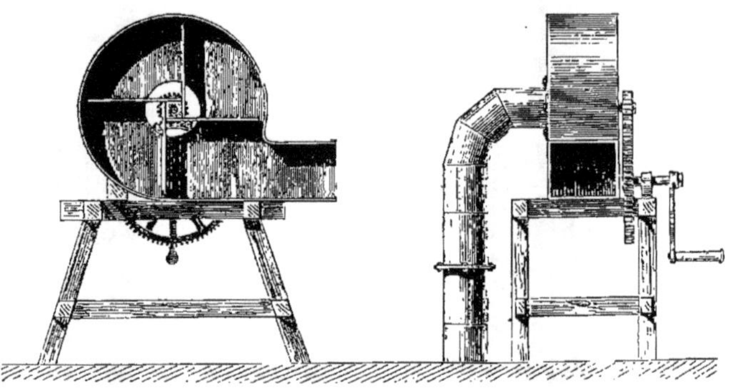

Fig. 9.

la colonne voisine de leur axe de rotation. Aussi peut-on les faire agir, à volonté, par propulsion ou par aspiration sur la salle à ventiler. Si on met celle-ci en communication avec la partie de la caisse enveloppante qui correspond à la circonférence du ventilateur, pendant qu'une ouverture correspondant au centre communique au contraire avec l'atmosphère libre, il aspirera l'air extérieur par cette ouverture centrale pour le lancer dans la salle par l'ouverture périphérique, et on obtiendra la propulsion. Pour obtenir l'aspiration il suffira au contraire de mettre la salle en communication avec le centre de la caisse ventilatrice et l'extérieur avec sa partie excentrique, et l'air intérieur aspiré par le centre sera rejeté au dehors par la périphérie.

Avec les machines à hélices, il suffira de changer le sens de la rotation ; avec les machines à pistons, de changer les conditions d'abaissement et de relèvement des soupapes. On a beaucoup discuté pour savoir ce que l'on devait préférer de la propulsion ou de l'aspiration. Mais j'estime que si la première peut suffire et même présenter des avantages lorsqu'il ne s'agit que des produits de la respiration, l'aspiration constitue le mieux lorsqu'il y a développement de produits industriels nuisibles, parce qu'elle extrait mieux. Le résultat est encore supérieur quand on combine les deux systèmes et qu'on place à l'une des extrémités de la salle un ventilateur propulseur, et à l'autre un ventilateur aspirateur. Encore il faut que le développement soit gazeux et comprenne peu de poussières. Car, comme nous le verrons pour les industries très poussiéreuses, la ventilation artificielle portant sur l'ensemble de la salle est mauvaise.

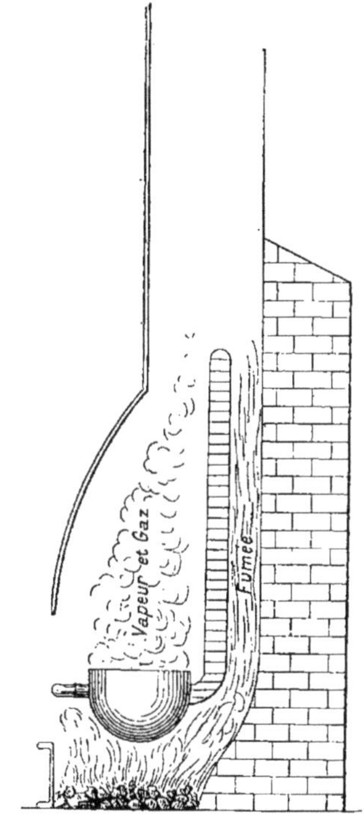

Fig. 10. — Hotte de dégagement.

M. Brabant (1) conseille des ventilateurs dont les ailes sont tangentes à l'origine, redressées ensuite dans la direction du rayon et entourées, à la plus courte distance possible, d'une enveloppe. Pour diminuer les rentrées d'air dans la salle soumise à l'extraction, il indique de rétrécir le plus possible l'ouverture de sortie de la caisse ventilatrice.

Les *hottes de dégagement* constituent le moyen d'assai-

(1) *Choix d'un ventilateur à zone centrifuge*. Bruxelles, 1882.

nissement le plus simple et le plus anciennement recommandé. Consistant en une cheminée d'évacuation à petite section, on peut facilement les multiplier dans un même atelier et en doter chaque foyer de production de gaz et de vapeurs. En la prolongeant jusqu'au-dessus du vase producteur sous une forme évasée qui déborde ce dernier, on lui assure la préhension de tout ce qui en émane. C'est là du reste un système consacré par les mœurs les plus anciennes des laboratoires de chimie. Toutefois elles ne remplissent convenablement leur mission qu'à certaines conditions qui ne sont pas toujours observées. Il faut exiger que dans la partie extérieure la cheminée soit très élevée, non pas seulement pour que la diffusion se fasse dans des couches d'air supérieures aux habitations, mais dans l'intérêt même des ouvriers, parce qu'alors le tirage est plus puissant. Il faut en outre que la partie inférieure descende aussi près que possible du vase. Malheureusement on est le plus souvent obligé de laisser au contraire un espace considérable pour permettre aux ouvriers de travailler la matière. Aussi y a-t-il lieu de conseiller, lorsque le genre d'opération le permet, l'établissement de *hottes vitrées*, c'est-à-dire de hottes prolongées par une construction en verre fixée hermétiquement à la fois à la cheminée et à la bâtisse de l'appareil producteur, à travers laquelle l'ouvrier se rend compte de tout ce qui se passe, et munie de portes qu'on ouvre lorsqu'il faut intervenir manuellement. Lorsque cette construction n'est pas possible, et même, en tout cas, lorsque le dégagement est très toxique, il y a lieu d'activer le tirage soit en plaçant une couronne de becs de gaz dans la cheminée, soit en faisant déboucher celle-ci dans la cheminée des foyers des chaudières.

On a même, ce qu'on ne peut qu'approuver, construit une *cheminée d'évacuation spéciale*, où viennent aboutir tous les tuyaux de dégagement des hottes de l'usine et dans laquelle le tirage est rendu puissant par un foyer particulier.

Un procédé peut-être plus riche de promesses que de résultats effectifs consiste dans la *combustion* des vapeurs et gaz qui se dégagent des chaudières. Le système le plus simple et le moins coûteux est celui de Ballard. Un couvercle force les buées à s'engager dans un tuyau qui les amène sous la grille du foyer, et ce n'est qu'après avoir été soumises à son action comburante qu'elles peuvent s'engager dans la cheminée d'évacuation de la cheminée.

Cet appareil ne fonctionne pas très bien. Aussi faut-il,

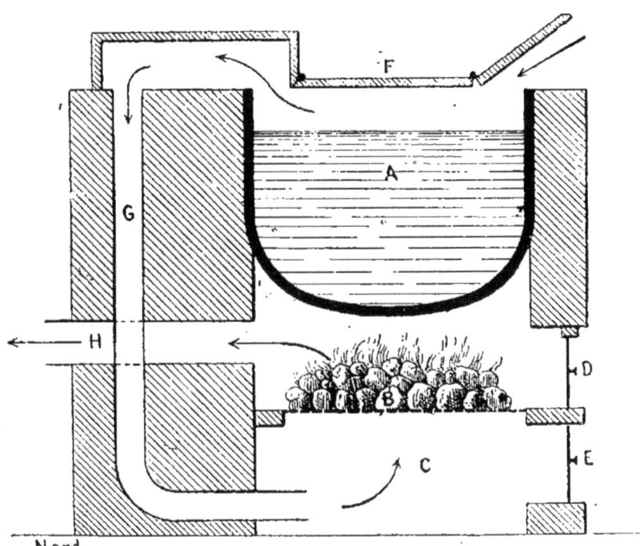

Fig. 11.

A, chaudière. — F, couvercle. — H, cheminée d'évacuation. — G, carneau amenant les vapeurs dans le foyer C.

pour rendre la méthode efficace, faire arriver les buées dans un autre foyer destiné exclusivement à leur combustion.

Dans l'industrie métallurgique, pour obtenir la fusion des métaux, avec ou sans oxydation, on a généralement recours à des *fours spéciaux* qui, tout en répondant avant tout à des exigences industrielles, offrent néanmoins un intérêt hygiénique, parce qu'ils isolent plus ou moins les ouvriers des vapeurs métalliques. Parmi ces fours, celui qui remplit le mieux ce but préservateur est le *four dit à réverbère*, dont l'hygiéniste doit par conséquent connaître l'organisation.

Dans un même massif de maçonnerie se trouvent, d'une part, un foyer appelé la *chauffe*, où s'effectue la combustion du combustible, d'autre part un compartiment plus élevé et situé à côté, appelé *laboratoire*, où s'opère la fusion. Ce dernier présente une paroi inférieure, ou *sole*, plus ou moins excavée et une paroi supérieure en forme de voûte. Il communique par un couloir avec la chambre du foyer et il présente des ouvertures de carneaux qui conduisent les vapeurs du laboratoire et les gaz du foyer vers une cheminée d'évacuation. Entre le foyer et le laboratoire se trouve une élévation, l'*autel*, contre lequel on rassemble les produits qui ont déjà subi l'action suffisante du feu. Avec cette disposition, la matière n'est pas en contact avec le brasier lui-même, elle est seulement léchée à sa surface par les gaz enflammés qui s'échappent du foyer, et elle est surtout chauffée par la réverbération de la chaleur de la voûte. Au point de vue industriel, les fours à réverbère ont l'avantage d'utiliser la chaleur mieux que tous les autres et de permettre d'atteindre des températures très élevées. Au point de vue hygiénique, ils entraînent les buées dans la cheminée sans en laisser s'échapper vers l'atelier; ils préservent les ouvriers beaucoup mieux que les hottes.

Quant aux autres fours, comme ils visent surtout des buts industriels, nous devons nous contenter de les signaler ici, d'autant plus que quelques-uns trouveront mieux leur place dans l'étude particulière des industries qui sont obligées d'y recourir. Tels sont les fours, dits à *cuve*, dans lesquels le combustible et les corps à traiter sont chargés par couches alternatives : ils utilisent aussi très bien le combustible, parce qu'il n'y a de perte que par le rayonnement; les fours *rectangulaires à quatre grilles avec une seule cheminée centrale :* ils peuvent faciliter le travail et le rendre plus économique dans certaines industries, notamment dans les verreries; les *fours de galère*, où la chauffe, dans une position centrale, échauffe deux laboratoires placés de chaque côté; les *fours à récupération*, qui utilisent la portion de calorique que les gaz, ayant déjà chauffé le laboratoire.

possèdent encore dans la cheminée d'évacuation et qu'ils vont perdre dans l'atmosphère. Ils comprennent deux systèmes qui tous deux emploient du gaz hydrogène comme

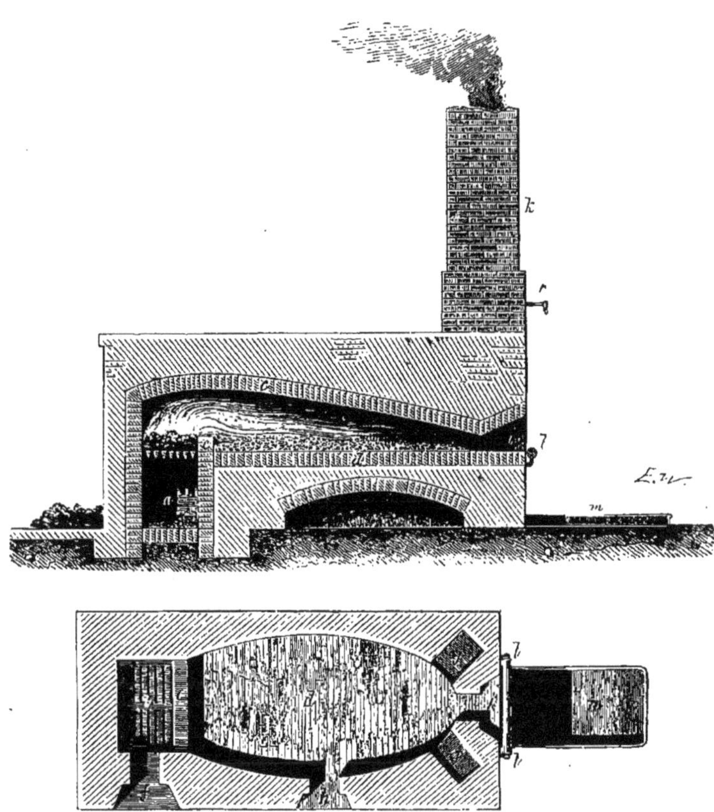

Fig. 12.

a, cendrier. — *b*, foyer. — *c*, voûte en briques réfractaires. — *d*, sole en mêmes briques. *e*, autel. — *f*, porte du foyer. — *h*, porte latérale au niveau de la sole. — *i*, autre porte du côté opposé du foyer. — *j j*, naissance des deux embranchements de la cheminée *k*. — *l*, rouleau mobile pour faciliter le mouvement des ringards. — *m*, cadre en tôle pour recevoir le produit extrait. — *r*, registre de la cheminée.

combustible ; le système *Ponsard*, dans lequel les produits de la combustion, avant de se rendre dans l'atmosphère, traversent des briques entrelacées qui, étant creuses, laissent passer l'air destiné à la combustion du gaz ; le système

Siemens qui chauffe, avec la chaleur perdue, à la fois l'air comburant et le gaz combustible en renversant simplement la direction du courant gazeux. De chaque côté du four à réverbère se trouvent deux empilages de briques qui, à tour de rôle, servent une fois à chauffer l'air, et une fois le gaz hydrogène : ainsi de suite alternativement, c'est-à-dire qu'on fait arriver l'air tantôt d'un côté, tantôt de l'autre, pendant que le gaz arrive par le côté opposé.

On a songé de bonne heure à profiter de la solubilité de certains gaz et vapeurs dans l'eau pour s'opposer à leur diffusion dans l'atmosphère en les forçant à se condenser dans ce liquide à leur sortie des appareils producteurs. Cette *condensation* peut être réalisée à l'aide de dispositions différentes qui varient avec le genre d'industrie et les conceptions des ingénieurs. Les principaux types trouveront une place plus appropriée dans l'étude particulière des industries. Nous devons ici nous contenter de poser les principes généraux sur lesquels repose cette méthode d'assainissement.

1° Lorsque le gaz à condenser n'est pas très soluble dans l'eau, on n'arrive à l'y retenir que sous l'influence d'une forte pression. On fait naître celle-ci en forçant le gaz à traverser une masse d'eau épaisse renfermée dans une caisse résistante et en ne lui laissant pour s'échapper, après cette traversée, qu'un orifice restreint. C'est là la *condensation par dissolution forcée*. On peut aussi recourir à ce système, même quand le gaz est très soluble, lorsque, dans un but d'utilisation commerciale, on veut obtenir une solution très concentrée qui, du reste, a l'avantage d'être moins encombrante. Mais au point de vue de l'hygiène, cette méthode est souvent défectueuse, parce que la filtration à travers l'eau se faisant avec difficulté, la tension s'élève dans les tuyaux d'amenée et dans les appareils producteurs et fait naître facilement des fuites.

2° Lorsque le gaz a beaucoup d'affinité pour l'eau, le concours de la pression n'est plus nécessaire, et il suffit de mettre les deux agents en présence, en ayant soin seulement de multiplier les surfaces de contact. C'est là la *condensation par dissolution libre*. Cette multiplication de surface peut être obtenue de deux manières : *a*, par la division extrême du liquide dissolvant, en le faisant tomber en pluie dans le courant gazeux. C'est la *condensation par pulvérisation ; b*, par le renouvellement incessant des surfaces en rendant l'eau courante. C'est la *condensation par circulation*.

3° Lorsque le produit de dégagement n'est gazeux ou volatil qu'à une température élevée, la condensation par *simple refroidissement* est préférable.

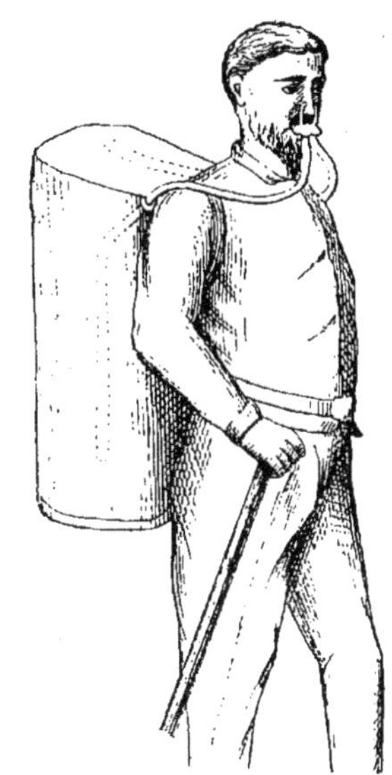

Fig. 13. — Appareil Galibert.

Toutefois, si la condensation peut rendre d'immenses services à la salubrité publique et à l'hygiène intérieure en prévenant la diffusion des vapeurs nuisibles, il ne faut pas perdre de vue qu'elle laisse des dissolutions encombrantes qu'il serait la plupart du temps dangereux de verser sur le sol ou dans les rivières et que, par elle-même, elle ne fait que transformer ou reculer le danger. Aussi ne faut-il s'engager dans cette voie qu'avec l'espoir, sinon la certitude de pouvoir user ces produits, soit par une utilisation commerciale ou industrielle, soit par une neutralisation complète et efficace.

Enfin lorsqu'il s'agit de séjourner dans un milieu gazeux irrespirable, on doit munir les ouvriers de l'appareil *Galibert*. Un sac fixé au dos est préalablement gonflé d'air à l'aide d'un soufflet. Deux tuyaux de caoutchouc, partant l'un de l'extrémité supérieure, l'autre de l'extrémité inférieure, viennent aboutir à une embouchure fixée sur la bouche. Le premier amène dans le sac l'air expiré, le second sert à aspirer l'air inspiré. Dans ces conditions l'ouvrier respire dans l'atmosphère du sac comme il le ferait dans l'atmosphère confinée d'une chambre.

Dangers des poussières. — Les poussières, considérées en général, peuvent avoir deux modes d'action distincts : une action mécanique qui relève de leur état physique même et une action toxique qui relève de leurs propriétés chimiques et physiologiques. Le premier mode appartient à toutes les poussières sans exception ; le second est le triste privilège de quelques-unes et varie avec la nature de chacune d'elles.

En raison de leur finesse et de leur légèreté, les poussières trouvent dans l'air un véhicule puissant, pénétrant et universel. Elles englobent l'individu dans un nuage épais qui le poursuit partout. Elles s'insinuent partout par les solutions de continuité et les bâillements les plus insignifiants des vêtements, par tous les orifices naturels du corps humain jusque dans les profondeurs des organes les plus éloignés, et même dans les cavités des glandes les plus microscopiques. Elles adhèrent là où le hasard les a fait arriver fixées par le moindre repli et le moindre accident de surface, d'autant plus que partout elles rencontrent une certaine humidité. En raison de leurs minces proportions, de leur forme et parfois de leur résistance, elles finissent, après un certain temps d'adhérence, par s'infiltrer dans l'intimité des tissus eux-mêmes. Elles sont plus particulièrement entraînées par le torrent lymphatique et déposées dans les ganglions.

Les voies pulmonaires sont naturellement les plus menacées, en raison de l'active circulation d'air dont elles sont le siège. En adhérant à la muqueuse du pharynx, elles y causent une irritation, une titillation qui, par action réflexe, provoque une toux spasmodique et un sentiment de strangulation. Elles déterminent une hypersécrétion des glandes, qui dans l'harmonie des phénomènes physiologiques doit favoriser leur expulsion. L'irritation se renouvelant sans cesse aboutit à la production d'une angine granuleuse chronique. Dans les bronches elles développent et entretiennent, par leur contact, un processus inflammatoire à forme catarrhale, qui peut obstruer quelques vésicules par prolifération de l'épithélium et qui amène à la longue de l'emphysème par un mécanisme facile à saisir. Quand elles se sont engagées dans la trame conjonctive des vésicules elles-mêmes, elles déterminent une prolifération nucléaire qui, suivant les circonstances, peut aboutir à une sclérose ou à une pneumonie caséeuse. On estime que les poussières minérales sont seules aptes à pénétrer ainsi. Mais en réalité les poussières végétales s'incrustent aussi, exceptionnellement, voilà tout. En outre elles sont détruites la plupart du temps avant d'avoir pu déterminer autour d'elles une prolifération grave.

Sur la peau, les poussières forment avec les sécrétions des enduits qui occasionnent des démangeaisons, de l'érythème et rendent le terrain favorable au développement des spores de cryptogames que charrie l'atmosphère. En pénétrant dans les glandes sébacées, elles les obstruent, les irritent et produisent de l'acné.

Du côté des yeux, elles déterminent des orgelets, des blépharites ciliaires et des conjonctivites.

Du côté des voies digestives, les résultats sont beaucoup plus insidieux et ne sont pas toujours rapportés à leur véritable cause. Il est probable que beaucoup de dyspepsies et de catarrhes stomacaux reconnaissent cette origine.

A ces effets mécaniques, les poussières toxiques joignent souvent l'inconvénient de produire une action locale beaucoup plus sérieuse, d'ordre chimique, tenant à une acidité ou à une alcalinité puissantes, amenant une vive inflammation et parfois la mortification du tissu cutané. Mais l'action générale est de beaucoup la plus grave ; car elle aboutit fatalement à un empoisonnement cachectique, la plupart du temps irrémédiable, compromettant même la descendance.

L'absorption des poussières industrielles, c'est-à-dire leur pénétration dans le torrent sanguin, peut en effet s'effectuer sur tous les points à la fois, car celles qui sont insolubles trouvent toujours des agents de dissolution dans les liquides de la bouche et des bronches. Dans les glandes sébacées elles forment avec la matière sébacée des combinaisons qui cèdent à l'endosmose. En outre les poussières que l'ouvrier, qui n'est pas d'une propreté excessive, peut colporter avec lui sur ses mains et ses vêtements, se mêlent toujours plus ou moins à ses aliments. Les membres de sa famille se trouvent même compromis par là.

Les symptômes provoqués par cette absorption varient évidemment avec la nature de la poussière toxique. Mais il y a toujours pour tous les empoisonnements industriels un certain cachet commun qui résulte de leur mode de production, c'est-à-dire de ce que l'introduction se fait pour ainsi dire à dose filée, qu'elle se renouvelle tous les jours, et de ce que le poison s'accumule peu à peu dans l'économie. Ces caractères communs consistent : en une chloro-anémie avec une teinte cachectique, un grand affaiblissement, de la dyspepsie, de l'anhélation, des palpitations, des troubles de la menstruation, une plus grande fréquence des avortements, des mort-nés ou des morts en bas âge.

Mesures contre les poussières. — Il semble, au premier abord, très difficile de concilier ici l'intérêt public avec celui des ouvriers, car ceux-ci ne peuvent se débarrasser des nuages de poussières qui les entourent, qu'en cherchant à les chasser dans l'atmosphère libre, tandis que, pour sauvegarder le milieu public, il est au contraire naturel de chercher à maintenir les poussières confinées dans l'établissement qui les produit. Chose digne de remarque, les Conseils d'hygiène, dont l'objectif principal, sinon unique, paraît être l'intérêt public, se sont presque toujours préoccupés, au cas particulier, d'assainir l'intérieur au détriment de l'extérieur. Tous les rapports relatifs aux industries développant des poussières font figurer dans leurs conclusions cette condition stéréotypée : *Bien ventiler les ateliers ;* et les efforts des hommes spéciaux ont toujours tendu à rendre cette ventilation de plus en plus efficace.

L'aération naturelle, se faisant simplement par de nombreuses et larges fenêtres maintenues ouvertes, peut parfois suffire pour entraîner des fluides, gaz ou vapeurs ; mais elle a été reconnue tout à fait insuffisante pour les poussières qui, en raison de leur état solide, obéissent moins à la diffusion. Il en a été de même pour la ventilation résultant d'une circulation d'air chaud, bonne tout au plus pour de simples lieux de réunion. On a admis, sans jamais en imposer l'application toutefois, la supériorité d'une ventilation mécanique, qui possède en effet une bien plus grande puissance. Puis on a agité la question de savoir s'il valait mieux se servir de ventilateurs agissant par propulsion, ou de ventilateurs agissant par aspiration. C'est pour ces derniers que la majorité s'est prononcée, parce qu'ils ont paru mieux entraîner les poussières. On a même pu, surtout avec eux, trouver moyen de donner en même temps satisfaction à la salubrité extérieure, en faisant affluer les poussières dans une chambre où on peut ensuite les recueillir pour les utiliser ou les noyer pour les fixer. Dans ce dernier but, on a aussi imaginé d'élever de grandes cheminées d'appel où les poussières venaient se consumer dans un foyer puissant.

Mais avec tous ces dispositifs, l'ouvrier n'est nullement délivré. Si la ventilation adoptée rejette dans l'atmosphère des cours ou des rues la poussière enlevée, celle-ci rentre bientôt en partie par les portes et les fenêtres. Si on la retient prisonnière dans une chambre spéciale, on laisse subsister avant un inconvénient qui complique aussi le cas précédent. C'est que l'agitation que les ventilateurs provoquent dans l'atmosphère des ateliers soulève continuellement la poussière retombée sur le plancher. Disons plus, c'est que les ventilations portant sur toute une salle font encore plus tournoyer la poussière qu'elles ne l'entraînent. Aujourd'hui il n'y a pas à hésiter. Il faut poser en principe que la *ventilation générale*, quelle qu'elle soit, doit être abandonnée et être toujours remplacée par ce que j'appellerai la *ventilation partielle* ou mieux *particulière*, c'est-à-dire *limitée* et *spéciale* à chaque machine, à chaque appareil développant de la poussière. Cela s'obtient en enfermant chacun de ces engins dans une enveloppe hermétique qui crée autour de lui une petite atmosphère restant tout à fait indépendante de la grande atmosphère de l'atelier et par conséquent indépendante du milieu où l'ouvrier se meut et respire. Dans ces conditions, il est même beaucoup plus facile de sauvegarder l'extérieur en concentrant les poussières dans une chambre. Il est facile aussi de faire aboutir les tuyaux d'aspiration des milieux enveloppants de toutes les machines vers une seule et même chambre.

Les dispositifs doivent naturellement varier avec les

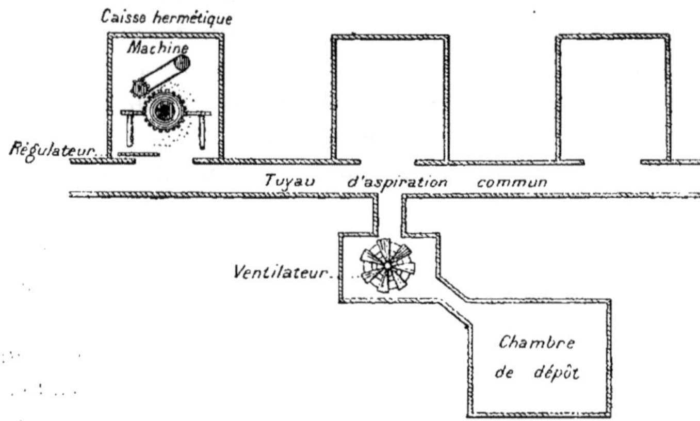

Fig. 14. — Ventilation particulière.

conditions des locaux et des machines. Mais pour le moment nous devons nous contenter de poser le grand principe de la ventilation limitée que rendra plus saisissable le schéma ci-dessus.

Plus tard nous l'adapterons successivement aux diverses circonstances dans l'étude des industries en particulier.

Que l'extraction des poussières se fasse par une ventilation générale ou par des ventilations partielles, il est nécessaire de les forcer à se déposer avant que la colonne d'air qui les entraîne ne soit livrée à l'atmosphère extérieure. Trois méthodes ont été imaginées en vue de ce résultat :

1° La méthode des *chambres de dépôt*, qui obligent l'air à stagner avant la sortie à l'extérieur et laissent ainsi à la pesanteur le temps de précipiter les poussières.

2° La méthode dite *par changement de direction du courant*, dans laquelle la marche de l'air n'est plus ralentie, mais seulement brisée et réfléchie. Dans la forme la plus simple, la colonne d'air lancée par le ventilateur arrive horizontalement se heurter contre la paroi opposée d'une caisse, et est forcée ensuite de prendre une direction ascendante pour s'échapper par une ouverture pratiquée à la paroi supérieure, la seule issue qui lui soit offerte. L'air seul obéit à ce changement de direction, tandis que le choc subi rabat la poussière à la manière d'un éventail.

3° La méthode dite *par attraction moléculaire*, qui est basée sur ce fait d'observation que la poussière tenue en suspension dans une couche d'air voisine d'une surface solide est attirée par celle-ci et s'y dépose, au lieu de continuer à suivre le courant. Partant de là, on fait traverser à la colonne d'air extraite une caisse où sont étagées un grand nombre de tablettes très rapprochées, de façon à multiplier les surfaces de contact dans un petit espace et à diviser la masse aérienne en tranches toutes rapprochées d'une surface solide.

Le système des enveloppes hermétiques n'est pas possible lorsqu'il ne s'agit plus de machines n'exigeant que très exceptionnellement l'intervention de l'homme, et surtout lorsqu'il s'agit d'un travail qui est complètement de main-d'œuvre et que l'ouvrier doit exécuter sur une table ou un établi ; mais on peut encore ici obtenir une ventilation relativement particulière et puissante, en élevant sur l'établi, comme pour les opérations qui dégagent des vapeurs, une cage vitrée présentant une ou plusieurs portes permettant à l'ouvrier d'introduire ses bras et de façonner l'objet. Elle doit seulement être munie d'un tuyau d'aspiration au lieu d'un simple tuyau de dégagement. On peut même, pour certains travaux poussiéreux qui exigent que les ouvriers aient les mouvements complètement libres, établir simplement une aspiration locale s'exerçant à travers les ouvertures d'un établi à jours. Du reste ici encore il y a bien des manières de broder sur cette donnée générale, suivant les circonstances.

On peut encore regarder comme ayant une valeur générale, le *système des cloches* appliqué aux pulvérisations nécessitant de temps en temps une main-d'œuvre qui rend impossible une enveloppe hermétique. Au-dessus de la meule se trouve suspendue une cloche qu'on fait descendre pour le moment de la pulvérisation mécanique, dont les bords s'engagent dans une rainure, et qu'on ne relève que lorsque la chose est tout à fait indispensable, et après avoir laissé à la poussière développée le temps de se déposer.

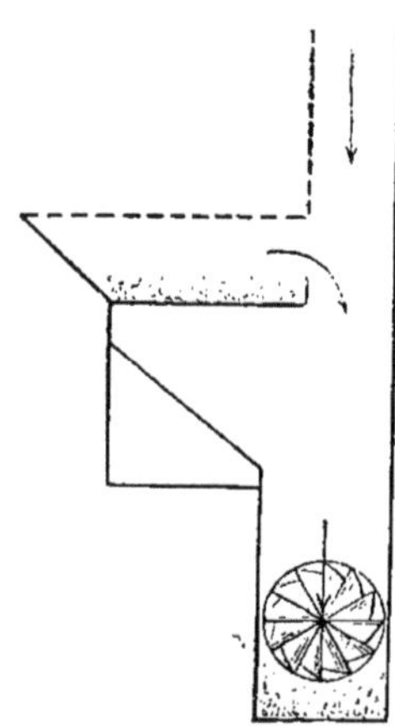
Fig. 15. — Établi ventilé.

Il est toutefois bien des industries dont il ne paraît pas encore possible d'adapter le mécanisme à ces dispositifs. Il vaudra mieux alors se contenter d'établir une ventilation générale, mais non mécanique, afin de ne pas provoquer le tourbillonnement des poussières. Il est nécessaire aussi, même là où la ventilation limitée est réalisée, d'abattre les poussières par des arrosages, et de les enlever par des balayages périodiques.

Là où il se produit des poussières toxiques, il est encore plus indispensable qu'ailleurs d'exiger ce qui devrait du reste exister dans toutes les industries, à savoir :

1° L'emploi de *vêtements de travail* restant à l'usine dans un vestiaire distinct, qu'on revêtirait après s'être dépouillé dans un autre vestiaire de ses vêtements de ville. La plupart du temps, les ouvriers se contentent de passer sur leur costume habituel des blouses et des pantalons de travail, et encore c'est plutôt dans un but d'économie et de propreté que dans un but hygiénique. Cela ne suffit certainement pas pour les poussières dangereuses. Non seulement il faut des vêtements spéciaux, mais ces vêtements doivent être confectionnés de façon à ne bâiller nulle part et à être bien clos de tous côtés. Dans ce but, il est plus prudent de fermer par constriction les manches à l'aide de bracelets aux poignets, et les jambes à l'aide de jarretières.

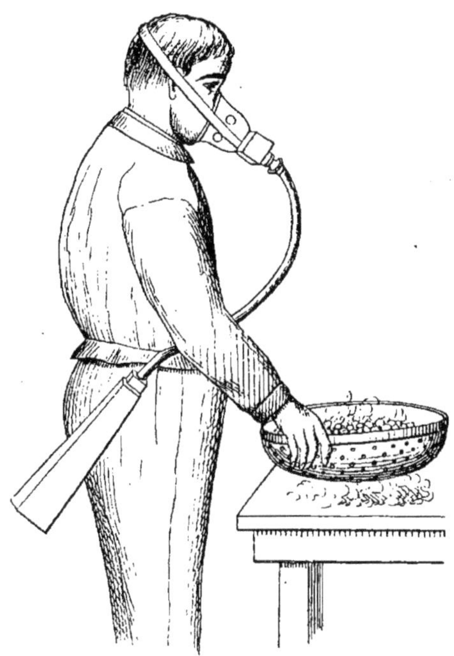

Fig. 16. — Masque de Pâris.

2° L'établissement de *lavabos* pour les ouvriers avec obligation de s'en servir, au moins avant de quitter l'atelier, et d'une *salle de bain* où les ouvriers seront forcés de se rendre périodiquement.

Enfin lorsqu'il est impossible d'entraîner complètement les poussières très toxiques, ou lorsqu'on est obligé de transvaser ou de manipuler momentanément la matière en dehors de l'appareil isolateur, il est utile d'employer des masques et de chercher à vaincre sous ce rapport la répugnance des ouvriers français. Les masques à opposer aux poussières peuvent consister soit en une toile métallique à mailles d'une finesse extrême, soit en une éponge serrée entre deux toiles métalliques, soit en une espèce d'entonnoir en gutta-percha dont il suffit de tremper les bords dans l'eau chaude pour qu'ils adhèrent aux téguments de la face, en se moulant d'eux-mêmes sur toutes ses sinuosités, et qui se prolonge par un long tuyau aboutissant à un sac de flanelle humecté d'eau, ou un petit réservoir en zinc percé de trous et contenant du coton (masque de Paris), soit en un appareil connu sous le nom d'*absorbant hydraulique de Poirel*, et dont la caractéristique est la présence d'un petit réservoir d'eau dans lequel l'air est obligé de se laver avant d'arriver à la bouche.

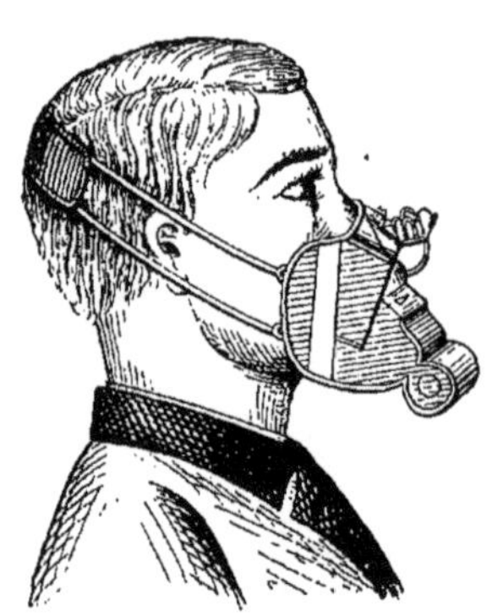
Fig. 17. — Masque Poirel.

Le premier de ces masques se recommande par sa simplicité et le peu de gène qu'il crée, mais il n'est pas toujours efficace quand la poudre maniée est excessivement fine. Le second, en raison des nombreuses anfractuosités de l'éponge, retient les poussières à peu près complètement, mais il nécessite un savonnage journalier et il cause une véritable angoisse par la gène qu'il apporte à la respiration et par la chaleur qu'il accumule sous lui. Le troisième échappe à ces deux inconvénients et l'air inspiré, étant forcément tamisé en traversant le sac de flanelle humectée ou le coton, arrive à peu près pur, mais il apporte une certaine gêne dans les mouvements d'ensemble par sa longueur et son poids relatif. Le masque Poirel n'a absolument qu'une seule défectuosité, c'est d'être un peu massif et un peu lourd pour la face. Mais il ne gêne en rien les mouvements du corps, l'air inspiré se dépouille parfaitement en traversant le réservoir d'eau et une soupape placée à la partie supérieure de l'appareil laissant l'air expiré s'échapper librement, la respiration s'exécute dans des conditions presque physiologiques. C'est donc celui qu'il faut recommander. On a aussi proposé contre les poussières l'appareil Galibert. Mais il mérite beaucoup plus que tous les autres le reproche d'être encombrant. On comprend qu'on se résigne à s'en affubler pour pénétrer ou séjourner dans une atmosphère surchargée d'acide carbonique, mais quand il s'agit de poussières, le simple sac de flanelle qui ne fait que tamiser l'air sans lui servir de réservoir, qui par suite n'a pas besoin d'être volumineux, remplit le même but sans causer d'aussi grands embarras.

Dangers compromettant seulement l'hygiène des ouvriers. — Parmi les dangers concernant les ouvriers seuls, il faut compter : le travail manuel, les accidents de machines, la maculation par les liquides toxiques, la chaleur et la lumière des foyers, les mauvaises conditions physiologiques générales.

Inconvénients du travail manuel. — Ils sont nombreux, mais simples et connus, de sorte que leur exposition peut se passer de développements et se borner à une simple énumération. Ce sont :

Les durillons ;

Les ampoules ;

Les abcès sous-épidermiques ;

Les phlegmons ;

Le bourrelet calleux ;

Le bourrelet papillaire ;

La dermite de la paume de la main ;

La rétraction de l'aponévrose palmaire ;

Les bourses séreuses accidentelles ;

La synovite des gaines tendineuses du poignet ;

Les blessures par instruments contondants, tranchants ou piquants ;

Les déformations du squelette ;

Les fractures ;

La rétraction permanente de certains muscles;
Les rétractions articulaires;
Les subluxations des doigts;
Les ruptures musculaires et tendineuses;
Les hernies musculaires;
La fatigue musculaire;
L'atrophie musculaire progressive;
Les spasmes et crampes musculaires;
Les varices;
Les ulcères des jambes.

On peut à l'aide de coussins protecteurs pallier les effets de quelques compressions locales. Mais pour diminuer la fréquence des accidents généraux et traumatiques, dus au travail manuel, le meilleur, je dirais même l'unique moyen, est de substituer le plus possible les machines à la main de l'homme. La société tout entière ne peut qu'y gagner. L'industriel y trouvera toujours son intérêt, et c'est là une garantie pour que, sous ce rapport, l'élan de l'industrie moderne ne se ralentisse jamais. Le consommateur et le bien-être général y gagnent de leur côté puisque les objets de consommation se trouvent fabriqués en plus grande quantité et à meilleur marché. On a bien prétendu que la classe ouvrière y perdait son gagne-pain, parce que l'emploi des machines restreint considérablement le personnel nécessaire. Mais il lui reste une autre ressource vers laquelle son retour contribuera à rétablir l'équilibre de l'économie politique. Car la véritable cause des souffrances de l'agriculture ne se trouve pas dans les circonstances invoquées par les feuilles publiques dans un but souvent intéressé, mais dans le manque de bras et la surélévation des salaires. C'est l'industrie qui, dans son essor trop grand, les a accaparés avec toutes ses tentations, à tous les degrés. C'est elle qui a tué l'agriculture, et ce sont les machines qui pourront sauver cette dernière. Il y a toutefois un revers à la médaille. Les machines produisent, ainsi que nous le verrons plus loin, des accidents traumatiques beaucoup plus terribles que ceux engendrés par le travail manuel. Mais on peut faire observer ici, comme dans la comparaison des chemins de fer avec les diligences, que les victimes sont, somme toute, moins nombreuses, et que s'il y a plus de mutilés, ce n'est plus la masse entière dont la santé se perd de jour en jour.

L'hygiéniste ne doit pas se contenter de poser le principe de l'emploi des machines. Il a besoin de posséder certaines notions de mécanique pour que ses conseils soient donnés en connaissance de cause. Le nombre des espèces de machines industrielles est déjà immense, et tous les jours apportent de nouvelles créations. Ce serait entreprendre une tâche impossible que de vouloir en donner un aperçu général, même dans un livre exclusivement technique. Nous, nous devons heureusement nous en tenir à l'indication sommaire des types principaux qui réalisent un véritable progrès hygiénique. Parmi ceux-ci il en est qui répondent à des besoins communs à presque toutes les industries et qui par suite appartiennent de droit à des prolégomènes. Ces prolégomènes porteront sur les moteurs qui peuvent remplacer la force musculaire et sur les principales opérations manuelles que ces moteurs peuvent réaliser. Ils seront très restreints et très élémentaires, étant destinés seulement à rappeler ou à faire connaître ce que l'hygiéniste ne doit pas ignorer sur ce sujet.

Moteurs. — Les machines industrielles peuvent déjà rendre moins considérable l'effort musculaire à produire en multipliant sa puissance initiale à l'aide de rouages faisant bras de levier. Mais l'intérêt industriel comme l'intérêt hygiénique demandent que l'action musculaire soit remplacée par un moteur physique et non biologique. Suivant les ressources locales et les exigences de l'industrie, il faut recourir soit à la vapeur, soit aux cours d'eau. Les *moteurs à vapeur* sont tellement devenus, aujourd'hui, monnaie courante qu'il serait oiseux ici de faire plus que les énoncer. Quant aux *moteurs hydrauliques*, ils sont d'un usage moins répandu, et il ne sera peut-être pas inutile de raviver les souvenirs de quelques hygiénistes en reproduisant ici les principaux traits de leur mécanisme.

Dans l'industrie moderne, on capte rarement la force de l'eau mouvante à l'aide de *roues verticales* ou *moulins*. Il y a tout intérêt à le faire à l'aide de *roues horizontales* ou *turbines*, parce qu'on peut faire varier leur vitesse dans des limites assez étendues, parce que restant plongées dans l'eau et fonctionnant même quand elles sont très rapprochées du lit, leur travail n'est arrêté ni par les basses eaux, ni par les débordements, parce qu'utilisant la presque totalité de la force de l'eau, elles n'ont pas besoin d'une grande chute

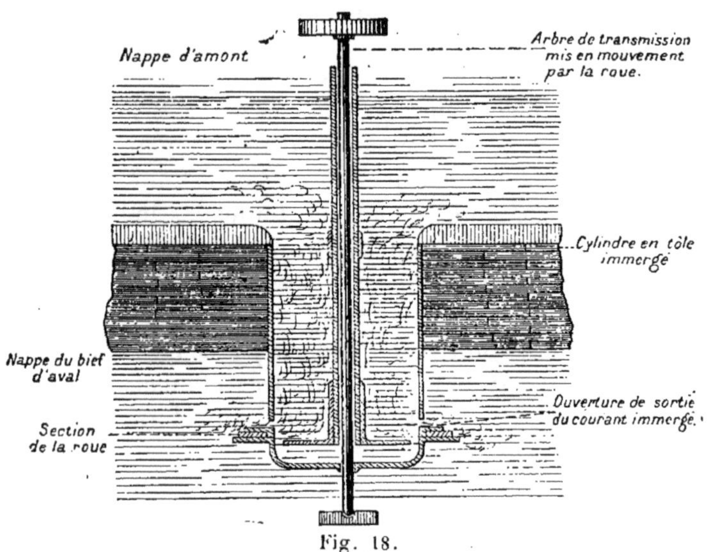

Fig. 18.

d'eau et peuvent être appliquées même avec les plus mauvaises conditions de terrain. Sans entrer dans les détails de leur construction, rappelons seulement que, dans le système Fourneyron, le plus simple, la turbine consiste dans un cylindre en tôle, enfoncé dans l'eau du bief d'aval, recevant la chute dans son extrémité supérieure qui est béante, fermée à sa partie inférieure par un fond résistant, mais présentant un peu au-dessus une ouverture en couronne. Le fond force la chute d'eau à prendre une direction horizontale pour sortir par cette ouverture. Au niveau de celle-ci, le cylindre se trouve inscrit dans une roue à aubes, construite de façon à être mise en rotation par le courant horizontal qui s'échappe du cylindre. Cette roue entraîne dans son mouvement un arbre qui remonte verticalement suivant l'axe du cylindre et qui se termine par un engrenage communiquant son mouvement à l'arsenal des machines de n'importe quelle industrie. Cette turbine primitive a été l'objet de modifications nombreuses qui n'ont qu'un intérêt technique dont les hygiénistes n'ont pas à s'occuper. Il leur suffit de savoir que la *turbine Callon* tire un meilleur parti de la chute d'eau, que la *turbine Fontaine* est combinée de façon à ne pas perdre de son rendement, lorsqu'on ne lui fournit pas toute l'eau qu'elle est capable de dépenser, enfin que la *turbine Kœcklin* se prête mieux aux réparations.

Lorsqu'on n'a à sa disposition qu'une chute d'eau très grêle, mais d'une grande hauteur, on peut en obtenir un effet industriel en lui faisant soulever un piston qui retombe ensuite par son poids, pour s'élever de nouveau. Ce va-et-vient du piston peut être adapté à la mise en mouvement de toute une série de machines. C'est là ce qu'on nomme une *machine à colonne d'eau à simple effet*. Par certaines dispositions de construction, on peut charger la chute d'eau de produire les deux mouvements inverses du piston. La machine est dite : *à double effet*.

La force motrice, quels que soient son origine et son mode de captation, peut être transmise avec la plus grande facilité, à toute une série de machines, par des *arbres* ou *tiges de transmission*, rigides mais mis en mouvement par le capteur direct et à l'aide de courroies entraînées par des gorges fixées à ces arbres.

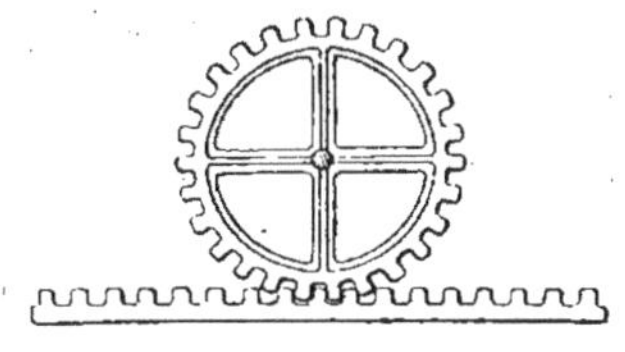

Fig. 19.

La transformation du mouvement est obtenue aussi facilement que sa transmission, et rien ne s'oppose à ce qu'on puisse appliquer un même moteur à toutes espèces d'opérations. C'est ainsi, entre autres, que le mouvement circulaire d'une roue adaptée à un arbre peut devenir un mouvement rectiligne à l'aide d'une crémaillère, et réciproquement.

Les divers genres d'opérations communes pour lesquelles la main de l'homme peut être remplacée par des moyens mécaniques sont : l'agitation, le trempage, le badigeonnage ou fonçage, l'impression, l'humectation, la dessiccation, le laminage, le polissage, le concassage, le broyage, le blutage, la pression, l'élévation et le déplacement horizontal.

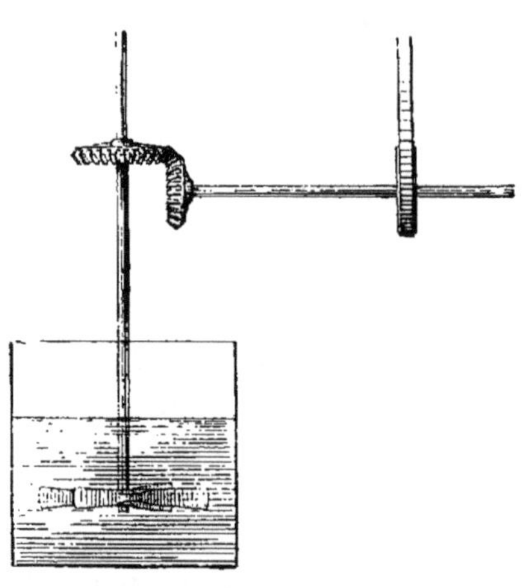

Fig. 20.

La conception des *agitateurs mécaniques* est des plus simples. Dans le récipient plonge un arbre armé à son extrémité intérieure d'une couronne de bras ou de palettes. Son extrémité supérieure est appliquée contre un pivot. Au-dessus du récipient il porte une roue dentée qui s'engrène avec une roue dont l'axe est perpendiculaire au précédent. Une courroie de transmission met ce second axe en rotation.

On supprime par là du même coup la fatigue musculaire, l'exposition directe aux vapeurs dangereuses, la maculation par les liquides toxiques et les sueurs qui épuisent et exposent à des refroidissements.

Les agitateurs mécaniques peuvent même être établis dans l'intérieur de chaudières et de fours, où se trouvent des matières en fusion. Mais le brassage est alors obtenu dans de meilleures conditions hygiéniques à l'aide des *fours tournants*, d'autant plus que l'enfournement et le défournement peuvent être exécutés presque automatiquement à l'aide de wagonnets circulant au-dessus et au-dessous

Un cylindre en fonte A, doublé à l'intérieur de briques réfractaires, est mobile autour de son grand axe. Les ouvertures circulaires B laissées à ses deux extrémités permettent aux flammes du foyer F de le traverser pour aboutir au

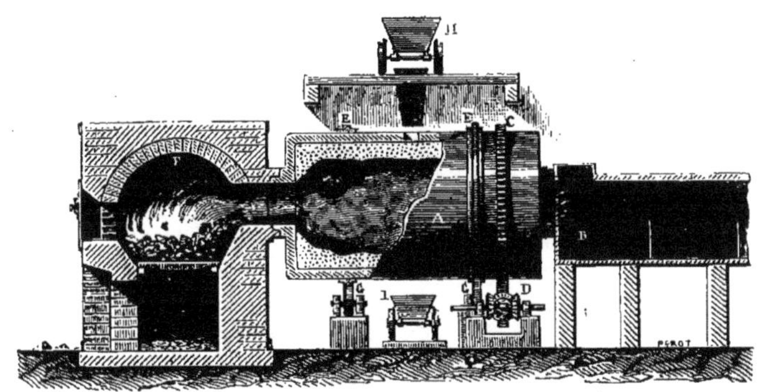

Fig. 21. — Four tournant.

compartiment situé à l'opposé du foyer, compartiment qui communique lui-même avec la cheminée d'évacuation de la fumée. Le cylindre repose sur des galets roulants GG. Il est mis en mouvement par la roue dentée C s'engrenant avec

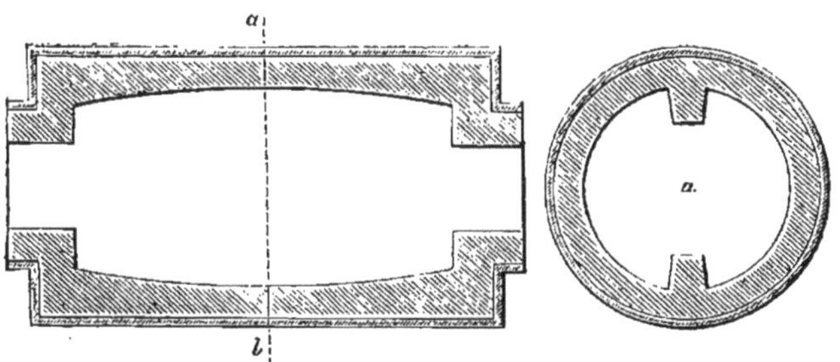

Fig. 22. — Coupe horizontale du même four.

le pignon D commandé par une petite machine à vapeur. L'ouverture E sert à l'enfournement et au défournement. Le *lavage mécanique* peut être obtenu avec des appareils variés. La figure 23 représente un des types souvent adoptés.

C'est un tambour cylindrique en bois, mû sur son axe par une poulie à courroies. Il est divisé en quatre compartiments par des cloisons percées de trous. Un tuyau *a* qui communique avec un réservoir supérieur amène l'eau successivement dans les divers compartiments en raison de la rotation, par les ouvertures OO pratiquées dans le moyeu

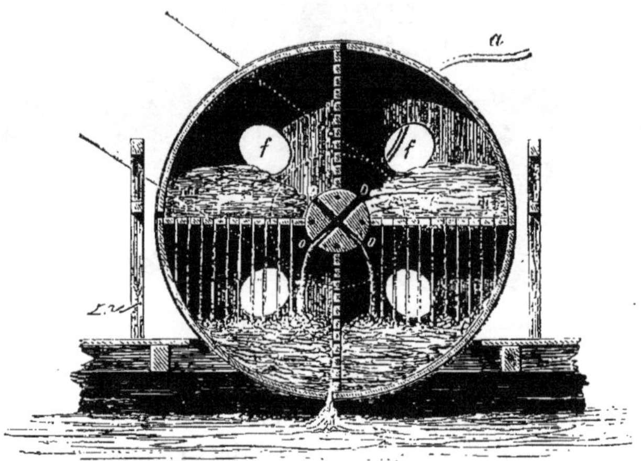

Fig. 23. — Tambour laveur.

de la roue. L'eau ressort par les ouvertures antérieures. Les fenêtres *ff* servent à introduire les matières à laver.

Trempage ou immersion dans un bain industriel. — Il arrive souvent que les matières en fabrication ont besoin d'être trempées dans une dissolution, ou un liquide quelconque, dont il est nécessaire qu'elles soient largement imprégnées dans toute leur épaisseur. La fatigue qui en résulte pour l'ouvrier chargé de cette opération est, jusqu'à un certain point, négligeable. Mais il n'en est plus de même de l'action chimique du bain, vu que, malgré toutes les précautions, il trempe toujours ses mains en même temps que la pièce et qu'il en macule ses vêtements. Si le bain est acide ou caustique, ses mains s'excorient, se crevassent, s'enflamment, se macèrent, s'engourdissent et perdent leur sensibilité, et d'autre part il détériore ses vêtements. Si le bain a des propriétés toxiques, il donne prise à l'absorption, et, par ses vêtements, il peut même exposer sa famille. Si le bain dégage des vapeurs nuisibles l'immersion manuelle force l'ouvrier à rester la tête penchée dans la portion la plus dense du courant. Enfin il règne toujours dans les ateliers de trempage une humidité assez fâcheuse pour qu'on cherche à y rendre moins nécessaire le séjour de l'homme. Pour toutes ces raisons il y a un véritable intérêt hygiénique à obtenir un trempage mécanique, surtout si on a à sa disposition un moteur.

Si la matière à tremper est par sa nature disposée en

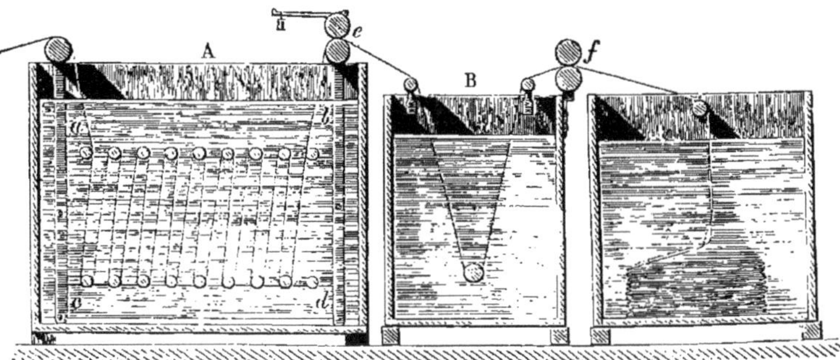

Fig. 24. — Cuves à immersion.

nappe enroulable et déroulable, on peut obtenir un résultat des plus satisfaisants par un procédé très simple. La pièce est enroulée sur un cylindre qui est chargé, par une rotation calculée, de la livrer peu à peu au bain et qu'on appelle *cylindre dérouleur* ou *fournisseur*. En se réfléchissant sur une série de rouleaux fixés dans le bain, la pièce y prolonge son séjour en décrivant plusieurs zigzags. Elle sort à l'autre extrémité de la cuve, entraînée par un cylindre *enrouleur*. On peut même la faire passer ensuite entre deux autres cylindres compresseurs qui en expriment l'excès de liquide imprégnant.

S'il s'agit de pièces rigides et fractionnées, on peut les faire circuler sur une toile sans fin évoluant au sein du bain.

Enfin, quand le moteur fait défaut, il convient de faire adopter l'immersion à l'aide d'un panier qu'on plonge et

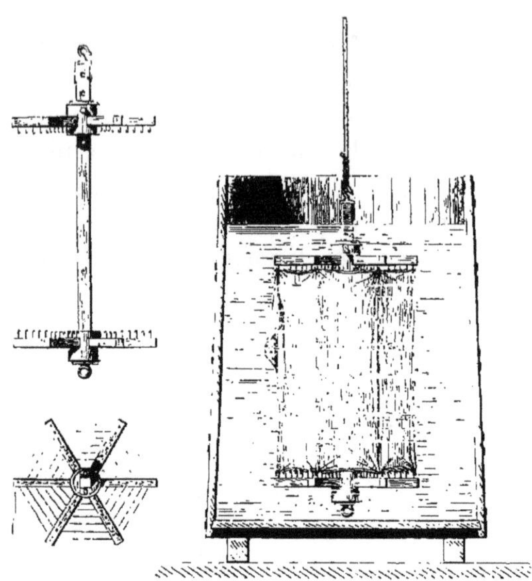

Fig. 25. — Panier à immersion.

qu'on retire au moyen d'une chaîne sur poulie ou d'un levier, ou mieux à l'aide d'un châssis qu'on peut élever ou descendre dans le bain au moyen d'une crémaillère à manivelle.

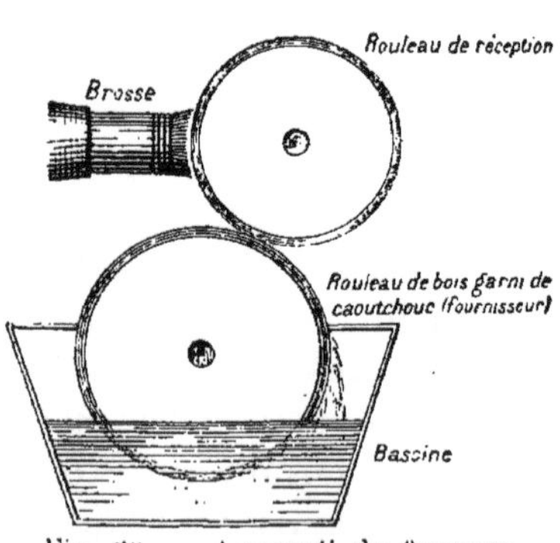

Fig. 26. — Appareil de fonçage.

Le *badigeonnage* ou *fonçage*, qui consiste à étendre un enduit ou une couche de couleur sur une des faces d'un produit industriel en nappe et enroulable, à l'aide de brosses, expose aux mêmes inconvénients et donne lieu en outre à des éclaboussures continuelles. On obtient des résultats plus réguliers et plus rapides, tout en améliorant les conditions hygiéniques, si on substitue à la main-d'œuvre un mécanisme facile à saisir. Dans une bassine contenant l'enduit se meut un rouleau en bois garni d'une feuille de caoutchouc. Ce rouleau dit *fournisseur* dans sa révolution charge successivement, et d'une manière continue, tous ses points de l'enduit qu'il cède par contact à un cylindre dit de *réception* sur lequel s'enroule la matière à enduire. Dans son excursion celle-ci vient frotter contre une ou plusieurs barres armées de brosses qui répartissent d'une manière régulière l'enduit reçu.

Impression. — Plusieurs des produits soumis à l'une ou à l'autre des opérations précédentes doivent être ensuite ornementés par des dessins surajoutés au fond ou enduit général. Ceux-ci s'obtiennent par l'application de moules ou planches fouillées de façon à réaliser les dessins voulus et trempées dans la teinte qu'ils doivent présenter. De là, pour l'ouvrier, une certaine dépense musculaire et un contact inévitable avec la substance d'application. Mais, dans la plupart des circonstances, il est possible de remplacer les planches à mains par des cylindres à reliefs F représentant le dessin et empruntant le liquide à un rouleau fournisseur A. Il faut toutefois que le cylindre graveur reçoive la pression d'un *cylindre compresseur* C pour assurer l'impression.

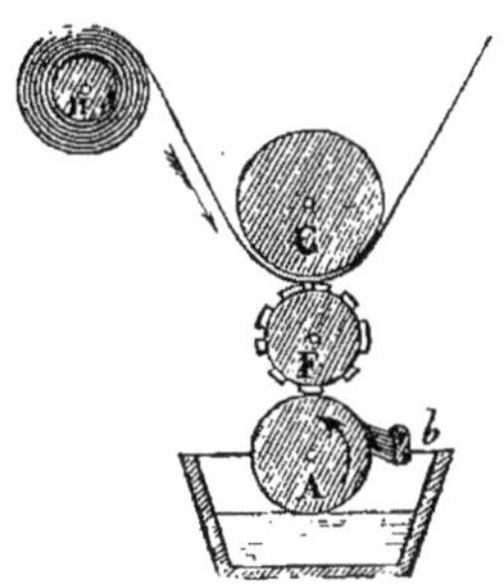

Fig. 27. — Cylindres à impression.

Humectation. — Certains produits industriels ont besoin, à certaines phases de leur fabrication, d'être humectés par aspersion. Comme cela est surtout nécessaire pour des tissus, c'est-à-dire pour des produits roulables et déroulables, il est avantageux de recourir à la *machine à humecter* tracée par le schéma.

Dans une auge se meut une brosse rotative au-dessous d'un tuyau percé de trous et déversant des filets d'eau. La brosse pulvérise cette eau en la lançant à travers une paroi-

tamis. La pluie tombe sur le tissu, passant d'un premier rouleau à un second.

L'ouvrier est certainement beaucoup moins mouillé que

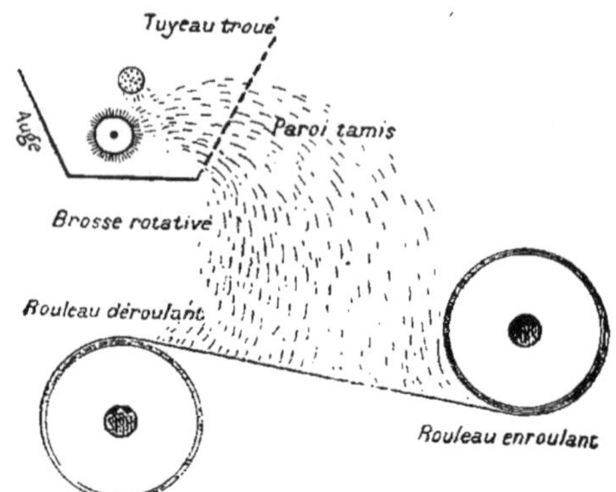

Fig. 28. — Appareil d'humectation.

s'il aspergeait lui-même. Mais en s'approchant il est encore éclaboussé. Il importe donc de disposer des planches-parapluie. Mais il vaudrait encore mieux enfermer tout le système et même entraîner le brouillard par un ventilateur. On éviterait ainsi le séjour dans une atmosphère sursaturée.

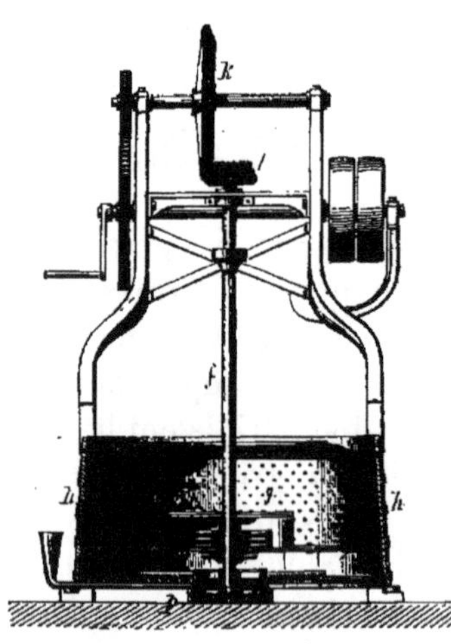

Fig. 29. — Turbine.

La *dessiccation* des produits de l'industrie peut être singulièrement activée mécaniquement par des appareils, appelés du nom générique d'*essoreuses*, qui, en extrayant la presque totalité de l'eau d'imbibition, rendent inutile ou moins prolongé le séjour des pièces dans des étuves toujours coûteuses et souvent nuisibles pour ceux qui les surveillent.

Il est des essoreuses qui extraient l'eau en vertu de la force centrifuge. Elles sont de deux ordres, les *hydro-extracteurs* et les *turbines*. Les uns et les autres comprennent une caisse qui sert d'enveloppe extérieure et qui reçoit l'eau extraite et lancée par la force centrifuge. Dans cette caisse, tourne, avec une vitesse de 1,500 à 1,800 révolutions par minute, autour d'un axe vertical mis en mouvement par une roue d'engrenage, un second tambour percé de trous, appelé panier et renfermant la matière à dessécher. La turbine ne diffère de l'hydro-extracteur qu'en ce que le panier est ouvert à sa partie supérieure, de façon à permettre d'in-

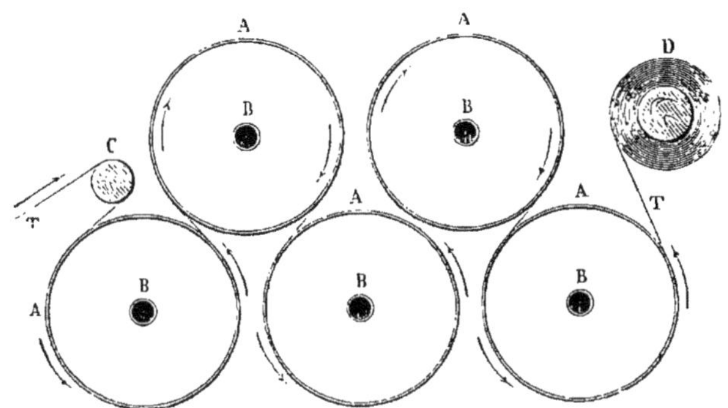

Fig. 30. — Tambour de séchage.

troduire de nouvelles quantités de matière et de surveiller le travail pendant la rotation. La dessiccation rapide peut encore être obtenue en faisant enrouler le produit sur un tambour parcouru à l'intérieur par un courant de vapeur. Ici trois causes concourent simultanément au dessèchement : l'évaporation par l'action de la chaleur, l'évaporation par le fait de l'agitation de l'air et l'extraction mécanique par un certain degré de force centrifuge. Ces appareils tendant à saturer l'air, il est nécessaire de les couvrir d'une cheminée d'appel.

La figure 30 représente un séchoir à vapeur composé. Il comprend cinq ou six cylindres A, A, A. La vapeur arrive par les arbres creux B, B, B. C'est aussi par eux que s'écoule l'eau de condensation. Le produit industriel à sécher TT passe d'abord sur un petit rouleau de tension D, puis sur les cylindres en suivant la marche indiquée par les flèches, et vient enfin s'enrouler sur le cylindre D.

Il est, enfin, des produits industriels qu'on se contente

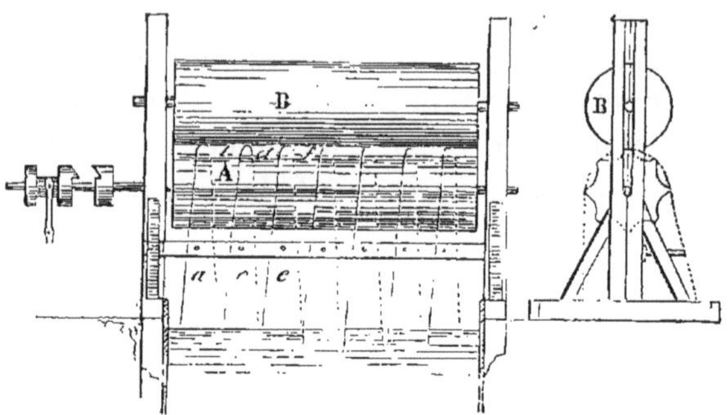

Fig. 31. — Cylindres de dégorgeage.

de débarrasser par pression du liquide qui les imprègne. On les fait passer entre deux cylindres compresseurs qui réalisent une véritable *essoreuse par compression*.

Le *laminage* a pour but d'étaler et d'allonger une matière

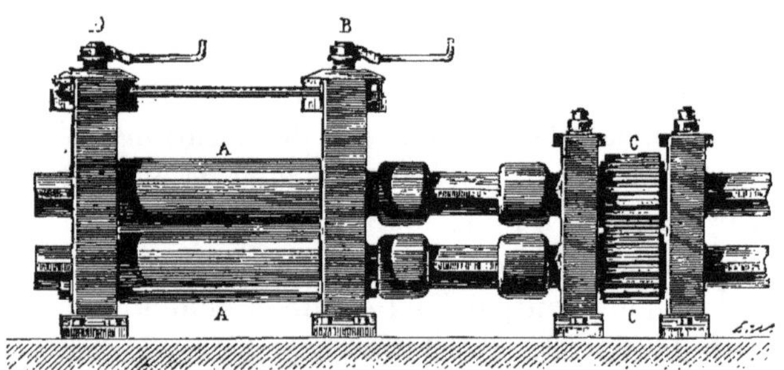

Fig. 32. — Laminoir.

malléable en amincissant de plus en plus la masse première. Il s'obtient en faisant passer celle-ci entre deux cylindres tournant en sens inverse. Si les deux cylindres sont plats, on étire en planches ou lames. S'ils sont cannelés, on produit des cylindres dont la section correspond à celle des cannelures. Si l'un des cylindres porte un relief et l'autre un creux correspondant, le corps laminé reproduira la forme du corps engendré par l'intervalle des deux cylindres.

Une opération d'un genre analogue est celle qui fait passer les matières malléables à la *filière*, afin de les rendre filiformes.

C'est une plaque rectangulaire *ff* d'acier fondu et très dur, percée d'une série de trous de plus en plus petits et placée entre les coulisses CC qui se dressent au centre du banc à tirer. La matière est d'abord amenée par un lami-

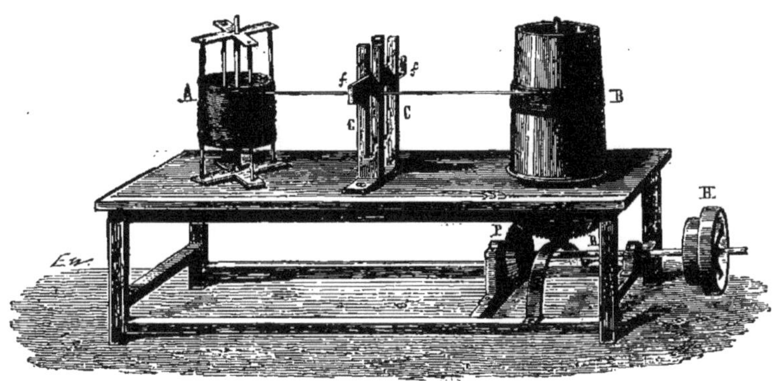

Fig. 33. — Filière.

noir à cylindres cannelés à l'état de grosse baguette et enroulé sur la bobine A. L'extrémité est engagée dans le trou le plus gros et saisie par une pince que tire une autre bobine B mise en rotation par les roues PR.

Le *polissage* peut être obtenu à l'aide de cylindres recouverts d'un papier de verre, puis de liège et de papier ou coton condensé.

Pour *concasser* certaines matières premières, particulièrement certains minerais, il faut remplacer, chaque fois que la chose est possible, la main-d'œuvre par des *bocards*. Ce sont des batteries de *pilons* ou marteaux qui sont formés par une partie allongée appelée flèche et se terminent, à

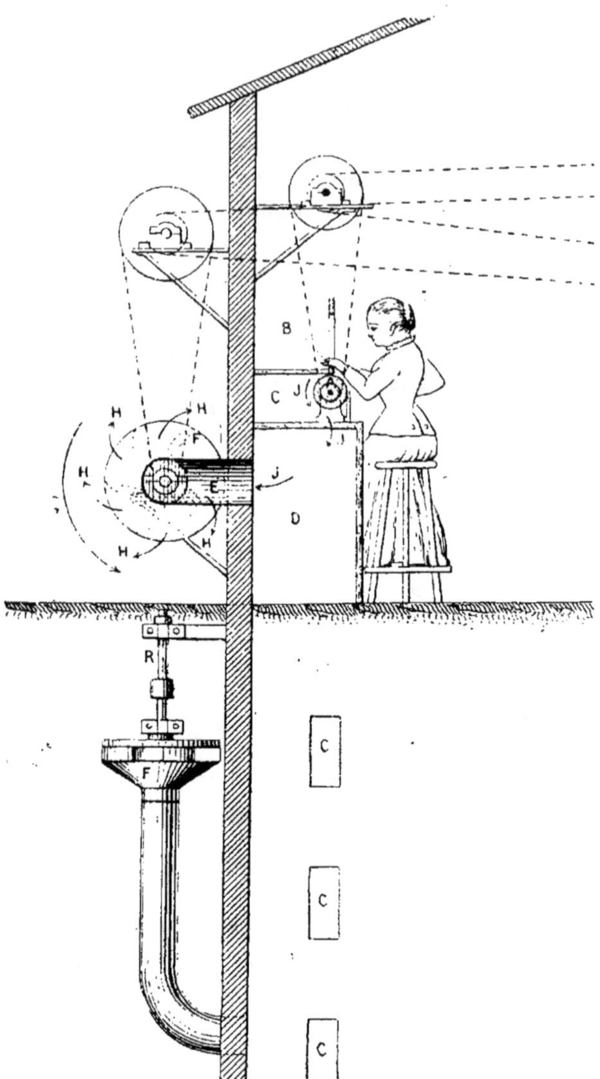

Fig. 34. — Cylindre polisseur et ventilateur disposé de manière à empêcher la projection des poussières dans l'atmosphère des ateliers de MM. Boitel et Girou, à Méru (Oise).

A, cylindre à polir recouvert d'un rouleau de papier de verre et animé d'une vitesse de 1,800 tours par minute. — B, touche mobile pressant la pièce à polir sur le cylindre A. — C, caisse enveloppant l'arrière et les côtés du cylindre. — D, boîte fermée, ou tambour longitudinal, sur laquelle sont montés tous les cylindres à polir. — E, tuyau reliant sur une extrémité de la boîte D un ventilateur aspirant. — F, ventilateur aspirant de 0^{m},60 de diamètre et animé d'une vitesse de 1,000 tours à la minute. — R, arbre sur l'extrémité duquel est calé le ventilateur.

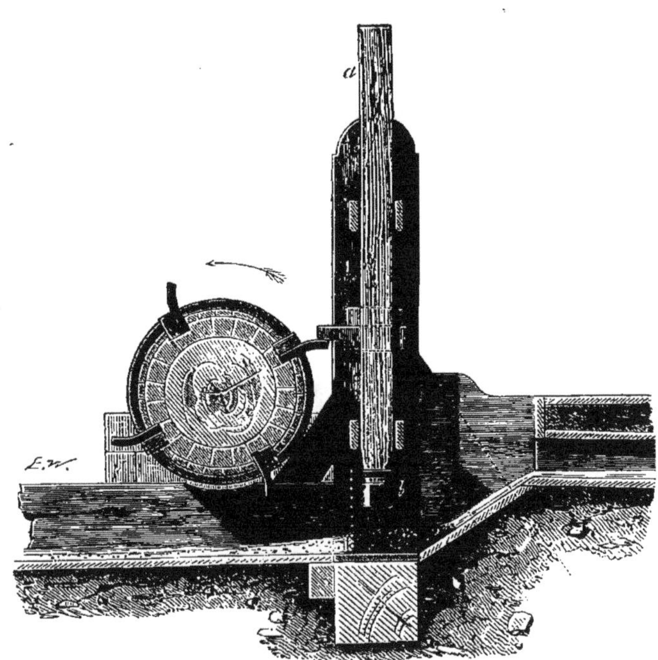

Fig. 35. — Bocard.

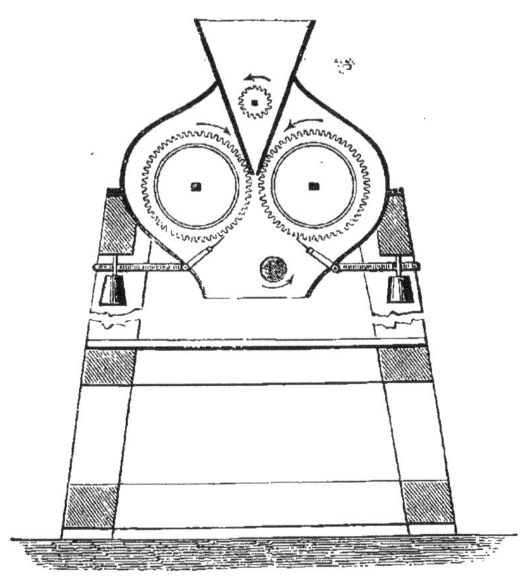

Fig. 36. — Concasseur.

leur partie inférieure, par une portion massive, qui sont alternativement soulevés par les crochets d'un cylindre que met en mouvement une chute d'eau pour retomber par leur propre poids.

Dans les ateliers le concassage est obtenu avec des concasseurs qui sont formés de cylindres armés de saillies à arêtes tranchantes. Ils sont surmontés d'une trémie dans laquelle est versée la matière à concasser.

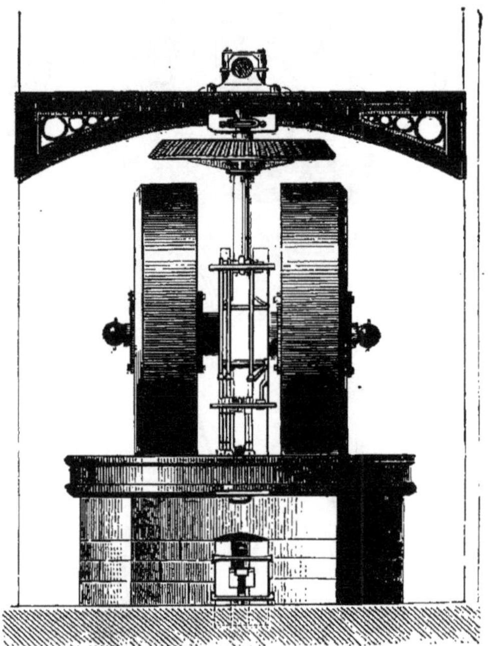

Fig. 37. — Moulin à meules verticales.

Le *broyage* de matières peut être obtenu de différentes manières. Il existe en effet un grand nombre d'appareils broyeurs qui trouvent tous leur application plus particulière. Les principaux sont : le *broyeur à mâchoires* ou de *Blake* qui consiste en effet en deux branches dentelées et articulées fonctionnant à la manière des mâchoires; le *broyeur à cylindres* qui se compose d'une ou plusieurs paires de cylindres en fonte, lisses ou cannelés, juxtaposés comme des cylindres de laminoirs et tournant en sens inverse; le *broyeur à force centrifuge*, dans lequel cette force est développée par un mouvement rapide de rotation et vient projeter la matière sur un obstacle résistant où elle se brise et se pulvérise; le *moulin à noix* qui est formé d'une petite masse de forme tronconique en métal très résistant, munie de cannelures héliçoïdales, montée sur un arbre vertical et tournant dans une boîte munie aussi de cannelures dans laquelle les matières sont amenées par une trémie en entonnoir; le *moulin à meules verticales*, qui se compose de deux meules verticales, circulaires ou cylindriques, mon-

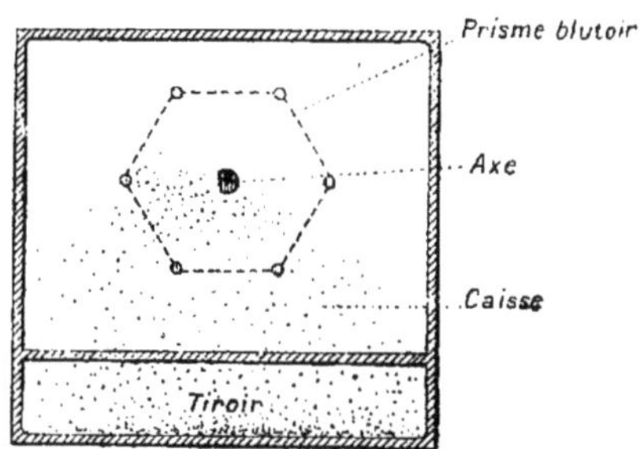

Fig. 38. — Blutoir.

tées sur un même essieu et décrivant une piste circulaire sur une aire plane appelée *meule dormante*.

Le *blutage*, qui a pour but de séparer les parties pulvérisées de celles qui ne le sont point suffisamment, s'obtient mécaniquement à l'aide d'une caisse dans laquelle tourne un arbre en bois portant des tringles agencées de façon à représenter les arêtes d'un prisme hexagonal. Sur ce prisme sont tendues des toiles métalliques ou de soie. Une trémie permet d'introduire la matière à tamiser dans l'intérieur du prisme. La poudre assez fine pour traverser la toile s'accumule dans un tiroir à la partie inférieure de la caisse.

On est souvent obligé dans l'industrie de soumettre les matières à une forte pression. L'emploi de presses à vis de pression, que les ouvriers sont obligés de faire tourner pour serrer les matières entre deux plateaux, nécessite de leur part un effort musculaire fatigant. Aussi convient-il de répandre l'usage de la presse hydraulique, qui d'après le principe de Pascal sur la transmission des pressions dans les liquides multiplie les effets de la dépense musculaire. L'ouvrier n'a qu'à mettre en mouvement le bras de levier d'une pompe dont le piston communique à une colonne d'eau de petit diamètre une pression qui se transmet, avec la même puissance, à tous les points d'une contre-colonne

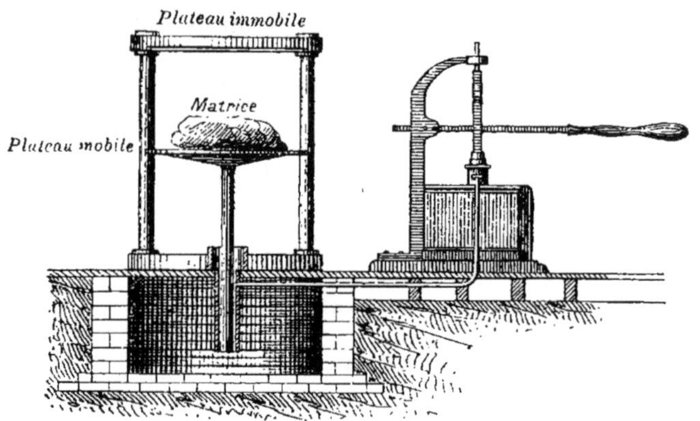

Fig. 39. — Presse hydraulique.

d'eau beaucoup plus large ; agissant à son tour sur un plateau mobile qui serre la matière contre un autre plateau fixe. Cette presse permet d'agir sur une plus grande masse de matière sans nécessiter plus de dépense musculaire.

On doit s'attacher à économiser en toutes circonstances, et autant que possible, la dépense musculaire en même temps que les occasions d'efforts capables d'engendrer des hernies, des congestions pulmonaires et des hypertrophies du cœur. Ainsi lorsqu'il s'agit de soulever et d'élever un corps pesant, il faut tout au moins soulager l'ouvrier en le faisant se servir d'une poulie et d'une corde (à la condition toutefois que le travail reste concentré approximativement dans le même point). Le treuil augmente encore plus la puissance de l'effet mécanique par rapport à l'effort fourni. La grue est encore plus puissante et permet en outre de déplacer aussi l'objet dans le sens horizontal. Même quand ces instruments sont mus à main d'homme à l'aide d'une manivelle, ils multiplient considérablement la puissance humaine. Mais dans les grandes industries rien n'est plus facile que de les mettre en mouvement par la vapeur ou une force hydraulique. Dans l'intérieur des usines les monte-charges économisent la dépense musculaire d'autant plus qu'elles permettent de transporter à tous les étages non seulement les matériaux et les produits, mais encore les ouvriers eux-mêmes.

Pour l'élévation des substances solides on peut encore,

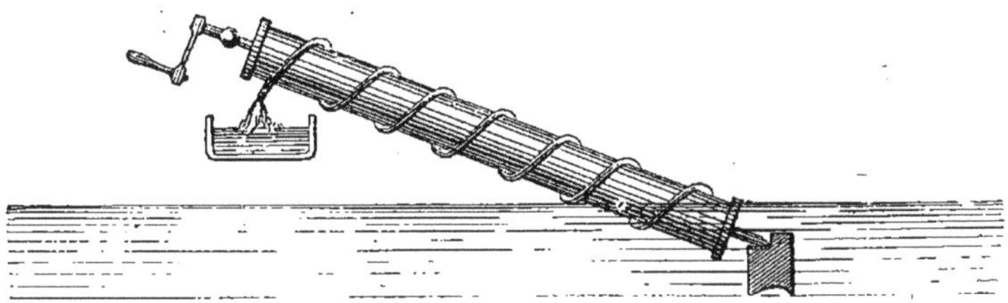

Fig. 40. — Vis d'Archimède.

suivant les circonstances, se servir de plans inclinés avec trains de wagons reliés et entraînés par des chaînes, le mouvement étant assuré soit par la vapeur, soit même parfois simplement par la pesanteur.

L'élévation des liquides s'obtient avec la vis d'Archimède, soit avec une noria, soit avec une pompe élévatoire.

La vis d'Archimède est trop connue pour exiger une véritable description. C'est un cylindre incliné mis en rotation par une manivelle ou par une courroie de transmission. Autour de ce cylindre, un tube ouvert à ses deux extrémités décrit des tours de spire. Par le fait de la rotation chaque point culminant des spires devient tour à tour le point le plus élevé et le point le plus bas. Le liquide s'introduisant par l'ouverture inférieure se trouve ainsi, en obéissant à une série de plans inclinés, transporté jusqu'à l'extrémité supérieure de la vis.

La *noria* consiste en une chaîne double sans fin, articulée, portant une série de seaux équidistants. Dans la course de cette chaîne, chaque seau vient tour à tour plonger dans le liquide, s'en charger et déverser son contenu au moment où il exécute son mouvement de réflexion à l'extrémité supérieure de la noria. Cette machine peut aussi servir à élever les solides.

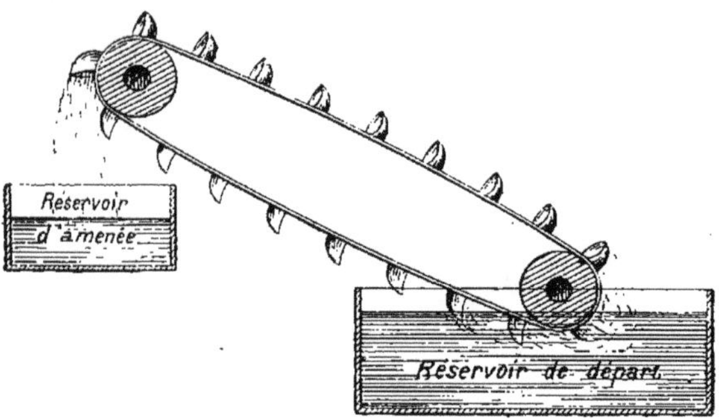

Fig. 11. — Noria.

Avec la *pompe élévatoire*, le liquide est élevé par un piston. Mais le *monte-jus* est certainement ce qu'il y a de plus perfectionné. Il consiste ordinairement en un cylindre en tôle parfaitement clos, muni de deux robinets latéraux un peu au-dessous de son extrémité supérieure. A l'un d'eux A s'adapte le tuyau amenant le liquide à élever; l'autre B constitue simplement une ouverture de *trop-plein* qui indique que le liquide amené a atteint le niveau qu'il ne doit pas dépasser pour pouvoir être lancé. Sur un des côtés de la paroi supérieure aboutit un tuyau C destiné à amener de la vapeur. Enfin au centre s'engage un quatrième tuyau D qui descend dans l'intérieur jusqu'auprès du fond et qui d'autre part s'adapte à une conduite, laquelle par sa direction et sa disposition peut diriger le liquide vers sa destination nouvelle. On tient d'abord les robinets **A** et **B** seuls ouverts. Le liquide à transporter arrive dans le cylindre. Quand il a atteint le niveau *ff*, ce que l'on sait par l'écoulement qui se produit en B, on ferme ces deux robinets et on ouvre celui de la vapeur. La pression qui s'exerce à la surface du liquide le lance par D vers sa destination. Lorsqu'il est ainsi monté, on ferme la vapeur et on ouvre de nouveau les deux premiers robinets, et ainsi de suite.

Avec tous ces moyens, on économise à la fois le temps,

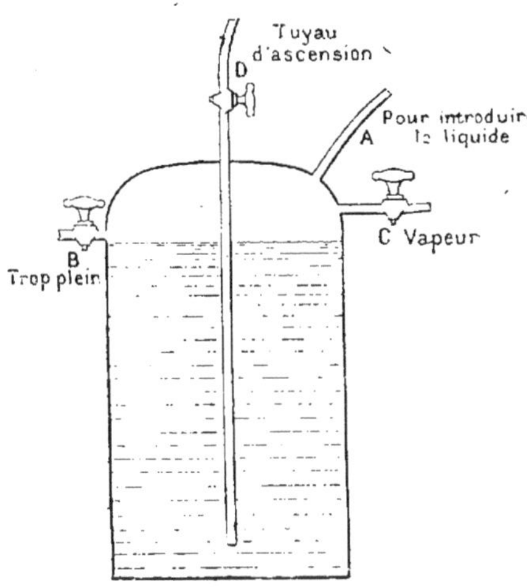

Fig. 42.

la fatigue musculaire, et on diminue les chances de contact de l'ouvrier avec la matière transportée.

Enfin on peut obtenir un déplacement horizontal, venant offrir méthodiquement et peu à peu la matière à ouvrer à l'organe opérateur, à l'aide d'un *chariot*, c'est-à-dire d'un support avançant, d'une quantité mathématiquement calculée et avec une vitesse déterminée, sur des rails.

Accidents des machines. — Les blessures occasionnées par les machines sont excessivement variables sous le rapport de leur siège et de leur nature. Mais elles ont ceci de commun : 1° qu'elles donnent rarement lieu à des hémorrhagies, parce qu'elles procèdent presque toujours par arrachement, et qu'elles amènent l'obstruction des lumières artérielles par la tunique moyenne; 2° qu'elles sont toujours excessivement graves; 3° qu'elles s'accompagnent de pertes de substance énormes; de broiement des viscères et des os, tout en respectant souvent la continuité de la peau; 4° qu'elles donnent lieu à des suppurations interminables; 5° qu'elles sont suivies d'élimination d'esquilles, de fausses articulations, d'infirmités incurables et d'affreuses difformités.

Elles sont dues, tantôt à ce que l'ouvrier a été saisi et entraîné par une courroie de transmission qu'il a voulu replacer dans sa gorge, sans faire arrêter la machine, tantôt parce qu'il s'est trop approché d'une machine avec des vêtements flottants, tantôt parce qu'il l'a touchée par inadvertance. Dans ces cas, il est passé au laminoir ou il est frappé violemment contre le plafond, et la mort est à peu près constante.

Des blessures plus localisées sont produites par le service des machines chez ceux qui sont obligés de livrer et de reprendre les matières premières, ou ouvrées. Les doigts s'engagent dans l'engrenage, la main et le bras sont souvent happés et arrachés, en laissant une plaie irrégulière, par suite des différences de rétraction des divers tissus. Aussi est-il toujours nécessaire de pratiquer l'amputation beaucoup plus haut.

Mesures contre les accidents de machines. — Il importe avant tout de ne pas laisser les industriels encombrer leurs ateliers de machines par économie d'espace et de frais généraux, l'on doit même ménager entre elles des passages assez larges pour éviter les frôlements, établir en outre des barrières autour de chacune d'elles, entourer de gaînes les arbres verticaux et les transmissions de mouvements. Les graisseurs automatiques devraient être d'un emploi général, parce que l'opération du graissage que les ouvriers sont obligés de répéter fréquemment est très dangereuse. Il faut établir et maintenir la discipline et l'ordre dans le travail des ouvriers. Avant de mettre les machines en train, le mécanicien devra siffler pour avertir tout le personnel. D'autre part il est aussi nécessaire que chaque atelier soit muni d'une sonnerie d'alarme pour prévenir le mécanicien d'arrêter. Malheureusement il ne peut que stopper et le mal est souvent produit avant l'arrêt effectif. Aussi est-ce pour les ingénieurs un devoir urgent de trouver un moyen d'obtenir l'arrêt instantané. Contre les projections de fragments par éclats de meules ou de

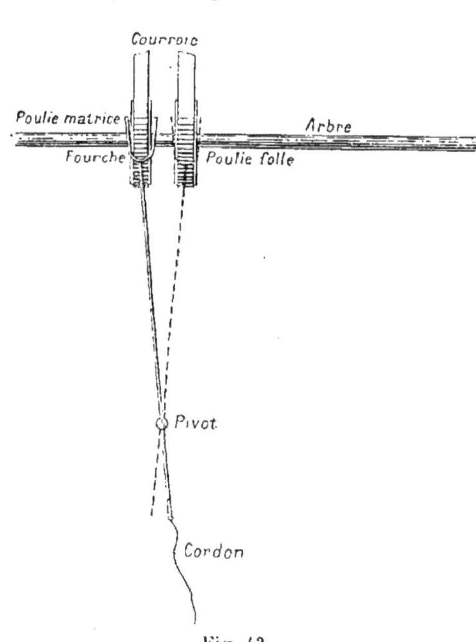

Fig. 43.

machines à volants, sous l'action de la force centrifuge, il faut établir ce qu'on appelle un *bouclier*, consistant soit en une plaque de fonte ou de tôle, soit en un treillage en fil de fer très résistant, quand la vue de la machine ne doit pas être masquée. Mais l'hygiéniste doit surtout une grande attention à l'*installation des commandes par les courroies*. Le moteur met en mouvement un long axe d'*arbre*, qui de distance en distance présente une roue-poulie faisant corps et tournant avec lui. Chacune de ces poulies est chargée de mettre en mouvement une machine distincte à l'aide d'une courroie en cuir, formant deux anses fermées, mise en mouvement par la poulie de l'arbre et transmettant ce mouvement à une autre poulie qui actionne toutes les parties de chaque machine. A chaque instant il y a intérêt à arrêter le jeu d'une machine sans arrêter le fonctionnement des voisines. Dans ce but on dispose à côté de la poulie active de l'arbre une poulie dite folle qui est disposée de façon à tourner sans actionner la machine et sur laquelle on fait glisser la courroie quand on veut arrêter cette dernière. Il ne faut pas permettre d'opérer ce déplacement à la main même armée d'un bâton fourchu, car celui-ci peut être accroché et entraîner l'ouvrier qui le tient. Il faut au moins un *désembrayeur fixe*, c'est-à-dire un levier terminé en haut par une fourche dont les branches emboitent la courroie, tout en la laissant libre de circuler, articulé sur un pivot fixé au mur ou au bâti de la machine, levier que l'ouvrier peut faire jouer, soit pour l'incliner sur la poulie folle, soit pour le ramener sur la poulie maîtresse à l'aide d'une corde qui le met hors de toute atteinte. Mais comme dans ces conditions la courroie continue à circuler sans travail utile, non seulement il y a perte de force motrice, mais l'ouvrier peut encore être saisi par la courroie lorsqu'il est obligé de réparer soit elle, soit les parties voisines de la machine; il convient donc de l'immobiliser et de préférer aux poulies folles le système de M. Herland dans lequel le levier porte la courroie sur un plan incliné et immobile placé près de la poulie.

La *lumière intense des foyers* et des *matières* en fusion peut engendrer des rétino-choroïdites, et même des cataractes, conséquence de la congestion des membranes vasculaires et de la contraction harmonique de l'iris et du muscle accommodateur. Les conserves ardoisées sont ici une mesure indispensable.

La *chaleur des foyers et celle des étuves* provoque des sueurs diffuses qui épuisent de plus en plus l'économie. Il en résulte en outre une soif inévitable qui conduit presque fatalement à l'abus des boissons alcooliques et qui, en tout cas, si elle est satisfaite avec de l'eau, devient la cause de la fatigue et de la dilatation des voies digestives, ainsi que d'une diarrhée débilitante. Dans les étuves et même dans les ateliers mal ventilés, l'air est rapidement saturé, la sueur ne peut plus se vaporiser en rafraîchissant le corps et le calorique s'accumule dans l'économie en produisant un grand malaise et l'acidité du suc musculaire. Si la ventilation est très active, si surtout il y a des déplacements rapides et répétés vers un endroit frais, la sueur se refroidit. De là un élément notable pour la production d'angines, d'amygdalites, de bronchites, de pneumonies et de pleurésies.

La *maculation* des téguments et des vêtements par les matières employées expose les ouvriers à des effets caustiques locaux et à des intoxications d'autant plus assurées que le poison pénètre consécutivement par la voie digestive. Les mains maculées sont à chaque instant portées à la bouche et elles maculent à leur tour tous les aliments. L'ouvrier peut ainsi rapporter le poison chez lui et compromettre sa famille. Il faut exiger l'emploi de vêtements de travail mis à l'entrée dans l'atelier et défaits à la sortie. Il faut imposer une propreté excessive et par conséquent mettre à la disposition des ouvriers des lavabos et des bains. Enfin on doit travailler à étendre de plus en plus l'emploi de procédés mécaniques et en vases clos.

Les *mauvaises conditions physiologiques* générales relèvent de la durée du travail, de l'âge, du sexe, du mode de recrutement, du logement et de l'alimentation, de l'éclairage, du chauffage.

Le rendement de la machine humaine est limité et obéit à la loi physiologique de l'intermittence. Le travail ne saurait être continu ni même prolongé sans repos, qu'au prix de l'altération et même de la destruction de la machine. Du moment où il doit être limité physiologiquement, il doit l'être aussi administrativement. Je ne partage pas l'opinion de M. Napias qui estime que l'État ne doit intervenir que pour le mineur dont il est le tuteur, et qu'à l'adulte il ne doit que la liberté. Car ici ce n'est pas l'ouvrier qui peut être le juge de son propre intérêt, et en matière de santé il est un véritable mineur. Je n'attache aucune importance à l'argument, mis tant de fois en avant, d'après lequel, les heures supplémentaires résultant d'un contrat passé entre le patron et l'ouvrier, celui-ci est libre d'accepter ou de se retirer. Car l'ouvrier est souvent obligé de céder devant les sollicitations impérieuses de la misère. Pour beaucoup, l'entrée à l'usine est l'unique ressource, quelles que soient les conditions faites. Le surcroît de salaire n'est nullement un correctif, et Michel Lévy a outrepassé la vérité en disant : « L'argent, c'est de l'hygiène enmagasinée. » La première condition du bien-être et de la santé est de ne pas se surmener et de ne pas passer toute son existence dans un milieu toxique. Le confortable intérieur ne pourra jamais couvrir un pareil déficit. D'ailleurs il faut bien peu connaître la classe ouvrière pour ne pas savoir que, la plupart du temps, les suppléments de paye vont s'user dans les cabarets, en ajoutant une cause de détérioration de plus pour la santé.

En France la loi fixe à douze heures le travail des adultes; mais elle admet des exceptions pour certains cas qui ont été précisés dans le décret du 17 mai 1851 et celui du 31 janvier 1866. Parmi ceux-ci il en est qui peuvent se présenter dans toutes les industries et d'autres qui sont basés sur la nature de quelques industries. Les cas communs à la plupart des industries, sinon à toutes, sont relatifs à l'entretien et à la surveillance des chaudières, des étuves, séchoirs, dont l'action ne doit pas subir d'interruption; au travail particulier des chauffeurs et des mécaniciens qui doivent préparer la mise en train avant l'arrivée des ouvriers et ne quitter leur poste qu'après eux; aux fonctions des gardiens de nuit, au nettoiement périodique des machines et aux réparations nécessitées par un accident. Quant aux exceptions spéciales, elles seront signalées à propos des industries qui en sont l'objet.

Pour le travail dangereux, l'alternance est une mesure de premier ordre. Ce ne sont pas toujours les mêmes ouvriers qui doivent y être employés. Il faut établir des escouades passant tour à tour au poste dangereux. L'habileté acquise et l'adaptation peuvent y perdre, mais c'est là un palliatif qui doit dominer toute autre considération. Quand l'alternance est rendue à peu près impossible par les ressources du personnel ou par les aptitudes spéciales exigées par le genre de travail, il faut tout au moins y suppléer par un grand fractionnement du travail, par de courtes et fréquentes sorties en plein air.

Une mesure désirable serait un examen médical préalable de chaque ouvrier, afin d'établir une véritable *sélection* dans le travail, ou adaptation de l'occupation aux *conditions physiques* personnelles, afin de ne demander jamais à chaque machine humaine que ce qu'elle peut donner.

Relativement à l'*âge*, la loi du 19 mai 1874 fixe à dix-huit ans le début de la période du *plein travail*. Avant dix ans, tout travail industriel est interdit. De dix ans à dix-huit, il n'est toléré qu'avec des restrictions. C'est là la période de l'*enfance ouvrière*. Avant seize ans le travail de nuit et celui du dimanche sont interdits. Il est un certain nombre d'industries dans lesquelles les enfants ne peuvent pas travailler avant seize ans. Nous indiquerons ces exceptions au fur et à mesure. Pour assurer l'exécution de cette loi, le législateur a prescrit qu'un véritable contrat soit passé entre le patron et l'enfant ouvrier et établi suivant des conditions déterminées; que des visites de surveillance soient faites fréquemment par des fonctionnaires appelés inspecteurs *divisionnaires* du travail des enfants; qu'il soit institué en outre des commissions locales destinées à exercer une influence morale considérable. Enfin il a fixé les pénalités applicables aux divers cas d'infractions. Tout cela est parfaitement conçu, mais en pratique la chose laisse encore à désirer. La surveillance est facilement trompée. Il faudrait des enquêtes auxquelles on intéresserait le plus de monde possible de la localité et non plus de simples visites, presque toujours régulières et souvent prévues.

L'enfant ne devrait pas être retenu plus de six heures à l'usine, et encore avec un ou deux intervalles de repos, de façon à ramener à cinq heures le total du travail effectif.

En ce qui concerne le *sexe*, quel que soit son âge, la femme ne doit pas être soumise au même régime industriel que l'homme, car elle offre beaucoup moins de résistance que lui et donne plus facilement prise à tous les germes morbides. Il faut surtout songer qu'avec elle la propagation de l'espèce et la valeur des générations futures se trouvent plus particulièrement compromises, et que par conséquent ce n'est pas seulement l'intérêt individuel qui est mis en jeu, mais encore l'intérêt national. En effet l'intoxication industrielle détermine spécialement l'avortement, les accouchements prématurés ainsi que la fréquence des mort-nés, et devient ainsi une des grandes causes de la dépopulation. En tout cas les survivants viennent porter en eux, à une plus haute puissance, la détérioration paternelle, contribuant ainsi pour une large part à la déchéance de l'espèce humaine et à l'affaiblissement de la force nationale.

Il est à remarquer qu'actuellement, en France, on se montre moins exigeant que dans les pays où le sentiment mercantile étouffe habituellement tous les autres. Tandis qu'en Angleterre la loi n'assimile jamais la femme à l'homme et la maintient, toute son existence, dans les conditions industrielles de l'adolescent, en France, dès l'âge de dix-huit ans, on cesse de la protéger, elle qui joue le plus grand rôle dans le nombre et la valeur des générations futures. Disons toutefois que la loi du 19 mai 1874 n'autorise le travail de nuit et du dimanche qu'à partir de vingt et un ans.

L'atelier est l'*habitation* le plus souvent occupée par l'ouvrier. En dehors des moyens de ventilation, ce milieu du travail doit donc présenter certaines conditions favorables au bien-être de l'ouvrier. L'éclairage de jour, se faisant par des vitraux disposés en toitures obliques et alternant avec des plans pleins, paraît être le plus favorable au travail des yeux. L'éclairage de nuit se fait le plus généralement au gaz, et parfois au pétrole, surtout à la campagne. Quoique le gaz crée des dangers par les fuites, et dégage trop de calorique et une grande quantité de produits de combustion ; quoique le pétrole expose à des dangers d'incendie et répande des odeurs qui ne sont pas sans inconvénients pour les voies pulmonaires et le cerveau, il est certain qu'en raison de la puissance de leur lumière ces deux modes d'éclairage artificiel sont préférables aux lampes à huile, mais il importe de multiplier assez les becs pour qu'ils éclairent beaucoup, tout en étant placés bien au-dessus du plan horizontal de la vision. Un palliatif heureux serait de leur appliquer aussi le système d'évacuation dont il a été question. L'application de l'éclairage électrique tend à se répandre de plus en plus. Nous n'avons pas à faire ressortir les avantages qu'il offre à l'industrie, mais à apprécier sa valeur hygiénique. Les soubresauts et les scintillements particuliers à la lumière électrique doivent certainement fatiguer la rétine. Il importe donc de disposer les foyers de façon à ce qu'ils ne frappent pas directement les yeux des ouvriers. Toutefois les lampes d'Édison, surtout quand elles sont alimentées par des accumulateurs, donnent une lumière fixe et facile à régler. Aussi Mauthner les regarde-t-il comme très favorables dans les ateliers, d'autant plus qu'elles rendent plus délicat le sens des couleurs, ce qui est important dans l'industrie (1). Cette lumière en raison de sa richesse en rayons électro-chimiques active trop le roulement nutritif des yeux, il faut recommander l'emploi des conserves de la couleur complémentaire du violet, c'est-à-dire jaune. Il est enfin un danger d'un autre ordre contre lequel il convient de mettre en garde les ouvriers. Ainsi que Grange l'a établi (2), un homme peut être foudroyé en touchant les fils conducteurs alimentant les lampes électriques. Le bulbe rachidien est le point de l'en-

(1) *Annales d'hygiène*, t. XIV, 3e série, p. 109.
(2) *Ibid.*, 1885, t. XIII, 3e série.

céphale le plus sensible à l'action des courants électriques intenses. Cela arrête la respiration. Le danger est plus grand avec les générateurs électriques à courants alternatifs qu'avec ceux à courants continus. Dans l'intérêt de la vue des ouvriers, il convient encore de donner aux murs une teinte vert d'eau.

Le chauffage par circulation d'eau chaude est le plus hygiénique pour les ateliers. Mais on peut aussi accepter le chauffage par la vapeur qui permet d'utiliser la vapeur perdue des machines.

L'antagonisme entre l'intérêt du public et celui du travailleur se fait sentir jusque dans les détails de constructions. Pour éviter les infiltrations vers le voisinage il est de règle de rendre le sol imperméable soit par un bon dallage, soit par une couche de bitume. Or, un industriel, doublé d'un hygiéniste distingué, M. Koechlin Schwartz (1), déclare que les ouvriers redoutent l'asphalte, parce qu'il fait gonfler les pieds. Ce qu'ils préfèrent ce sont les planches d'abord, puis, à leur défaut, la brique et au besoin les carreaux. Mais ils redoutent le ciment presque autant que le bitume.

Contre l'imprégnation des murs et des planches par les miasmes humains, les gaz et les vapeurs industrielles, il faut des lavages et des balayages fréquents, le blanchiment périodique à la chaux, le savonnage fréquent des peintures qui doivent être en outre renouvelées au bout de six à sept ans.

Pour les yeux c'est un perfectionnement utile que d'adoucir la teinte blanche des murs par l'addition d'un peu de bleu.

Au point de vue du danger d'intoxication, non seulement il faut défendre aux ouvriers de manger dans les ateliers, mais on devrait rendre obligatoire la construction de réfectoires situés hors de l'enceinte ou n'ayant d'ouverture qu'à l'extérieur. Car en prenant leurs repas dans les cours et

(1) *Revue d'hygiène*, avril 1883.

sous les hangars, les ouvriers ne sont pas encore à l'abri du danger. D'ailleurs la surveillance pour les soins de propreté ne peut plus s'exercer du moment où on laisse les ouvriers se disséminer dans les cours à l'heure des repas.

En vue des empoisonnements, il faudrait aussi que chaque industriel fût mis, par une instruction administrative, au courant des premières manifestations du genre d'intoxication inhérente à son industrie et qu'il imposât lui-même la suspension immédiate du travail. Il devrait même avoir toujours sous la main les substances capables de paralyser ou d'atténuer l'action du poison et être instruit du mode d'administration.

Enfin il y aurait intérêt à introduire chez nous la loi anglaise de 1868 qui donne presque force de loi aux règlements intérieurs et aux instructions disciplinaires adoptées par les chefs d'usine. Il suffit que l'industriel soumette son projet au ministre, et une fois que ce dernier l'a approuvé, il acquiert la valeur d'un règlement de police, c'est-à-dire que les prescriptions deviennent obligatoires et que les infractions relèvent des tribunaux.

Notions générales sur les empoisonnements communs à plusieurs industries. — Dans l'intérêt même de l'économie de l'exposition, il convient de présenter encore des généralités sommaires sur la symptomatologie de quelques empoisonnements produits par des substances qui figurent dans le cortège toxique de plusieurs genres d'industries. Grâce à elles, il suffira dans les descriptions particulières de renvoyer à cette base commune, tout en signalant les particularités introduites dans le tableau clinique par la variété chimique de la substance à incriminer, par son mode de manipulation et ses conditions d'absorption.

Les empoisonnements qui se rencontrent dans plusieurs industries sont ceux produits par les émanations carboniques, l'acide sulfureux, les vapeurs nitreuses, l'acide azotique, le chlore, l'acide sulfhydrique, l'acide cyanhydrique, l'acide phénique, le sulfure de carbone, les émanations mercurielles, les produits arsénicaux, les produits saturnins et cuivreux.

Émanations carboniques. — Les gaz qui vicient le plus souvent les atmosphères industrielles sont l'acide carbonique et l'oxyde de carbone, parce que non seulement beaucoup de réactions chimiques leur donnent naissance, mais parce qu'il n'est pas d'industrie qui ne nécessite l'emploi du feu.

On s'accorde aujourd'hui à considérer l'acide carbonique comme dénué de toute action toxique, et comme étant seulement irrespirable à deux titres : d'abord parce qu'il ne peut revivifier le sang, ensuite parce qu'en vertu des lois de l'osmose il empêche la sortie de l'acide carbonique engendré dans l'économie. Mais, même en ne lui accordant que ce mode d'action, on est obligé de reconnaître que son mélange à l'air, au troisième et même au dixième, détermine une sensation de chaleur qui, d'abord limitée à la poitrine, s'étend ensuite à tout le corps, de la congestion de la face, une augmentation de fréquence dans la respiration, un peu de vertige, de l'oppression. A une dose plus forte, on produit chez les animaux de l'anesthésie.

L'action toxique de l'oxyde de carbone est au contraire incontestée. La présence de ce gaz dans l'atmosphère produit des nausées, de la céphalalgie, un sentiment de compression aux tempes, des bourdonnements, des éblouissements, de la somnolence, de l'insensibilité progressive, une grande résolution musculaire, puis de véritables paralysies. La circulation capillaire est considérablement ralentie. La respiration devient lente et pénible. Si l'action est forte et prolongée, il survient du coma suivi de mort au milieu d'un calme ressemblant à de la léthargie. On sait que, d'après Cl. Bernard, l'oxyde de carbone tue en se substituant à l'oxygène des globules qu'il paralyse en les rendant ainsi inaptes aux combustions organiques.

Quand l'oxyde de carbone est inhalé à dose filée et tous les jours, il détermine un état d'anémie se signalant spécialement par des névralgies et un état de névrose comparable à ce qu'on observe chez certains hystériques.

Émanations sulfureuses. — L'acide sulfureux qui se dégage dans les fabriques de chapeaux de paille, d'exploitation des pyrites, de bleu d'outre-mer, de blanchîment de la soie, de la laine et des plumes, etc., a été considéré comme peu dangereux par Carminati, Hirt, Greets (1). Hirt en particulier prétend qu'un ouvrier peut, sans le moindre trouble respiratoire, vivre dans un milieu contenant 7 p. 100 d'acide sulfureux, que quelques-uns seulement éprouvent un certain allanguissement des fonctions digestives. Eulenberg (2) estime qu'elles nuisent un peu, uniquement parce qu'elles entraînent la plupart du temps avec elles des vapeurs arsénicales ou nitreuses.

Zeller (3) le regarde au contraire comme étant toujours très dangereux. Le docteur japonais Ogata a établi leur nocuité d'une façon plus précise. Il suffit de moins d'un demi-millième, non seulement pour produire une vive irritation des yeux et des voies pulmonaires, mais même pour déterminer la mort chez les petits animaux. Diverses expériences le portent à penser que l'acide sulfureux tue par un mécanisme analogue à celui de l'oxyde de carbone, c'est-à-dire en accaparant l'oxygène des globules. Lui, le ferait pour se transformer en acide sulfurique.

D'ailleurs j'ai pu m'assurer, par une enquête personnelle, que les ouvriers des usines où ce gaz se dégage éprouvent souvent de la céphalalgie, de l'inappétence, des douleurs stomacales et intestinales, de la toux quinteuse ressemblant à celle de la coqueluche, de l'oppression, des angines et des ophtalmies fréquentes à forme catarrhale. Enfin les émanations sulfureuses peuvent nuire assez à la végétation environnante pour motiver des dommages-intérêts.

Émanations sulfuriques. — En ingestion, l'acide sulfurique produit une violente inflammation et des eschares des

(1) *Ueber vergiftung mit schwefliger Säure Inaugural Abhandlung Tübingen*, 1872.
(2) *Handbuch der Gewerb. Hygiène*, Berlin, 1876.
(3) *Annales d'hygiène*, t. XX, 2e série, 1863, Chevalier.

voies digestives, sur lesquelles il est d'autant moins utile d'insister que, dans son travail normal, l'ouvrier ne peut être exposé qu'aux vapeurs de cette substance; et encore il est deux circonstances qui tendent à atténuer considérablement leurs effets. C'est d'abord que la pesanteur spécifique de cet acide abat bien vite sur le sol les vapeurs qu'il peut dégager. La seconde c'est que cette vapeur accapare instantanément l'humidité de l'air et n'arrive plus dans les voies intérieures que notablement diluée. C'est probablement ce qui fait que, sous ce rapport, la clinique industrielle n'a rien signalé de bien spécial. Néanmoins Eulenberg (1) n'hésite pas à attribuer à l'inhalation de ces vapeurs les cas où les ouvriers se plaignent d'acidité de l'estomac et de troubles dans la digestion. Ajoutons que si on enferme un animal sous une cloche avec une capsule contenant de l'acide sulfurique fumant, il se produit de l'irritation manifeste des muqueuses conjonctives, nasale et labiale, puis plus tard de la toux. L'inflammation des bronches peut à la longue devenir assez intense pour produire l'asphyxie.

Vapeurs nitreuses. — Elles se produisent dans plusieurs industries, entre autres dans la fabrication des acides azotique, sulfurique, arsénique, oxalique et picrique, de l'arséniate de soude, du persulfate de fer, de la nitro-benzine, dans les ateliers d'orfévrerie et de dorure.

Leur dégagement donne lieu à une vive irritation des bronches et parfois à de la rougeur de la peau, et on attribue généralement ces effets à une action simplement caustique. Mais Bley (2) qui a vu trois cas très graves dus à ces vapeurs et qui, dans une autopsie, a pu constater non-seulement une congestion pulmonaire, mais encore une congestion cérébrale, estime qu'il s'agit d'un véritable empoisonnement par absorption. Ce qui le prouve à ses yeux, c'est que les accidents se manifestent, non immédiatement, mais après quelques heures de calme. Il admet qu'il

(1) *Handbuch der Gewerbe-Hygiène*, Berlin, p. 161.
(2) *Annales d'hygiène*, 1830, p. 281.

y a primitivement une altération du sang qui agit ensuite sur le cœur en déterminant une asystolie. Celle-ci serait la cause directe des congestions cérébrale, pulmonaire et cutanée.

L'action directe et caustique sur les voies respiratoires ne saurait cependant être contestée ; car dans un cas mortel, Tardieu et Roussin ont trouvé la plus grande partie des poumons tachetés en jaune et réduits en une véritable gelée offrant une réaction très acide (1). Toutefois les accidents graves sont excessivement rares, parce qu'on ne saurait être surpris par de forts dégagements, car ils ne se produisent que sous l'influence de l'addition de réactifs que l'ouvrier introduit lui-même. Il sait par conséquent quand le danger va éclater et il peut se tenir sur ses gardes. En outre la teinte rutilante de ces vapeurs les décèle toujours. Mais il est probable que, malgré ce genre d'avertissement, il se produit assez souvent des accidents qui, sans être mortels, n'en sont pas moins sérieux et qui passent inaperçus, faute de publicité. Du reste des cas de bronchites capillaires graves ont été signalés par Sucquet, Charier, Desgranges et Tandler (2) ; la gravité de ces bronchites tient probablement à une généralisation très rapide. J'ajouterai enfin que les expériences que j'ai pratiquées m'ont montré, comme à Eulenberg, que les animaux plongés dans une atmosphère nitreuse meurent et présentent, en même temps qu'une forte hypérémie des centres nerveux, des poumons gorgés de sang, criblés de petits noyaux apoplectiques et dans un état de ramollissement très marqué. De toutes les vapeurs, ce sont celles qui enflamment le plus la conjonctive.

Vapeurs d'acide azotique. — Elles déterminent une toux très violente, de la dyspnée et même une suffocation promptement mortelle. Il est vrai que le dégagement azotique est toujours accompagné d'un dégagement azoteux.

Émanations chlorées. — Le chlore que les ouvriers sont

(1) *Annales d'hygiène*, 2e série, t. XLIV, 1875, p. 345.
(2) *Archiv der Heilkunde*, t. XX, p. 551.

exposés à respirer, particulièrement dans les fabriques d'eau de javelle, de soude, de papiers, dans les lavoirs, les blanchisseries et dans les ateliers de damasquinage des canons de fusil, détermine du larmoiement, une vive irritation de la conjonctive qui, à la longue, peut devenir une ophtalmie rebelle, du coryza, des accès de suffocation avec un spasme intense de la glotte, de la toux violente, des hémoptysies, des pneumonies excessivement graves, des bronchites catarrhales et de la pneumonie caséeuse. Lorsque l'absorption porte sur du gaz pur, il peut en résulter une asphyxie complète. D'après Hirt, toutefois, une atmosphère qui n'en renferme qu'un demi-centième peut être considérée comme à peu près innocente.

Acide sulfhydrique. — Il se dégage particulièrement dans les tanneries, l'exploitation des vidanges, les usines à gaz, la fabrication de l'oxychlorure de plomb, les raffineries, les fabriques de produits chimiques, les ateliers de bronzage.

Il est surtout nuisible quand il est à l'état naissant et qu'il résulte de la combinaison directe de l'hydrogène avec le soufre. Les expériences de Hoppe-Seyler tendent à prouver qu'il altère considérablement le sang, qu'il chasse l'oxygène de sa combinaison avec l'hémoglobine ainsi que le démontre l'examen spectroscopique. Les dispositions personnelles sont pour beaucoup dans les effets observés. Dans une même atmosphère chargée de ce gaz, on verra des ouvriers tomber comme foudroyés, tandis que d'autres se plaindront seulement de malaise général et de douleurs à l'estomac ; toutefois si ces derniers séjournent longtemps ils peuvent arriver à une perte de connaissance.

A l'autopsie, on trouve le sang liquide et ayant absolument la couleur de l'encre. Il n'y a point d'autres lésions. Ce qu'il y a de très singulier, c'est que la tolérance ne s'établit point ; les personnes très impressionnables à cette action y deviennent de plus en plus sensibles à mesure qu'elles s'y exposent. Presque toutes, même quand elles n'ont pas éprouvé d'accidents graves au début, finissent. à travers les années, par tomber dans un état cachectique caractérisé par de l'anorexie, des pesanteurs d'estomac, la décoloration des muqueuses, une teinte jaune-paille de la peau, de l'anémie, de la gène des mouvements de la respiration, une faiblesse générale, et des éruptions furonculeuses.

Acide cyanhydrique. — Plusieurs opérations industrielles soumettent les ouvriers à l'action de cette substance, ce sont : la teinture et l'impression en bleu de Prusse des étoffes, la fabrication et la manipulation de certaines substances explosives, la dorure et l'argenture galvaniques, la fabrication des cyanures et même celle du gaz d'éclairage.

C'est certainement une des substances les plus dangereuses. Son inhalation tue les cobayes en une seconde, et les lapins en trois secondes. L'application d'une seule goutte sur l'œil tue en vingt secondes (1).

Acide phénique et phénols. — Dans les industries où les phénols entrent en scène, soit comme production, soit comme agents de réaction, l'ouvrier est exposé à avoir, à chaque instant, les téguments maculés par eux, et il peut en résulter une brûlure au troisième degré. Leur ingestion dans les voies digestives ne peut être que le résultat d'une méprise ou d'un crime. Mais il est évident que ces accidents ont plus de raisons de se produire là où ces substances entrent dans le maniement journalier. Si la dose ingérée ne dépasse pas 4 grammes, il ne se produit qu'une sensation de brûlure dans les voies digestives, des étourdissements passagers, des fourmillements des doigts, et le poison s'élimine assez rapidement par les voies pulmonaires ; à haute dose, la mort est constante et est précédée de nausées, de vomissements, de respiration stertoreuse avec haleine caractéristique, de battements du cœur tumultueux, de fréquence et de petitesse du pouls, d'angoisse, de prostration, de stupeur et de délire alternant avec des syncopes. A l'autopsie, on trouve les poumons congestionnés, criblés d'infarctus, le foie, les reins stéatosés, et de l'inflammation

(1) *Annales d'hygiène*, 2e série, t. XL, p. 227.

parfois ulcéreuse des voies digestives. Les urines renferment de l'acide phénylo-sulfurique.

Sulfure de carbone. — Cinq industries exposent à l'action de cette substance. Ce sont l'industrie du caoutchouc, celle des apprêts d'étoffes, les filatures de laine, les huileries et surtout la fabrication de ce produit chimique.

Suivant Arrigo Thomassia (1), cette substance une fois pénétrée dans le sang s'emparerait immédiatement de la graisse phosphorée des globules, transformerait l'hémoglobine en hématine, ainsi qu'on peut le constater par l'analyse spectrale, et dépouillerait complètement le sang de ses propriétés respiratoires et nutritives. Elle tuerait par asphyxie d'hématose.

Mes expériences personnelles n'ayant point porté sur l'état du sang, je ne suis autorisé ni à confirmer ni à infirmer cette assertion. Mais elles m'ont montré que, si le sang est forcément touché le premier et sert d'intermédiaire inévitable entre l'atmosphère toxique et les centres nerveux, ce sont en définitive ces derniers qui deviennent le théâtre de l'empoisonnement. Ils sont le siège d'une hypérémie intense et d'un travail inflammatoire aboutissant par places à une dégénérescence pulpeuse du tissu nerveux. La symptomatologie observée concorde, du reste, parfaitement avec ces résultats anatomo-pathologiques. On constate en effet pendant un certain temps des phénomènes d'exaltation portant sur toutes les sphères d'action des centres nerveux. Puis à cette période d'exaltation succède une période de collapsus et d'anéantissement progressif de toutes les manifestations nerveuses. Les troubles d'excitation consistent en une céphalalgie intense, vertiges, douleurs fulgurantes des membres, crampes violentes, éblouissements, bourdonnements d'oreille, grande irritabilité de caractère, hypéresthésie générale, grande excitabilité musculaire et génésique, métrorrhagies, palpitations cardiaques, nausées et vomissements.

(1) *Annales d'hygiène*, 1882, p. 292.

La dépression consécutive se manifeste par du découragement, de l'abattement, de la tristesse, un affaiblissement des membres qui rend la marche traînante, chancelante et pénible, et qui devient une véritable paralysie, l'insensibilité des téguments, l'impuissance génésique et la déchéance intellectuelle.

Toutefois, dans un récent rapport adressé au Conseil d'hygiène de la Seine, Dujardin-Beaumetz a innocenté à peu près complètement le sulfure de carbone à la suite d'expériences pratiquées par lui, et d'une enquête industrielle ayant porté sur toute l'Europe. Selon lui, les accidents signalés par Delpech et Bouchardat seraient dus à ce qu'autrefois on n'employait que du sulfure impur, dégageant beaucoup d'acide sulfhydrique. Tout ce qu'il concède, c'est qu'il peut y avoir un peu de nocuité, lorsqu'il s'agit du travail en chambre.

Vapeurs de térébenthine. — Elles sont loin d'être simplement désagréables, comme on le pense généralement. Les observations produites par Chevalier (1) prouvent qu'elles déterminent souvent de la céphalalgie, des vertiges et de l'anorexie. J'ai depuis, par une enquête ayant porté sur des peintres en boiseries et sur porcelaine, reconnu la vérité de ces assertions. J'ai en outre constaté une espèce d'ivresse, une grande irritabilité de caractère, des picotements aux yeux et des sensations lumineuses subjectives, des angines granuleuses, du coryza et de la toux. Chez les animaux, en poussant l'empoisonnement à sa dernière limite, Liersch (2) a vu qu'il en résulte une asphyxie comme avec les vapeurs carboniques, de l'agitation, de l'affaissement, de la titubation, de la paralysie des extrémités et des mouvements convulsifs.

Émanations mercurielles. — Les industries qui exposent à l'absorption du mercure sont : l'extraction et le traitement du minerai, la fabrication des sels de mercure, des glaces, des papiers peints, des fleurs artificielles, des chapeaux de

(1) *Annales d'hygiène*, 2e série, t. XX.
(2) *Viertel jahr schrift. f. gericht med.*, oct. 1862.

soie et de feutre, des bijoux, des draps imprimés, des couleurs d'aniline, la dorure, le damasquinage des fusils.

Dans chacune de ces industries, l'intoxication mercurielle revêt parfois un cachet particulier que nous ferons ressortir dans leur étude spéciale. Ici nous nous en tiendrons au tableau général des accidents possibles.

La maladie la plus fréquente, et celle qui est généralement la première en date, consiste en la *stomatite mercurielle* qui peut affecter la forme aiguë ou la forme chronique. Dans le premier cas, l'inflammation de la bouche acquiert très rapidement et presque instantanément une violence extrême ; les ganglions et les glandes salivaires prennent de suite un développement considérable. La muqueuse buccale et la langue se tuméfient au point que cette dernière ne peut plus se mouvoir, ni même être contenue dans la cavité. La salivation est des plus abondantes. Les ulcérations d'abord multiples et distinctes se fusionnent et toute la surface se trouve ulcérée. La parole et l'alimentation deviennent impossibles. Les douleurs sont atroces et produisent une insomnie absolue. La mort peut se produire par épuisement et par excès de souffrances.

Dans la stomatite chronique qui, le plus souvent, est précédée de l'aiguë, mais qui peut s'établir d'emblée et d'une manière progressive, ce qui frappe le plus d'abord, c'est l'haleine insupportable des ouvriers. La salivation, les ulcérations et les engorgements glandulaires font presque défaut. Les gencives sont seulement fongueuses et avec un liséré d'un rouge vif. Mais ce qu'il y a de plus cruel et d'inévitable, ce sont le déchaussement et la chute des dents, chute qui se fait souvent sans douleur et que les ouvriers désirent du reste, parce qu'elle la fait cesser, s'il en existait avant. Somme toute, on peut dire que ce qui distingue la stomatite industrielle de la stomatite thérapeutique, ce sont son excessive intensité et sa gravité.

Vient ensuite, dans l'ordre chronologique et comme fréquence, l'*encéphalopathie mercurielle*, plus généralement désignée par l'une de ses formes, sous le nom de *tremble-*

ment mercuriel. Elle s'annonce par une insomnie persistante, par la faiblesse des mouvements des membres, qui, en outre, sont beaucoup moins assurés. Bientôt les membres deviennent le siège de frémissements et de vacillations.

Enfin il s'établit un tremblement qui est analogue à celui de la paralysie agitante et qui rend impossible tout travail manuel. Il est variable dans son intensité et n'est point continu. Il cesse dans le repos absolu et augmente sous l'influence des boissons alcooliques, des fatigues et des variations atmosphériques. Plus tard il se produit des douleurs lancinantes intolérables qui parcourent le membre de son extrémité à sa racine, une paralysie des extenseurs, des accès convulsifs, des contractures qu'on regarde comme la conséquence de la paralysie partielle, un affaissement intellectuel qui bientôt rend l'ouvrier impropre à toute espèce de travail.

Ajoutons qu'il existe dans la science un certain nombre d'observations signalant du délire, des hallucinations, de l'épilepsie, de la manie, de la démence, et de la paralysie générale. Charpentier (1) vient encore d'en publier une où ces symptômes cérébraux se sont montrés. Malheureusement, la plupart du temps, les sujets ne sont point indemnes d'alcoolisme, et il est difficile de faire la véritable part du mercure. Toutefois Lunier a vu la paralysie générale être complètement imputable à l'hydrargyrisme. Enfin Maréchal (2) a signalé une émotivité excessive, de l'insomnie, de l'anesthésie et de la chorée.

Il peut aussi s'établir ce qu'on appelle la *cachexie mercurielle*. Elle traduit une altération du sang, dont la nature spéciale n'est pas encore déterminée, un affaiblissement général et une perturbation de toute la vie de nutrition. On voit en outre apparaître divers phénomènes d'apparence syphilitique, tels qu'ulcérations caractéristiques des muqueuses nasale et buccale, gonflement des ganglions cervicaux, périostoses de la tête, du tibia et du fémur, douleurs

(1) *Revue d'hygiène*, 1885, p. 131.
(2) *Journal d'hygiène*, 103. 2 avril 1885.

nocturnes, éruptions maculeuses, papuleuses et squameuses sur la poitrine et le cuir chevelu.

Les femmes sont sujettes à des avortements et à des accouchements prématurés. Les enfants naissent chétifs, maladifs, rachitiques et meurent souvent en bas âge. Ces effets désastreux par la dégénérescence de la race se produisent lors même que l'homme seul travaille, mais ils sont bien plus marqués quand le père et la mère le font.

Un fait digne de remarque, c'est que sous l'influence de la cachexie mercurielle, les cheveux après être tombés peuvent repousser en plus grande abondance et avec une teinte plus foncée. Enfin il est une remarque qu'il importe de faire, c'est que l'encéphalopathie et la cachexie mercurielles peuvent éclater sans avoir jamais été précédées de stomatite et du moindre malaise, et cela après un très grand nombre d'années de travail, de sorte que dans les inspections il ne suffit pas de surveiller seulement ceux qui ont eu de la salivation.

Merget (1) a émis une opinion qui paraît assez paradoxale. Selon lui les vapeurs de mercure ne sont pas nuisibles quand elles sont émises à la température de l'air ambiant, parce qu'alors elles ne peuvent pas s'y condenser. Il prétend même que dans ces conditions ces vapeurs sont favorables à la santé, qu'elles donnent de la vigueur et de l'embonpoint..

Émanations et poussières arsenicales. — L'arsenic est peut être la substance toxique qui figure dans le plus grand nombre d'industries. On observe rarement, si non jamais, la reproduction du cortège symptomatique qui caractérise l'empoisonnement criminel par l'arsenic, c'est-à-dire des coliques violentes avec vomissements répétés; de la cyanose, une grande prostration, de l'enrouement, de l'anurie, des eschares consécutives, etc. Il faut pour cela que l'économie reçoive à la fois des quantités d'arsenic dont l'introduction ne se réalise jamais dans le fonctionnement

(1) *Revue sanitaire de Bordeaux*, 10 février 1885, p. 33.

normal des industries. Le fait ne peut se présenter que sous l'influence d'une méprise accidentelle ou d'une intention criminelle, au même titre que dans toutes les autres circonstances de la vie sociale. Il peut arriver toutefois qu'un ouvrier inspire tout d'un coup une grande quantité de vapeurs arsenicales, lorsqu'un creuset ou une chaudière viennent à éclater et livrer leur contenu à une volatilisation brusque et considérable sur les charbons ardents. Encore, dans ce cas, les effets diffèrent-ils des précédents et consistent-ils surtout en des vomissements avec syncopes, une ardeur excessive à la gorge et la petitesse du pouls. Mais dans les conditions ordinaires, c'est-à-dire lorsque l'ouvrier subit une action pour ainsi dire très diluée mais répétée tous les jours, les effets prennent un tout autre caractère. C'est comme un capital lentement acquis, mais grossissant sans cesse et ne portant intérêt qu'après un certain temps d'accumulation.

Les premiers effets, et les plus apparents, sont même locaux et résultent de l'action caustique cathartique des matières arsenicales. Ce sont des plaques érythémateuses siégeant particulièrement aux plis du coude, du genou et de l'aine, ainsi que dans le creux de l'aisselle ; des plaques d'urticaire s'accompagnant de vives démangeaisons et suivies de desquamation : des plaques d'eczéma, des vésicules disséminées ; des papules qui souvent prennent une teinte carminée très remarquable ; des pustules qui se transforment en ulcérations ne se distinguant des ulcères syphilitiques que par une induration moins résistante et l'aspect melliforme de leur exsudation. Ce qui prête à l'illusion, c'est qu'en général elles siègent aux parties génitales, en raison sans doute de la finesse de la peau de ces organes sur lesquels les mains sont à chaque instant portées au moment de la miction. Enfin sur les doigts on observe fréquemment des ulcérations non précédées de pustules et résultant de la chute de véritables eschares superficielles.

On doit encore considérer comme étant dus à une action locale les conjonctivites, les blépharites, le coryza, les croûtes nasales, les angines que l'on observe fréquemment.

Plus tard il s'établit une véritable cachexie qui se traduit par une anorexie permanente avec des phases de diarrhée et de vomissements, des douleurs articulaires et musculaires, des vertiges, de l'enrouement, une toux sèche, des hémorrhagies nasales, une teinte terreuse de la peau, un amaigrissement de plus en plus marqué, un affaiblissement progressif qui finit par devenir une véritable parésie.

D'après Ludwig (1), on peut retrouver l'arsenic dans les os ; mais surtout dans le foie et les reins. Il y en a beaucoup moins dans les muscles et seulement des traces dans le cerveau.

Les industries qui exposent à l'intoxication arsenicale sont : les *usines d'extraction* et de *transformation de l'arsenic ;* les *filatures* qui se servent de l'arséniate de soude pour désuinter la laine ; les *verreries* qui emploient l'acide arsénieux dans la préparation de la poudre vitrifiante ; les *chapelleries* où les poils sont détachés des peaux par des frictions avec un mélange de mercure et d'acide arsénieux ; les *orfèvreries* où le bronzage en noir se fait avec du sulfate d'arsenic, le bronzage en vert avec de l'arséniate de cuivre et où l'imitation de vert de montagne s'obtient avec du vert arsenical de Schweinfurt ; les fabriques de *papiers peints* où on emploie souvent le même vert ; les *mégisseries* où, pour l'ébourrage des peaux, on se sert d'une pâte composée de chaux et de sulfure d'arsenic ; les ateliers d'*empaillage* où l'arsenic sert de moyen de conservation ; les ateliers de *peinture* où l'on se sert souvent de vert de Scheele ; les ateliers de *couture* ou les femmes font des robes en tarlatane verte dont la coloration est obtenue avec une solution gommeuse d'arsenite de cuivre ; enfin les ateliers de *fleurs artificielles* où le sulfure d'arsenic et l'arséniate de cuivre jouent un grand rôle, comme matières colorantes.

A côté de ces industries où l'arsenic constitue une matière première, il en est d'autres, où ce poison intervient à

(1) *Annales d'hygiène*, 1882, p. 88.

titre de matière étrangère, ce sont les fonderies et les ateliers de *moulage du cuivre*, car ce métal renferme toujours de l'arsenic, les *fonderies de zinc*, pour la même raison, les *fabriques de couleurs d'aniline*.

Émanations et poussières saturnines. — La symptomatologie de l'intoxication par le plomb appartient trop à la clinique habituelle pour qu'il y ait la moindre utilité à l'exposer ici. Nous nous contenterons donc d'une simple énumération, par pure mesure d'ordre. Les symptômes caractéristiques sont : amaigrissement, teinte subictérique de la peau, haleine forte, liséré bleu grisâtre, dit de Burton, des gencives ; coliques excessivement douloureuses avec rétraction de la paroi abdominale, constipation et vomissements porracés ; douleurs musculaires avec crampes, douleurs articulaires et même véritables accès de goutte ; accès épileptiformes alternant avec des périodes de délire ou de stupeur, et laissant à leur suite des paralysies partielles qui affectent particulièrement les muscles extenseurs du poignet et des doigts ; parfois cécité passagère, albuminurie fréquente due à l'élimination du plomb par les reins (1), grande tendance pour les femmes aux avortements, aux accouchements prématurés, grande mortalité parmi les nouveau-nés. Enfin dans les cas d'intoxication ancienne et considérable, mort dans le marasme.

Émanations et poussières cuivreuses. — Le maniement du cuivre est moins dangereux qu'on le croyait autrefois. Amand Gauthier a démontré que, par le fait de la préparation des aliments, nous en introduisons environ 6 milligrammes par jour, sans en souffrir le moins du monde. Galippe a constaté que des animaux peuvent consommer jusqu'à 4 grammes de sulfate de cuivre sans en mourir. Il a pu lui-même se nourrir pendant un an d'aliments assez chargés de cuivre pour donner la teinte bleue caractéristique. D'ailleurs la santé des ouvriers des fabriques de vert-de-gris ne paraît nullement souffrir, suivant Chevalier

(1) Olivier, *Annales d'hygiène*, 2e série, t. XXII.

et Pécholier. Personnellement je crois qu'en cette circonstance, comme dans bien d'autres, il ne faut accepter qu'avec une certaine réserve des assertions aussi absolues. La *colique de cuivre* que Blandet caractérise par des douleurs violentes, accompagnées d'une grande dépression et soit de diarrhée sanguinolente, soit au contraire de constipation, n'est pas un simple rêve. Elle s'observe réellement quelquefois, et l'hygiéniste n'a point à désarmer devant sa rareté. Il y a aussi à tenir compte de l'action irritante des buées cuivreuses sur les muqueuses buccale et pharyngée qui se traduit par de la sécheresse de la bouche et par un sentiment de constriction à la gorge, ainsi que de leur action excitante sur les centres nerveux qui se traduit par des douleurs et des crampes.

Plan de l'hygiène industrielle spéciale. — Avant de passer à l'étude hygiénologique des diverses industries en particulier, il nous faut encore poser les bases de l'ordre que nous nous proposons de suivre. L'ordre alphabétique adopté par Vernois facilite singulièrement les recherches et convient surtout aux ouvrages destinés à être consultés à l'occasion; mais les allures de dictionnaire se prêtent peu à un but d'initiation. Une classification basée sur la nature des industries a surtout sa raison d'être dans les traités de pure technique industrielle. Du moment où le côté hygiénique devient le véritable objectif, c'est lui évidemment qui représente la base la plus rationnelle. C'est pourquoi nous croyons devoir adapter notre classification au classement officiel établi par l'Administration française, classement qui divise les industries en trois classes, la première comprenant celles qui doivent être absolument éloignées des habitations; la seconde, celles dont on pourra tolérer le rapprochement, après une enquête établissant l'innocuité des dispositions adoptées, ou après constatation de l'introduction de correctifs capables de les rendre beaucoup moins offensives : la troisième, celles qui peuvent toujours être autorisées dans le voisinage des habitations, tout en restant soumises à la surveillance de la police.

Il est vrai que ce classement officiel ne donne nullement la mesure réelle de la nocuité des industries. Car l'administration s'est exclusivement préoccupée de ce qui pouvait troubler la quiétude des voisins ou menacer la salubrité publique. Elle n'a tenu absolument aucun compte des dangers courus par les ouvriers. Il en résulte que ce sont souvent les industries qui portent sur les substances les plus toxiques qui se trouvent rangées parmi les plus innocentes, c'est-à-dire dans la troisième classe ; et cela uniquement parce que le danger n'a pas paru (souvent à tort) susceptible de franchir les murs de l'usine. Il y a là une anomalie choquante pour l'hygiéniste qui, lui, doit sa sollicitude à tout le monde.

Mais tel qu'il est, le classement officiel ne s'en impose pas moins. C'est lui qui doit diriger les décisions des Conseils d'hygiène, et c'est en cela qu'il devient une base pratique pour l'adoption d'une classification dans un Traité d'hygiène industrielle. La mémoire s'assimile bien mieux un groupement observé dans un exposé descriptif qu'une longue liste sous forme de tableau.

Nous apporterons toutefois quelques modifications au cadre administratif. Il est un assez grand nombre d'industries qui, suivant le mode d'exploitation, sont admises tantôt dans une classe, tantôt dans une autre. De là, dans l'application, une cause d'incertitude qu'on pourrait peut-être diminuer, en groupant à part ces industries à situation instable. Enfin les innovations incessantes de la science industrielle, ainsi que l'insouciance des populations qui négligent souvent d'adresser à l'autorité des plaintes parfaitement justifiées, font qu'actuellement il est un assez grand nombre d'industries restant en dehors de tout classement. De là la nécessité d'un nouveau groupe qui ne saurait être passé sous silence.

Notre programme comprendra donc : un deuxième chapitre consacré aux industries appartenant exclusivement à la première classe ; un troisième consacré aux industries appartenant exclusivement à la deuxième classe ; un quatrième comprenant les industries appartenant exclusivement à la troisième classe; un cinquième comprenant les industries à classement multiple; enfin un sixième englobant toutes les industries non encore classées. Chacun de ces chapitres comprendra trois subdivisions basées sur la législation relative au travail des enfants: une première comprenant les industries dans lesquelles ce travail est absolument interdit; une deuxième comprenant celles où ce travail est toléré sous certaines conditions; enfin un troisième comprenant celles où il est toujours autorisé.

CHAPITRE II

DES INDUSTRIES APPARTENANT EXCLUSIVEMENT A LA PREMIÈRE CLASSE

Le classement annexé aux décrets du 31 décembre 1866, du 31 janvier 1872 et du 7 mai 1878, range, dans la première classe, sans aucune réserve, les industries et établissements suivants :

Les abattoirs.
La fabrication de l'acide sulfurique.
L'affinage des métaux précieux.
La fabrication de l'aldéhyde.
— des allumettes chimiques.
— des amorces fulminantes.
Les dépôts de boues et immondices.
Les boyauderies.
La carbonisation des matières animales.
Les dépôts de débris d'animaux.
Les infirmeries de chiens.
Le traitement des cocons.
Les fabriques de cretons.
La combustion des plantes marines.
La fabrication de la colle forte.
— de cuirs vernis.
La fabrication de dégras.
— de feutres.
— du fulminate de mercure.
Le grillage des minerais sulfureux.
La fabrication d'huile de résine.
Les ménageries.
Les dépôts d'os.
La fabrication du phosphore.
Le dégraissage des laines par le sulfure de carbone.
La fabrication d'encre d'imprimerie.
— d'engrais.
Ateliers d'équarrissage.
Fabrication de l'éther.
— d'estampilles avec matières explosives.
Les porcheries.
Les fabriques de poudrette.
— de sabots.

Les fabriques de sulfate d'ammoniaque.	L'exploitation des varechs.
— de sulfure de carbone.	Le rouissage du lin en eau.
	L'incinération du tabac.
	Collodion.

Beaucoup d'autres industries y figurent encore comme pouvant être rapportées, soit à la première, soit à une autre classe, suivant les dispositions prises par l'industriel; celles-ci trouveront leur place naturelle dans les industries à classement mixte. Mais, en dehors d'elles, la liste précédente n'en reste pas moins fort longue. Nous serons loin de remplir un pareil programme et heureusement nous n'avons pas à le faire, car il s'agit souvent d'établissements ou de dépôts qui intéressent l'hygiène municipale, mais n'ont rien d'industriel; d'autres fois il s'agit de simples actes industriels qui, dans la réalité, ne s'exécutent pas isolément et qui restent rattachés à diverses industries. Nous nous en tiendrons à ce qui a acquis le caractère d'une individualité dans le monde industriel.

A. — Industries de première classe avec interdiction absolue du travail des enfants.

FABRIQUES DE DYNAMITES, DE POUDRES A BASES DE PICRATE DE POTASSE, DE FULMINATE DE MERCURE ET DE POUDRE A CANON.

Sommaire technique. — *Fabrication des dynamites.* — Dans l'industrie et le commerce, le mot de dynamite est appliqué à divers mélanges de nitro-glycérine avec des substances solides et poreuses qui ont pour but de fixer physiquement ce liquide et d'en faciliter ainsi le transport, la conservation et l'emploi. Comme on peut varier la composition de cette matière fixante, il en résulte qu'il y a diverses dynamites. Au point de vue des dangers et par conséquent de l'hygiène, on peut les diviser en deux catégories : 1° les dynamites où la matière liante est par elle-même complètement inerte ; 2° les dynamites où cette matière joue elle-même un rôle actif dans l'explosion.

Il résulte de là que la préparation de la dynamite présente toujours deux opérations capitales : la *fabrication* de la *nitroglycérine* et sa *transformation en dynamite* proprement dite.

1° Fabrication de la nitroglycérine. — On mélange d'abord un volume d'acide azotique concentré (à 50° B.) et deux volumes d'acide sulfurique (à 66° B.). On laisse refroidir le mélange, puis on y verse goutte à goutte de la glycérine du commerce préalablement concentrée à 32°. Pendant cette addition, il faut agiter la masse. Après nouveau refroidissement, on jette le tout dans un vase plein d'eau. La nitroglycérine se précipite sous forme d'une huile blanchâtre.

Les appareils employés pour cette fabrication varient dans leur disposition, suivant les usines. La disposition la plus employée consiste en des cuves cylindriques contenant une certaine quantité d'eau froide, dans lesquelles plonge un vase de même forme en grès d'un diamètre plus petit. C'est dans ce dernier qu'on place les substances chimiques et que s'opèrent les réactions. Un agitateur à palettes se meut dans son intérieur. Il est parcouru aussi par un serpentin où circule de l'eau froide. Le refroidissement nécessaire est donc obtenu à la fois au moyen de ce dernier et de l'eau placée dans l'espace qui sépare les deux cylindres emboîtés l'un dans l'autre.

Comme la nitroglycérine ainsi obtenue retient une certaine quantité d'acides libres, il faut la purifier en la laissant un certain temps en contact avec du bicarbonate de soude, de la craie ou du carbonate de baryte.

2° Transformation de la nitroglycérine en dynamite. — Pour faire de la dynamite à base inerte, on la mélange le plus généralement avec une terre siliceuse. Cette terre est d'abord réduite en poudre extrêmement fine, puis étalée sur une plaque en plomb munie de rebords un peu élevés. On verse ensuite sur elle la quantité de nitroglycérine nécessaire à la consistance voulue, et on agite avec une spatule en bois ou en verre.

Pour faire de la dynamite à base active, on ajoute à la nitroglycérine une substance très combustible, comme le charbon, et une substance très comburante, c'es-à-dire cédant facilement une grande quantité d'oxygène, comme le chlorate de potasse. En un mot, on ajoute aux propriétés de la nitroglycérine les propriétés de la poudre ordinaire. Comme il existe beaucoup de substances dans ces deux espèces de conditions, il en résulte qu'il peut exister dans le commerce de nombreuses espèces de dynamites à base active. Il y a, entre autres, la *dynamite noire*, dont le sable est additionné de coke, qui fournit une explosion moins instantanée, mais qui engendre plus de calorique. Le *lithofracteur*, qui renferme probablement du salpêtre, du soufre et du charbon ; les *dynamites grises*, qui sont moins explosibles, la *dualine*, qui consiste en un mélange de nitroglycérine et de sciure de bois traitée par l'acide azotique et transformée en paroxyline ; enfin la *dynamite* au *coton-poudre*. qui peut être conservée sous l'eau sans s'altérer.

Fabrication des picrates. — Elle suppose tout d'abord la préparation de l'acide *picrique*, qui s'obtient en faisant réagir à chaud de l'acide azotique sur de l'acide phénique. Par le refroidissement, l'acide picrique se prend sous forme d'une pâte d'un jaune foncé. On le purifie par cristallisation.

Le *picrate de potasse* s'obtient en mélangeant du carbonate de potasse chaud avec une dissolution bouillante d'acide picrique.

Le *picrate* et *chlorate* de *potasse* s'obtient en mélangeant à parties égales ces deux sels. C'est une combinaison explosive excessivement violente. Le *picrate* et *azotate de potasse* renferme en outre du charbon. Ses effets sont bien moins puissants. Le *picrate d'ammoniaque* s'obtient en saturant directement l'acide picrique par de l'ammoniaque et ne détonne ni au contact d'une flamme ni sous l'influence d'un choc.

La poudre dite *picrique* est un mélange de picrate d'ammoniaque et d'azotate de potasse qui ne détonne que sous l'influence d'un choc très violent et qui ne le fait que dans le point directement touché.

Fabrication du fulminate de mercure. — On dissout une partie de mercure dans dix parties d'acide azotique. On chauffe à 54°, puis on verse un filet d'alcool et on continue à chauffer dans une cornue en verre. Au bout d'un quart d'heure, il se forme une mousse d'où s'échappe une vapeur rouge, qui se condense en grande partie en traversant un mélange réfrigérant et dont le surplus s'échappe ensuite à l'air libre. Pendant ce temps, il se forme au fond de la masse liquide restée dans la cornue un dépôt de poudre cristalline qui n'est autre que du fulminate de mercure, qu'il suffit ensuite de laver à plusieurs reprises.

Cette substance est particulièrement employée à la fabrication des capsules. Toutefois, comme son explosion est excessivement rapide, au point qu'elle fait éclater l'arme sans lancer le projectile et qu'elle se termine avant d'avoir eu le temps d'enflammer la poudre mise en contact avec elle, il est indispensable de mélanger le fulminate de mercure avec des substances capables de ralentir l'explosion. On emploie généralement, soit du salpêtre, soit du salpêtre et du soufre, soit de la poudre ordinaire. Le mélange opéré, on le fait sécher et on le grène avec un tamis en crin. On l'introduit dans des capsules faites avec la meilleure tôle de cuivre, on couvre la petite masse introduite avec une petite feuille de cuivre, ou bien on la fixe avec un vernis composé de gomme et d'huile de terébenthine. Nous devons encore, dans le même ordre de substances, signaler la *panclastite de Turpin*, qui est un mélange d'acide hypoazotique, de sulfure de carbone, de pétrole léger, etc.

Fabrication de la poudre de guerre. — La poudre de guerre est un mélange de salpêtre, de soufre et de charbon. Ces trois matières ont besoin d'être dans un grand état de pureté. La fabrication et le raffinage du salpêtre constituent une industrie distincte, appartenant à la

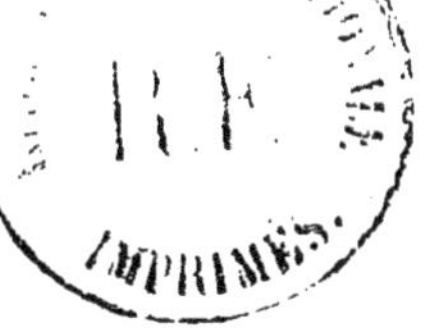

troisième classe. Mais c'est dans les *poudreries* mêmes, qu'on prépare le soufre et le charbon. Pour le soufre, on l'achète distillé en grande masse et, en fait d'opérations préliminaires, on se contente de le soumettre à la *pulvérisation* et au *blutage*. Mais, pour le charbon, on le fabrique complètement sur place avec des bois légers, tels que le bourdaine, le peuplier, le saule, l'aune, le tilleul. Ces bois sont carbonisés, soit par combustion libre dans des fosses à parois de briques, soit par distillation dans des cornues, soit enfin par l'action de la vapeur d'eau. Viennent ensuite les opérations de confection. C'est d'abord le *mélange* par malaxation, dans des mortiers, des trois substances qu'on humecte de temps en temps. Il en résulte des gâteaux irréguliers appelés *galettes*. On les sèche par *essorage*. On procède ensuite au *grenage*, qui s'effectue à l'aide de cribles animés d'un mouvement de va-et-vient. Les galettes se pulvérisent mutuellement, et la poudre produite sort par les trous. La poudre de chasse subit une opération supplémentaire : c'est le *lissage*, qui s'effectue dans des tonneaux en rotation par frottement des grains entre eux et contre les parois.

Hygiénologie. — Les dangers extérieurs dépendent presque exclusivement des explosions dont les effets peuvent se faire sentir jusque dans le voisinage de l'usine. De toutes les substances explosives, la plus dangereuse est certainement la nitro-glycérine, ce qui tient à ce qu'elle renferme elle-même beaucoup plus d'oxygène qu'il n'en faut pour brûler tous les autres éléments. Dès les premières applications, elle détermina des accidents si nombreux et si graves, qu'on renonça pendant bien des années à l'employer. Kopp ayant montré que les accidents se produisaient rarement pendant son emploi dans les mines, mais le plus souvent pendant son emmagasinement et son transport, conseilla de la fabriquer sur place dans les exploitations minières elles-mêmes, et en très petite quantité dans une série de petites cabanes distantes. On procéda ainsi avec un certain succès pour les carrières de Saverne. Mais il y eut peu d'imitateurs jusqu'au jour où on découvrit que la nitro-glycérine mêlée à une poudre inerte devenait beaucoup moins dangereuse, sans perdre de sa puissance mécanique, c'est-à-dire jusqu'à ce qu'on ait découvert la dynamite.

Mais il n'en reste pas moins nécessaire de fabriquer de la nitro-glycérine pour préparer la dynamite, et si on a diminué les dangers d'emmagasinement, de transport et d'exploitation, les fabriques de dynamite n'en restent pas moins dangereuses pour les ouvriers et le voisinage.

Après la nitro-glycérine, c'est le fulminate de mercure qui expose le plus les usines à sauter. Ce sel se décompose avec une violente explosion et en dégageant de l'azote et de l'acide carbonique, lorsqu'on le soumet à un choc ou qu'on le porte à 186°. Il faut toutefois que le choc soit produit par un corps d'une certaine dureté. Ainsi le bois frappant sur le bois ne détermine pas l'explosion. Mais un simple frottement entre deux baguettes de bois la produit. Cela n'a pas lieu, au contraire, par le frottement entre deux baguettes de marbre. L'étincelle électrique, l'acide sulfurique la produit instantanément (1).

Le picrate de potasse détone aussi sous l'influence d'un choc, mais sous l'influence de la chaleur il ne le fait qu'à 300°. Toutefois sa fabrication crée des dangers considérables, parce qu'elle doit être précédée de celle de l'acide picrique, qui détone aussi avec une extrême violence. D'autre part, le mélange de picrate de potasse et de chlorate de potasse fait explosion, en dégageant une grande quantité de calorique et une forte pression gazeuse. Aussi ses effets mécaniques sont-ils considérables. Le mélange de picrate et d'azotate est encore plus dangereux. Mais heureusement on a renoncé à son emploi dans la confection des torpilles. Par contre, le picrate d'ammoniaque détone difficilement et on est obligé de le mêler à un corps oxydant; en dosant celui-ci d'une manière convenable, on est maître de donner à la force explosible une puissance déter-

(1) Knapp, *Chimie industrielle*, t. II, p. 246.

minée. La poudre picrique ou mélange de picrate d'ammoniaque et d'azotate de potasse est d'un maniement peu dangereux, car il lui faut un choc très violent pour détoner et il n'y a que la partie directement touchée qui le fait.

La dynamite, grâce à la poudre inerte qui corrige la nitro-glycérine, n'éclate jamais sous l'influence de la chaleur ni indirecte ni directe. On peut jeter dans le feu une cartouche de dynamite pure, on peut la faire brûler lentement sur sa main, sans qu'il se produise d'explosion. Mais c'est à condition qu'elle ne soit pas fortement tassée dans un contenant à parois très résistantes. La lumière ne produit rien non plus. On peut concentrer sur elle les rayons solaires avec une lentille, sans inconvénients. Toutefois, à la longue, le soleil peut décomposer une partie, d'où production de gaz qui, s'ils sont enfermés, peuvent faire éclater le contenant. La dynamite enfermée détone sous l'influence d'un choc notable. A l'air libre elle ne le fait qu'à la condition d'être pressée entre deux corps très durs. Le choc du fer sur le fer produit toujours l'explosion; celui du fer sur la pierre la détermine quelquefois. Jamais elle n'a lieu sous le choc du fer sur le bois. Malheureusement la dynamite peut, comme la nitro-glycérine, se décomposer spontanément, du moins sans cause appréciable, et éclate au moment où on s'y attend le moins. Mais ce qui est fréquent pour la nitro-glycérine est très rare pour la dynamite, parce que la silice lui donne de la fixité; quant aux dynamites à base active, elles sont incontestablement beaucoup plus dangereuses. La dualine l'est aussi, à cause de la combustibilité de la sciure de bois et de son faible pouvoir absorbant. La dynamite au fulmi-coton est moins dangereuse que la nitro-glycérine tout en ayant une puissance presque aussi grande; mais elle nécessite la formation préalable du fulmi-coton ou pyroxyle qui est sujet à de fréquentes explosions spontanées.

La salubrité publique peut aussi être compromise, mais à un faible degré, par le dégagement de vapeurs nitreuses, et l'écoulement des résidus liquides.

Les ouvriers sont naturellement les premières victimes des explosions, les plus fréquemment et les plus gravement atteints. En outre ils sont particulièrement exposés à des influences toxiques. Dans la fabrication du fulminate de mercure, ils sont soumis à des vapeurs mercurielles qui peuvent produire de la salivation, à l'éther cyanhydrique qui peut engendrer des syncopes et des troubles pulmonaires et cérébraux. La préparation du fulmi-coton expose les ouvriers à des vapeurs nitreuses qui irritent les conjonctives, la pituitaire, la gorge, les bronches et engendrent même des crachements de sang. (Voir *Généralités*, p. 78.)

Les lois, ordonnances et décrets visent la fabrication, la conservation, le transport et les modes d'emploi des matières explosibles.

Pour la fabrication on exige que l'usine soit complètement isolée de toute habitation et même éloignée des routes et des chemins; que les divers ateliers soient isolés les uns des autres ; que le sol en soit recouvert d'une lame de plomb ou de plâtre; que la pierre siliceuse soit exclue des matériaux de construction ; qu'on ne fasse jamais de feu dans les ateliers ; qu'on n'y travaille jamais à la lumière artificielle; que les murs des séchoirs soient garnis de tablettes en bois blanc qu'on puisse toujours atteindre sans être obligé de monter sur une chaise ou sur un banc ; que les tamis ne soient point en fils métalliques et qu'ils soient munis à leurs bords inférieurs d'une lame de plomb ; qu'on n'apporte à la fois dans l'atelier de charge que la dixième partie au plus de la matière qui doit être manipulée dans la journée ; que le directeur ait seul la clef de l'atelier où s'opèrent les transvasements; que la matière préparée soit enfermée dans des bouteilles à chemise de paille et dans des caisses tapissées de cuir, de laine ou de crin; qu'il soit rigoureusement interdit de fumer dans tous les points de l'usine ; que l'atelier spécialement affecté à la fabrication du fulminate soit très éloigné de la poudrerie et du dépôt des esprits (Ordonnance du 30 octobre 1836).

Pour l'emmagasinement, on exige que les boîtes ou paquets de matières fulminantes ne soient pas indistinctement placés dans les diverses parties d'un magasin, mais qu'elles soient réunies dans une caisse bien assemblée, garnie de roulettes et de poignées, afin de pouvoir les transporter facilement dehors en cas d'incendie; que le couvercle de la caisse soit fixé avec des lanières en cuir et fermé par le moyen d'une courroie; que la caisse soit garnie par une peau de basane, non fixée afin qu'on puisse facilement l'enlever pour retirer la poudre qui pourrait y être tombée (Ordonnance 21 mai 1838).

Pour le transport, l'emploi des chemins de fer est complètement interdit pour la nitro-glycérine, même en train de marchandises. La dynamite, les picrates, le coton-poudre, les fulminates, peuvent être admis dans les trains de marchandises, mais jamais dans les trains de voyageurs. Les wagons contenant ces matières doivent être séparés de la locomotive par deux ou trois wagons chargés de marchandises non inflammables (Arrêté ministériel, 1er décembre 1874).

Les bateaux chargés de matières explosibles doivent arborer un pavillon rouge très en évidence. Les chargements et déchargements ne doivent s'effectuer que sur des quais désignés par l'autorité après autorisation écrite par un agent de la navigation, et avec la plus grande célérité, de façon à ce qu'aucun ballot dangereux ne reste sur le quai pendant la nuit. Les marchandises dangereuses doivent être arrimées dans des compartiments isolés du reste de la cargaison, à l'abri du soleil et recouvertes d'une couche de sable humide de 20 centimètres. Dans les ports, les bateaux doivent se tenir à une distance de 50 mètres de tous les autres bateaux (Décret du 31 juillet 1875).

Tout en prenant pour base indispensable cette règlementation officielle, les conseils d'hygiène doivent s'efforcer d'introduire certaines améliorations en rapport avec les connaissances plus modernes.

Ainsi, là où les bois et les planches auront besoin d'être

réunis par des clous ou des crampons, il faudra employer le cuivre au lieu du fer. En tout cas il faudra toujours noyer la tête des clous dans le bois et les recouvrir de mastic, ou bien coller dessus plusieurs bandes de papier. Les planchers doivent être arrosés et balayés fréquemment, surtout en été. Pendant cette saison, on doit aussi rafraîchir les bâtiments à l'extérieur par un large arrosage. Il faut des rideaux à toutes les fenêtres ; on doit multiplier les bâtiments autant que possible, en leur donnant à tous de très petites proportions et les formant avec des matériaux très légers ; les séparer entre eux non seulement par un espace suffisant, mais par des fortifications en terre gazonnée, de plusieurs mètres d'épaisseur et assez élevées pour masquer les autres bâtiments. Dans chaque bâtiment, il faut même diviser la matière par fractions très petites, afin que l'explosion accidentelle soit au moins successive, au lieu d'être instantanée.

Toutes les fois que la chose est possible, on doit travailler la matière à l'état de pâte ou même sous l'eau. Les ouvriers seront forcés de mettre des sandales avant d'entrer dans les ateliers. On leur recommandera de marcher sans traîner les pieds et sans les frapper sur le sol ; de prendre et de déposer les objets sans les faire rouler ni glisser. Il leur sera interdit de porter des allumettes, des couteaux et des boucles en acier.

Dans la préparation de l'acide picrique, pour que la réaction entre l'acide azotique et l'acide phénique ne soit pas trop violente et ne détermine pas d'accidents, ainsi que pour éviter les effets des torrents d'acide carbonique et de bioxyde d'azote qui se dégagent pendant la réaction, on doit adopter l'appareil ci-dessous (fig. 44).

L'acide azotique est réparti dans huit grands ballons de verre B, plongés dans le bain de sable A A et disposés sur le fourneau F F; sur une tablette supérieure, sont placés des réservoirs en bois H H qui contiennent l'acide phénique. Cet acide arrive goutte à goutte dans les ballons par l'entonnoir *e* et le large tube *t*. D'autres tubes amènent l'acide carbonique et le bioxyde d'azote dans un réservoir d'eau commun C qui est soutenu par le support en métal D. Ce qui échappe à la condensation peut s'échapper par une cheminée qui n'a pas été reproduite dans la figure.

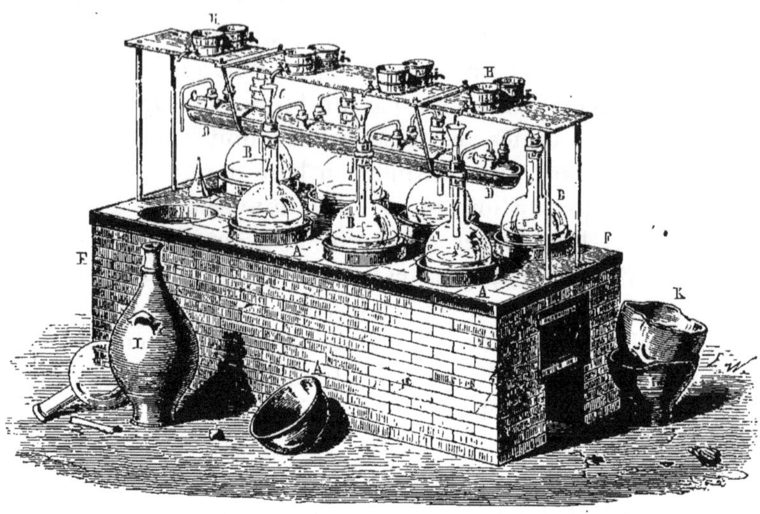

Fig. 44.

Dans la fabrication du fulminate de mercure, on peut déjà, pour le traitement du mercure par l'acide nitrique, diminuer les vapeurs nitreuses, en abouchant les cols des cornues où s'opère la réaction dans la cheminée. Mais il faut toujours désemmancher les cornues après l'opération et, à ce moment, l'ouvrier est encore très exposé. Aussi vaut-il mieux faire adopter la disposition indiquée par M. Chandelou, parce qu'elle rend les opérations continues. Deux ballons en verre, à épaisses parois (1), reçoivent les matières premières. Le col de chacun d'eux porte à sa partie supérieure un collier en bois, recouvert d'une feuille de plomb. Dans ce collier s'adapte à frottement un tuyau conduisant les vapeurs au condensateur. Celui-ci se compose d'une série de touries en grès dont les colliers des joints sont munis d'une rainure faisant fermeture hy-

(1) Freycinet, *Traité d'assainissement industriel*. Paris, 1370, p. 101.

draulique. On verse dans cette rainure de l'eau froide à mesure que celle-ci s'égoutte dans l'intérieur des touries. La dernière donne naissance à un tuyau qui conduit les vapeurs non condensées dans la cheminée; chacune des touries porte à sa partie inférieure un robinet permettant de déverser les liquides de condensation dans un canal souterrain aboutissant au bac *à saturer* en plein air. Un seul des ballons fonctionne à la fois, puis quand l'opération est terminée, on désarticule le tuyau d'amenée au condensateur, on bouche hermétiquement le premier ballon et on adapte le tuyau au second ballon qui va entrer en fonction

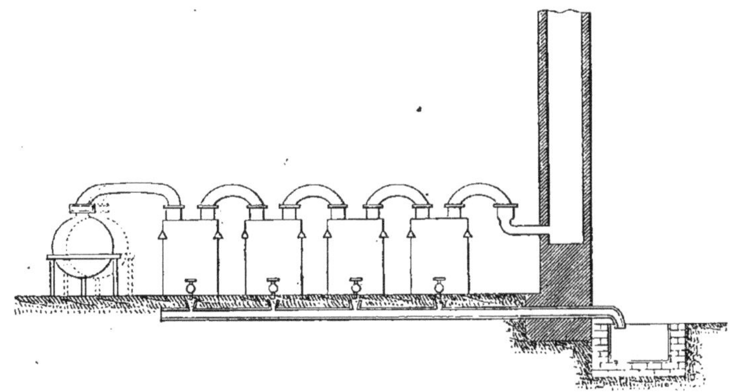

Fig. 45. — Appareil pour la préparation du fulminate de mercure.

à son tour. Ce changement peut se faire très rapidement sans que les vapeurs se répandent dans l'atelier.

Dans la confection des amorces ordinaires le chargement peut et devrait être fait d'une manière mécanique, à l'aide d'un appareil consistant en une boîte à trois fonds percés de trous. Les trous du premier et du troisième fond correspondent mathématiquement entre eux; les trous du fond moyen alternent au contraire avec les trous des deux autres; mais comme cette plaque est à glissement, on peut, à volonté, ramener les ouvertures au parallélisme avec les autres. Les capsules vides sont disposées dans les trous du fond inférieur; on met de la poudre sur le fond supérieur, puis, par une légère secousse, on fait à la fois glisser le fond moyen et tomber la poudre dans les capsules. On retire à l'aide d'une poignée le fond inférieur avec les capsules chargées, et on tasse la poudre dans toutes à la fois à l'aide d'une presse portant des dents correspondant exactement à l'agencement des capsules. Pendant tout ce temps, l'ouvrier reste abrité derrière un bouclier en tôle qui le sépare de l'appareil.

Une autre méthode due au même auteur, M. Gaupillat, est applicable à la confection des capsules au fulminate de plomb, qui sont encore plus dangereuses que les capsules au fulminate de mercure, mais qui sont beaucoup plus économiques. Il est indispensable de manier cette substance toujours à l'état de pâte et de l'appliquer dans un état d'humidité rendant son explosion impossible. Il faut

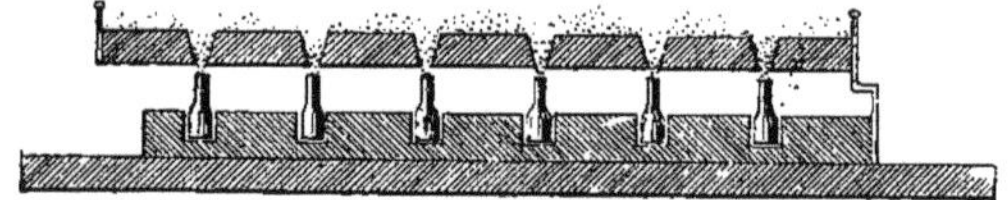

Fig. 46. — Chargement des capsules.

aussi partager la masse générale en une foule de petites masses. Pour obtenir une pâte, il suffit de délayer la matière dans une solution de gomme adragante. Ce liant permet aussi de ne pas recourir à la presse pour tasser le contenu des capsules. Il suffit de recouvrir d'un vernis et de faire sécher. Enfin en se servant de plaques de cuivre percées de trous et de chariots servant les uns à distribuer la pâte, les autres à transporter les plaques dans le séchoir, l'ouvrier se trouve dispensé de toucher aucune capsule, il n'a qu'à manier les plaques à l'aide de la poignée dont chacune d'elles est munie. De plus, chaque plaque doit être séparée de sa voisine par une cloison en tôle. De cette façon l'explosion accidentelle de l'une n'entraîne pas celle des autres, et l'ouvrier qui tient la poignée n'est même pas blessé (1). Il va sans dire que cette mé-

(1) Freycinet, *loco citato*, p. 104.

thode pourra désormais être appliquée aussi à la fabrication des capsules de fulminate de mercure.

Depuis un certain nombre d'années, on fabrique en outre des capsules proprement dites dont le contenant consiste en de petits godets en cuivre, des *amorces sur papier*. C'est un mélange de gomme de phosphore et de chlorate de potasse qu'on dépose par petites gouttes sur du papier. Après dessiccation, on coupe autour des gouttes et on obtient ainsi des petites plaques de la grosseur d'une lentille. Chevalier (1) fait observer que le danger est dans le découpage de ces feuilles; qu'il devrait toujours se faire sur les feuilles encore humides, sur une seule feuille à la fois, à l'aide d'une machine découpeuse et non avec des ciseaux à la main.

La *poudre à canon* expose aussi incontestablement aux explosions, aux brûlures et aux incendies, mais à un moindre degré que les autres substances explosives d'origine plus moderne, d'autant plus qu'ici un choc ou un simple frottement ne suffisent plus pour provoquer la conflagration qui nécessite l'intervention d'un corps en ignition. Cependant, par une anomalie que le point de vue fiscal peut seul expliquer, c'est la seule fabrication du genre dont l'État se soit réservé le monopole. En dehors de ces dangers accidentels, cette fabrication a l'inconvénient d'exposer les ouvriers aux poussières de soufre, de charbon et de salpêtre, ainsi qu'aux produits de la combustion du bois.

Toutes les précautions indiquées plus haut pour prévenir les dangers d'explosion et d'incendie restent applicables à la poudre. Mais il y a lieu de tenir compte des appareils et machines employés qui, eux, peuvent atténuer à la fois la fatigue musculaire et les effets des poussières et des produits de combustion.

Pour la pulvérisation du soufre, il faut se servir de l'appareil représenté par la figure 47.

(1) *Annales d'hygiène*, 2e série, t. XLVIII, 1875, p. 330.

Ce sont des tonnes en bois A mises en mouvement par l'axe en fer BB, garnies intérieurement de tasseaux demi-cylindriques *t t t* et munies d'une porte *a b c d* pour l'introduction des matières. Quand la pulvérisation paraît être suffisante, on enlève la porte et on la remplace par un cadre en bois muni d'une toile métallique. On fait tourner plus lentement, et la poussière fine tombe dans une maie C.

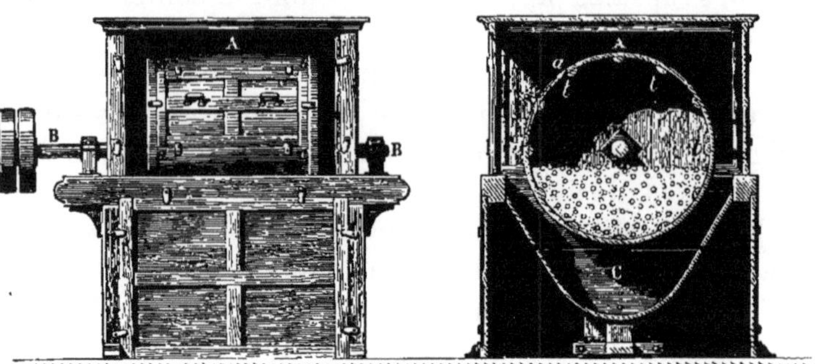

Fig. 47.

Pour la carbonisation il ne faut plus tolérer les fosses, qui répandent de la fumée, il faut tout au moins l'appareil de distillation représenté par la figure 48.

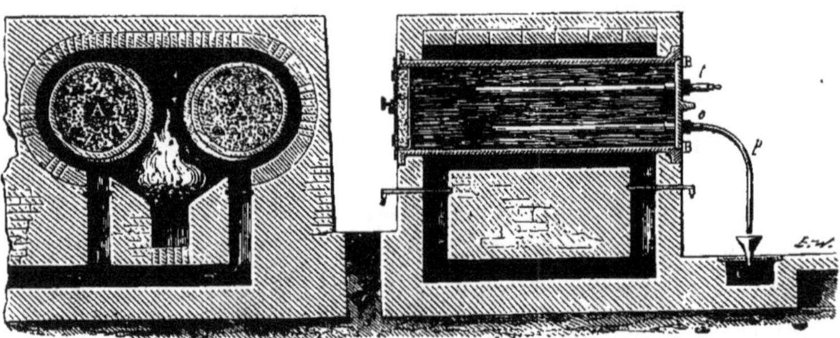

Fig. 48.

Il consiste en des cylindres AA dont un des fonds est fermé par un obturateur en fonte BB, percé de quatre ouvertures circulaires dans lesquelles on engage des tubes en tôle *t t*; trois sont destinés à recevoir des baguettes du bois à calciner qu'on retire de temps en temps pour juger des progrès de la calcination. Au quatrième tube *o o*, on adapte un tube de cuivre recourbé p, qui sert au dégagement des gaz et des vapeurs qui se déversent dans le conduit fermé C, aboutissant lui-même à la cheminée.

On peut aussi se servir de l'appareil Violette qui agit par la vapeur d'eau (fig. 49).

Il est constitué avant tout par trois cylindres emboîtés. Le plus central A renferme le bois et est percé de trous. L'intermédiaire *b b'* pré-

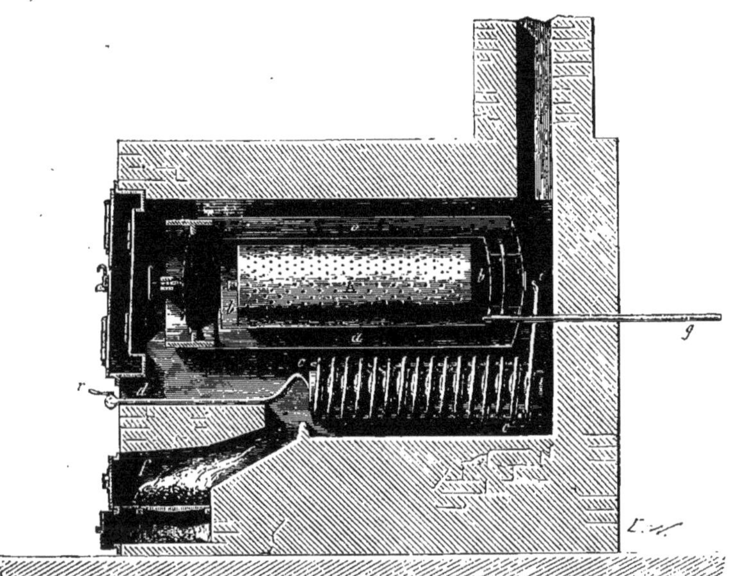

Fig. 49.

sente à une de ses extrémités, un tube *g*, pour le dégagement des gaz, de la distillation et la sortie de la vapeur ayant servi. L'extérieur *a a* sert d'enveloppe aux deux autres. Au-dessous des cylindres est un serpentin en spirale dont l'extrémité *d* communique avec une chaudière à vapeur et l'autre C avec l'extrémité du cylindre *a a*. Le foyer F sert à réchauffer la vapeur dans le serpentin.

La malaxation s'opérera avec l'appareil de la figure 50.

Ce sont des mortiers *a a* de forme sphérique creusés dans la pièce de bois *b b* et renfoncés au fond par les tampons de bois plus dur *c c*.

Le mélange est frappé par les pilons *dd* mis en mouvement par une roue hydraulique.

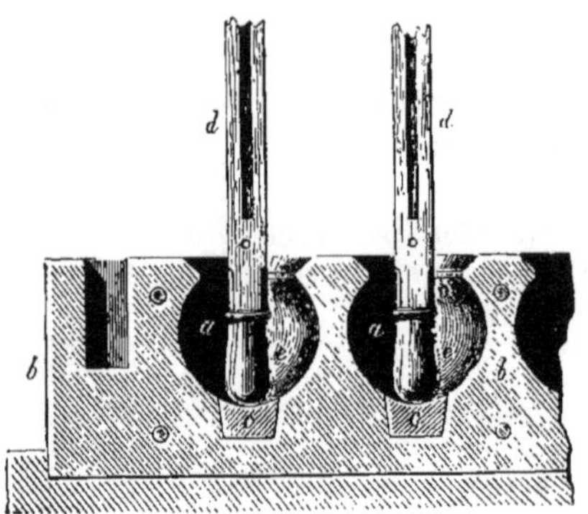

Fig. 50.

Le lissage se fera dans l'appareil de la figure 51.

Des tonnes AB montées sur l'axe CD mis en mouvement par une roue hydraulique. Ces tonnes présentent, à l'intérieur, des côtes en

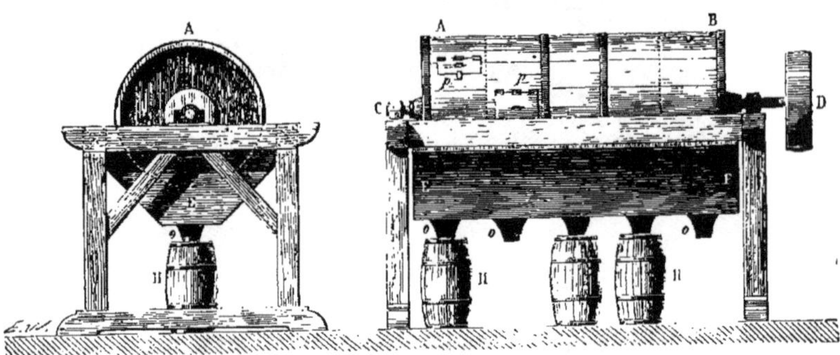

Fig. 51.

bois et sont divisées par des fonds intermédiaires en cinq compartiments ayant chacun une porte *p p*. On fait tomber la poudre lissée dans la caisse EF, d'où elle s'engage dans les tuyaux en cuir *o, o, o*, pour tomber dans les tonneaux RR.

INDUSTRIE DU PÉTROLE

Sommaire technique. — Les opérations industrielles comprennent :

1° *L'exploitation des gisements.* — Lorsque le gisement a une situation très profonde et lorsque la matière première a assez de pression pour pouvoir s'élever d'elle-même, on procède comme pour les puits artésiens, par simple sondage. Lorsqu'il est superficiel ou sans pression, on creuse des puits et on extrait la matière avec une pompe.

2° *Distillation.* — Elle se fait graduellement. On chauffe d'abord de 45° à 70° pour ne mettre en liberté que les produits les plus légers, lesquels sont très inflammables et forment avec l'air des mélanges explosibles dangereux. Ces produits recueillis constituent l'*éther de pétrole.* On recueille ensuite à part ce qui passe de 75° à 120° et on a ainsi ce qu'on appelle *essence de pétrole* ou *essence minérale* ou *naphte.* Ce produit est inflammable à la température ordinaire. De 120° à 180°, il passe ce qu'on appelle du *kérosène* ou *photogène* et qui constitue l'huile d'éclairage. Au-dessus de cette température et jusqu'à 400° on recueille les *huiles lourdes* qu'on utilise pour lubréfier les machines et pour le chauffage. C'est aussi à cette haute température que passe la *paraffine*. Il reste finalement dans les cornues un coke plus dense que le coke de houille et qui brûle bien sur les grilles.

3° Le *raffinage* de l'huile d'éclairage, qui est le vrai pétrole pour lampes, consiste à traiter ce produit successivement par l'acide sulfurique et par de la soude caustique. Ce pétrole chauffé à 35° ne doit pas émettre de vapeurs inflammables.

Hygiénologie. — Les hygiénistes se sont à peu près exclusivement préoccupés des dangers d'incendies et de brûlures que créent la fabrication, la manipulation et la mise en dépôt du pétrole. C'est qu'en effet les accidents de ce genre sont excessivement fréquents et terribles dans leurs conséquences. Pour pouvoir dicter à cet égard des précautions rationnelles et efficaces, il faut d'abord bien préciser quelles sont les véritables conditions dans lesquelles le pétrole brut est susceptible de s'enflammer. Il est incapable de s'enflammer spontanément au contact de l'air. Il ne s'enflamme même pas au contact d'une allumette enflammée s'il est froid, il ne le fait que lorsqu'il a été préalablement un peu chauffé, ce qui revient à dire qu'en réalité ce sont les vapeurs qu'il dégage qui s'enflamment et non sa partie liquide, et qu'il faut une certaine température pour que ces vapeurs prennent naissance. En outre, l'observation montre que le pétrole brut s'évapore beaucoup plus vite et avec plus d'intensité que le pétrole rectifié, de telle sorte que ce dernier est beaucoup moins dangereux que le premier. Il est encore une autre condition dont il faut tenir compte, c'est que les vapeurs cessent d'être inflammables si elles sont trop diffusées dans l'air. Le danger est donc d'autant plus grand que l'air est plus confiné et que l'évaporation est plus active. En raison du degré de tension de ses vapeurs, le pétrole rectifié n'est pas plus dangereux que l'esprit-de-vin et l'est moins que l'essence de térébenthine, l'éther et le sulfure de carbone.

En ce qui concerne la fabrication, on doit d'abord exiger les diverses précautions générales applicables à tous les produits très combustibles, savoir : l'éloignement de toute habitation, une enceinte en matériaux incombustibles autour de la fabrique, la séparation de divers ateliers pour qu'on puisse faire la part du feu, le rejet de tous les matériaux combustibles pour la construction des ateliers; leur fermeture à l'aide de portes en tôle, un éclairage derrière des verres dormants, la présence d'amas de terre et de sable pour étouffer le feu, des fourneaux avec ouvertures à l'extérieur des ateliers. En outre, la distillation devra s'effectuer dans des cornues en fonte hermétiquement obturées et très résistantes. On devra même les protéger contre le feu nu par une enveloppe légère de pierres réfractaires. Il serait beaucoup mieux encore de remplacer la flamme par le chauffage à la vapeur, comme cela se pratique dans certaines distilleries, en particulier dans celle de Pittsbourg. Les serpentins et les réfrigérants doivent être très longs à cause de la grande chaleur qu'apportent les produits volatilisés.

L'appareil distillatoire figuré ci-dessous ne présente peut-être pas ces conditions d'une façon suffisante.

Dans le massif sont enfouis presque complètement des chaudières cylindriques en fonte. De leur partie supérieure part un tube conique

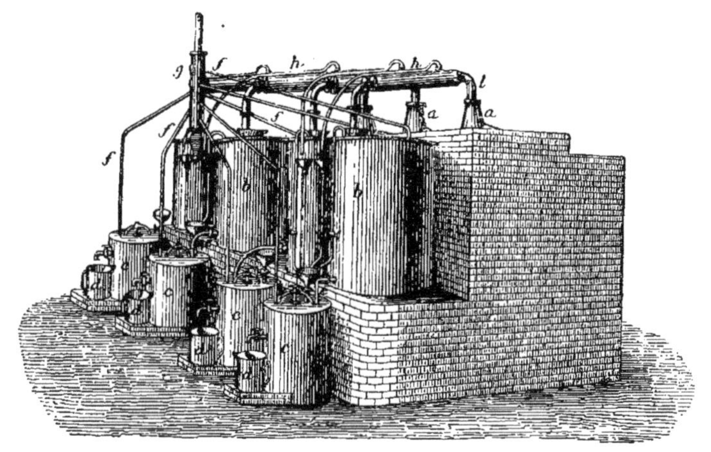

Fig. 52.

aa muni d'un entonnoir et d'un robinet pour l'introduction du pétrole. A côté de ce tube, se trouve un trou d'homme pour les nettoyages. Les vapeurs se dégagent par le tube *l*, entouré d'un manchon *hh*, dans lequel passe un courant d'eau froide; elles arrivent dans un serpentin plongé dans le réfrigérant *bb*. Le liquide condensé se rend par les tubes *ee*, dans les récipients *c*, *c*, *c*, d'où il s'écoule dans les burettes *d*, *d*, *d*. Les tubes *f*, *f*, *f* sont destinés à laisser échapper les gaz qui pourraient faire éclater les appareils. Ces gaz se réunissent dans le manchon *g* pour être conduits à l'extérieur.

Pour rendre le raffinage aussi hygiénique que possible, il faut se servir de l'appareil représenté par la figure 53.

Ce sont deux cuves rectangulaires superposées. L'une, *a*, renferme l'acide sulfurique; l'autre, *b*, la lessive alcaline. Dans chacune d'elles se meut un arbre horizontal armé de palettes.

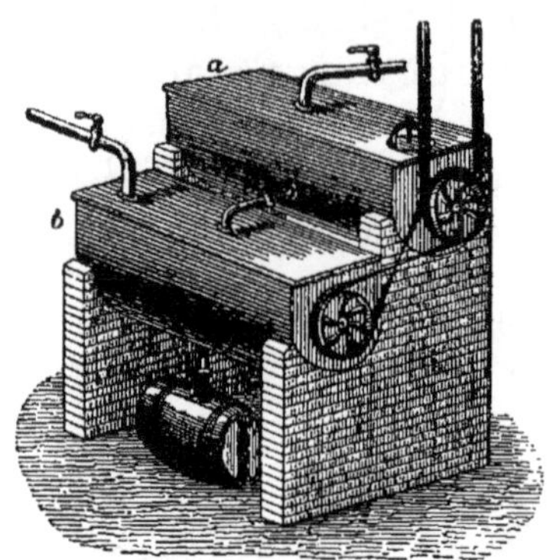

Fig. 53.

La mise en dépôt du pétrole devra être interdite dans l'intérieur des ateliers de fabrication, et les magasins seront à 20 mètres au moins de ces derniers. Les barriques de pétrole seront enterrées dès leur arrivée, pour être exhumées, une par une, au fur et à mesure des besoins. Il faut même conseiller le système d'emmagasinage de M. Chiandi. Il consiste en une fosse en maçonnerie dans laquelle est fixée une cloche de tôle qui diffère de celle d'un gazomètre par son immobilisation et en ce qu'elle reste toujours complètement noyée. A sa partie inférieure, elle présente une couronne de trous destinés à permettre la libre circulation des liquides. A sa partie supérieure elle s'ouvre par trois tubulures confluentes. La médiane donne issue à l'air. Des deux latérales, l'une sert à l'introduction du pétrole, l'autre à son extraction. L'une et l'autre peuvent être fermées ou ouvertes par des robinets qu'on manœuvre de l'extérieur. Lorsqu'on veut introduire du pétrole, le tonneau est placé de façon à ce que son contenu coule de lui-même dans le conduit d'introduction dont on a ouvert le robinet, celui du conduit d'extraction étant au contraire fermé. Le pétrole déplace une quantité correspondante d'eau, d'où un trop-plein qui sort par un tuyau ménagé en haut de la paroi latérale de la citerne. Veut-on extraire du pétrole ? on ferme le conduit d'introduction et on ouvre celui de sortie. La pression de l'eau suffit pour faire jaillir le pétrole, qui est reçu directement dans le tonneau à charger. Un tube plongeant jusqu'au bas de la cloche, et remontant au-dessus du réservoir, sert à indiquer le niveau de l'huile. Dans ces conditions, le pétrole se trouve maintenu sous une fermeture hydraulique ; jamais

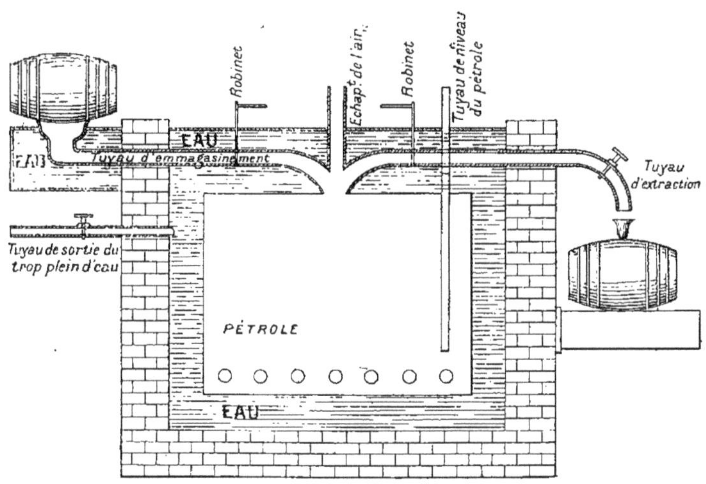

Fig. 54. — Réservoir de pétrole dans les fabriques.

il n'est en contact avec l'air ; enfin, il n'est exposé à aucune perte, soit par l'évaporation, soit par le coulage. Des expériences ont démontré qu'ainsi il échappait à toute cause d'incendie. On a versé du pétrole sur plusieurs mètres carrés autour du réservoir. On a enflammé cette nappe qui a pu brûler complètement en développant des flammes intenses, et le contenu de la cloche est resté intact. On a même ouvert le tube servant à l'introduction de l'huile : le pétrole enflammé s'y est engagé, mais il s'est éteint à 20 centimètres, faute d'air (1).

(1) Freycinet, *loco citato*, p. 273.

Quoiqu'il n'y ait point de prescriptions relatives à la conservation et à la manipulation du pétrole dans les débits, il importe de vulgariser certaines dispositions, d'autant plus que c'est dans le petit commerce qu'on rencontre les accidents, sinon les plus graves, du moins les plus fréquents.

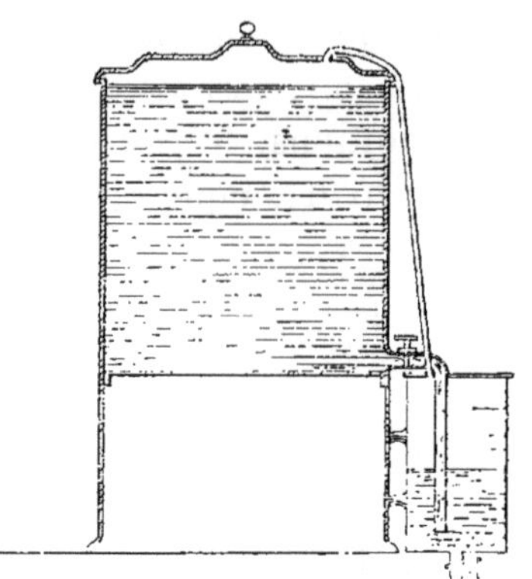

Fig. 55. — Réservoir de pétrole pour le débit.

Pour le débit, il faudrait généraliser l'emploi de vases déjà très répandus, qui sont en tôle, présentent en haut une ouverture avec couvercle vissé pour l'introduction du pétrole, et s'ouvrent en bas dans un litre en verre gradué d'où le liquide peut s'écouler par un robinet dans le flacon de l'acheteur, après avoir été mesuré en vase clos. On évite ainsi les inconvénients du voisinage direct d'une lumière. Un petit tuyau accolé au récipient permet à l'air du litre de se réfugier vers sa partie supérieure.

Les effets toxiques des vapeurs de pétrole méritent d'attirer l'attention beaucoup plus qu'ils ne l'ont fait jusqu'à présent. J'ai pu constater sur des chiens et des cobayes que la respiration prolongée d'un air chargé de vapeurs de pétrole détermine de la congestion pulmonaire avec raptus sanguin et hyperplasie des cellules épithéliales des vésicules et de la congestion des reins. Mais Chevallier (1) a observé chez les ouvriers eux-mêmes des faits qui ont beaucoup plus de valeur, tels que : atténuation du sens génésique, violentes migraines chez les femmes et les personnes nerveuses. Dans une fabrique (2), le distillateur et quelques autres ouvriers furent atteints d'une éruption pem-

(1) *Annales d'hygiène*, 1872, t. XXXVIII, 2e série.
(2) *Id.*, 1871, t. XXXVI, 2e série.

phygoïde à bulles transparentes, de la grosseur d'une noisette, s'accompagnant de démangeaisons. Enfin Allen (1) a observé, chez plusieurs ouvriers employés à la rectification du pétrole américain, une éruption générale de petites papules rougeâtres se transformant en pustules phlyzaciées présentant au sommet un petit point noir et laissant une cicatrice analogue à celle de la variole. L'intérêt hygiénique, d'accord avec l'intérêt industriel, commande donc d'éviter tout dégagement dans l'atmosphère des ateliers, par l'installation de bons appareils distillateurs et par la condensation ou la combustion des produits gazeux qui ont échappé à l'action du réfrigérant et qui s'échappent à l'extrémité du serpentin. Différents procédés peuvent être employés isolément ou combinés entre eux : 1° utiliser pour l'éclairage le gaz sortant du serpentin; 2° lui faire traverser plusieurs caisses d'eau froide; 3° diriger dans les foyers ce qui n'aura pas été condensé; 4° diriger les parties non condensables dans les couches élevées de l'atmosphère par un tuyau s'élevant au-dessus du toit. En tout cas, les ateliers doivent être munis d'une cheminée d'appel. Il y a lieu d'interdire la distillation des huiles de pétrole du Canada, car elles donnent lieu à des produits infects. Enfin, on doit encore prendre des précautions contre l'imprégnation du sol par les eaux résiduaires et de lavage, par le bétonnage de toute la surface de l'usine. Si le décret de 1866 impose la première classe à toutes les distilleries et à tous les grands dépôts de pétrole, elle accorde la deuxième classe aux dépôts qui portent sur moins de 10,500 litres. En tout cas, l'emploi des enfants reste interdit. Ajoutons en terminant qu'on peut rendre le pétrole d'une odeur moins désagréable à l'aide du procédé Green. On le place dans un récipient où l'on fait le vide par une pompe, en même temps qu'on chauffe par un serpentin de vapeur et qu'on agite.

(1) *Annales d'hygiène*, 1863, t. XIX, 2e série.

FABRIQUES DE VERNIS GRAS

Sommaire technique. — Le but industriel des vernis est de procurer aux objets qu'ils enduisent un certain éclat par l'effet combiné de la réflexion et de la réfraction des rayons lumineux. C'est en outre de les protéger contre les agents extérieurs. Ces enduits sont obtenus avec des matières résineuses ou gommo-résineuses dissoutes dans un véhicule qui peut être ou de l'éther, ou de l'alcool, ou de l'essence de térébenthine ou une huile grasse. Le véhicule, quel qu'il soit, finit par s'évaporer plus ou moins complètement, laissant à la surface de l'objet la résine dissoute sous forme d'enduit sec. Il en résulte qu'un vernis est d'autant plus *siccatif*, c'est-à-dire qu'il se dessèche d'autant plus vite que le véhicule est plus volatil. De là quatre espèces de vernis qui sont, avec des aptitudes siccatives de moins en moins prononcées : 1° les vernis à l'éther ; 2° les vernis à l'alcool ; 3° les vernis à l'essence de térébenthine ; 4° les vernis aux huiles grasses. Malgré la communauté de but, ces vernis n'intéressent pas au même degré la salubrité publique. On n'a rangé dans la première classe que les vernis gras et les vernis à l'essence. Il ne sera par conséquent question ici que de ces derniers. Il est cependant des maisons qui fabriquent toutes les espèces de vernis, mais il est évident qu'on doit alors leur appliquer la réglementation de la production la plus dangereuse.

Tous les vernis gras sont formés d'un mélange de copal, d'huile de lin et d'essence de térébenthine. Les différences ne portent que sur les proportions relatives. Avant d'être mis en présence, le copal doit être fondu isolément et l'huile de lin portée elle-même, à part et préalablement, à près de 200°. Il faut en outre que l'un et l'autre ingrédient soient tout d'abord l'objet de manipulations préparatoires ayant pour but d'établir un choix. Pour le copal, il faut assortir ensemble les morceaux de même couleur et de même fusibilité. L'assortiment de couleur ne vise que la beauté du vernis, mais celui de la fusibilité a une grande importance technique, car pendant le temps que les morceaux les moins fusibles mettraient à se liquéfier, le copal déjà fondu s'altérerait. Pour faire ce choix l'ouvrier trieur est obligé d'essayer les morceaux sur une barre de fer rougie, ou bien de les faire tremper dans une lessive alcaline qui les ramollit inégalement suivant leur degré de fusibilité, et de les laver ensuite pour les débarrasser de la lessive adhérente.

Pour l'huile de lin il faut s'assurer qu'elle n'est point falsifiée par de l'huile de poisson ou du suif, en la faisant bouillir dans une chaudière avec de la litharge. Le liquide décanté doit devenir très clair, s'il est pur.

Les matières premières étant reconnues bonnes et assorties, on fait d'une part chauffer l'huile dans une chaudière spéciale jusqu'à ce qu'elle ait atteint 150 à 200° : d'autre part on fait fondre le copal dans des matras de cuivre, en ayant soin d'agiter continuellement avec une spatule. Lorsque la fusion est complète, on ajoute l'huile chaude par petites fractions, en agitant le mélange avec beaucoup d'activité. On enlève rapidement le matras pour le porter sous le robinet d'évacuation d'un réservoir renfermant l'essence de térébenthine. On ne tourne toutefois ce robinet que lorsque le contenu du matras est en partie refroidi. On ne fait tomber l'essence que par filet. Au début le mélange mousse et est le siège d'une agitation spontanée et suffisante ; mais lorsque l'effervescence cesse, il faut remuer avec vigueur. Le mélange opéré, on verse le vernis à travers un tamis en laiton, dans un refroidissoir.

Certains vernis sont en outre colorés en jaune par du safran, du rocou, du curcuma ou de la gomme-gutte, en rouge par de la cochenille ou de l'orcanette, et en vert par de l'acétate de cuivre.

Les vernis à l'essence sont particulièrement destinés à enduire des tableaux. Leur formule varie un peu suivant la valeur des objets à enduire. Mais le véhicule principal reste toujours de l'essence de térébenthine. On y ajoute à peu près constamment de la térébenthine de Venise et du camphre.

et d'une manière moins constante du mastic, du galipot, de la gomme gutte, de la sandaraque et du verre pilé qui a pour but de diviser les résines de façon à en assurer la dissolution par la multiplication des surfaces. Le mélange s'effectue dans des matras et peut se faire soit à froid, soit à chaud. Dans ce dernier cas il faut tamiser avant refroidissement.

Hygiénologie. — Il y a d'abord un danger permanent d'incendie, puisqu'on est obligé de soumettre au feu des matières éminemment combustibles. Il est donc indispensable non seulement d'éloigner ces fabriques de toute habitation, mais même de séparer le bâtiment où s'effectuent les opérations à chaud de tous les autres, surtout des magasins. Il ne serait même pas excessif de placer l'ouverture d'entretien des foyers à l'extérieur de l'atelier, si on ne peut pas arriver à remplacer le charbon par le chauffage à la vapeur. Loin de là, dans toutes les fabriques on se contente de placer les matras de fusion sur une grille chargée de charbons dont on active la combustion par plusieurs tuyaux de tirage disposés autour du foyer. La moindre fêlure du matras, le moindre débordement de son contenu peut allumer un incendie considérable et occasionner des brûlures graves chez les ouvriers. Les chaudières devraient être surmontées de couvercles pouvant être abaissés rapidement par une chaîne et une poulie, de façon à étouffer le contenu enflammé et être flanquées d'un récipient de trop-plein où s'écoulera le liquide débordant sous l'influence de l'ébullition. Il est évident qu'il faut en outre appliquer les règles générales indiquées à la page 17, c'est-à-dire exiger un éclairage avec des lanternes dormantes, un approvisionnement de matières premières en rapport avec les besoins de la production, un revêtement en plâtre sur tout ce qui est bois dans la construction, la présence d'une pompe à incendie et de tas de sable, etc.

Le voisinage des fabriques de vernis est jugé surtout insupportable à cause des odeurs à la fois écœurantes et irritantes qu'elles répandent par le fait de la fusion du copal, de la cuisson de l'huile de lin et de la vaporisation de l'essence de térébenthine. C'est à tort que les errements administratifs autorisent différentes industries à fabriquer elles-mêmes les vernis dont elles ont besoin dans quelques-unes de leurs opérations sous prétexte que cette fabrication se fait sur une petite échelle. On devrait toujours forcer ces industriels à acheter leurs vernis tout faits dans les fabriques spéciales qui, elles, seraient toujours maintenues éloignées.

Les ouvriers que les incendies menacent d'une manière plus directe, qui sont continuellement exposés à des brûlures sérieuses, qui absorbent des vapeurs plombiques par le fait de la vérification de l'huile de lin, subissent en outre, d'une façon beaucoup plus sérieuse que les voisins, les vapeurs de résine, d'huile en ébullition et d'essence de térébenthine, dont les effets ont été indiqués page 83. Pour eux, plus encore que pour satisfaire la salubrité publique, il importe de paralyser l'action de toutes ces émanations. Le moyen le plus élémentaire est de capter ces vapeurs là où elles se produisent et de les amener dans le foyer. En France, on se contente, pour la fusion du copal, d'amener les vapeurs dans un petit vase réfrigérantet.

En Angleterre, on s'est montré plus pratique encore en utilisant les vapeurs comme produit accessoire. Les chaudières sont hermétiquement fermées et ne présentent qu'une seule ouverture pour le passage de l'instrument agitateur. Les vapeurs trouvent au point de jonction du couvercle et de la chaudière un débouché qui les fait passer dans un réfrigérant formé par une série de tubes disposés en jeu d'orgue. Le premier des tubes est en connexion avec un ventilateur à palettes qui aspire les vapeurs. Celles-ci se condensent dans les points déclives des tubes sous forme d'un liquide noir qui, après certaines manipulations, devient une matière commerciale (1). Malheureusement le secret de ces manipulations est resté inconnu. Mais on peut négliger le profit et employer le procédé de condensation dans un but exclusivement hygiénique. On arriverait aussi à une équivalence hygiénique en appliquant le procédé in-

(1) Freycinet, *loco citato*, p. 276.

venté dans l'usine Desguiraud, de Nantes, qui permet de fabriquer les vernis à froid. L'assainissement est si parfait que le Conseil d'hygiène de la Loire-Inférieure n'a pas hésité à ne pas proscrire cet établissement d'un centre habité. Il est malheureux que le respect de la propriété industrielle ne permette pas de forcer l'inventeur à faire connaître son procédé.

On peut dire que la fabrication des vernis à essence est

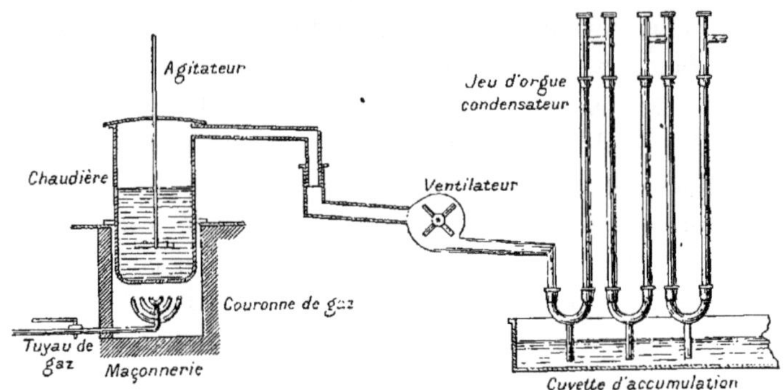

Fig. 56. — Appareil anglais pour les vernis gras.

beaucoup moins dangereuse que la précédente au point de vue des incendies; qu'elle n'expose guère que les ouvriers aux vapeurs d'essence de térébenthine. Elle aurait donc des droits à être placée dans la deuxième classe, tout comme celle des vernis à l'alcool. Du reste, ici le classement reste à peu près illusoire, vu que la fabrication se fait surtout sur une petite échelle et est généralement tolérée dans les centres de population. Mais il vaudrait mieux de grandes fabriques exclusives préparant en grand toutes les espèces de vernis et toujours soumises aux conditions de la première classe.

FABRICATION DU SULFURE DE CARBONE

Sommaire technique. — Il s'obtient en faisant passer du soufre en vapeur sur du charbon chauffé au rouge. Dans l'industrie l'opération est effectuée dans de grandes cornues cylindriques fixées dans la maçonnerie d'un foyer. Chacune d'elles est munie d'un tube en argile pour l'introduction du soufre : dans l'obturateur est pratiqué un trou où s'emmanche un tuyau par lequel on introduit le charbon : un autre trou s'adapte au tuyau de dégagement qui se rend dans un appareil réfrigérant composé de dix-huit vases en tôle réunis par des tubes siphons.

Le produit ainsi condensé n'est point du sulfure pur. Il renferme encore 10 à 15 0/0 de soufre et de l'hydrogène sulfuré, et il a besoin d'être épuré. De là la nécessité d'une nouvelle distillation et un traitement soit par une solution alcaline, soit par le chlore, soit par le mercure pur, soit par de la tournure de cuivre.

Hygiénologie. — Il va sans dire que pendant la préparation et les manipulations ultérieures du produit industriel, les ouvriers et même les voisins sont constamment exposés à l'action si délétère du sulfure de carbone (voir page 82).

Il se dégage des cornues non seulement du sulfure de carbone, mais encore de grandes quantités d'hydrogène sulfuré et d'oxyde de carbone. Le sulfure de carbone se condense bien en presque totalité, c'est le but et l'intérêt de l'industrie, mais les deux autres gaz continuent leur route et sortent en totalité dans l'atmosphère, à l'extrémité terminale de l'appareil condensateur. De là de graves inconvénients pour les ouvriers et la salubrité publique, en raison du haut degré de nocuité de ces deux gaz (voir pages 80 et 76).

Il y a aussi à craindre des explosions, au moment du nettoyage des cornues. Celles-ci ont besoin d'être nettoyées assez souvent, parce que le charbon y laisse des cendres qui s'y accumulent très vite en grande quantité. Ce nettoyage exige qu'on enlève les tubes qui mettent les cornues en correspondance avec les appareils condensateurs. Ceux-ci aspirent de l'air qui se mélange aux gaz qui y sont encore contenus. Il suffit d'une étincelle pour que ce mélange détone, et cette étincelle est souvent fournie par les cornues, au moment où l'on replace le tube.

C'est en raison de ces dangers multiples d'incendie, d'explosion, de l'odeur incommode due à la fois au sulfure de carbone et à l'hydrogène sulfuré et surtout de la gravité de l'empoisonnement par ces deux substances, ainsi que par l'oxyde de carbone, que l'Administration a rangé avec raison cette industrie dans la première classe.

En dehors de l'éloignement inhérent à ce classement, l'Administration exige que les ateliers soient construits en matériaux incombustibles avec combles en fer, qu'on les ventile énergiquement, qu'on les éclaire par la lumière du jour, qu'on n'y pénètre jamais avec une lumière artificielle, que l'atelier de fabrication soit à une distance de 20 à 30 mètres des autres ateliers, que les appareils de distillation soient séparés des appareils de condensation par un mur en maçonnerie dépassant le comble ; que le sol soit imperméable et incliné avec rigoles pour conduire dans une citerne étanche les liquides répandus accidentellement ; que tous les appareils soient lutés avec le plus grand soin ; que les condensateurs soient placés sous l'eau ou munis d'obturateurs hydrauliques ; qu'on place les ouvertures des foyers en dehors des ateliers ; qu'on conduise les gaz sortant de l'appareil condensateur dans des épurateurs contenant de la chaux hydratée pulvérulente et de là dans une cheminée où leur inflammation peut achever de les détruire ; qu'on surmonte les cornues de distillation de hottes enlevant les vapeurs qui s'en échappent au moment du chargement ; que le sulfure de carbone soit transvasé des appareils condensateurs aux ateliers de rectification au moyen d'une pompe fixe et étanche ; que les chaudières de rectification soient dans un atelier éloigné de 30 mètres de tous les autres ; qu'elles soient chauffées par de la vapeur provenant d'un générateur éloigné aussi de 30 mètres ; que le sulfure condensé par le serpentin soit immédiatement amené en dépôt dans des citernes cimentées où le produit sera toujours surnagé par une couche d'eau d'un mètre d'épaisseur ; que le sulfure passe de ces citernes dans les vases métalliques d'exportation à l'aide d'une pompe ; que les ouvriers ne soient autorisés à pénétrer dans les chaudières, pour les nettoyer, qu'après y avoir fait une injection de vapeur d'eau au moyen d'un second serpentin troué pour chasser la totalité du sulfure ; enfin, qu'on obture, au moment du démanchement du tuyau de dégagement des cornues, les appareils condensateurs avec des tampons de linge humide. Cette dernière prescription empêche bien le reflux dans l'atelier des gaz contenus dans le condensateur ; mais elle n'empêche qu'incomplètement l'entrée de l'air et laisse subsister en partie le danger d'explosion dont il a été question. Aussi Hérubel a recommandé d'introduire dans les appareils, avant le démontage, un gaz inerte dont la pression supérieure à celle de l'air atmosphérique en empêche l'introduction. Il recommande particulièrement l'emploi de l'acide carbonique.

Pour obvier aux dégagements continus qui se font à l'extrémité de l'appareil condensateur pendant le fonctionnement, on y a disposé des lits de paille imprégnés d'eau de chaux. Mais le résultat a été tout à fait insuffisant. Il est préférable d'enflammer les gaz à leur sortie pour les détruire. Mais cette combustion peut provoquer des explosions en propageant l'inflammation jusque dans l'intérieur de l'appareil. Aussi convient-il de les faire conduire par un tube d'un long trajet dans une cheminée où ils peuvent s'enflammer loin de l'appareil.

Comme choix d'appareil de fabrication, celui de Gérard est à recommander, parce qu'il permet de faire, sans danger, le chargement de charbon et de soufre pendant la marche même de l'opération, ce qui lui procure un rendement plus considérable, et parce que le condensateur se trouve sous l'eau et par suite avec fermeture hydraulique.

Il consiste en un four vertical emprisonnant complètement une cornue cylindrique en fonte A, qui reçoit à sa partie inférieure un tuyau oblique C, servant à introduire le soufre et qui se prolonge en haut par un tuyau *a* servant à introduire le charbon. Cette dernière introduction s'opère à l'aide de l'entonnoir *g*, après qu'on a placé sur le tuyau le dôme *f* qui force les vapeurs de sulfure de carbone à continuer quand même à s'engager dans le véritable tube de dégagement *b*, *c*. Ce tube de dégagement se rend au réservoir en fonte B, où le sulfure de carbone dépose, tout en continuant son trajet, les parcelles de soufre qu'il 'a entraînées. A ce réservoir fait suite le tube de prolongement *d* qui conduit le sulfure dans le récipient inférieur E. Les vapeurs non condensées dans ce récipient vont le faire dans les récipients D et C situés au-dessus. Ces trois vases condensateurs sont plongés dans le bain d'eau V. Le récipient supérieur est surmonté d'un tube de dégagement pour les gaz non condensés (*h*).

Pour satisfaire aux prescriptions réglementaires il reste

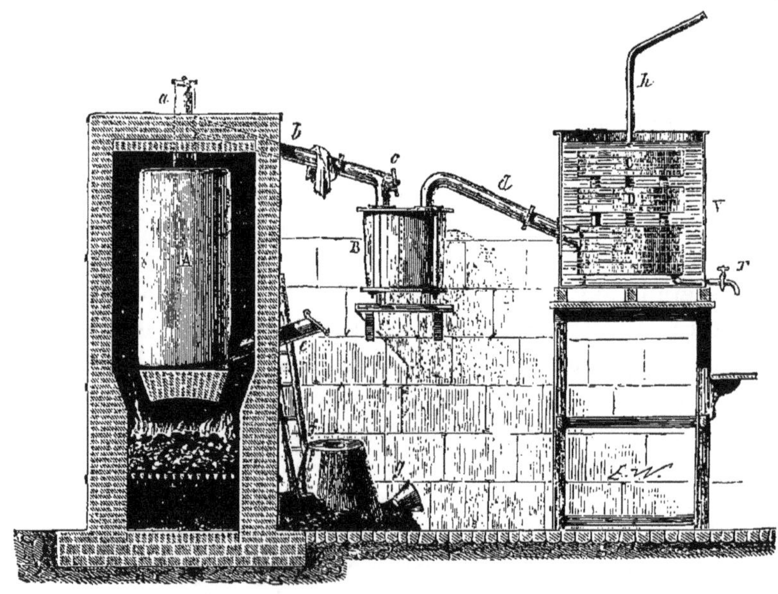

Fig. 57. — Appareil de Gérard pour le sulfure de carbone.

à élever un mur de séparation sur le trajet de la partie de l'appareil comprise entre le four et le condensateur, à placer l'ouverture du foyer à l'extérieur et à prolonger le tube *h* jusqu'à une cheminée à foyer spécial.

Quant à l'alambic de rectification, il ne prête à aucune observation au point de vue hygiénique.

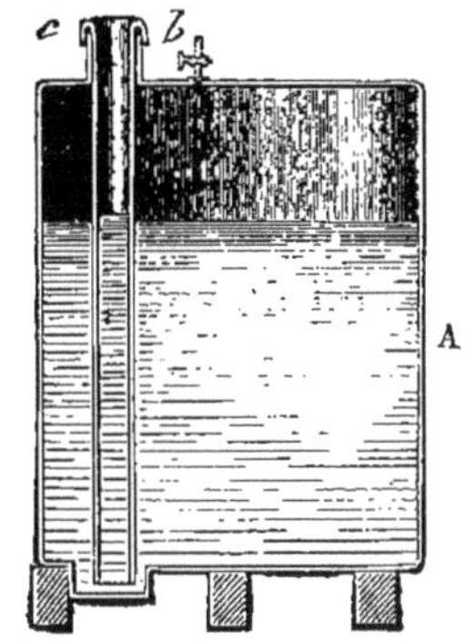

Fig. 58. — Réservoir pour la conservation du sulfure de carbone.

Il importe, dans les fabriques comme dans tous les commerces où l'on est obligé de conserver du sulfure de carbone, d'employer le vase représenté dans la figure 58, car cette substance est douée d'une tension énorme, ce qui fait qu'elle s'enflamme facilement, même quand le corps en ignition est très éloigné et parce qu'il peut produire ses effets toxiques s'il a la liberté de l'atmosphère.

C'est un récipient cylindrique en zinc, offrant en *b* un robinet à air, et en *c* un tube descendant jusqu'au fond du vase. On remplit par ce tube, en ayant soin d'ouvrir au moment le robinet pour la sortie de l'air chassé. On maintient, en outre, une couche d'eau qui surnage toujours le sulfure et l'emprisonne sous une fermeture hydraulique. On retire le sulfure dont on a besoin, en introduisant dans le tube un siphon préalablement amorcé.

FABRICATION DES ÉTHERS

Sommaire technique. — Deux éthers seulement sont l'objet d'une véritable production industrielle, ce sont l'*éther sulfurique* et l'*éther acétique*. Le premier s'obtient en distillant de l'alcool avec de l'acide sulfurique et en purifiant le produit de la distillation par l'eau, les alcalis et une nouvelle distillation. Le résultat est supérieur si on ajoute peu à peu l'alcool à l'acide sulfurique au fur et à mesure que l'éther se produit. Tandis que dans les laboratoires de chimie la distillation se fait avec une simple cornue en verre, dans l'industrie on l'effectue dans un alambic en plomb dont le chapiteau communique au moyen d'un long tube avec un serpentin ordinaire; ce dernier verse l'éther dans un matras à col étroit. L'alambic est muni d'un tube qui sert à introduire l'alcool par fractions. L'éther ainsi obtenu renferme de l'alcool et de l'acide sulfureux dont il faut le débarrasser. Dans ce but on l'agite quelque temps avec de l'eau qui s'empare de l'alcool; puis on le fait digérer avec un lait de chaux ou une lessive de potasse ou de soude qui s'empare de l'acide sulfureux. Puis on distille de nouveau le tout pour extraire l'éther des véhicules aqueux et alcalin.

L'éther acétique résulte théoriquement de la distillation d'un mélange d'alcool et d'acide acétique; mais pour faciliter l'éthérisation de l'alcool, on est obligé d'ajouter de l'acide sulfurique. En outre, dans la grande industrie, au lieu d'ajouter directement de l'acide acétique, on le fait naître sur place en se servant d'acétate de plomb ou d'acétate de soude. Quant aux appareils, ils sont les mêmes que pour l'éther sulfurique.

Hygiénologie. — Le danger d'incendie et d'explosion est encore plus considérable qu'avec le pétrole. Toutes les précautions indiquées pour la distillation de cette dernière substance ont donc encore plus leur raison d'être ici. La seconde distillation est surtout plus dangereuse, et elle doit se faire, non pas comme la première à feu nu, mais au bain-marie. Il vaudrait mieux, du reste, employer le chauffage à la vapeur pour les deux opérations. Les mesures visant les émanations dans l'atmosphère des ateliers sont tout aussi indispensables, puisqu'il s'agit d'une substance qui compromet beaucoup plus l'existence et la santé que le pétrole. L'action physiologique de l'éther et ses effets toxiques sont trop connus pour avoir besoin d'être décrits ici. Rappelons seulement que l'éther en diffusion dans l'atmosphère pénètre dans l'économie par la voie pulmonaire, détermine des troubles de l'innervation, des altérations de la sensibilité, et à dose très active, une anesthésie complète. Il est vrai qu'il s'établit assez tôt une accoutumance qui atténue ces effets. Quoi qu'il en soit, il est certain que ceux qui pénètrent dans les fabriques d'éther ou même qui passent dans leur voisinage éprouvent quelques vertiges et une espèce d'ivresse. Il importe donc de recommander de bien luter les appareils et d'employer de bons réfrigérants.

INDUSTRIES DU COLLODION

Sommaire technique. — Elles sont de deux sortes : la *fabrication du collodion* et la *fabrication des vêtements de collodion.*

On obtient le collodion en dissolvant du coton-poudre dans un mélange d'alcool et d'éther, en filtrant à travers un linge, et décantant après repos. Le collodion ayant besoin d'être coloré pour la plupart de ses applications industrielles, la coloration s'effectue encore dans ces mêmes usines-mères en mélangeant le produit avec des couleurs préalablement broyées dans de l'huile de ricin. Le collodion ainsi coloré donne des peintures qui sèchent avec une grande rapidité et adhèrent intimement aux corps sur lesquels elles sont appliquées.

Pour fabriquer des vêtements de collodion on étend le collodion dans un mélange d'alcool et d'éther, on le coule entre deux glaces dont l'écartement décidera de l'épaisseur de l'étoffe. L'éther s'évaporant presque instantanément, la coulée se solidifie et va s'enroulant et se déroulant sur une série de tambours chauffés à la vapeur.

Le collodion peut en outre aujourd'hui servir à la confection de tous les objets qu'on a l'habitude de réaliser avec le caoutchouc et la gutta-percha. Mais c'est là une industrie devenue distincte, celle du celluloïde.

Hygiénologie. — Les incendies et les explosions sont d'autant plus à craindre que presque tous les fabricants de collodion préparent eux-mêmes leur coton-poudre. Il y a là une tolérance d'autant plus regrettable que, comme il se manie dans ces usines, pour les autres opérations, de grandes quantités d'alcool et d'éther, il y a plus de chances d'inflammation accidentelle et, par suite, d'explosions que dans les fabriques de matières fulminantes elles-mêmes. En les forçant à s'approvisionner auprès de celles-ci de cette matière première, on éviterait aussi l'inconvénient de l'emploi de l'acide azotique. Même avec cette mesure préalable, il faut encore se montrer excessivement sévère au sujet de l'observation des prescriptions applicables aux matières combustibles et explosibles. En raison des dangers des inhalations d'éther, il faut en outre s'attacher à prévenir la diffusion des vapeurs de ce corps dans l'atelier et ventiler parfaitement ce dernier.

FABRIQUES D'ÉTOFFES IMPERMÉABLES

Sommaire technique. — Il y a ici deux ordres d'opérations, la préparation des apprêts et leur application sur les tissus.

Aujourd'hui les apprêts les plus employés sont connus sous les noms d'*huile brune* et d'*huile blonde azotée*. La première s'obtient en faisant bouillir dans une chaudière, pendant trois jours, de l'huile de lin, de la terre d'ombre et de la litharge. La seconde s'obtient en faisant cuire encore de l'huile de lin avec de la litharge, mais sans terre d'ombre, puis en chauffant doucement dans une chaudière émaillée le produit de la première coction avec de l'acide azotique. Il faut agiter vigoureusement. Il se dégage des vapeurs nitreuses, et il finit par rester un résidu spongieux et jaunâtre qu'on dissout dans de l'essence de térébenthine.

On fabrique certains autres enduits avec des poussières de zinc mêlées à de l'huile de lin, avec de la laque dissoute dans du borax et bouillie dans de la potasse en dissolution, avec du caoutchouc dans une solution albumineuse, etc., avec de la gélatine dans du savon de suif.

L'application de l'apprêt sur l'étoffe se fait avec un pinceau, soit avec un sparadrapier, soit en déroulant l'étoffe dans l'enduit liquéfié. Dans tous les cas il faut ensuite exprimer l'étoffe en la faisant passer entre deux rouleaux.

Hygiénologie. — La fabrication des étoffes imperméables exigeant avant tout la confection d'apprêts qui s'obtiennent par la coction de diverses substances dans de l'huile de lin et qui nécessitent aussi l'intervention de la térébenthine, reproduit naturellement les conditions hygiéniques des fabriques de vernis. Elle est donc forcément passible du même classement et des mêmes mesures, qu'il est inutile d'indiquer ici. Elle met même en jeu des substances toxiques nouvelles, au détriment de la santé des ouvriers, telles que le zinc, l'alun, le caoutchouc, la gélatine, l'oxyde de plomb, le borax, la potasse. Les précautions individuelles et générales contre les poussières et les vapeurs s'imposent donc ici d'une manière particulière.

FABRICATION DE L'ACIDE SULFURIQUE

Sommaire technique. — Cette fabrication comprend deux grandes phases, la production d'acide sulfureux et la transformation de cet acide sulfureux en acide sulfurique hydraté.

1° *Production de l'acide sulfureux.* — Pour l'obtenir on peut employer soit du soufre, soit des pyrites, et particulièrement le sulfure de fer. On peut demander le soufre à deux provenances : au produit des solfatares dit soufre brut, ou au produit de l'épuration chimique du gaz d'éclairage. Dans cette dernière opération, le peroxyde de fer du mélange de Laming s'empare du soufre de la houille. Le sulfure de fer formé s'oxyde spontanément et son soufre est mis en liberté après une certaine exposition à l'air.

Le soufre et les pyrites ont naturellement besoin, l'un et l'autre, d'être brûlés au contact de l'air pour fournir l'acide sulfureux, mais pour le soufre l'opération est dite *combustion du soufre*, et pour les pyrites, elle est dite *grillage des pyrites*. La combustion du soufre peut se faire dans différents *fours à soufre* dont le plus répandu consiste en un bâtiment maçonné dont la sole reçoit des marmites dans lesquelles est placé le soufre. Des ouvertures permettent de régler l'entrée de l'air et un tuyau de dégagement conduit l'acide sulfureux dans les appareils de transformation. On allume le soufre à l'aide d'une tige de fer rouge; une fois la combustion en train, l'ouvrier n'a plus qu'à retirer les marmites pour en verser les résidus et les recharger.

Le grillage des pyrites doit être précédé de la *préparation des pyrites* qui consiste à broyer le minerai et le faire passer dans un crible de façon à obtenir de petits fragments à peu près uniformes. On les fait ensuite griller dans des fours de systèmes variés.

Transformation de l'acide sulfureux en acide sulfurique. — L'agent principal de cette transformation est l'acide nitrique qui doit procurer à l'acide sulfureux l'oxygène nécessaire pour l'élever à l'état d'acide sulfurique. Il peut déjà céder de son oxygène directement, mais il agit surtout d'une autre manière. En cédant de l'oxygène, il devient bioxyde d'azote qui, ayant une grande affinité pour l'oxygène, en enlève instantanément à l'air, pour devenir acide hypo-azotique qui, sous l'influence de la vapeur d'eau qu'on injecte dans les chambres, se transforme en acide azotique et bioxyde d'azote. C'est grâce à ce rôle d'entremetteur du bioxyde d'azote que la même quantité d'acide azotique peut servir longtemps. L'acide azotique nécessaire à l'opération est emprunté à du salpêtre qu'on décompose avec de l'acide sulfurique. Dans le mélange d'acide sulfureux et de vapeurs nitreuses, il est aussi nécessaire de faire intervenir de la vapeur d'eau.

Il faut donc faire arriver ces trois agents de la réaction, acide sulfureux, vapeurs nitreuses et vapeur d'eau, dans un même contenant qui prend le nom de *chambre de plomb*, parce que pour offrir la résistance nécessaire à l'action chimique, cette chambre a besoin d'être revêtue à l'intérieur de feuilles de plomb. Le résultat n'est complet qu'à la condition de prolonger le contact en faisant circuler les gaz et les vapeurs dans une série de chambres de plomb. Cette série de chambres doit aujourd'hui se terminer par l'*appareil dit de Gay-Lussac* qui a pour but de condenser les vapeurs nitreuses qu'entraînent toujours les gaz à la sortie des chambres.

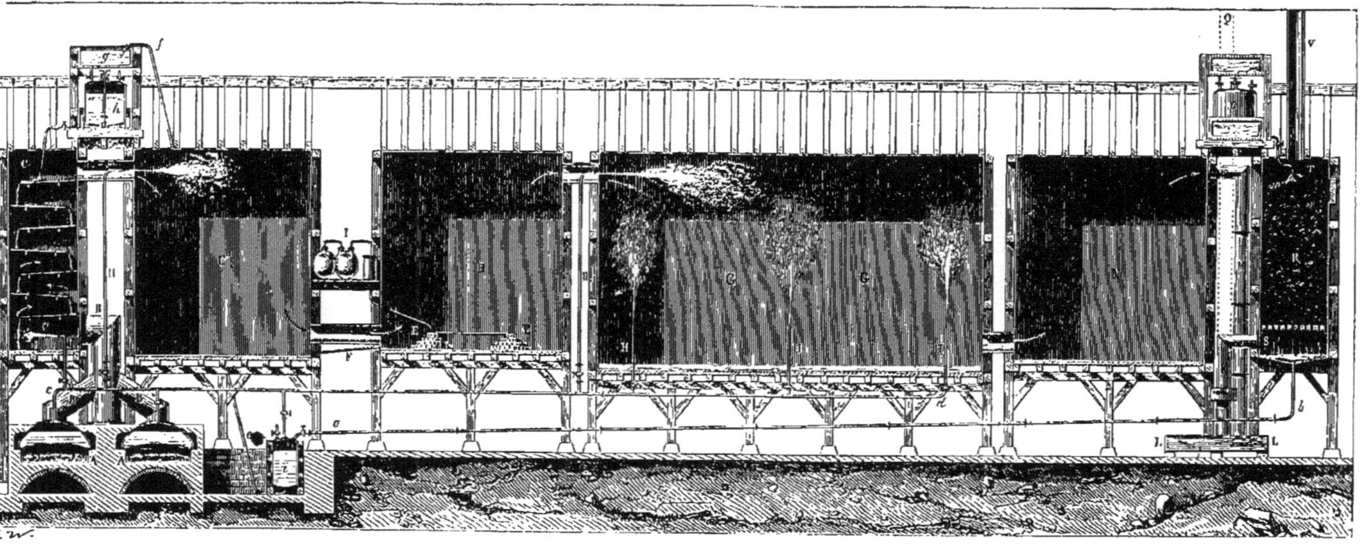

Fig. 59. — Fabrication de l'acide sulfurique.

La figure 59 donne une idée de l'ensemble de tout le système de fabrication, idée que doit posséder tout hygiéniste. Comme aujourd'hui ce système est d'un emploi général, sa représentation doit trouver sa place plutôt dans le sommaire technique que dans les mesures hygiéniques.

A A est un double foyer établi dans la même maçonnerie. Dans chacun d'eux, brûle sur une sole du soufre d'où résulte de l'acide sulfureux qui est conduit par les gros tuyaux BB dans le premier compartiment C. Au-dessus du soufre enflammé est une chaudière d'eau chauffée par lui et fournissant de la vapeur qui est distribuée par le tuyau *c, d* dans les diverses chambres. Dans le compartiment C, dit *premier tambour*, sont étagées des tablettes de plomb inclinées. Sur la première tablette, on fait tomber un courant continu d'un acide sulfurique concentré, fortement chargé de produits nitreux, acide qui est renfermé dans le vase *h*. Il transforme déjà, en tombant en cascade, une partie de l'acide sulfureux en acide sulfurique. Poussées par l'arrivée incessante de nouvelles quantités d'acide sulfureux, les vapeurs et gaz du premier tambour arrivent dans le second tambour C' où le tuyau H lance un jet de vapeur. Il se produit de l'acide sulfurique qui s'accumule sur le plancher où un tuyau de plomb amène déjà l'acide condensé dans le premier tambour. Les gaz et vapeurs passent dans le troisième tambour, D. Dans celui-ci sont deux petites étagères de porcelaine, EE, sur lesquelles tombe en cascade de l'acide azotique fourni par le vase en grès I, placé en dehors de la chambre. L'acide azotique est décomposé. Il se forme de l'acide sulfurique très chargé de produits nitreux. Il tombe sur le sol et coule par le tuyau F dans le deuxième tambour où l'acide sulfureux le débarrasse d'une partie de ses produits nitreux. Les gaz, continuant leur route, passent dans une quatrième chambre, dite *grande chambre*, où ils séjournent longtemps et où s'opère surtout la réaction entre les gaz sulfureux, nitreux et oxygène. La vapeur amenée par les tuyaux H H H fait tourbillonner le mélange et favorise la réaction. Son niveau inférieur fait que l'acide sulfurique formé dans les autres chambres vient peu à peu s'y accumuler. Au sortir de la grande chambre, les gaz traversent deux tambours N, dits *tambours en queue*, qui servent de réfrigérants et dans lesquels sont disposées des tablettes qui arrêtent et condensent les vapeurs. Ils arrivent enfin dans le tambour R, qui a pour but de retenir l'acide nitreux. Il est rempli de gros fragments de coke sur lequel cascade de haut en bas de l'acide sulfurique concentré provenant du réservoir *o*. Les gaz qui remontent en sens inverse de ce courant d'acide abandonnent à celui-ci leurs vapeurs nitreuses, puis ne renfermant presque plus que de l'azote et de l'oxygène, ils s'échappent au dehors par le tuyau V. C'est là ce qu'on appelle le condensateur de Gay-Lussac. Quant à l'acide sulfurique qui s'est chargé de vapeurs nitreuses, c'est lui qui va être déversé dans le premier tambour. On le fait remonter dans le vase *gh*. A cet effet il arrive par le tuyau *b* dans le réservoir *i* dont le haut reçoit un branchement du tuyau de vapeur avec robinet. Quand on ouvre ce robinet, la pression fait monter le liquide par le tuyau *ef* dans le récipient *gh*.

L'acide sulfurique formé s'accumule dans la cuvette des planches, particulièrement dans celle de la grande chambre d'où il peut être extrait, mais il se dépose aussi peu à peu dans les chambres une boue qui doit être enlevée de temps en temps. Elle est due à la fois à la poussière des fours et à l'action de l'acide sur le plomb et les divers métaux qui entachent toujours ce dernier. Elle est d'un brun rougeâtre et contient du soufre, du sélénium, de l'arsenic, du plomb, de l'étain, du zinc, du mercure, du fer, du cuivre et du thallium.

Lorsque la quantité de vapeur d'eau amenée dans les chambres est insuffisante, non seulement la solution aqueuse d'acide sulfurique est plus concentrée, mais il se dépose sur les parois des cristaux qui sont dits : *cristaux des chambres de plomb* et qui sont formés par une combinaison d'acide sulfurique et de vapeurs nitreuses.

L'acide sulfurique ainsi obtenu est appelé *acide des chambres*, il est mélangé à une foule de substances étrangères, entre autres de l'acide nitrique, l'acide nitreux provenant surtout de la dissolution consécutive des cristaux de chambre, des composés de sélénium, de chlore, d'arsenic, de fer, de plomb, de thallium, de mercure, d'alumine, de chaux, de soude et des matières organiques. De là la nécessité d'une *purification*. On peut se débarrasser des acides nitrique et nitreux en traitant l'acide des chambres par l'acide oxalique ou par le sulfate d'ammoniaque. On se débarrasse de l'arsenic qui pourrait avoir des inconvénients d'autant plus sérieux que l'acide sulfurique est employé dans la confection de certains aliments en France, à l'aide du sulfure de baryum qui précipite du sulfure d'arsenic, et en Allemagne à l'aide de l'hydrogène sulfuré.

Une fois purifié, l'acide des chambres doit encore, avant d'être livré au commerce, être soumis à la *concentration*. Celle-ci s'opère par évaporation dans trois ou cinq chaudières en plomb, disposées en cascade. Des siphons font passer le liquide de l'une dans l'autre. La concentration se complète, soit dans des cornues en verre, soit dans un vase en platine.

AA sont des bassins en plomb peu profonds servant à amener une première concentration, et placées sur un fourneau commun. B est une cucurbite en platine où la concentration se complète. C est un siphon en platine pour soutirer l'acide de la cucurbite. Il refroidit son contenu en traversant le réfrigérant D.

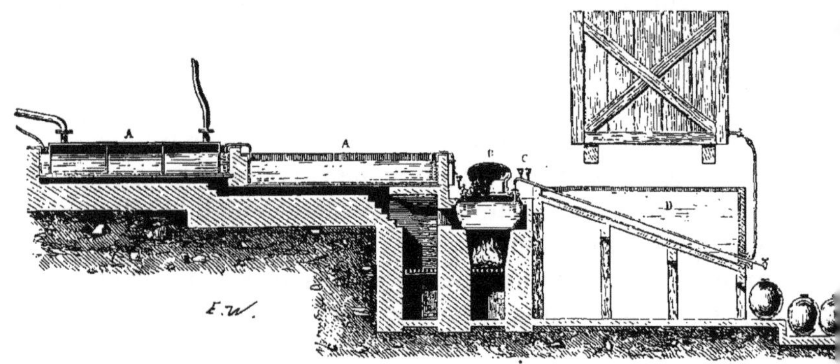

Fig. 60. — Concentration de l'acide sulfurique.

L'acide *sulfurique fumant*, dit acide de *Nordhausen*, s'obtient d'une tout autre façon. Quoique sa fabrication n'entre point dans l'industrie française, je crois devoir indiquer en quelques mots les grands traits de sa production. Des pyrites de fer sont calcinées à l'abri de l'air, puis soumises à l'oxydation lente de l'atmosphère pendant plusieurs années. Il se forme ainsi du sulfate de fer qui se transforme lui-même partiellement en sulfate de peroxyde de fer. On lessive, et la solution obtenue est soumise à la concentration ; il se dépose du sulfate de protoxyde, ou couperose verte, qui est l'objet principal de la fabrication. L'eau mère restante renferme le sulfate de peroxyde ; on calcine le résidu et on le distille. L'acide sulfurique fumant se dégage et il reste dans la cornue de l'oxyde rouge de fer ou *colcothar*. La figure 61 représente le fourneau de galère employé en Saxe pour la calcination.

A A cornues en terre étagées, B B récipients en terre inclinés et rattachés aux cornues.

Hygiénologie. — Les dangers que crée cette industrie proviennent : 1° du maniement et du contact des acides sulfurique et nitrique ; 2° des vapeurs sulfureuses

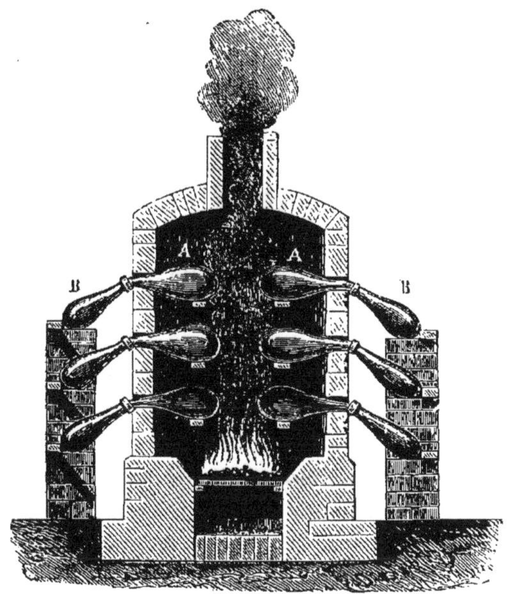

Fig. 61. — Fabrication de l'acide de Nordhausen.

et nitreuses nécessaires à la fabrication; 3° des vapeurs d'acide sulfurique qui se dégagent des chaudières de concentration ainsi que de celles qui sont tenues en suspension dans l'atmosphère des chambres de plomb ; 4° de l'acidité des eaux résiduaires.

1° Du premier chef, les ouvriers sont seuls compromis. Ils sont exposés à des brûlures par action chimique et à des eschares superficielles. Ce sont surtout les précautions personnelles qui importent ici ; mais il est deux mesures qui incombent au patron. Comme il est dangereux de porter à mains d'homme l'acide sulfurique dans le réservoir situé au-dessus de l'appareil de Gay-Lussac, il faut recommander d'alimenter ce réservoir à l'aide d'une pompe élévatoire ou d'une trompe à vapeur. D'autre part, il faut munir de sabots les ouvriers qui, pendant le chômage des chambres de plomb, sont chargés d'y pénétrer pour les nettoyer ou les réparer.

2° Le danger provenant des vapeurs sulfureuses et nitreuses intéresse à la fois la salubrité publique et l'hygiène des ouvriers. Il appartient à toutes les phases de la fabrication, et l'hygiéniste doit porter également son attention sur le foyer de production de l'acide sulfureux, sur le travail intérieur des chambres de plomb et sur ce que ces dernières ont besoin de rejeter au dehors d'elles, c'est-à-dire sur leurs déchets gazeux.

Quand l'acide sulfureux est obtenu par la combustion directe du soufre, au lieu de faire brûler du soufre en liberté sur la sole comme dans la figure 59, on emploie parfois un four constitué par un massif contenant une chambre de combustion où l'ouvrier introduit des marmites chargées de soufre qu'il allume ensuite à l'aide d'une tige de fer rougie. L'acide se rend aux chambres par un tuyau partant de la partie supérieure de la chambre. Lorsque la combustion est supposée complète, il ouvre de nouveau les portes, retire les marmites, en verse les résidus et les charge de nouveau. En ce moment, il est forcément plongé dans une véritable douche d'acide sulfureux. Aussi faut-il conseiller dans ce cas l'adoption du four Kuhlmann qui est copié sur le type des fours du gaz d'éclairage, et formé de cornues fixées dans le massif et munies d'un opercule antérieur. L'ouvrier n'ouvre qu'une seule cornue à la fois, retire le résidu avec un ringard dans un cendrier qu'on peut fermer rapidement. De plus, le tuyau de dégagement continue à entraîner l'acide en grande partie, pendant le défournement.

Pour le grillage des pyrites on a inventé différentes espèces de fours. Nous allons représenter les principaux types en donnant pour chacun d'eux de courtes explications. On n'emploie pas les mêmes fours quand le minerai est en morceaux et quand il est en poussière ou *menu*.

Dans le premier cas, après avoir bocardé les pyrites, de manière à les ramener au volume d'une noisette, on les grille le plus ordinairement dans le four représenté par la figure 62.

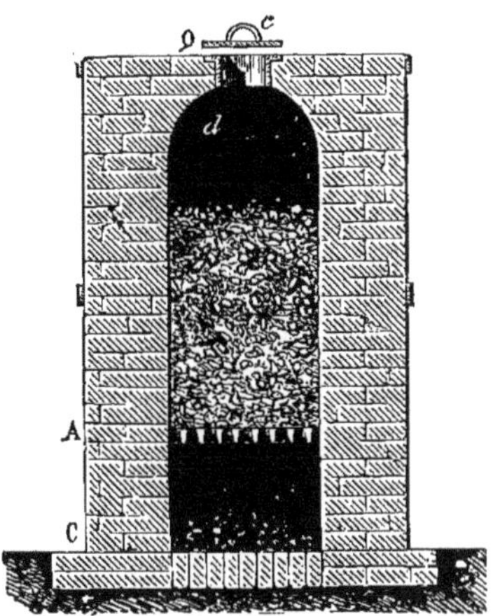

Fig. 62.

Ce sont deux murs réunis par une voûte de plein cintre. En A, au tiers de la hauteur, se trouve la grille. Au sommet de la voûte une ouverture O par laquelle on introduit d'abord du combustible pour élever au rouge la température des parois, puis le minerai qui continue à brûler seul. En dehors des moments d'introduction, l'ouverture reste fermée par l'opercule *c*. En *d* est l'ouverture par laquelle s'échappe l'acide sulfureux pour se rendre aux chambres.

Dans les fours dits de Marseille qui sont particulièrement

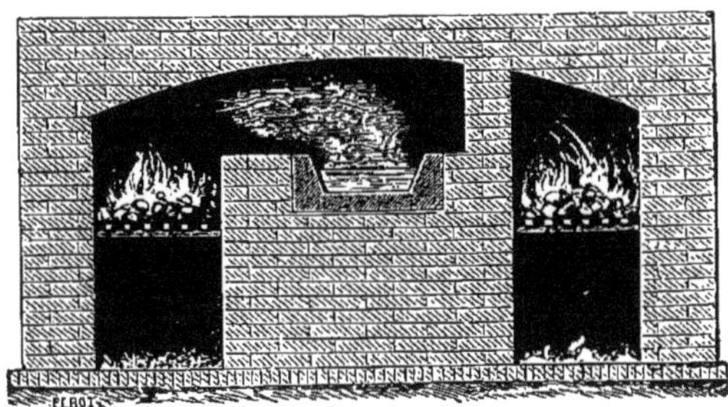
Fig. 63. — Four de Marseille.

employés dans le Midi et ont pour but de fournir à la fois aux chambres l'acide sulfureux et les composés de l'azote, il y a deux grilles entre lesquelles se trouve une cuvette en grès qui reçoit l'acide sulfurique et l'azotate de soude devant fournir l'acide azotique nécessaire à l'oxydation de l'acide sulfureux. Les pyrites sont sur les deux grilles.

Pour le grillage des pyrites en menu, le four le plus estimé est celui de M. Perret.

Sur la grille on met des pyrites en morceaux qu'on enflamme ; l'acide sulfureux et l'air viennent lécher le menu distribué sur six à huit soles en terre réfractaire, grâce à des ouvertures ménagées. L'acide sulfureux se dirige vers les chambres par la buse *d*.

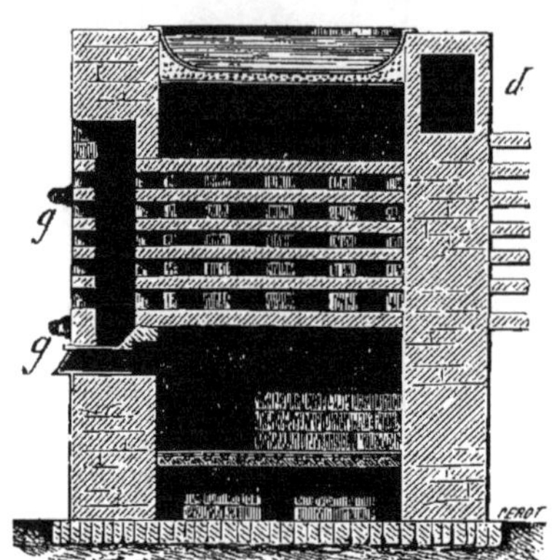

Fig. 64. — Four Perret.

Nous n'avons pas à apprécier la valeur industrielle relative des fours précédents, et nous devons nous contenter de poser les conditions que l'hygiène doit rechercher. Il faut que le four adopté soit construit de façon à ne pas donner lieu à des fuites ni à des reflux du gaz dans l'atelier. Il faut que le soufre des pyrites soit entièrement brûlé, non seulement par économie, mais pour qu'il n'infecte plus l'air au moment du défournement ; il faut en outre que le four n'envoie pas aux chambres de plomb plus d'acide sulfureux qu'elles ne peuvent en transformer en acide sulfurique. Car l'excès ne peut que contribuer à contaminer davantage le voisinage, à la sortie des chambres. Or, le type qui remplit le mieux ces conditions, c'est le four à moufle de Spens, surtout si on le dote des perfectionnements apportés par M. Godin.

Le caractère principal du four Spens est de séparer les flammes de soufre des flammes du foyer et de ne fournir que la quantité d'acide sulfureux que les chambres de plomb peuvent débiter sous forme d'acide sulfurique. Les flammes du foyer grillent les pyrites à travers une sole sous laquelle elles passent pour gagner la cheminée d'évacuation. La chambre de soufre située au-dessus de la sole se continue par un carneau qui conduit l'acide sulfureux aux chambres de plomb. Dans le procédé Godin, les pyrites, au lieu d'être répandues sur la sole en couche continue, sont mises en deux ou trois tas vis-à-vis de trois portes distinctes, ce qui permet de les ouvrir les unes après les

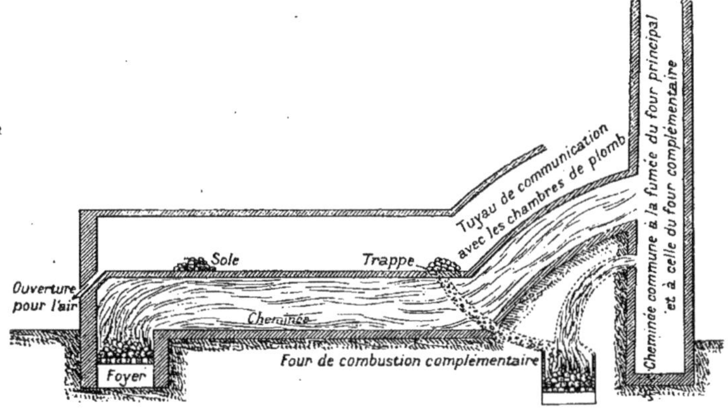

Fig. 65. — Four Godin.

autres pour le ringage. En outre des trappes correspondantes permettent de faire tomber les tas dans des fours ordinaires où les pyrites achèvent leur combustion, après avoir donné ce que les chambres peuvent consommer. L'acide sulfureux résultant de cette combustion complémentaire se dirige directement dans la cheminée d'évacuation, sans utilisation aucune.

Quand les chambres de plomb sont bien installées suivant la description donnée dans le sommaire, il n'y a réellement un danger considérable pour les ouvriers qu'au moment où ils pénètrent dans ces chambres pour les nettoyer. C'est alors qu'on peut observer d'une manière accentuée l'intoxication par un mélange de gaz sulfureux et nitreux ainsi que de vapeurs sulfuriques. Le premier effet consiste en constriction de la gorge, toux, dyspnée, douleurs stomacales et intestinales. Au bout d'un certain temps, on peut déjà entendre des râles nombreux, et l'expectoration devient abondante et sanguinolente. Plus tard l'angoisse et l'orthopnée deviennent considérables, il se produit des vomissements, du délire, de la cyanose et parfois la mort. Pour éviter de pareils accidents, il faut absolument exiger quinze jours de chômage et d'aération des chambres avant d'y laisser pénétrer les hommes.

Par le fait de la circulation qui s'établit dans les chambres de plomb, celles-ci doivent rejeter d'un côté pendant qu'elles reçoivent de l'autre. Elles ont besoin de se débarrasser continuellement d'un mélange où dominent l'acide hypoazotique et l'acide sulfureux. C'est sous ce rapport qu'elles menacent spécialement et considérablement la salubrité publique. Il importe donc de faire absorber ces vapeurs avant le déversement final, et on devrait rendre le condenseur de Gay-Lussac obligatoire.

Il arrive toutefois que le coke du condenseur se tasse et n'offre plus l'étendue de surface nécessaire pour que l'acide sulfurique absorbe toutes les vapeurs. Aussi serait-il bon de remplacer, comme l'a fait M. Hemptinne (1), le coke par des boules creuses en grès, de 15 centimètres de diamètre, percées de cinq trous à la partie supérieure. Ces boules se remplissent à moitié d'acide et présentent une grande surface de condensation tant à l'intérieur qu'à l'extérieur.

Il ne faut pas laisser substituer au véritable système de Gay-Lussac l'emploi d'un jet de vapeur au lieu de l'acide sulfurique, comme cela se pratique dans quelques fabriques des environs de Marseille, encore moins celui de coke sec, quelle que soit la hauteur de la colonne, ni enfin l'usage d'une série de bonbonnes renfermant les unes du coke, les autres de l'eau et de l'acide sulfurique.

3° Pour la concentration dans les chaudières de plomb et les alambics de platine, on se contente généralement,

(1) Freycinet, *loco citato*, p. 239.

soit de ménager une ouverture dans la toiture au niveau de ces récipients, soit d'établir une hotte débouchant à l'air libre. Le résultat est à peu près nul, car les vapeurs acides sont trop lourdes pour s'y engager.

Il est préférable de recourir à l'un des deux procédés suivants :

a. On enferme l'alambic dans une chambre d'aspiration

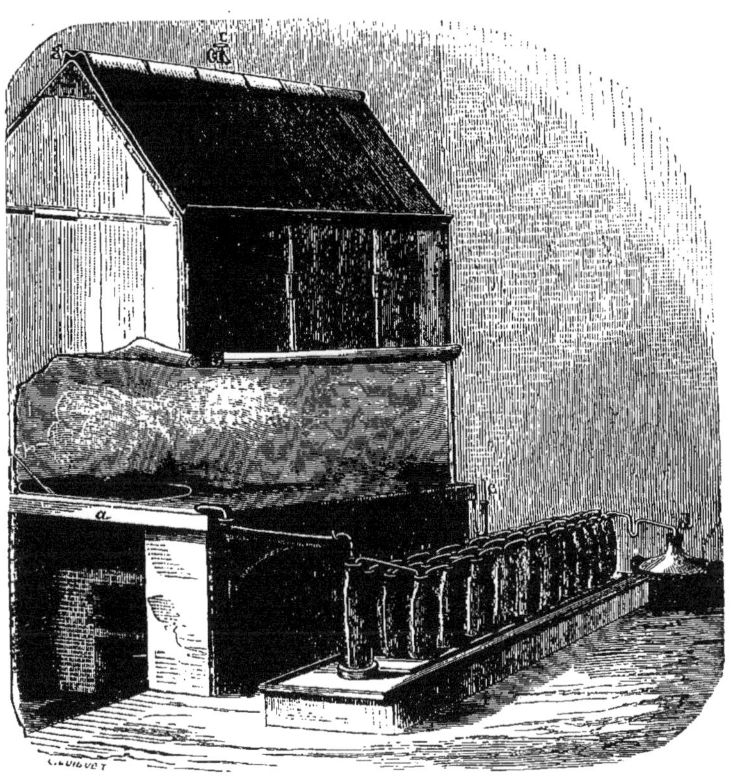

Fig. 66. — Appareil Faure et Kesler.

faite en maçonnerie bien étanche. Un corps en plomb qui plonge dans cette chambre conduit les vapeurs échappées par les fissures de l'alambic, dans la cheminée. Pour plus de précaution, il convient même d'interposer entre la cheminée et la chambre un condensateur qui ne laisse même arriver à la cheminée que peu de vapeurs.

b. Le nouveau procédé imaginé par MM. Fauvre et Kessler est peut-être préférable.

Cet appareil consiste en une cuvette en platine A, chauffée sur un fourneau en maçonnerie ordinaire. Elle est renfermée dans une chambre de plomb hermétiquement close. De plus les bords de la cuvette se recourbent et viennent plonger dans une rainure contenant de l'eau acidulée. Il en résulte une fermeture hermétique. Autour de la chambre il y a une circulation d'eau froide qui condense les vapeurs formées. L'acide passe des premières chaudières dans la cuvette de lui-même par un tuyau. Après concentration, il sort de lui-même de la cuvette par un autre tube qui l'amène dans une série de vases en grès reliés entre eux par des siphons. Du dernier vase un siphon à intermittence en verre le conduit dans les touries d'expédition. Il suffit de le soulever du doigt, pour arrêter l'écoulement.

Grâce à ce système, les ouvriers ne sont plus chargés eux-mêmes de transvaser dans les tourilles cet acide concentré qui les exposait à des brûlures terribles.

Dans la fabrique de Clermont, les chaudières de plomb en cascades sont elles-mêmes renfermées dans une chambre de plomb.

4° Les eaux résiduaires qui peuvent par leur acidité compromettre la végétation, les puits d'alimentation et le peuplement des rivières, doivent être neutralisées avant tout déversement.

AFFINAGE DES MÉTAUX PRÉCIEUX (OR ET ARGENT)

Cette industrie a pour but de séparer l'or et l'argent, qui sont souvent alliés entre eux ; cette séparation peut s'obtenir par trois procédés :

Par l'*acide azotique*, qu'on verse peu à peu dans un alambic en platine contenant l'alliage. La cucurbite de cet alambic repose sur un fourneau. D'abondantes vapeurs azotiques se dégagent et vont se condenser dans un récipient baignant dans de l'eau froide. Il reste dans la cucurbite une dissolution d'azotate d'argent et de l'or, celui-ci ayant résisté à l'action de l'acide azotique. Le dépôt d'or est lavé avec de l'acide azotique concentré, puis avec de l'eau distillée, et il est purifié définitivement par une fusion dans un mélange de nitre et de borax. D'autre part on réduit l'azotate d'argent par une lame de cuivre. Le précipité d'argent métallique est soumis à l'action d'une presse hydraulique, puis fondu aussi avec du borax et du nitre.

Par l'*acide sulfurique*, qu'on fait agir sur l'alliage dans des cornues en platine. Les vapeurs sulfuriques qui se dégagent des cornues vont se condenser dans un énorme tube en plomb. Le sulfate d'argent produit est, comme précédemment, réduit par du cuivre. L'argent et l'or, ainsi séparés, sont encore épurés comme dans le cas précédent.

Par l'*eau régale*, qui dissout l'or et transforme l'argent en chlorure; mais ce procédé coûteux n'est pas employé.

Hygiénologie. — Avec le procédé à l'acide nitrique, le danger principal se trouve dans le dégagement (voir page 79) de vapeurs d'acide azotique et hypoazotique. Pour atténuer cette cause de danger, une des premières conditions est que la chaudière de platine dans laquelle s'effectue la réaction soit parfaitement close, que l'acide azotique y soit introduit par une simple tubulure, et d'une manière fractionnée afin de filer, pour ainsi dire, la réaction et le dégagement, et que le tout soit placé sous une hotte conduisant à une cheminée haute de 30 mètres les vapeurs qui peuvent se perdre sur les différents points de l'appareil. Il faut en outre qu'un tuyau faisant suite à la chaudière conduise la masse des vapeurs dans un grand vase refroidi par de l'eau et suivi lui-même de tubes remplis de fragments siliceux humectés d'eau. Cette annexe retient une grande partie des vapeurs d'acide azotique qui se dégagent avec une grande intensité au début de l'opération. Il y a ainsi bénéfice à la fois pour l'hygiène et pour l'industriel, qui retrouve une partie du réactif employé, d'autant plus que dans cette traversée les vapeurs d'acide hypoazotique rencontrant de l'oxygène redeviennent en partie de l'acide nitrique. De plus encore, il a l'avantage de voir, par le fait de son absorption, son industrie élevée à la deuxième classe, ce qui lui donne les coudées plus franches dans son exploitation.

Avec le procédé à l'acide sulfurique, ce sont les dégagements des vapeurs de ce liquide et d'acide sulfureux (voir page 77) qui sont à redouter. Il importe donc qu'on prévienne leur diffusion dans l'atmosphère, en prenant des mesures pour les condenser. Pour ce faire, les cornues en platine où s'opèrent les réactions doivent être munies de chapiteaux coniques, terminés par des tubes recourbés s'abouchant à un long tube de plomb qui aboutit lui-même dans un grand réservoir en plomb maintenu à une température basse. L'acide sulfurique vaporisé se condense dans ces récipients de plomb. Pour fixer l'acide sulfureux qui continue sa route, on le fait arriver dans une caisse tournante contenant un lait de chaux. Il serait plus heureux encore d'imiter ce qui se fait à l'usine de la rue de la Fidélité à Paris. L'acide sulfureux y arrive dans une chambre où on amène d'autre part des vapeurs nitreuses, de l'air et de la vapeur d'eau, de façon à le transformer en acide sulfurique, comme dans les fabriques spéciales de ce dernier produit. On retrouve ainsi le réactif premier.

Il est deux opérations accessoires qui créent quelques inconvénients. L'argent obtenu a besoin d'être desséché dans des chaudières qui déversent de la vapeur d'eau entachée par une certaine quantité des réactifs employés. D'autre part la réduction du sulfate d'argent par des lames de cuivre donne naissance à du sulfate de cuivre qu'on a intérêt à utiliser commercialement. La réduction du nitrate d'argent donne naissance à du nitrate de cuivre que, pour les mêmes raisons, on a intérêt à transformer en sulfate. Dans l'un et l'autre cas, on est obligé de concentrer la dissolution dans d'autres chaudières pour obtenir les cristaux de cuivre. De là des vapeurs d'une autre nature. Pour toutes ces chaudières, il faut exiger des hottes et des cheminées d'évacuation. Enfin les cristaux ont besoin d'être desséchés dans des étuves. De là un certain danger d'incendie. Aussi doit-on établir ces étuves dans des bâtiments séparés.

FABRICATION DU PHOSPHORE

Elle précède naturellement celle des allumettes chimiques. On peut même dire que cette dernière lui donne seule sa raison d'être, car dans l'industrie le phosphore ne sert qu'à fabriquer les allumettes. Néanmoins cette fabrication se fait dans des usines tout à fait indépendantes.

Sommaire technique. — Dans l'industrie on extrait toujours le phosphore des os calcinés, dans lesquels il se trouve à l'état de sel tribasique, de phosphate de chaux et de magnésie.

La première opération consiste donc dans la *calcination* des os. Comme les os renferment beaucoup de matières organiques, on voit là l'occasion de faire l'économie de tout autre combustible. On enflamme donc la masse d'os elle-même, et le feu est alimenté par sa propre substance organique. L'opération se fait naturellement dans des fours à grille.

Les os calcinés sont ensuite broyés entre des meules, puis traités par l'acide sulfurique. C'est là l'opération de la *décomposition*. Elle s'effectue dans des baquets en bois contenant chacun 150 kilogrammes d'os. On noie ceux-ci dans l'eau qui doit les couvrir par une couche assez épaisse. On verse peu à peu l'acide sulfurique, en agitant constamment le mélange. Une mousse abondante se produit, elle est due au dégagement de l'acide carbonique du carbonate de chaux. On laisse la réaction se continuer pendant quarante-huit heures, en ayant soin de brasser seulement de temps en temps. Le sulfate de chaux formé se dépose, et le bain qui surnage est constitué par une dissolution de phosphate acide de chaux. Le dépôt est lavé plusieurs fois pour lui enlever le phosphate de chaux qu'il a pu retenir. Le bain et les lessives sont réunies pour fournir le phosphore.

On procède d'abord à la *concentration* de la liqueur en l'évaporant dans des chaudières en plomb.

On extrait ensuite le phosphore de la liqueur concentrée, en réduisant le phosphate acide par le charbon. De là le nom de *réduction* donné à cette opération. On ajoute des morceaux de charbon de bois à la liqueur concentrée. On évapore lentement en remuant constamment la masse. Il vient un moment où le liquide mousse, ce qui est dû à un dégagement abondant d'acide sulfureux provenant de la réaction du charbon sur l'acide sulfurique. A ce moment les ouvriers doivent remuer la masse avec une très grande activité pour éviter qu'elle ne s'attache à la chaudière. A la fin de l'opération il ne reste plus qu'un magma formé de phosphate acide de chaux et de charbon.

Ce magma est soumis à la *distillation*, dans des cornues placées dans un four chauffé par un foyer unique.

La *condensation* est le complément naturel de la distillation. Le phosphore volatilisé vient se condenser en traversant successivement les trois compartiments d'un condensateur rempli d'eau et muni d'une ouverture destinée à donner issue aux gaz.

Vient après la *purification* du phosphore brut. En effet celui qui se solidifie dans l'eau du condensateur est coloré et spongieux. Il renferme encore de l'arsenic, du charbon et du phosphore rouge. Pour le purifier, on le fait fondre sous l'eau. On ajoute du sable qui permet de le manier sans qu'il s'enflamme. On introduit le tout dans des cornues, on distille de nouveau, et le phosphore est reçu dans des capsules en plomb. Il reste à le *tamiser* à l'état de fusion à travers une peau de mouton chamoisée, et enfin à le *mouler* en baguettes en l'aspirant dans des tubes.

Pour transformer le phosphore blanc en phosphore amorphe, il faut le soumettre, dans une marmite parfaitement close, à une température de 280° pendant quinze jours, puis le broyer entre des meules siliceuses et le traiter par de la soude caustique bouillante.

Hygiénologie. — La fabrication du phosphore est des plus insalubres. Non seulement la fabrique, par la nature même de ses produits, est susceptible de devenir un foyer d'incendie pour les habitations voisines, mais constamment elle exerce sur les habitants rapprochés, sous une forme amoindrie, quoique appréciable, l'action toxique ou irritante que les ouvriers subissent d'une manière plus intense à l'intérieur, et qui est due aux nombreux gaz et vapeurs qui se dégagent pendant les diverses opérations. Toutefois ce dont les habitants se plaignent le plus, c'est de l'odeur insupportable que la calcination des os engendre par suite de la sortie par la cheminée d'une grande quantité de matières organiques ayant échappé à une combustion complète.

Quant aux ouvriers, ils sont exposés au centuple à toutes les conséquences qui précèdent. En outre ils ont à souffrir directement du maniement de l'acide sulfurique (77), du dégagement considérable d'acide carbonique (76) qui se fait pendant la décomposition, du dégagement de l'acide sulfureux (77) pendant la réduction par le charbon, du travail musculaire exagéré qu'ils sont obligés de fournir au moment de l'action de l'acide sulfurique et surtout au moment du mélange avec le charbon, du dégagement d'oxyde de carbone (1) et de vapeurs phosphorées (76) qui se fait par les ouvertures du condensateur ; enfin du maniement du phosphore pendant la purification. Mais on observe rarement chez les ouvriers employés à l'extraction du phosphore certains symptômes caractéristiques de l'empoisonnement par cette substance que nous aurons à constater dans la fabrication des allumettes. Grâce au travail sous l'eau dont il va être question, le maniement du produit final n'expose guère qu'à des brûlures marquées par une vive douleur.

Le décret de 1866 a reporté avec raison les fabriques de phosphore de la deuxième à la première classe, et c'est avec non moins de raison qu'il interdit d'y employer des enfants.

Les fabriques de phosphore doivent être éloignées des habitations, tant au point de vue des incendies que des dégagements. Malgré l'éloignement, l'inconvénient de l'odeur due à la calcination des os se fait encore sentir au loin. Pour l'amoindrir autant que possible, Payen a conseillé de se servir de *fours à flamme renversée*. Dans ces conditions, la flamme devient descendante au lieu d'être ascendante ; et la couche d'os incandescent est celle qui repose sur la grille. Par conséquent les gaz qui se dégagent des os, déjà chauffés, mais non encore incandescents, sont obligés pour gagner la cheminée de traverser la couche de ceux en ignition ainsi que la flamme, qui les réduit avant qu'ils ne puissent gagner la cheminée.

Toutefois on a recours plutôt aujourd'hui au fourneau de Flecke, qui détruit les gaz par un foyer particulier et a

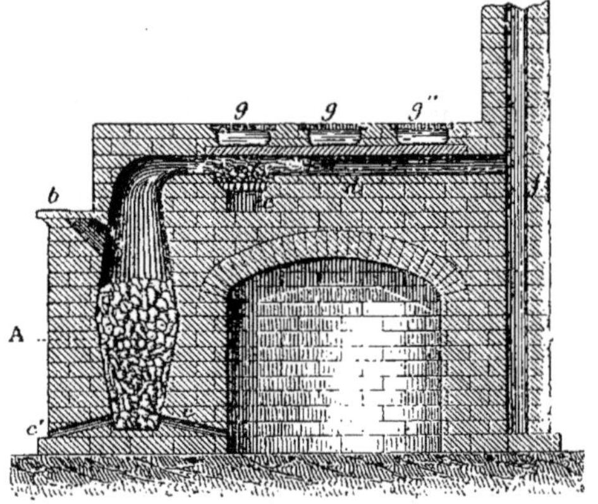

Fig. 67. — Appareil de Flecke.

A, Four recevant les os par la porte *b*. — *c*, *c'*, Carneaux pour l'introduction de l'air. — *d*, Carneau pour la sortie des gaz. — *e*, Petit foyer chargé de coke incandescent pour brûler ces gaz avant la cheminée *f*. — *g*, *g'*, *g''*. Chaudières d'évaporation.

l'avantage d'utiliser le calorique qui en résulte pour le chauffage des chaudières d'évaporation des solutions de phosphate acide de chaux.

Il ne serait pas bien difficile de remplacer la main-d'œuvre par des agitateurs mécaniques dans la deuxième et la quatrième opérations. On éviterait ainsi aux ouvriers une fatigue musculaire excessive et des inhalations trop directes d'acide sulfurique, d'acide carbonique et d'acide sulfureux.

Les appareils des deuxième, troisième et quatrième opérations doivent être placés sous des hottes ventilées par la cheminée.

Pour la distillation on emploie en France le fourneau à alandiers représenté par la figure 68.

Des cornues en grès CC sont chauffées par un foyer commun dont les flammes, après avoir séché la voûte C, s'échappent par la cheminée H. Les cols de ces cornues aboutissent à la partie inférieure des récipients en cuivre AA plongés dans des bassins d'eau froide BB, offrant deux tubulures, l'une *f* servant de trop-plein, l'autre *e*, pour

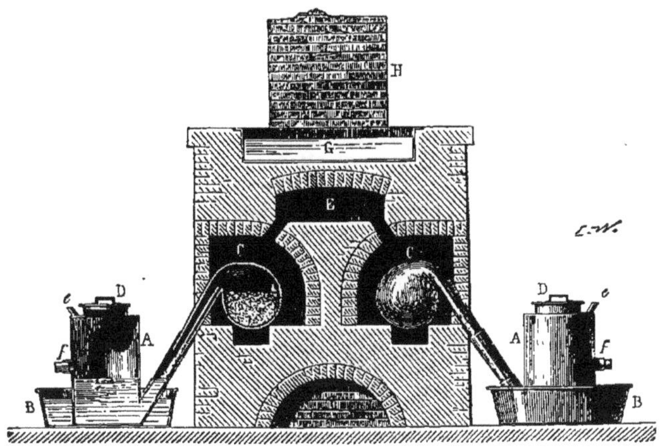

Fig. 68. — Four à alandiers français.

l'échappement des gaz de la distillation. Un couvercle D ferme l'ouverture large par laquelle on retire le phosphore après l'opération.

En Allemagne on se sert du fourneau représenté par la figure 69.

C'est un fourneau de galère dans lequel sont étagées des bouteilles en terre réfractaire. Les vapeurs de phosphore se rendent et se condensent dans les cylindres *a a* qui surmontent des récipients *b b* aux deux tiers pleins d'eau.

L'hygiène ne verrait qu'un seul avantage à adopter ce dernier appareil. Les ruptures accidentelles et par suite la production de torrents de vapeurs phosphorées et carboniques sont moins à craindre avec des cornues en terre réfractaire qu'avec des cornues en grès. Dans les deux cas il reste une défectuosité, c'est le dégagement, par le sommet du récipient tubulaire ou par la tubulure *e* du fourneau

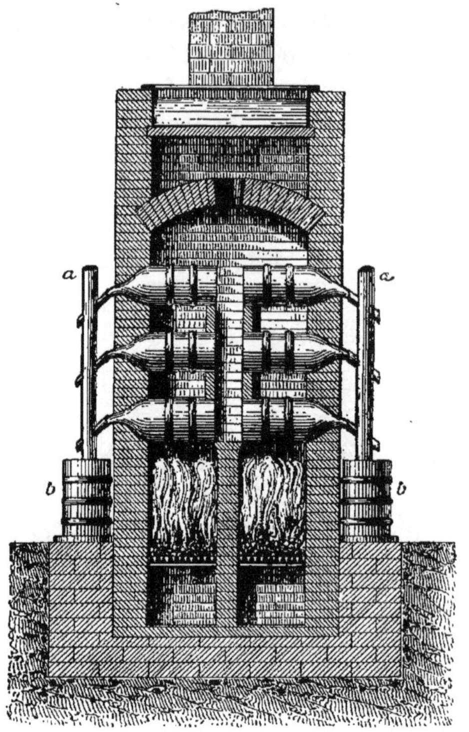

Fig. 69. — Four allemand.

français, d'une grande quantité d'oxyde de carbone provenant du charbon ajouté pour la réduction. Comme l'acide carbonique est moins dangereux et moins insidieux que l'oxyde de carbone, les ouvriers ont intérêt à enflammer la colonne de gaz qui s'échappe du condensateur.

Après la distillation, le phosphore ne doit être manié que sous l'eau. L'ouvrier ne doit jamais le toucher. Le tamisage à travers la peau chamoisée s'effectuera dans ces conditions en employant l'appareil de la figure 70.

Le bassin V V contient de l'eau chaude. On y plonge le sac en peau de chamois A contenant du phosphore solide. Celui-ci fond au contact de l'eau chaude. On comprime le sac à l'aide d'une capsule en bois C sur laquelle appuie une tige DE actionnée par le levier FH, et le phosphore passe dans l'eau en traversant la peau.

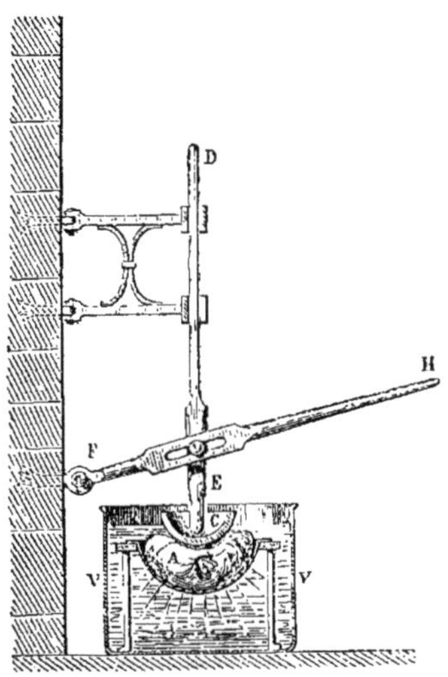

Fig. 70.

Pour donner au phosphore la forme de baguettes, il ne faut plus se servir comme autrefois de l'*aspirage* au tube, mais de ce qu'on appelle le *moulage* sous l'eau.

Le phosphore est fondu sous l'eau dans un vase en cuivre C que chauffe le bain-marie *b*. Un tuyau coudé à robinet débouche dans un bac *d* rempli d'eau. On peut lui adapter successivement des tubes de verre. En ouvrant le robinet, le phosphore arrive liquide dans le tube de verre et s'y solidifie. On

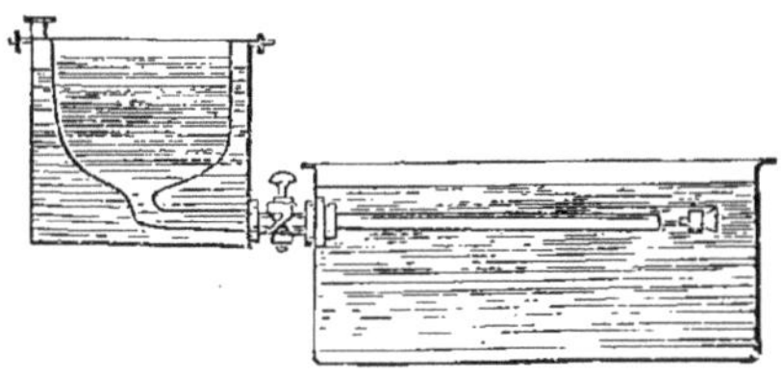
Fig. 71. — Moulage du phosphore.

retire le tube qu'il suffit de frapper pour faire tomber le bâton solidifié, et on place un nouveau tube.

Dans la transformation du phosphore blanc en phosphore

amorphe, le danger le plus considérable est encore celui des explosions de la chaudière, qui peuvent produire des blessures compliquées de brûlures et d'intoxications graves. A cet égard il importe de ne pas donner à la chaudière une occlusion trop absolue et de laisser un certain dégagement aux gaz. Le nouvel appareil de MM. Coignet remplit assez bien ce but.

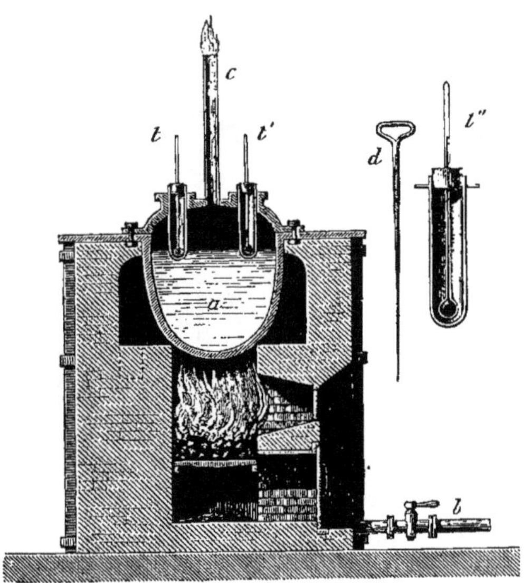

Fig. 72. — Appareil du phosphore rouge.

La chaudière en fonte *a* est chauffée par un foyer dont le tirage est réglé par le tuyau à robinet, *b*, suivant les indications des robinets *tt'*. Le tube *c* donne issue aux gaz enflammés. La tige *d* sert à désobstruer de temps en temps ce tube.

Le broyage par des meules siliceuses doit être opéré sous l'eau. La purification par la soude caustique bouillante qui engendre un fort dégagement d'hydrogène phosphoré doit se faire sous une hotte armée d'une cage vitrée.

Enfin il est utile d'avoir toujours sous la main dans les ateliers du liniment oléo-calcaire pour enduire immédiatement les brûlures accidentelles.

B. — Industries de la première classe avec interdiction relative du travail des enfants.

FABRIQUES D'ALLUMETTES PHOSPHORIQUES

Sommaire technique. — La première opération a pour but de diviser des petits cubes de bois en petites baguettes ayant les proportions ordinaires des allumettes. On l'appelle le *débitage du bois*. Autrefois cette division se faisait à la main, à l'aide d'un couteau. Aujourd'hui elle se fait plus rapidement et avec plus de sécurité à l'aide d'une machine. Du reste, actuellement, le débitage est exécuté en pleine forêt par des scieries particulières, et les fabriques d'allumettes reçoivent les billes toutes débitées. La seconde opération, dite *soufrage*, consiste à tremper les extrémités libres des allumettes dans du soufre en fusion. Ce premier enduit est nécessaire pour servir d'intermédiaire entre la pâte phosphorée et le bois. Sans lui, la pâte qui a pris feu sous l'influence du frottement brûle entièrement sans enflammer le bois. La combustion gagne au contraire facilement du phosphore au soufre et celui-ci, brûlant plus lentement, a le temps d'enflammer le bois à son tour.

La troisième a pour but la *préparation* de la *pâte phosphorée*. Deux procédés peuvent être suivis. Ils sont dits à *froid* ou à *chaud*. Dans ce dernier procédé, on fait une dissolution aqueuse de gomme que l'on porte à 50 degrés, puis on y projette le phosphore qui y entre immédiatement en fusion. Dans le second on se sert de gélatine comme agglutinatif. On la laisse un peu se gonfler dans l'eau froide, puis on chauffe pour que la dissolution se fasse. Quand celle-ci est un peu refroidie, on y ajoute seulement le phosphore.

Cette substance n'est que l'élément capital de la pâte, qui peut avoir une composition complexe et variée. Les deux variétés les plus employées sont les suivantes :

1° Phosphore, sulfure d'antimoine, sulfate de potasse, bioxyde de manganèse, bioxyde de plomb, gélatine ou gomme arabique.

2° Phosphore, sulfure de plomb, sable, ocre, gélatine ou amidon.

Quand la pâte a acquis la consistance voulue, on y plonge l'extrémité soufrée des allumettes. C'est ce qu'on appelle le *trempage*.

A cette opération succède le *séchage*, qui consiste à faire séjourner plus ou moins longtemps les allumettes trempées dans des étuves chauffées généralement à la vapeur.

Vient enfin l'*empaquetage*.

Hygiénologie. — Les habitants qui se trouveraient très rapprochés d'une fabrique d'allumettes chimiques auraient certainement à souffrir des émanations phosphorées et sulfureuses qui se produisent. L'isolement relatif qu'on exige aujourd'hui et les perfectionnements apportés dans l'aménagement de ces fabriques rendent ce premier genre de danger à peu près négligeable. Mais il n'en est plus de même d'un autre danger inhérent à cette industrie. Ces substances si combustibles, qu'on est obligé de soumettre à des températures élevées, peuvent engendrer des incendies avec la plus grande facilité, et le vent peut de son côté propager le sinistre au delà de la limite d'isolement. De toutes les opérations, celle qui expose le plus aux incendies est le séchage.

C'est donc avec raison que W. Zettel (1) prescrit de ne jamais faire le séchage à l'aide de foyers directs, mais avec un courant d'air chaud fourni par un foyer éloigné, de construire des étuves petites et isolées, en ciment et voûtées, fermées par des portes doubles en fer, recevant l'air chaud par des tuyaux munis de soupapes capables d'arrêter instantanément le courant d'apport, déversant l'air déjà chargé de vapeurs phosphorées dans un foyer éloigné par des tuyaux partant de la voûte et munis aussi de soupapes

(1) *Annales d'hygiène*, 2e série, t. XLIV, p. 195.

capables d'arrêter instantanément la sortie. Il est nécessaire aussi de ménager une ouverture fermée par une vitre permettant de lire la température intérieure sur un thermomètre; d'établir d'autre part, à la partie inférieure de la porte, une trappe qu'on peut lever dans le cas où la température intérieure ne baisse pas assez vite, malgré la fermeture des registres inférieurs. Si, malgré ce moyen de refroidissement, le feu venait à prendre, la fermeture de toutes les soupapes le forcerait bientôt à s'éteindre faute d'oxygène.

Ce qui peut aussi favoriser la production des incendies, c'est la présence d'une certaine quantité de chlorate de potasse qui provoque l'inflammation du soufre et du phosphore. Rien que pour cette raison, on doit renoncer au phosphore amorphe qui exige son mélange avec beaucoup de chlorate de potasse.

Au point de vue de l'éventualité d'incendies soit dans les fabriques, soit même chez les consommateurs, comme au point de vue de l'hygiène des ouvriers, il importe de limiter la quantité de phosphore à introduire dans les pâtes. Les pâtes à 60 p. 100 de phosphore sont suffisantes. Dans ces conditions les allumettes s'enflamment et se conservent bien. Il serait même facile d'établir à ce sujet une certaine surveillance, car on peut reconnaître à l'inspection des allumettes si elles renferment beaucoup ou peu de phosphore. Plus il y a de cette substance, plus le bout est mat et non brillant, moins elle fait de bruit, plus sa flamme est jaune, plus le bout se gonfle en laissant un résidu noir qui dans l'obscurité présente des points brillants.

Quelles que soient les dispositions adoptées et les précautions prises à l'intérieur, la première mesure à prendre est l'éloignement de la fabrique des lieux habités. On limite ainsi l'incendie et les dangers des vapeurs phosphorées à l'usine même. Il faut surtout défendre, sous les peines les plus rigoureuses, la fabrication en chambre.

Pour mieux sauvegarder la salubrité publique et pour

réserver le droit de supprimer des fabriques qui ultérieurement auraient été reconnues la compromettre, la loi de 1852 ne permettait de donner des autorisations que pour cinq ans. Depuis, la durée des autorisations a été portée à dix ans, afin de ne point entraver l'industrie. Du reste, l'adoption actuelle du monopole rend cette mesure inutile.

La fabrication des allumettes phosphoriques a le triste privilège d'engendrer une maladie tout à fait caractéristique et grave, c'est la nécrose des maxillaires. Cette nécrose envahit beaucoup plus souvent le maxillaire inférieur que le supérieur. Elle s'annonce par le gonflement et l'irritation des gencives. Plus tard il s'établit un engorgement phlegmoneux qui peut s'étendre au cou et même à la partie supérieure du thorax. Des fusées purulentes s'établissent, et bientôt une ou plusieurs ouvertures viennent donner issue à un pus ichoreux. L'engorgement périphérique se restreint peu à peu, mais la région maxillaire reste tuméfiée. Les dents s'ébranlent et tombent, puis, après un temps toujours long, le séquestre est rejeté, souvent d'une façon brusque par un mouvement de la langue. A dater de ce moment, les choses semblent rentrer relativement dans l'ordre, sauf la perte des dents et la déformation acquise. Parfois même l'os se régénère, mais ce travail de réparation n'a jamais été observé dans les cas de nécrose du maxillaire supérieur. Il va sans dire que par contre la mort peut survenir par épuisement ou infection purulente.

On n'est pas encore complètement d'accord sur le mécanisme de cette nécrose. On admet généralement aujourd'hui que les vapeurs phosphorées donnant naissance à de l'acide phosphorique enflamment les gencives et le périoste, que la suppuration qui s'établit ensuite décolle celui-ci, et que l'os ayant perdu sa membrane nutritive est frappé de mort. Quelques-uns cependant placent le point de départ du processus dans les dents elles-mêmes et non dans les gencives. On avait pensé autrefois que le phosphore altérait chimiquement l'émail et l'ivoire. Mais aujourd'hui on ne fait agir les dents que par leur carie préalable, qui permettrait l'introduction du phosphore solide dans l'alvéole elle-même.

Une conséquence pathologique plus lente à se produire, plus insidieuse mais plus fréquente, est la production chez les ouvriers d'une cachexie particulière. Elle se traduit par un amaigrissement progressif, la teinte jaune de la peau, de l'asthme, de la bronchite catarrhale, de la céphalalgie, un affaiblissement des facultés intellectuelles, de l'engourdissement des membres, de la dyspepsie, des coliques, et chez la femme par une certaine tendance à l'avortement.

Enfin, ils sont exposés à des brûlures que le phosphore rend très douloureuses et sérieuses.

L'objectif principal, sinon unique, doit être d'éviter aux ouvriers l'action si fâcheuse des vapeurs phosphorées. On peut déjà travailler efficacement dans ce sens en adoptant certaines dispositions dans l'aménagement de la fabrique. Il faut d'abord des bâtiments séparés, et même assez éloignés les uns des autres, pour l'emmagasinage des matières premières, le soufrage, la préparation de la pâte phosphorée, le trempage, le séchage, la mise en boîtes et l'expédition du produit. La ventilation doit y être assurée par une grande cheminée centrale de 36 mètres de hauteur, dans laquelle le tirage doit être établi par un foyer spécial. Autour de chaque bâtiment doit être construit un carneau souterrain débouchant dans cette cheminée. Des ventouses conduisant à ce carneau doivent être établies intérieurement au niveau de tous les points où il peut particulièrement se produire des vapeurs phosphorées. Un petit chemin de fer à embranchements nombreux doit permettre de transporter partout dans des wagonnets en fer les matières et les produits.

Jettet, qui est de ceux qui pensent que le phosphore ne peut arriver à engendrer une nécrose que chez ceux qui ont déjà des caries dentaires, demande que les dents de tous les ouvriers soient examinées non seulement à leur entrée, mais encore d'une manière périodique. Même en n'admettant pas ce genre de genèse, on ne peut qu'approuver cette mesure qui apportera toujours un certain concours à la prévention. Magitot (1) appuie aussi sur la nécessité de ces inspections, et il demande que tout ouvrier atteint d'une carie dentaire pénétrante ne soit plus admis dans l'atelier qu'après l'ablation ou l'obturation de la dent malade.

Une mesure préventive, toute personnelle, qui a été imaginée par Letheby, de Londres, et qui est loin d'être insignifiante, consiste à suspendre au cou de chaque ouvrier une petite boîte en fer-blanc, contenant de l'essence de térébenthine. Même à faible dose, cette substance empêche,

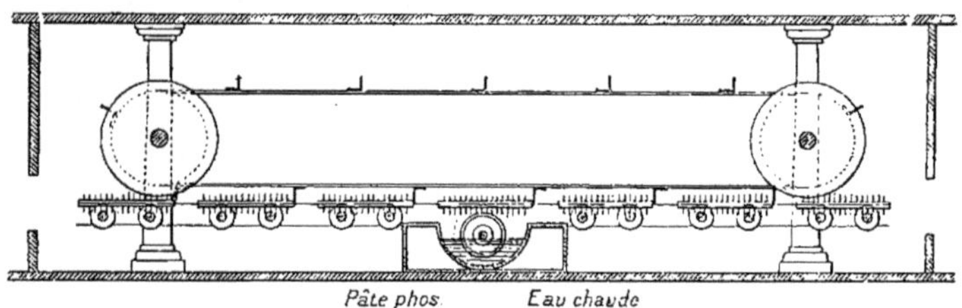

Fig. 73. — Machine à tremper.

en effet, la combustion spontanée du phosphore. Il est même probable qu'elle neutralise l'action des vapeurs déjà formées.

Eulenberg et Vohl proposent l'emploi permanent d'un respirateur rempli de charbon (2).

Comme l'opération qui expose le plus aux vapeurs phosphorées est le trempage, il faut conseiller, sinon exiger l'emploi de la machine à tremper de MM. Bell et Higgins. Tout le système est enfermé dans une cage qui ne présente qu'une petite ouverture à ses deux extrémités. A l'une d'elles un ouvrier dispose les cadres de bois d'allumettes non encore trempées ; à l'autre, un second ouvrier

(1) *Comptes rendus de l'Académie des sciences*, 26 octobre 1875.

(2) *Viertel Jahrsch. f. ger u. off. Med.* Nouv. sér., t. XIII, n° 1.

recueille les cadres de bois d'allumettes déjà empâtées. Deux chaînes sans fin enroulées sur des poulies aux extrémités de la machine font mouvoir la série de cadres horizontalement sur des galets, de la porte d'entrée à la porte de sortie. A la partie moyenne, un récipient à double paroi renferme de la pâte maintenue liquide par un bain d'eau chaude contenu entre les deux parois. Un cylindre cannelé tourne en plongeant légèrement dans la pâte et se couvre incessamment de celle-ci. Au moment où un cadre arrive au-dessus du cylindre cannelé, il est saisi par un cadre vertical qui, par une pression exercée de haut en bas, implante les extrémités des allumettes dans les cannelures.

Il me semble qu'il serait facile aussi d'assainir l'opération de la pâte. Elle se fait ordinairement dans un simple vase plongé dans un bain-marie muni, il est vrai, d'un couvercle, mais qui n'a rien d'hermétique.

Ne pourrait-on pas disposer le tout dans une hotte vitrée et arriver à introduire le phosphore et à agiter le mélange sans avoir à retirer le vase?

Une mesure beaucoup plus radicale serait certainement la suppression du phosphore dans la confection des allumettes chimiques. On avait espéré arriver à un résultat équivalent en se contentant de substituer le phosphore amorphe rouge au phosphore blanc. En effet, le premier s'enflamme beaucoup moins facilement, ce qui atténue déjà un peu les dangers d'incendie. En outre il n'émet pas de vapeurs à la température ordinaire. Néanmoins l'observation a montré qu'il n'était pas complètement innocent pour les ouvriers et qu'il ne faisait que rendre l'intoxication moins fréquente et moins intense. De plus, comme il est peu inflammable, on est obligé d'ajouter à la pâte beaucoup de chlorate de potasse, ce qui fait que ces allumettes détonent beaucoup et projettent de tous côtés des parcelles incandescentes. M. Coignet de Lyon a cru aussi perfectionner l'idée première, en ne faisant pas entrer le phosphore amorphe dans la pâte elle-même et en le fixant seulement avec de la colle forte sur le papier sur lequel l'allumette doit être exclusivement portée pour s'enflammer. La préparation du papier phosphoré ne changeait pas beaucoup les conditions des ouvriers. De plus le lambeau de papier collé sur la boîte est en général déchiré ou rendu inefficace par l'humidité, avant que la boîte soit entièrement employée. Aussi les consommateurs se sont-ils bientôt éloignés de ce produit. Somme toute, le phosphore amorphe n'a pas été un succès industriel et il ne saurait avoir la prétention d'être le dernier mot, au point de vue de l'hygiène. Il n'y aura réellement de solution parfaite et définitive que dans la découverte et l'emploi obligatoire d'une pâte sans phosphore, sous aucune forme. Des tentatives déjà assez heureuses ont été faites dans ce sens, et il est du devoir des hygiénistes de peser sur les industriels pour qu'ils s'engagent dans la même voie. Voici la formule d'une pâte qui semble s'approcher beaucoup du but :

Sulfure d'antimoine, sulfure de fer, soufre, cyano-ferrure de potassium, chlorate de potasse, bichromate de potasse, nitrate de plomb, minium, bioxyde de plomb, nitro-mannite, sable, verre pulvérisé, gomme adragante et dextrine.

Je ferai remarquer toutefois qu'on n'aura au fond éliminé ainsi que la possibilité de la nécrose et de la cachexie phosphorées, et que plusieurs des substances inscrites dans cette formule, pouvant produire des intoxications d'un autre genre, mais graves, il sera toujours utile de maintenir toutes les dispositions et précautions indiquées plus haut, même celles prises en vue des incendies que le nouveau mélange ne ferait que rendre moins imminentes.

Qu'il y ait phosphore, ou non, dans la méthode suivie, il y a encore deux dangers moins importants, il est vrai, mais qu'il ne faudrait pas négliger : ce sont les émanations sulfureuses produites par le soufrage et les poussières de bois développées au moment du maniement des billes de bois expédiées par les scieries. Si on ne peut pas toujours exiger un appareil analogue à celui du trempage dans la pâte phosphorée, on doit toujours prescrire l'usage d'une hotte vitrée en communication avec la cheminée d'appel. Il faut aussi exiger que les billes passent par des vanneuses mécaniques avant d'être livrées aux ouvriers.

Pour les enfants, la loi se contente de défendre de les laisser travailler là où on fond la pâte et où on fait le trempage. On peut les employer pendant six heures dans les autres ateliers.

TRIPERIES ET BOYAUDERIES

Sommaire technique. — Les boyauderies ont pour but de fournir à certaines préparations comestibles une enveloppe résistante à l'aide de boyaux débarrassés de leur muqueuse et de leur tunique péritonéale, réduits par conséquent à leur tunique musculeuse. Elles fournissent aussi la matière première de la fabrication des cordes de boyaux pour les instruments de musique et divers autres objets.

La préparation des boyaux nécessite une longue série d'opérations, dont la première, appelée *dégraissage*, a pour but de les dépouiller de la masse adipeuse qui y adhère. L'ouvrier enlève simplement la graisse à l'aide d'un couteau; l'intestin étant sorti au fur et à mesure d'une cuve d'eau, cette immersion préalable rend le détachement plus facile.

Après le dégraissage vient le *retournage*, qui se fait uniquement avec les doigts et qui a pour but d'invaginer l'intestin de façon à ce que la muqueuse devienne extérieure. Pour faciliter le glissement, l'opération doit s'exécuter dans un baquet rempli à moitié d'eau. On provoque ensuite la *fermentation putride* en suspendant dans un tonneau défoncé une masse de boyaux encore mouillés d'eau.

L'opération demande trois jours en été et de six à huit jours en hiver. Elle a pour but de rendre plus friable la muqueuse qui est beaucoup plus putrescible que la musculeuse. Mais il ne faut pas laisser celle-ci se compromettre elle-même, et on doit arrêter la putréfaction, sitôt que des bulles de gaz fétide apparaissent dans les parois, cela en continuant ensuite le traitement ultérieur des boyaux, ou, si cela ne peut se faire, en arrosant ceux-ci de vinaigre.

L'opération subséquente, le *ratissage*, consiste à enlever, par un simple frottement des doigts, la muqueuse transformée en une véritable pulpe par la putréfaction. Ici encore tout cela se fait au-dessus d'un baquet d'eau dans lequel la masse reste immergée. De là, les boyaux passent au *lavage* qui se fait dans des cuves dont on renouvelle l'eau deux fois par jour, et on les agite à chaque instant. Cela dure trois jours. Puis on soumet les boyaux à l'*insufflation*.

Après avoir lié une des extrémités, l'ouvrier souffle de l'air vigoureusement à l'aide d'un tube en roseau introduit dans l'autre extrémité. Quand la distension est suffisante, il applique une ligature sur ce dernier bout et jette le boyau dans un baquet d'eau. Il le retire bientôt pour le porter au *séchage* qui se fait en plein air, ou sous des hangars, par la simple suspension à des cordes tendues sur des perches et qui exige environ cinq jours. Après le séchage vient la *désinsufflation*, qui s'obtient dans une pièce humide, en perçant le boyau et en l'aplatissant entre les doigts; puis l'*aunage* ou mise en paquets de 15 à 20 mètres; le *soufragé*, qui a le triple but de blanchir les boyaux, de détruire l'odeur et de les préserver des mites, et qui s'effectue dans des étuves calfeutrées où on brûle de la fleur de soufre. La dernière opération est dite *ployage*. Ce n'est qu'une mise en paquet avec aspersion de poudre de camphre et de poivre.

Dans certaines boyauderies, à coté des boyaux à destination alimentaire on prépare aussi la baudruche, des cordes à musique et des poches à tabac. La baudruche est formés avec la membrane péritonéale du cœcum du bœuf. On la détache, on la trempe dans une solution de potasse, on la ratisse, on la fait sécher en la tendant sur un châssis, on la lave sur ce dernier avec une solution d'alun; on l'enduit, après nouvelle dessiccation, avec un mélange de vin blanc, de colle de poisson et de principes âcres et aromatiques, enfin on la couvre d'une couche de blanc d'œuf (1).

Pour les cordes, il suffit de diviser le boyau dépouillé de sa muqueuse en quatre lanières à l'aide de quatre lames agencées en croix. On file ces lanières sur un métier et les cordes ainsi obtenues sont portées au *soufroir*. Après dessiccation, on complète la torsion sur le métier, puis on soumet à l'*étrichage* qui consiste à les frotter avec un archet en crin imprégné d'une solution alcaline. Enfin on les enduit d'huile d'olives. Dans certains cas, on les colore avant, soit en bleu avec le tournesol de Hollande, soit en rouge avec du marc de cochenille.

Quoique les poches à tabac se préparent rarement dans les locaux mêmes des boyauderies, leur fabrication n'en reste pas moins une annexe inséparable de cette industrie. On se sert pour cela tantôt de vessies de cochon, tantôt de panses de moutons. Quand la confection doit s'effectuer dans des ateliers éloignés, les panses sont expédiées dans des tonneaux contenant une solution de sel de morue. A leur arrivée, ces tonneaux sont défoncés au-dessus de cuves remplies d'eau ; à cette eau vient se mêler leur contenu. Les panses sont lavées, écharnées, puis mises dans un bain de chaux, et rincées dans une solution de sel ammoniacal.

Hygiénologie. — Dans les boyauderies l'air est constamment sursaturé d'humidité et d'émanations putrides. Aussi les ouvriers sont-ils souvent atteints de diarrhée, de dyspepsie, de bronchites catarrhales, d'hydroémie, d'œdème des jambes. Ils sont parfois pâles et languissants. L'odeur qui y règne est nauséabonde et écœurante au point de troubler complètement les fonctions digestives ; mais, heureusement, l'accoutumance s'établit assez vite sous ce rapport.

Toutefois le soufflage reste toujours, même pour les ouvriers les plus anciens, une opération pernicieuse à plu-

(1) Extrait de l'*Hygiène industrielle*, de Vernois.

sieurs titres. En reprenant sa respiration, l'ouvrier se trouve aspirer un air tout à fait infect qui irrite ses voies buccales et pulmonaires, qui dépose dans les vésicules des miasmes prédisposant aux pneumonies infectieuses. Souvent les lèvres se tuméfient et s'ulcèrent. L'acte mécanique de l'insufflation est lui-même très fatigant pour l'appareil respiratoire et produit à la longue de l'emphysème. Le contact continuel des mains avec une eau de macération qui est très alcaline, macère l'épiderme, l'use par places, produit des crevasses douloureuses surtout dans les intervalles digitaux. Les mains et les avant-bras deviennent le siège d'un engourdissement qui peut devenir une véritable anesthésie. D'autre part le soufrage expose aux inconvénients de l'acide sulfureux.

La salubrité publique est mise en cause à la fois par la dispersion de l'air intérieur et par l'écoulement des eaux résiduaires. Par les temps chauds et sous l'influence de certains vents, les odeurs infectes des boyauderies vont se faire sentir au loin.

Les fabriques de poches à tabac présentent ce genre d'incommodité au plus haut degré. Au moment où l'on défonce les tonneaux de transport, il se produit une véritable trombe d'émanations infectes qui non seulement sont difficilement supportées par les ouvriers, mais qui vont à une très grande portée. Ces émanations ont en outre le grave inconvénient d'être fortement chargées d'alcool amylique. Quant aux eaux résiduaires qui entraînent souvent avec elles des débris animaux volumineux, elles vont semer sur tout leur trajet des foyers de putréfaction contaminant les puits et les cours d'eau.

La législation ne condamne que l'emploi des enfants pour le soufrage. La réglementation administrative se borne en général à éloigner cette industrie des habitations, à exiger une large alimentation d'eau, l'imperméabilisation du sol, des lavages fréquents, le transport des eaux résiduaires par des canaux souterrains et l'enlèvement journalier des débris. Enfin elle défend la réception d'intestins contenant encore des matières fécales. Mais dorénavant les conseils d'hygiène doivent se montrer plus exigants. On doit remplacer la putréfaction par un traitement chimique dans une dissolution de chlorure de soude.

Il importe de faire comprendre aux boyauderies qu'à côté du bénéfice hygiénique, il y a un avantage industriel comme durée de l'opération et comme valeur du produit. Il suffit de quelques heures au lieu de plusieurs jours, et la tunique musculeuse reste plus résistante qu'après l'emploi de la putréfaction. Du reste l'administration a eu raison d'encourager l'emploi de ce procédé en accordant le bénéfice de la deuxième classe aux industriels qui y ont recours. On doit aussi défendre le soufflage par la bouche et l'exécuter au moyen de gros soufflets mus avec le pied à l'instar des meules de rémouleurs. Il est bon encore de faire silicater les murs à une certaine hauteur, pour éviter d'en faire des éponges à miasmes ; d'exiger une grande ventilation des ateliers et des greniers, l'emploi de matériaux incombustibles et de portes de fer pour la construction des étuves à soufrage. Il faut recommander aux ouvriers de porter des surtouts en toile cirée, des tabliers de cuir et des sabots; de ne pénétrer dans les salles de soufrage qu'après les avoir aérées. Enfin, dans les ateliers destinés à la fabrication des poches à tabac, il est facile d'éviter la douche odorante, en opérant le défoncement en pleine eau de la cuve et non plus au-dessus de cette dernière.

C. — Industries de première classe avec autorisation complète du travail des enfants.

EXPLOITATION DES VARECHS

Sommaire technique. — Cette exploitation constitue une industrie assez importante sur les bords de l'Atlantique, en France et en Angleterre. Les cendres de ces plantes, improprement appelées *soudes de varechs*, n'ont d'abord été employées qu'à la fabrication de verres communs ; mais aujourd'hui elles servent à l'extraction de la soude, de la potasse et de certains composés de brome et d'iode.

Un grand nombre d'habitants des côtes sont employés à la *récolte des varechs*. Elle porte à la fois sur les petites espèces de fucus qui croissent sur les roches sous-marines et sur les gros fucus qui se développent dans les eaux profondes de la haute mer, et que la violence des flots détache et rejette sur les grèves. On les fait d'abord sécher au soleil, puis on les réunit en tas qu'on abandonne à l'action de l'air, depuis le printemps jusqu'au mois d'août. On procède alors à l'*incinération*. Elle se fait le plus souvent dans des fosses creusées dans le sable et tapissées de pierres ou de briques. On met une première couche qu'on enflamme de suite, et on ajoute de nouvelles masses de varechs au fur et à mesure que la combustion s'effectue. Bientôt la masse calcinée prend un aspect pâteux. Un ouvrier l'agite avec un ringard en fer de manière à renouveler les surfaces et à ramener au contact de l'air les matières organiques qui ne sont pas encore brûlées. Lorsque la masse s'est durcie par le refroidissement, on la casse en blocs qui sont expédiés sans le moindre emballage.

L'extraction des substances que les blocs ou cendres de varechs peuvent fournir au commerce s'effectue dans l'intérieur d'usines spéciales. Elles y sont d'abord soumises au *lessivage* qui ne se fait pas de la même façon en France et en Angleterre. En France on décompose méthodiquement l'opération de façon à obtenir séparément les diverses espèces du sel. On soutire la première eau dès qu'elle est arrivée à marquer 15° à 18° B. à l'aréomètre. A ce moment elle renferme presque exclusivement les chlorures, bromures et iodures alcalins. Il suffit donc d'évaporer à part pour les obtenir. Un second bain est versé sur le résidu et on le soutire quand l'aréomètre marque 8°. Celui-ci n'enlève guère que des sulfates qu'on réalise par l'évaporation de cette seconde lessive.

Les eaux mères qui restent après la cristallisation des chlorures dans les bassins d'évaporation servent à l'extraction de l'iode et du brome, ainsi que des iodures et des bromures.

Pour l'extraction de l'iode, on commence par traiter les eaux mères avec de l'acide sulfurique qui les purifie en décomposant les sulfures, les sulfites et les hyposulfites. Cette opération, qui dégage une assez grande quantité d'acides sulfhydrique et sulfureux, est à tort généralement effectuée dans de grandes cuves ouvertes. Après la séparation du soufre qui s'est déposé sous l'influence de la réaction, il reste un liquide clair qu'en France on répartit dans de grandes touries en grès munies chacune de trois tubulures. L'une d'elles reçoit un tube correspondant à un appareil générateur de chlore. Une autre sert à la sortie du chlore non absorbé. La troisième, plus large que les deux premières, sert à introduire un instrument pour brasser le contenu. Sous l'influence du chlore, l'iodure de potassium que renferment naturellement les eaux mères se transforme en iode et en chlorure de potassium. L'iode se dépose dans la tourie sous forme d'une poudre noire qu'on retire de temps en temps, à l'aide de palettes en bois. En Angleterre on procède par *sublimation*. On introduit dans une cornue le liquide éclairci par l'acide sulfurique, en même temps que du bioxyde de manganèse et de l'acide sulfurique et on chauffe. L'iode sublimé vient se solidifier dans une série de récipients sphériques.

Pour l'extraction du brome, on peut employer les eaux mères qui ont fourni du chlorure de magnésie, ou même celles dans lesquelles le chlore vient de précipiter l'iode. On concentre ces eaux mères ; puis on les distille sur de l'acide sulfurique et du bioxyde de manganèse. Le brome se volatilise et vient se condenser dans un récipient qui contient de l'acide sulfurique et qui est constamment refroidi par un courant d'eau froide.

Dans les mêmes usines on prépare aussi généralement de l'iodure et du bromure de potassium, en faisant agir directement de l'iode ou du brome sur de la potasse caustique. La liqueur est ensuite évaporée à siccité, puis le résidu solide est calciné au rouge pour transformer en iodure l'iodate qui s'y trouve mélangé à de l'iodure de potassium; on dissout et on évapore dans une chaudière où le sel cherché se cristallise.

Hygiénologie. — C'est avec raison que l'administration a placé dans la première classe l'exploitation des varechs, d'autant plus que, sur les côtes de France, elle est pratiquée d'une manière tout à fait primitive et grossière. Il se passe toujours entre le moment de la récolte et celui de l'incinération un certain temps pendant lequel ces matières végétales si putrescibles, et humectées d'une eau chargée elle-même de détritus organiques, restent accumulées au soleil et trouvent ainsi toutes les conditions favorables à une active fermentation.

L'incinération, se faisant à ciel ouvert pour permettre le renouvellement de la surface, charge l'atmosphère d'une fumée âcre, irritante et nauséabonde dans une assez grande étendue. Il est certain qu'il y a un grand intérêt à opérer cette incinération sur place. On évite ainsi des frais de transport considérables et, en outre, de colporter des matières organiques en putréfaction dans des lieux plus habités et plus éloignés. Mais on devrait exiger que cette opération se fît sur place dans des fours portatifs. Cette amélioration a déjà été introduite par l'initiative de quelques exploitants. Avec ces fours la situation des ouvriers se trouve considérablement amendée. Ils ne sont plus obligés de se tenir aussi penchés sur le foyer de combustion pour agiter la masse avec leurs ringards. Ceux-ci peuvent même être manœuvrés à travers un trou ménagé dans la porte du four.

Quant à l'exploitation industrielle des soudes de varechs, il est évident qu'elle expose les ouvriers, et jusqu'à un certain point les habitants du voisinage, aux inconvénients du chlore (voir page 79), de l'acide sulfhydrique (voir page 79), de l'acide sulfureux (voir page 80), et spécialement à ceux des vapeurs d'iode et de brome. D'après Hirt, ces vapeurs irritent la conjonctive et la pituitaire et déterminent une véritable fièvre iodique ou bromique, mais l'empoisonnement général serait très rare et presque jamais mortel. En tout cas, il convient de faire adopter partout en France la méthode par sublimation pour l'extraction de l'iode et de conseiller l'emploi de l'appareil suivant déjà adopté dans plusieurs maisons françaises :

Des cornues en grès C, C, sont rangées des deux côtés d'une grande chaudière en fonte B remplie de sable et placée sur un fourneau. Les

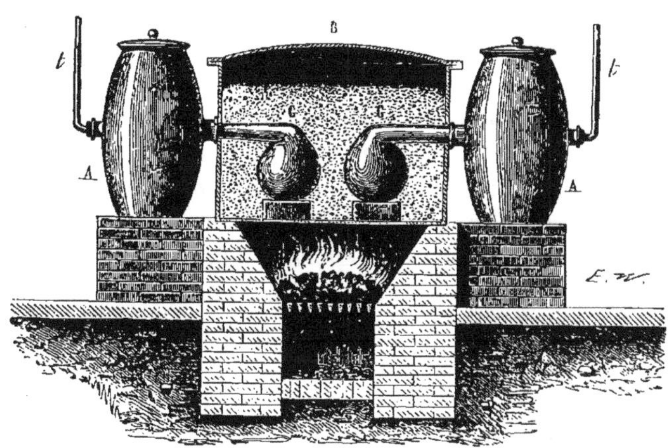

Fig. 74. — Extraction de l'iode.

vapeurs d'iode se rendent dans les récipients A,A, qui sont munis d'un faux fond percé de trous par lesquels s'égoutte l'eau condensée, et d'un tube *t* destiné à conduire l'iode non condensé dans une chambre où s'achève le dépôt.

Il faut en outre bien luter tous les appareils, et avoir soin de mettre de l'acide sulfurique dans le récipient de condensation du brome. Il faut même en mettre sur le bouchon des flacons où l'on conserve le produit. L'évaporation de la lessive de bromure de potassium doit se faire avec beaucoup plus de célérité que celle de l'iodure.

FABRIQUES D'ENGRAIS

Sommaire technique. — Il y a lieu de diviser les engrais en organiques et chimiques.

Les *engrais organiques* peuvent être de plusieurs provenances. Les plus employés sont ceux qui sont formés par les matières excrémentitielles des hommes et des animaux. Sous cette forme, les engrais ne deviennent l'objet d'une véritable industrie que dans les grands centres. Dans les campagnes on se contente de les amasser sans le moindre soin dans le voisinage des habitations. Dans le Nord on applique souvent la méthode dite *flamande*, qui consiste à transporter et à tenir en réserve les matières dans des citernes disséminées sur les différents points de culture et à y puiser au fur et à mesure des besoins. Pour les vidanges des grands centres qui n'ont point adopté le système du tout à l'égout, on fabrique sous le nom de *poudrette* une espèce d'*extrait-engrais*, afin d'économiser les frais de transport et d'obtenir le plus d'effet possible sous un petit volume. Les vidanges sont versées dans de vastes bassins étagés et peu profonds, où elles laissent déposer successivement leurs parties solides. Les parties liquides sortent des bassins inférieurs, à peu près dépouillées des matières tenues en suspension, et sont conduites par un égout dans une rivière voisine. Il reste dans les bassins des matières pâteuses qu'on enlève à la drague ou à la pelle pour les placer sur un terrain en dos d'âne, où on les retourne à mesure que leur dessiccation s'opère. Au bout d'un certain temps, il reste une matière pulvérulente qui est la poudrette. On la dispose en tas pyramidaux dont les faces sont battues, afin d'éviter les effets de l'infiltration des eaux pluviales. Un autre procédé a été mis en pratique par Chlodzko. Il consiste à faire filtrer les eaux vannes à travers des amas de fagots. C'est la reproduction des bâtiments de graduation appliqués au traitement des eaux salines.

On utilise aussi les chairs des animaux sacrifiés dans les ateliers d'équarrissage. On les fait cuire dans des chaudières, puis dessécher, et on les réduit en poudre.

On met encore à profit le sang recueilli dans les abattoirs. Tantôt on le coagule par l'ébullition et on fait sécher le coagulum à l'étuve; tantôt on le fait absorber par de la terre végétale desséchée au four et on répand le mélange sur les champs.

Enfin nous devons encore faire rentrer dans le même ordre d'engrais la poudre d'os ou de déchets d'os provenant des industries confectionnant des objets avec le tissu osseux. A côté d'une certaine quantité d'azote, cette poudre apporte le sel le plus utile à la nutrition des plantes, le phosphate de chaux.

Les *engrais chimiques* trouveront leur place dans la deuxième classe.

Hygiénologie. — C'est à l'hygiène municipale et non à l'hygiène industrielle qu'il appartient d'entreprendre une croisade contre l'habitude des fumiers, qui est déplorable sous le rapport économique, puisqu'elle laisse perdre l'essence même de l'engrais, le purin ; sous le rapport hygiénique, puisqu'elle infecte à la fois l'air et les puits par la double voie des microbes et des parasites plus élevés. Nous n'avons pas non plus à nous prononcer sur la valeur de l'*utilisation immédiate des vidanges par des irrigations* qu'on cherche à substituer à la fabrication de la poudrette. Il est toujours du devoir de l'hygiène industrielle d'atténuer les inconvénients de cette dernière industrie tant qu'elle existe encore.

Les règlements prescrivent à ce genre d'industries un éloignement minimum de 200 mètres de toute habitation et de 100 mètres des routes nationales, départementales, et même vicinales, à moins que ces dernières ne servent exclusivement à l'exploitation agricole. Pour les simples dépôts d'engrais parfaitement desséchés on accorde la deuxième classe et même la troisième si ces dépôts ne renferment pas plus de 2,500 kilogrammes. Cette tolérance est fâcheuse, car non seulement elle prête à des abus, mais si ces poussières sèches donnent peu d'odeur, elles n'en restent pas moins riches en microbes qui trouveront toujours sur les muqueuses l'humidité nécessaire à leur reviviscence. En tous cas, ces magasins doivent être dallés ou bitumés, non adossés à un mur mitoyen, être à l'abri de toute cause d'humidité et munis d'une cheminée d'appel.

Malgré leur éloignement, les fabriques proprement dites doivent être entourées d'un mur très élevé, les fosses en maçonnerie cimentée pour éviter les infiltrations qui pourraient menacer même les puits lointains, les transports effectués dans des tinettes bien fermées. On demande généralement en outre, sans être écouté la plupart du temps, de désinfecter les matières avant le transport, soit avec du chlorure de zinc, soit avec du sulfate de fer, 10 kilogrammes par mètre cube. Il importe en outre de ne jamais charger ou ouvrir les voitures que dans l'intérieur de l'établissement et d'opérer la transformation en engrais aussi rapidement que possible.

FABRIQUES DE BLEU D'OUTREMER

Sommaire technique. — En France on prépare le bleu d'outremer à l'aide d'un mélange de kaolin, de carbonate de soude, de soufre et de résine. Toutes ces substances sont d'abord broyées et tamisées à part. Le kaolin, en particulier, a besoin d'être calciné avant d'être pulvérisé. On mélange ces substances ensemble et le mélange est de nouveau broyé et tamisé. Cette poudre est placée sur la sole d'un four, puis recouverte d'une plaque mobile formée par l'agencement de briques réfractaires. Cette plaque permet de mieux utiliser la combustion du soufre pour contribuer à l'échauffement du four. En effet cette substance vaporisée peu de temps après le début de l'opération traverse les joints de la plaque, s'enflamme et agit sur la fusion de la masse à travers les briques.

Quand la fusion est complète, on arrête le feu, on laisse

refroidir et on retire la masse qui est devenue de l'*outremer brut*. Celui-ci est enveloppé d'une crasse grisâtre très soufrée, que les ouvriers doivent détacher à l'aide d'un couteau. Pour épurer le produit et l'amener à l'état d'*outremer commercial*, on le broie dans de l'eau, on le lave, le sèche, le broie de nouveau, le tamise et l'agglomère en tablettes.

Les eaux de lavages sont évaporées pour en extraire le sulfate de soude, puis rejetées à l'égout (1).

Hygiénologie. — Ces usines lancent toutes dans l'atmosphère une assez forte quantité d'acide sulfureux et d'acide sulfhydrique. L'odeur de ce gaz est nettement perçue à plusieurs centaines de mètres, surtout par les temps de brouillards. Cette incommodité est telle que non seulement les voisins formulent constamment des plaintes énergiques, mais qu'elle fait perdre aux propriétés avoisinantes beaucoup de leur valeur. Ces brouillards sulfurés détruisent les plants, pénètrent dans les habitations, attaquent les métaux, décolorent les papiers peints, altèrent les étoffes et compromettent la santé des habitants (2).

Les fabriques de bleu d'outremer ont d'autre part l'inconvénient de lancer dans les égouts et les cours d'eau des eaux de lavage qui renferment beaucoup de sulfate de soude qui, lorsque l'aération n'est pas suffisante, peut être réduit et dégager de l'acide sulfhydrique, et qui de plus change le degré hydrotimétrique des rivières en compromettant la vitalité du poisson. Enfin le nettoyage des puisards de décantation fait rejeter dans les cours d'eau une boue vaseuse dont on ne peut pas apprécier les effets.

Les ouvriers semblent devoir être encore plus exposés que les voisins aux émanations sulfureuses. Cependant, d'après Arnoud, ils ne s'en plaignent point. Lui-même n'a perçu à son entrée qu'une odeur incommode dont il n'a plus eu bientôt conscience. Il n'a éprouvé ni toux ni oppression. Cela tient probablement à ce que les fours

(1) *Annales d'hygiène*, 3e série, t. XII, p. 406.
(2) *Revue d'hygiène*, 1880, p. 463.

sont généralement disposés sous des hangars où l'air est presque libre et à ce que les gaz du four sont conduits dans la cheminée de fumée, de telle sorte qu'un bien-être relatif est assuré aux ouvriers au détriment du voisinage. Mais il est certain qu'au moment du défournement les ouvriers doivent être tout à coup soumis à des torrents d'acide sulfureux. D'ailleurs, si petite que soit la quantité qu'ils respirent d'une manière permanente, elle n'en doit pas moins à la longue atténuer la puissance oxygénante du sang.

Un inconvénient incontestable de toutes les opérations qui précèdent et qui suivent la calcination, c'est de maintenir les ouvriers dans les nuages épais de poussières variées de kaolin, de sulfate de soude, de soufre et de bleu d'outremer. Ils en absorbent inévitablement. Ce qui le prouve du reste, c'est qu'ils mouchent bleu et qu'ils crachent bleu, quand ils sont enrhumés. Il est prouvé aussi que ces particules pénètrent dans le tissu pulmonaire, puisque l'analyse des cendres des poumons des animaux placés dans les mêmes conditions permet de constater leur présence. Mais, chose inexplicable, le bleu d'outremer perd sa couleur dans les tissus qu'il a infiltrés. D'après Arnoud et Hirt de Nuremberg, la santé des ouvriers ne paraît souffrir en rien de cette pénétration. Cette innocuité apparente tient probablement à la finesse et à l'onctuosité de la poudre du bleu d'outremer.

L'administration n'a songé que dans ces derniers temps à protéger la salubrité publique contre les inconvénients de ce genre d'industrie. C'est avec raison qu'Arnoud a attiré l'attention sur cette lacune et qu'il demande son classement, soit parmi les industries qui doivent être très éloignées des habitations, c'est-à-dire celles de la première classe, soit dans la seconde, si des mesures sont prises pour absorber l'acide sulfureux. Mais cette dernière latitude ne pourra réellement être accordée que lorsqu'on aura trouvé un moyen d'absorption suffisant.

C'est ce qu'a compris l'administration qui, le 8 janvier

1879, a inscrit cette industrie exclusivement dans la première classe.

A Lille, on a placé entre le conduit du four qui amène les vapeurs sulfureuses et la cheminée qui doit les déverser dans l'atmosphère une chambre où elles sont soumises, à la fois, à une douche d'eau froide et une douche en pluie de lait de chaux qui les dissout et les transforme en sulfite de calcium. L'expérience est là pour prouver que le résultat est tout à fait insuffisant, parce que les vapeurs passent trop vite et sont trop abondantes.

Il faut donc chercher une autre voie d'assainissement. Il y a, en attendant mieux, à essayer le conseil donné par le Dr Thibaut, de diriger les vapeurs dans une chambre de plomb pour les transformer en acide sulfurique du commerce. Rien n'a encore été tenté pour neutraliser les eaux et les boues résiduaires.

Quand un bon procédé d'utilisation des vapeurs sulfureuses aura été trouvé, il y aura aussi grand profit pour les ouvriers, car on aura intérêt à les aspirer entièrement pour les lancer dans l'appareil d'utilisation. Les suites seront moins permanentes et le défournement sera moins dangereux.

Quant aux poussières, quoiqu'au cas particulier elles paraissent peu nuisibles, il convient de recommander l'emploi de broyeurs et de bluteurs à enveloppes hermétiques ou tout au moins de ne plus opérer à sec, mais constamment par la voie humide.

CHAPITRE III

INDUSTRIES APPARTENANT TOUJOURS A LA DEUXIÈME CLASSE

Les industries que le décret de 1866 range exclusivement dans la deuxième classe sont :

Purification de l'acide pyroligneux.

Rectification de l'alcool.

Travail des bitumes à feu nu.

Décoloration du sulfate de baryte par l'acide chlorhydrique en vases ouverts.

Battage des tapis.

Industrie du caoutchouc.

Chamoiseries.

Fabrication du chlore.

— des chlorures alcalins.

Corroieries.

Crins et soies de porc.

Dépôts de crins verts et peaux fraîches.

Fabrication de feutre goudronné.

Forges et chaudronneries.

Hauts fourneaux.

Brûleries de galons de tissus d'or et d'argent.

Laiteries en grand.

Dépôts de liquides d'éclairage.

Ateliers de construction.

Sécheries de morue.

Fabrication de murexide.

Dépôts de goudrons et matières bitumineuses fluides.

Couleurs d'aniline.

Revivification du noir animal dans les raffineries.

Fabrication du noir de fumée d'origine végétale.

Dessiccation des oignons.

Parcheminerics.

Dépôts de poissons salés.

Fabrication du protochlorure d'étain.

Raffineries et sucreries.

Dépôts de salaisons liquides connues sous le nom de rogues.

Ateliers de salaisons du poisson.

Fabrication de conserves de sardines.

Fabrication de saucissons.

Secrétage des peaux en poils de lièvre et de lapin.

Fusion et distillation du soufre.

Sulfate de peroxyde de fer par le sulfate de protoxyde de fer et l'acide nitrique.

Tanneries.
Teillage du lin et du chanvre.
Tonnelleries opérant sur des tonneaux imprégnés de matières putrides.
Fabrication de torches résineuses
Tueries d'animaux.
Injection des bois avec créosote.
Superphosphates.
Acide lactique.
Pelanage et séchage des peaux.
Incinération des lessives alcalines des papeteries.
Séchage des lies de vin.
Sulfure d'arsenic.
Incinération de la tannée.
Dessiccation et gonflement des vessies.
Fabrique d'acide salycilique.
Lavage et séchage en grand des déchets de filatures de lin et de chanvre.
Fabrication des huiles de ressence.
Argenture des glaces avec application de vernis aux hydrocarbures.
Dépôts de boyaux salés.
Appareils de réfrigération par l'acide sulfureux.
Fabrication du sulfure de sodium.

La plupart des articles indiqués dans ce tableau doivent évidemment rester en dehors de notre programme, car beaucoup ne sont en réalité que des opérations qui, dans la pratique, restent inséparables de certaines grandes industries, lesquelles, appartenant avant tout à d'autres classes, deviennent par le fait des industries à classement mixte. Beaucoup d'autres ne sauraient être considérées comme de véritables industries.

1° Industries de deuxième classe avec interdiction absolue du travail des enfants.

FABRIQUES DE COULEURS D'ANILINE.

Sommaire technique. — Les produits tinctoriaux de cet ordre n'ont de commun que leur provenance initiale, car on peut en produire avec les divers principes résultant de la distillation du goudron, c'est-à-dire la benzine, l'acide phénique, la naphtaline et l'anthracène. La benzine traitée par l'acide nitrique donne la nitro-benzine qui sert à préparer l'aniline. Dans ce but on met en présence 100 parties de nitro-benzine, 60 d'acide acétique et 150 de tournure de fer. C'est là l'opération dite *réduction* qui doit durer de trente-six à quarante-huit heures. Il en résulte une matière pâteuse qu'on soumet à une *distillation* fournissant un mélange d'aniline et d'eau. Si l'on ajoute un peu de chlorure de sodium, l'aniline vient surnager et il est facile de la décanter.

Avec cette aniline on peut obtenir :

1° Des *matières colorantes rouges* dont les principales sont : la *fuchsine*, qui s'obtient en traitant l'aniline par de l'acide arsénique et qui est encore désignée par les noms de *magenta*, de *solférino*, d'*azaléine*, de *roséine*, et de *rosaniline* ; le *ponceau de Lyon*, la *violaniline*, la *mauvaniline*, la *chrysotoluidine* qu'on retire du résidu de la préparation de la fuchsine ; le *tannate de rosaniline* qui est d'un rouge carmin ; l'*acétate* et le *picrate de rosaniline* qui ont des nuances spéciales ; la *leucaniline* qui est le produit de la réduction de la rosaniline ; la *chrysaniline* qui avec l'acide nitrique donne un azotate d'une couleur rouge rubis ; la *cerise* qui provient aussi des résidus de la fucshine ; la *coralline* qui résulte de l'action de l'ammoniaque sur l'acide rosolique ; la *géranosine*, l'*écarlate d'aniline* et la *safranine* ;

2° Les *matières colorantes bleues* dont les principales sont le *bleu de Lyon*, ou *bleu de rosaniline phényle*, le *bleu de Paris* qui s'obtient en faisant réagir le bichlorure d'étain sur l'aniline, le *bleu à l'aldéhyde*, l'*azurine* qui s'emploie pour l'impression des tissus, et l'*azuline* ;

3° Les *matières colorantes violettes* qui se divisent en *matières phénylées* comprenant le *violet impérial rouge* et le *violet impérial bleu*, et en *matières méthylées*, comprenant le *violet d'Hoffmann*, le *violet lumière* et le *violet de Paris*, et le *violet d'aniline* obtenu par des agents oxydants ;

4° Les *matières colorantes vertes*, qui comprennent entre autres le *vert à l'aldéhyde* très employé dans la teinture des tissus, le *vert d'Hoffmann*, le *vert d'iode*, le *vert de Paris* qui s'obtient en traitant les composés aniliques benzinés ou toluidés par un agent oxydant ;

5° Les *matières colorantes noires,* qui pour le moment ne comprennent encore qu'une seule nuance, le *noir d'aniline ;*

6° Les *matières colorantes brunes,* dont les nuances principales sont le *brun d'aniline,* obtenu par l'action d'un corps réducteur sur la rosaniline, et l'intervention ultime de l'aniline, le *brun de phénylène* qui a l'avantage de pouvoir teindre sans le concours d'un mordant;

7° Les *matières colorantes jaunes,* qui ne comprennent que le *jaune d'aniline.*

Hygiénologie. — Il était impossible pour le sommaire technique d'entrer dans le détail des préparations de ces couleurs dont le nombre augmente de jour en jour, d'autant plus que les ingénieurs attachés à ces fabriques tiennent le secret absolu, et d'une manière excessivement jalouse, sur les procédés suivis par eux. Tout ce que nous devons savoir, nous hygiénistes, c'est que les ouvriers sont continuellement à manipuler un grand nombre de substances organiques et minérales, ainsi qu'on peut en juger par l'examen du tableau suivant où se trouvent indiquées les matières figurant dans la préparation des principales couleurs commerciales de cet ordre.

Noms des couleurs.	Substances intervenant dans la préparation.
Bleus d'aniline. — Bleu de Runge.	Chlorure de chaux sur chlorhydrate d'aniline.
Azuline	Chlore sur l'aniline.
Bleu à l'aldéhyde	Aldéhyde sur rosaniline.
Bleu de Mulhouse	Carbonate de soude, gomme laque et rouge d'aniline avec alcool.
Bleu de Ménier	Inaline provenant de la nitrobenzine sur l'aniline.
Bleu de Colemann	Perchlorure d'antimoine sur aniline.
Bleu de Vohl	Nitrate de mercure sur chlorhydrate d'aniline.
Bleu de Schad	Aniline, rosaniline, sulfate de quinine.
Bleu de rosaniline, ou *bleu de Lyon.*	Acide benzoïque sur rosaniline, puis bain d'acide chlorhydrique.
Bleus des sulfo-conjugués ou solubles.	En traitant les bleus de rosaniline par l'acide sulfurique pur.
Bleu Coupier	En traitant par l'acide sulfurique la violaniline, obtenue elle-même avec l'aniline, la nitro-benzine, le fer et l'acide chlorhydrique.
Bleu de toluidine	Avec toluidine et acétate de rosaniline.

Noms des couleurs.	Substances intervenant dans la préparation.
Bleus de diphénylamine...	Aniline, chlorhydrate d'aniline, acide chlorhydrique, acide sulfurique, acide oxalique, nitrate de cuivre, sulfate de cuivre, carbonate de baryte, sesquichlorure de carbone, l'acide formique.
Bleus azoïques..........	Chlorhydrate d'aniline, amido-azo-benzoïque, puis acide sulfurique.
Bleus de méthylène.	Chlorhydrate de diméthylaniline, nitrite de soude, hydrogène sulfuré, perchlorure de fer, chlorure de zinc.
Azuline ou bleu de phénol.	Aniline et acide rosolique obtenu avec acide phénique, acide sulfurique.
Bleus d'anthracène.......	Acide sulfurique, glycérine et nitro-alizarine.
Brun de phényle..........	Phénol et acide azoto-sulfurique.
Puce de naphthylamine....	Nitro-naphtaline, sulfure ammonique, bichromate de potasse.
Alizarine brune..........	Nitro-alizarine et hyposulfate de soude.
Carmin de naphtaline.....	Naphtaline, acide acétique cristallisable, acide chromique et soude caustique.
Induline....	Aniline, nitro-benzine, fer, acide chlorhydrique.
Nigrosine...	Chlorhydrate d'aniline, acide arsénique, soude caustique, acide chlorhydrique.
Safranine.....	Aniline, orthotoluidine, acide acétique, poussière de zinc.
Mauvéine.....	Aniline, acide sulfurique, bichromate de potasse, soude caustique.
Noir d'aniline..	Chlorhydrate d'aniline, sulfate de cuivre, sel ammoniac, eau.
Jaune d'aniline..........	Aniline, acide chlorhydrique, nitrite de soude, acide sulfurique.
Rouge Amélie.......... ...	Acide nitreux, acide amido-naphthylsulfureux.
Orangé..................	Acide sulfanilique, soude caustique, nitrite de soude.
Chrysoïdine............. .	Aniline, acide chlorhydrique, nitrite de soude.

En résumé, les ouvriers sont appelés à manipuler journellement, en fait de substances inorganiques :

L'acide chlorhydrique,	L'hydrogène sulfuré,
— nitrique,	Le sulfure ammonique,
— nitreux,	L'hyposulfate de soude,
— sulfurique,	Le sulfate de cuivre,
— oxalique,	Le carbonate de soude,
— chromique,	— de baryte,
— acétique cristallisable,	Le nitrate de mercure,
— arsénique	— de cuivre,
Le chlore,	— de soude,
Le chlorure de chaux,	Le bichromate de potasse,
— de zinc,	Le sel ammoniac,
Le perchlorure de fer,	Le fer,
— d'antimoine,	La poussière de zinc.
Le sesquichlorure de carbone,	

Et en fait de substances organiques :

L'aniline,	L'acide phénique,
Le chlorhydrate d'aniline,	— formique,
La rosaniline,	— benzoïque,
La nitro-benzine,	Le sulfate de quinine,
La toluidine,	La glycérine,
Les phénols,	L'alcool,
	L'aldéhyde.

A côté de ces substances qui interviennent comme réactifs courants, il faut aussi tenir compte de la manipulation incessante des couleurs obtenues et d'un certain nombre de produits qui ne figurent pas dans les diverses énumérations précédentes, mais qu'on prépare aussi dans ces usines, soit pour servir à la fabrication des couleurs proprement dites, soit pour être livrées directement au commerce ; tels sont la paratoluidine, l'acétanilide, l'acide phtalique, la diphénylamine, l'orthotoluidine, la naphtylamine, la binitrobenzine, la diméthylaniline, l'acide sulfonilique, l'éosine, etc.

De toutes ces substances, celle qui joue le plus grand rôle, c'est l'arsenic, qui est presque pour toutes les couleurs d'aniline une véritable tache originelle, en raison du mode de fabrication du principe mère et qui, du reste, entre de nouveau en scène dans la dernière phase de la préparation de quelques-unes. C'est à elle, incontestablement, qu'on doit attribuer les diverses altérations cutanées observées dans ces usines, telles que : prurigo, eczéma, ecthyma, acné, furoncles, herpès, pemphygus avec œdème, et ulcérations siégeant particulièrement aux mains, aux pieds et aux bourses. Elle a aussi tout au moins une part à réclamer dans l'apparition de certaines dyspepsies, de vomissements, de coliques, de diarrhée, d'un grand affaiblissement musculaire, de vertiges, de céphalalgies sourdes et fréquentes.

Sans doute, il est possible d'arriver à obtenir des produits colorants complètement purs et dépouillés d'arsenic. Mais le bénéfice hygiénique ne profite qu'à ceux qui s'en servent dans les diverses applications industrielles et aux consommateurs des objets de ces applications. Les ouvriers qui sont chargés de les fabriquer et de les épurer n'en restent pas moins forcément dans un milieu arsenical.

En dehors de l'intervention accidentelle ou inévitable de l'arsenic, un certain nombre de ces substances sont toxiques par elles-mêmes, telles sont d'abord la benzine et l'acide phénique qui sont des produits directs de la distillation du goudron et dont nous avons déjà indiqué les effets; mais dans les fabriques d'aniline on commence par rectifier la benzine reçue, et dans cette rectification il se dégage des matières plus volatiles que la benzine, qui sont connues sous les noms de *têtes* ou de *léger de benzine*, et qui comprennent une certaine quantité de benzine, du sulfure de carbone, du crotonylène, de l'amylène, de l'hexylène, de l'alcool éthylique, du cyanure de méthyle, de l'isocyanure. Noelting (1) rapporte le fait d'un ouvrier de Thann qui fut tué par cette rectification, et qui présenta à l'autopsie des pétéchies sous-pleurales et un sang couleur cerise. Un lapin soumis à des inhalations de léger mourut subitement à la suite de violentes convulsions et offrit le même état des poumons et du sang.

La *nitro-benzine* qui s'obtient en traitant la benzine par l'acide azotique. Elle expose déjà par le fait même de sa préparation aux vapeurs nitreuses dont nous avons indiqué les effets (p. 78). Mais en outre, par elle-même, elle détermine, par simple inhalation, de l'irritation de la gorge et des bronches, de la céphalalgie, des vertiges, du coma avec cyanose et dilatation des pupilles. Les animaux morts dans un milieu chargé de ces vapeurs ont un sang violacé, une congestion très intense des centres nerveux, des poumons, du foie et des reins (2).

D'après MM. Carl Haeussermann et Wilhelm (3) Schmidt. dans la fabrication de la nitro-benzine, les ouvriers ressen-

(1) *Bulletin de la Société industrielle de Mulhouse*, octobre 1884.

(2) *Recherches sur les effets de la nitro-benzine*, par Poincaré (*Revue d'hygiène*, 1879, p. 711).

(3) *Viertelj. f. gericht med. u. oeff. Sanit.* Nouvelle série, XXVII, p. 307, fasc. supplémentaire de juillet 1876.

tent assez tardivement les effets de cet empoisonnement. Le plus souvent ils se bornent à quelques vertiges et un peu de cyanose. Chez quelques-uns il s'y joint des vomissements qui facilitent, du reste, la guérison. On n'observe du coma que chez ceux qui conservent trop longtemps des vêtements complètement imprégnés de nitro-benzine.

Il y a aussi à tenir compte de l'état de pureté de la nitro-benzine. Plus elle est pure, plus elle est à redouter non seulement à cause de sa plus grande volatilité, mais encore en vertu d'une plus grande puissance toxique.

Dans les usines, il est souvent difficile de faire la part de la nitro-benzine, puisque les ouvriers se trouvent en même temps soumis à d'autres substances. Mais ce qu'on observe, dans le cas d'empoisonnement accidentel par ingestion directe de la nitro-benzine dans l'estomac, indique la nature des accidents, à la production desquels elle peut être accusée de concourir. Ce sont : après une faible dose, du malaise général, de l'ardeur buccale, des picotements de la langue, des nausées et des vertiges ; à haute dose, du coma, de la somnolence, fourmillements du cuir chevelu, bourdonnements d'oreilles, céphalalgie, titubation, bégayement, ténesmes, opisthotonos, crampes, convulsions, dilatation pupillaire, rotation convulsive des globes oculaires, dyspnée, accélération, puis ralentissement du cœur ; cyanose, haleine d'odeur d'amande amère. Dans les autopsies humaines faites jusqu'à présent on n'a pas trouvé de lésions caractéristiques, mais une congestion veineuse générale, ecchymoses stomacales, duodénales et œsophagiennes.

L'*aniline*, qui sert pour ainsi dire d'intermédiaire entre les matières premières et la plupart des couleurs industrielles de cet ordre et qui, par conséquent, est une des substances les plus courantes dans ces industries, est regardée par beaucoup d'auteurs comme étant innocente par elle-même et comme ne pouvant nuire que par entachement d'arsenic, mais Bolley et Kopp (1) la re-

(1) *Traité des matières colorantes artificielles dérivées du goudron de houille.*

gardent au contraire comme excessivement vénéneuse.

Suivant Layet (1), il n'est pas un seul ouvrier qui, au début, n'éprouve au moins des douleurs sus-orbitaires avec nausées ou vomissements. Chez la plupart l'accoutumance s'établit au bout d'un certain temps et les mêmes faits ne se montrent plus qu'à la suite d'un travail plus prolongé que d'habitude, surtout pendant les grandes chaleurs de l'été. Il en est d'autres plus impressionnables qui tombent dans un coma ne se dissipant qu'après exposition au grand air et laissant après lui une certaine hébétude pour plusieurs jours, ou qui sont pris de spasmes tétaniques siégeant particulièrement dans la région cervicale et alternant avec un tremblement général accompagné de délire, enfin qui ont de véritables accès épileptiformes. Dans toutes ces formes d'empoisonnement aigu, la respiration est anxieuse et même stertoreuse, les battements du cœur sont irréguliers et tumultueux, les pupilles sont dilatées, les extrémités sont cyanosées et la face d'une pâleur livide. En général ces symptômes effrayants se dissipent à l'air après un temps plus ou moins long et il ne reste plus que de la courbature avec titubation, de l'hébétude et de la tendance au sommeil.

En dehors de ces accidents passagers, tous les anciens ouvriers finissent par avoir le sang altéré. Pendant que le chiffre des hématies diminue, celui des leucocytes va en augmentant. En outre, il y a tendance à la constipation et un allanguissement des fonctions génitales.

La *fuchsine*, qui est un des dérivés les plus immédiats de l'aniline, puisqu'elle résulte de la réaction de l'acide arsénique sur cette substance, et qui se trouve aussi fabriquée sur une large échelle, est innocentée par la plupart des expérimentateurs qui n'accusent des quelques méfaits accidentels qu'on a pu lui attribuer que l'aniline et l'acide arsénique restés sans réaction réciproque. Grandhomme (2) dit que des animaux alimentés avec la fuchsine n'ont pré-

(1) *Hygiène des professions.*
(2) *Hygiène*, juillet 1881.

senté, pas plus que les ouvriers, ni albuminurie, ni perturbation d'aucune nature dans la sécrétion urinaire, ni diarrhée, ni la moindre diminution de poids. Bergeron et Clouet (1) affirment qu'un homme peut prendre 8 grammes de fuchsine en seize jours sans être incommodé et qu'un chien reste aussi complètement indifférent à une dose quotidienne de 50 centigrammes. A la dose massive de 20 grammes, on observe toutefois de la salivation, des vomissements, de l'accélération de la respiration, des battements de cœur, du tremblement des membres, de la diarrhée avec odeur de nitro-benzine. Il est vrai que l'animal se rétablit très vite, même quand il prend plusieurs fois cette dose dans une seule semaine. Toutefois les expériences de Feltz et de Ritter tendent à prouver que le poison laisse des traces qui détériorent l'économie d'une manière insidieuse et peuvent même déterminer la mort. Par suite, sans doute, de l'élimination de la fuchsine, le rein éprouve la dégénérescence graisseuse et il se produit une albuminurie avec anasarque. Mais on a objecté que ce résultat pouvait être dû à ce que ces expérimentateurs ont procédé par injections intra-veineuses.

Grâce à MM. Neumann et Bapst (2), l'action toxique de la *résorcine* et de l'*éosine* est démontrée aujourd'hui.

La première produit chez l'homme des picotements dans les mains et les pieds, se mêlant à un léger tremblement convulsif de ces extrémités, une espèce d'ivresse avec délire et lenteur dans la parole, des vertiges, des bourdonnements d'oreilles, du ralentissement du pouls avec augmentation de la tension sanguine, une émission d'urine brune, et enfin des sueurs abondantes qui jugent la crise. Des symptômes analogues ont été déterminés expérimentalement chez les animaux. Mais on n'a pu produire la mort qu'à l'aide de doses considérables, et à l'autopsie on a constaté une hypérémie considérable des centres nerveux, des

(1) *Annales d'hygiène*, 2e série, t. XLVII, p. 452.
(2) *Revue d'hygiène*.

poumons, du foie et des reins, ainsi qu'un ramollissement de la muqueuse stomacale.

La seconde détermine chez les ouvriers de l'hyperesthésie accentuée surtout dans les doigts, des contractions, des gerçures et une hyperhydrose des mains. Ce dernier phénomène est si marqué que la sueur tombe goutte à goutte.

La puissance toxique de l'acide *picrique* est connue. Il coagule le sang d'une manière presque instantanée. Il irrite et détruit rapidement tous les tissus. Il suffit de toucher avec les lèvres ou la langue les objets dans la coloration desquels il intervient pour être atteint d'une stomatite que Delpech appelle *picrique* (1). Les lèvres sont chaudes, la langue douloureuse et volumineuse ; toute la muqueuse buccale se tuméfie, se ramollit et s'ulcère. Il en résulte une grande difficulté pour avaler et parler ; la douleur est assez vive pour produire de l'insomnie.

Les effets de la plupart des autres substances organiques sont encore mal déterminés. Le tableau de la page 189, dont j'emprunte les éléments au mémoire que j'ai eu l'honneur de lire au Congrès de la Haye, montre qu'elles sont loin d'être toutes innocentes, même quand elles ont été débarrassées de toute trace arsenicale.

Ces mêmes expériences m'ont en outre permis d'établir que les substances nocives déterminent en général des effets du même ordre, qui consistent particulièrement en une grande lenteur des mouvements, devenant ensuite de la parésie et même de la paralysie complète, exceptionnellement en tremblements convulsifs, plus rarement encore en anesthésie, en dyspnée presque constante et en un coma terminal ; que toutes semblent agir en altérant la composition du sang et en provoquant des troubles de la vascularisation, particulièrement dans les poumons, le cerveau, les reins, le foie et le cœur.

Il convient, avant tout, de chercher à atténuer les effets fâcheux des opérations par l'emploi de bons appareils.

(1) *Annales d'hygiène*, 2e série, t. XLVI, p. 265, 1876.

SUBSTANCES		
POUVANT ÊTRE REGARDÉES COMME INNOCENTES.	A ACTION PERTURBATRICE MAIS NON MORTELLE.	POUVANT DÉTERMINER LA MORT.
Le sulfonaphtalate de calcium, Le bleu de méthyle, La chrysoïne, L'acide sulfonilique, Le naphtol, Le bleu d'aniline, Le jaune, L'orange, Le cachou, Le brun, L'indigo de Java, La rosa, La rocelline, La méthyléosine, L'érythrosine, La fluorescéine, Le sulfo-naphtol, L'acide naphtionique.	L'éosine, L'anthracène, Le ponceau.	La safranine, Le violet d'Hoffmann, La paratoluidine, L'acétanilide, Le violet, L'acide phtalique, La diphénylamine, L'orthotoluidine, La naphtylamine, La binitro-benzine, Le binitro-toluène, La résorcine, Le vert, La chrysoïdine, Le diméthylaniline, Le toluène. » »

Ainsi dans la fabrication de l'aniline on doit, pour la ré-

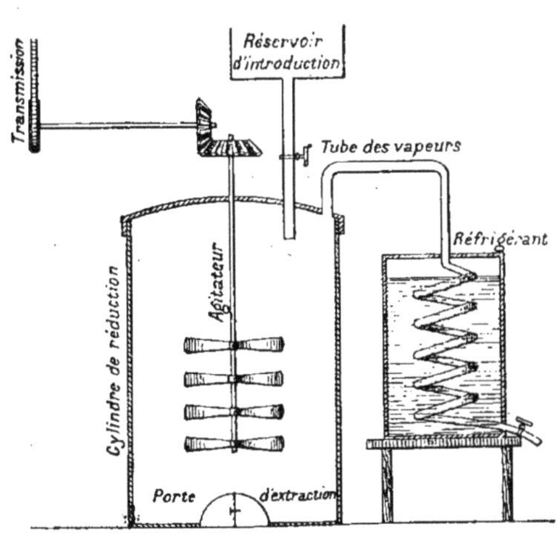

Fig. 75. — Réduction de l'aniline.

duction, se servir d'un appareil se rapprochant du type représenté dans le schéma 75.

Il consiste en un cylindre vertical en fonte muni d'un couvercle parfaitement hermétique, à travers lequel passe la tige d'un agitateur mû par une manivelle extérieure à main d'homme, ou mieux, par un engrenage obéissant à la vapeur. De ce même couvercle part un tuyau de dégagement conduisant les vapeurs et les gaz dans un réfrigérant susceptible de les condenser. Enfin il présente en un autre point une ouverture, pouvant être fermée hermétiquement après avoir servi à l'introduction des matières. Celles-ci peuvent même être amenées par un tuyau surmonté d'un réservoir où l'ouvrier peut les verser sans se rapprocher autant du foyer de la réaction. D'autre part, il existe à la partie inférieure du cylindre une porte permettant d'extraire l'aniline en pâte.

Pour la distillation de l'aniline, il faut aussi des cornues

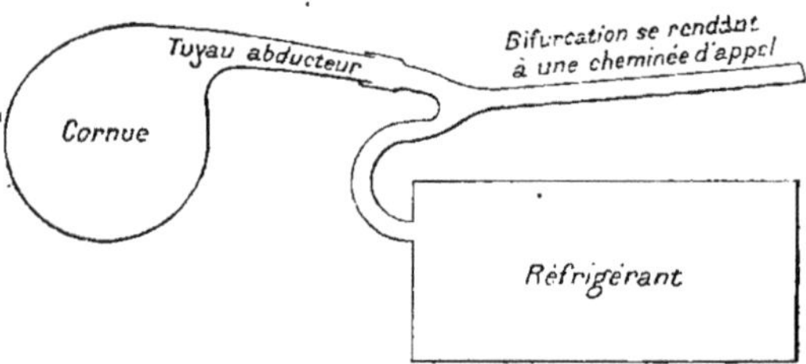

Fig. 76. — Distillation de l'aniline.

hermétiques avec un tuyau abducteur conduisant à un réfrigérant. Ce tuyau présentera avant le réfrigérateur une bifurcation servant au dégagement des produits non condensables et les conduisant dans une cheminée d'appel. Pour la fuchsine qui s'obtient en faisant agir l'acide arsénique sur l'aniline, il convient, afin de mettre l'ouvrier autant que possible à l'abri des émanations arsenicales, d'employer l'appareil représenté par le schéma 77.

La chaudière est cylindro-conique et munie d'un agitateur mécanique, ainsi que de deux tuyaux dont l'un s'arrête à la partie supérieure du récipient, tandis que l'autre descend jusqu'au fond. Le premier peut être mis en communication, soit avec un serpentin réfrigérateur, soit avec un générateur de vapeur. Le second est destiné à conduire les parties liquides dans un autre récipient où doit s'achever l'opération. A côté de ce second tube est en outre disposée une soupape de sûreté. Pendant la durée de la réaction s'effectuant dans la première chaudière le premier tube est maintenu en rapport avec le serpentin, où viennent se condenser les vapeurs dégagées. Quand la réaction est terminée, ce

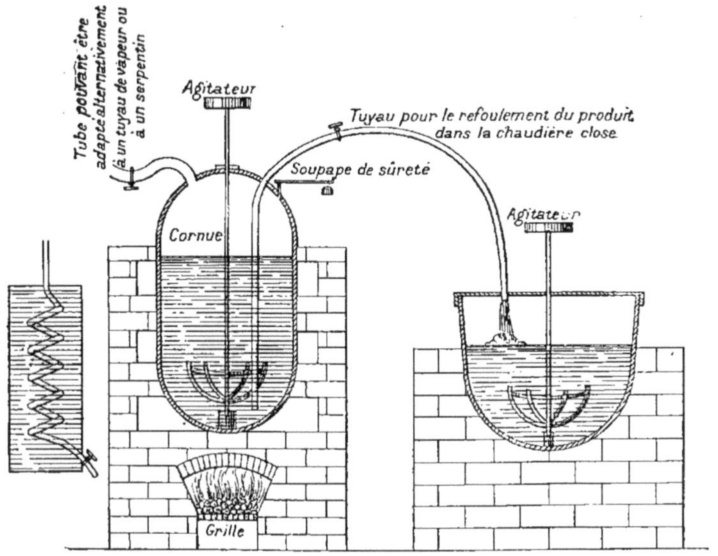

Fig. 77. — Préparation de la fuschine.

tube est démanché et adapté au tuyau du générateur. La vapeur venant presser la surface du contenu du récipient, le fait passer mécaniquement par le second tube dans le deuxième récipient, sans que l'ouvrier ait à intervenir dans ce transport. Le déplacement effectué, la vapeur qui continue à arriver dans cette seconde chaudière parfaitement close vient y opérer sous pression la dissolution du rouge brut. Un agitateur mécanique y assure aussi cette dissolution.

D'une manière générale, le travail doit se faire au grand

air ou bien dans des locaux bien ventilés ; les manipulations s'effectuant en dehors des appareils doivent se faire dans des cages vitrées. Des instructions contenant l'énumération des substances nuisibles seront affichées dans les ateliers. On se montrera excessivement sévère pour l'exécution des prescriptions habituelles qui concernent les vêtements d'atelier, les soins de propreté et la défense de prendre des aliments dans l'usine. Tout ouvrier incommodé doit être porté au grand air. S'il y a coma, cyanose, suffocation, il faut pratiquer des frictions avec de l'eau ammoniacale, envelopper le malade dans des couvertures de laine, lui administrer un vomitif, puis du café et de l'eau-de-vie.

Indiquons en outre que, d'une part, on peut, dans la manipulation des têtes de benzine, se mettre à l'abri des effets si dangereux des iso-cyanures en traitant préalablement cette matière première par un acide ; que d'autre part, d'après Napias, l'hyperesthésie, les contractures et l'hyperhydrose des mains observées chez les ouvriers qui manipulent l'éosine, seraient plutôt dues à ce qu'ils se lavent avec du chlorure de chaux qu'à cette manipulation elle-même, et que par conséquent il serait très simple d'interdire ces lotions.

Enfin, il est une voie qui satisferait beaucoup mieux encore l'hygiène, dans laquelle on est déjà entré et dans laquelle il faut s'engager de plus en plus. Le plus grand danger étant dans l'intervention de l'arsenic dans presque toutes les préparations, il faut chercher à s'affranchir de plus en plus de cet agent. M. Croupier est déjà parvenu à obtenir ainsi d'excellentes matières colorantes rouges, telles que la *rosotoluidine*, le *rouge de toluidine*, le *rouge de xylidine*.

FABRICATION DE MUREXIDE OU PURPURATE D'AMMONIAQUE.

Sommaire technique. — Cette couleur si fréquemment employée dans la teinture de la soie, de la laine et des plumes, se prépare en général avec le guano. Cette substance est délayée dans de l'eau chaude avec de la potasse du commerce ou dans de la soude caustique. Les cuves en bois où se fait cette opération sont maintenues chaudes par des tubes amenant de la vapeur. Un brassage continu est indispensable. On soutire la dissolution qui est formée avant tout par de l'urate de soude ou de potasse. On la traite par de l'acide chlorhydrique, d'où précipité d'acide urique qu'on lave et qu'on fait sécher. Quant aux résidus des cuves, ils sont cédés aux fabricants d'engrais.

L'acide urique est transformé en alloxane dans un autre atelier en le traitant par de l'acide azotique froid. Enfin l'alloxane est traitée par l'ammoniaque qui en fait du murexide.

Les teintes produites par le murexide sont vives et résistent à la lumière, mais elles sont très altérées par l'acide sulfureux. Du reste, depuis la découverte des couleurs de goudron, cette substance n'est plus guère employée ni fabriquée.

Hygiénologie. — Cette fabrication est très incommode tant pour la salubrité publique que pour les ouvriers. Elle donne lieu à des buées épaisses, irritantes, d'une odeur ammoniacale désagréable, qui se propagent en dehors de la fabrique. Le guano lui-même et surtout le résidu des cuves, mis en dépôt, donnent lieu à des émanations de même nature. Les eaux résiduaires ont les mêmes inconvénients. L'intervention de l'acide azotique, quoique se faisant à froid, est aussi à considérer en raison des propriétés caustiques et irritantes de cette substance.

La législation place cette industrie dans la première classe, lorsque les vapeurs d'ammoniaque sont abandonnées à la diffusion naturelle, et dans la deuxième lorsqu'on prend des dispositifs pour les condenser. Il serait plus rationnel d'exiger toujours cette condensation, qui donnerait une ressource de plus pour la fabrication de la soude. Du reste c'est en la sous-entendant que le tableau annexé au décret de 1866 place cette industrie exclusivement dans la deuxième classe.

En tous cas, le guano en réserve doit toujours rester enfermé dans des tonneaux jusqu'au moment de son utilisation. Les résidus destinés aux engrais doivent être aussi embarillés immédiatement. De même les eaux résiduaires ne seront pas écoulées par des canaux, même fermés, elles seront mises en tonneaux pour être expédiées aux agriculteurs. Quant au sol de toute l'usine, il devra être parfaitement dallé ou bitumé.

FABRICATION DU CHLORE.

Sommaire technique. — Dans l'industrie comme dans les laboratoires, le chlore s'obtient en faisant agir de l'acide chlorhydrique sur du peroxyde de manganèse, mais l'appareil diffère essentiellement de celui des chimistes. Il est représenté par la figure 78.

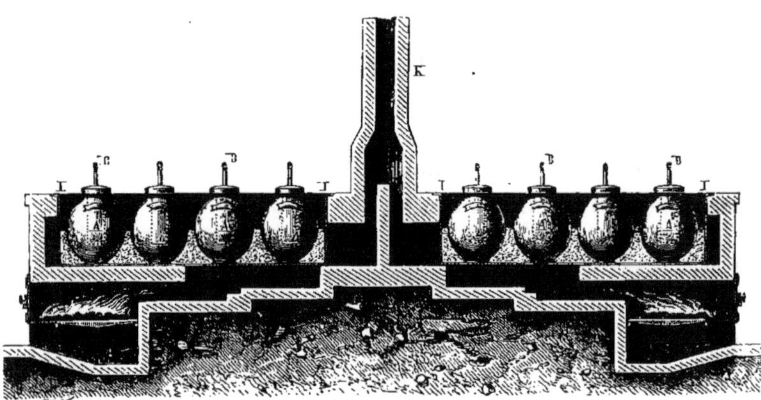

Fig. 78. — Préparation du chlore.

HH cuves en maçonnerie doublées en plomb et construites sur deux foyers placés aux deux extrémités. AAA grandes bonbonnes en grès renfermant de l'acide chlorhydrique. On y plonge des cylindres en grès percés de trous et contenant du peroxyde de manganèse en fragments. BBB tubes en verre dirigeant le chlore dans des vases laveurs. K cheminée commune aux deux foyers.

Après ce lavage on le dissout dans l'eau. C'est sous cette forme de dissolution qu'il est employé dans l'industrie et le commerce.

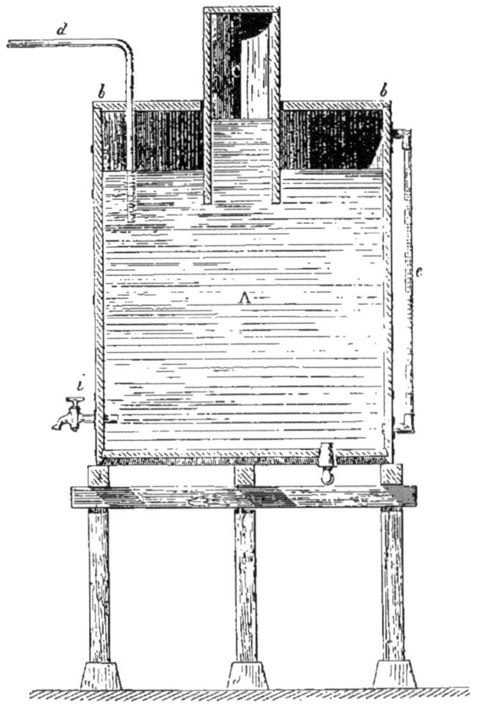

Fig. 79. — Cuve de dissolution du chlore.

Pour obtenir cette dissolution on se sert souvent de l'appareil de la figure 79.

A grande cuve en chêne goudronnée au dehors et mastiquée en dedans avec de la résine dissoute dans de la térébenthine. — *bb* couvercle de cette caisse. Il est traversé par le gros tuyau *c* qui sert d'une part à introduire le liquide et d'autre part de trop-plein pour le liquide déplacé par le gaz. — *d* tuyau d'arrivée du chlore. — *e* tuyau de verre indiquant à l'extérieur les mouvements du liquide.

Pour assurer la dissolution d'une plus grande quantité du chlore, lequel est peu soluble, on se sert souvent de l'appareil Welter, qui force le gaz à circuler en tous sens au sein du liquide.

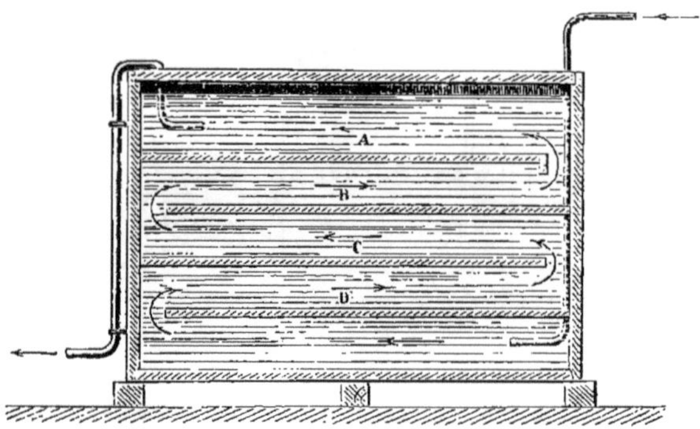

Fig. 80. — Appareil de Welter.

Il consiste en une caisse maçonnée ou en bois mastiqué qui renferme des cuvettes A B C D échancrées alternativement à droite et à gauche.

Hygiénologie. — Tout le danger de cette industrie réside dans les dégagements de chlore qui peuvent se répandre dans les ateliers. Comme nous avons indiqué dans les généralités (page 79) les effets de ce gaz, il nous reste seulement à dire qu'il est indispensable non seulement de bien ventiler les ateliers, mais avant tout de bien luter les appareils qui, du reste, sont disposés aujourd'hui de façon à éviter les fuites. Il faut aussi que la première cuve à dissolution soit placée sous une hotte; ou plutôt le gros tuyau qui la surmonte devrait se prolonger jusque dans une cheminée d'appel. Cet agencement est encore bien plus facile à obtenir avec le petit tuyau de sortie de l'appareil de Welter.

Il ne faut jamais tolérer le déversement à l'extérieur des eaux de lavage et des solutions non utilisées qu'après neutralisation par la chaux.

FABRIQUES DE CHLORURE DE CHAUX OU HYPOCHLORITE DE CHAUX.

Sommaire technique. — Le chlorure de chaux est l'objet d'un commerce assez important comme étant le meilleur décolorant pour obtenir ce qu'on appelle le *blanchîment* des tissus et comme pouvant servir en outre à la désinfection, sans nuire à la santé autant que le chlore lui-même.

Chimiquement, sa fabrication comprend deux phases distinctes : la *production du chlore gazeux* et la *combinaison de ce chlore avec la chaux éteinte*. Mais, en pratique, ces deux réactions s'effectuent dans un seul appareil complexe représenté par la figure 81.

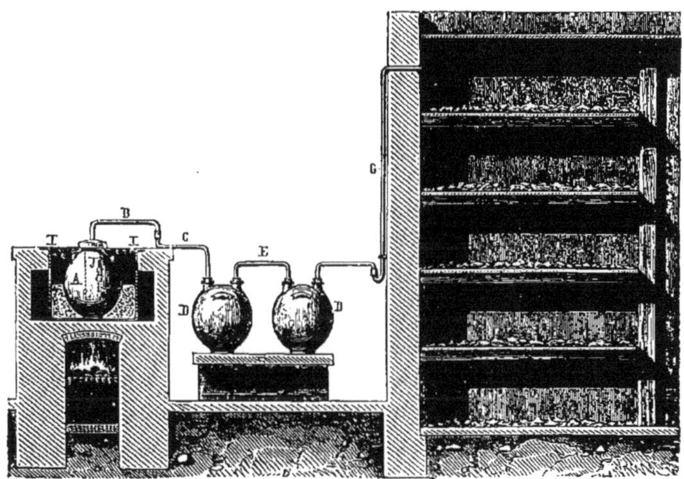

Fig. 81.

Quelle que soit son origine, l'acide chlorhydrique est placé dans des bonbonnes en grès A, qui sont plongées elles-mêmes dans une cuve T, T qui contient de l'eau. La cuve se pose sur un foyer. Dans la bonbonne plonge un cylindre en grès J percé de trou et contenant des fragments de peroxyde de manganèse. Le chlore produit s'échappe par le tube B, C, et va traverser les flacons laveurs D, D. De là il est conduit par le tube G, à la partie supérieure de la chambre où doit s'effectuer la combinaison avec la chaux.

Le chlore s'obtient en faisant agir un oxyde de manganèse sur de l'acide chlorhydrique. Comme ce dernier acide se dégage en grande quantité dans la fabrication de la soude par le procédé Leblanc, on l'utilise de cette façon sur place, et c'est ainsi que la production de la soude et celle du chlorure de chaux deviennent parfois complémentaires l'une de l'autre et se trouvent ainsi associées dans une seule et même usine. Mais il existe des fabriques de chlorure de chaux spéciales et tout à fait indépendantes de celles de soude. Dans ce cas on prépare l'acide chlorhydrique en faisant agir de l'acide sulfurique sur du chlorure de sodium.

La chaux à employer doit être préparée avec du calcaire d'une grande pureté. On la soumet au *triage* afin d'enlever toutes les parties qui n'ont pas été suffisamment cuites. Puis on procède à l'*extinction* d'une manière tout à fait spéciale. Pour cela on la place dans une pelle à bords relevés et percée de trous, et on la plonge dans un réservoir d'eau jusqu'à ce qu'il se produise un grand dégagement de bulles. On la retire et on l'étale sur le sol où elle se sèche. Ainsi préparée, elle est étalée sur les tablettes de la *chambre* dite *d'absorption*. Celle-ci est en maçonnerie, tapissée à l'intérieur de feuilles de plomb. Une porte permet d'introduire la chaux et de retirer le chlorure de chaux. Autrefois on croyait devoir agiter la chaux pendant toute la durée de l'opération à l'aide de rateaux dont les manches sortaient à l'extérieur par des trous ménagés dans les parois. On a heureusement renoncé presque partout à ce procédé non indispensable. On n'ouvre la porte pour retirer le chlorure que deux heures après la cessation du courant de chlore et, pendant ces deux heures, on laisse la porte ouverte.

Hygiénologie. — Le triage de la chaux expose à des poussières qui, en dehors de leur action mécanique, exercent un effet caustique sur les muqueuses où elles se sont déposées. Malheureusement, le triage est indispensable et ne peut se faire que par main-d'œuvre. En tout cas, si pour une opération aussi grossière et portant d'aussi grandes masses, on ne saurait exiger l'emploi de tables à ventilation partielle, il faut du moins qu'elle se fasse sous des hangars.

Au moment de l'extinction de la chaux, il se dégage des vapeurs irritantes pour les yeux et les voies pulmonaires. Toutefois, comme il se produit en même temps un dégagement d'une grande quantité de vapeur d'eau, celle-ci, en diluant l'agent caustique, en atténue considérablement les effets.

Mais dans cette industrie l'opération la plus nuisible est incontestablement celle du travail des chambres. En pénétrant dans celles-ci pour en retirer le chlorure de chaux formé, les ouvriers sont exposés à une atmosphère fortement chargée de chlore (Voir *Généralités*, page 80). On recommande, il est vrai, d'ouvrir largement les portes des chambres à l'avance. Mais alors le chlore se répand en se diluant dans tous les ateliers. D'ailleurs, comme on n'aime pas les pertes de temps, on ne tient jamais compte de la recommandation que d'une façon fort incomplète. Une amélioration heureuse consiste à mettre les chambres en communication avec la cheminée par un tuyau de plomb muni d'un registre. Un peu avant d'entrer dans les chambres, on ouvre ce registre et on entr'ouvre la porte. Il s'établit alors un courant d'air actif qui entraîne le chlore dans la cheminée.

Une disposition, heureuse aussi, consiste à annexer à la grande chambre une petite chambre contenant de la chaux neuve. On met celle-ci en communication avec la première quand on cesse d'y faire arriver du chlore. Le chlore resté libre trouve de quoi être fixé à son tour dans la seconde chambre. Toutefois, comme le gaz peut être en excès, on lui ménage une ouverture de sortie qui le conduit dans un tuyau où il rencontre un courant inverse d'hydrogène sulfuré. Celui-ci le transforme en acide chlorhydrique qui va se condenser dans une cuve. Mais le mieux est certainement de construire des chambres que les ouvriers peuvent charger et décharger du dehors avec des instruments appropriés.

2° Industries avec interdiction conditionnelle des enfants.

TANNERIES.

Sommaire technique. — Le travail de tannerie se divise en deux parties distinctes : 1° le *travail de rivière ;* 2° le *tannage proprement dit.*

1° Le travail de rivière comprend cinq opérations : La *trempe,* qui consiste à laver les peaux dans de l'eau courante pendant une période qui peut varier de deux à treize jours, suivant la qualité des peaux et la température. Le *pélanage,* qui a pour but de favoriser l'opération subséquente, et qui consiste à plonger les peaux dans des laits de chaux. L'*ébourrage,* qui a pour but d'enlever les poils à l'aide d'un couteau mousse en forme de croissant, la peau étant disposée sur un chevalet demi-cylindrique. L'*écharnage,* qui a pour but d'enlever les chairs restées après la peau, et pour lequel on se sert aussi d'un chevalet, mais d'un couteau tranchant. Le *façonnage,* qui est destiné à débarrasser la peau du lait de chaux qui l'imprègne, et qui consiste à la plonger plusieurs fois dans l'eau propre et à la ratisser avec pression à l'aide d'un couteau en grès ;

2° Le tannage proprement dit ne comprend qu'une seule opération capitale, mais graduelle et prolongée, qui consiste à maintenir les peaux étalées dans des fosses contenant des jus de plus en plus riches en tannin, avec interposition de couches de tan solide. Après quoi les peaux sont balayées et séchées.

Des ateliers de tannerie les peaux passent, avant d'être livrées à la confection, dans ceux de *corroierie.* Celle-ci comprend deux ordres d'opérations différents, en rapport avec la destination du cuir : celles des cuirs lissés qui servent à faire les semelles, celles des cuirs à imprégner ou cuirs en huile.

Les cuirs lissés doivent être soumis aux trois opérations suivantes : le *rebroussage*, qui a pour but de briser les fibres de la peau, et qui consiste à frotter avec pression les cuirs pliés en deux, successivement dans tous les sens et sur toutes leurs zones ; le *lissage* ou *mise en vent*, qui consiste en des frictions ayant pour but d'effacer le grain du cuir ; le *battage*, qui donne à la peau de la fermeté en la comprimant.

La préparation des cuirs huilés est bien plus compliquée, et comprend six opérations : le *crépissage*, qui n'est qu'un rebroussage exécuté sur le côté interne de la peau au lieu de l'être sur le côté externe ; le *fendage*, opération récente, nécessitant une machine ingénieuse mais coûteuse, et divisant en deux feuillets les peaux épaisses, de façon à multiplier la matière à ouvrer ; le *foulonnage*, qui a pour but de purger la peau en la rinçant avec frottement ; la *mise au vent*, qui n'est que la reproduction du lissage ; la *mise en huile*, qui donne de l'imperméabilité et de la souplesse au cuir, en l'imprégnant d'huile et de suif ou dégras ; le *finissage*, qui donne du brillant au cuir en le glaçant avec une plaque en verre assez épaisse.

Hygiénologie. — Parmi les accidents observés dans les tanneries, les uns sont la conséquence de l'humidité qui règne généralement dans les ateliers, tels sont : les douleurs rhumatismales, les pneumonies, les pleurésies, les bronchites catarrhales, et divers troubles gastro-intestinaux qui ont même fait admettre l'existence d'une *colique des tanneurs*.

D'autres sont dus aux poussières qu'engendrent la préparation et la manipulation du tan, tels sont : la toux, l'asthme, des blépharites et diverses éruptions cutanées.

D'autres proviennent de l'immersion des mains dans les bains chimiques, pendant le travail des cuves ; tels sont des ecchymoses interdigitales, des vésicules, des pustules, des ulcérations, des phlegmons, des abcès et particulièrement un genre de panaris appelé *pigeon*, qui consiste en un petit pertuis entouré d'une zone blanche formée par de l'épiderme soulevé et épaissi, et d'une zone rouge brun plus excentrique.

D'autres sont dus aux affections contagieuses des animaux qui ont fourni la peau ; telle est surtout la pustule maligne.

D'autres sont causés par la station debout que la plupart des ouvriers sont forcés ou ont l'habitude de tenir ; tels sont les varices et les ulcères des jambes.

D'autres résultent du travail musculaire, ce sont la fatigue générale, l'hypertrophie des muscles du bras, l'hypertrophie du cœur, le lumbago, la sciatique, l'arthrite du poignet, les synovites des gaines tendineuses.

D'autres enfin proviennent des pressions et des frottements subis par certaines parties du corps ; ce sont des bourses séreuses accidentelles, particulièrement au coude chez les ouvriers qui travaillent avec la marguerite, des dépressions du sternum, des irritations des voies génito-urinaires, des orchites, des adénites inguinales, des eczémas des bourses et des cuisses.

La législation n'interdit le travail des enfants que dans les locaux où les poussières se dégagent librement (Décret du 14 mai 1875).

Comme mesures administratives, on prescrit habituellement que le sol des hangars servant au dépôt des peaux brutes ou cuirs verts, ainsi que celui de tous les ateliers, soient dallés, bitumés ou cimentés ; qu'ils présentent une pente favorisant l'écoulement des eaux ; que les ruisseaux conduisant celles-ci à l'égout soient munis de grilles arrêtant les débris solides ; qu'en l'absence d'égouts ou de tout autre moyen d'évacuation, les eaux ne soient répandues sur les terres en culture qu'après avoir été épurées par la chaux ; que les fosses à tannage et à épilage soient en matériaux imperméables et éloignées des habitations.

L'intérêt des ouvriers et même l'intérêt général réclament aujourd'hui de nouveaux errements.

Le broyage du tan, qu'il se fasse dans la tannerie ou ailleurs, devrait être exécuté dans des broyeurs et des blutoirs à enveloppes hermétiques. Du reste, il est probable que d'ici peu la poudre de tan sera partout remplacée par l'extrait de tan.

Après le pelanage, les peaux doivent, avant l'ébourrage et l'écharnage, être passées dans les tonneaux purgeurs. Ce sont des tonneaux en rotation et constamment parcourus par un courant d'eau, à l'aide de tuyaux d'arrivée et de départ. Ce courant, joint à l'agitation due à la rotation, lave et enlève les matières chimiques d'épilage, dont l'ouvrier n'a plus à subir l'imprégnation.

Pour l'ébourrage et l'écharnage à la main, il faut exiger que les billots soient revêtus d'une feuille d'étain. Mais il est beaucoup préférable de les faire exécuter par des machines.

Pour l'ébourrage, l'ouvrier déplace sur un tambour la

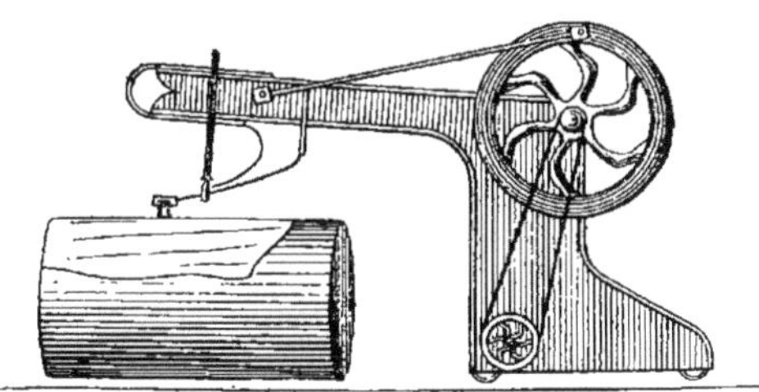

Fig. 82. — Ébourreuse.

peau pour présenter les points à ébourrer à un petit cylindre-brosse.

Pour l'écharnage, la machine consiste en deux cylindres dont l'un sert de support à la peau tandis que l'autre est armé d'une lame tranchante en spirale.

La partie mécanique du façonnage ne doit plus consister, comme autrefois, en un piétinement sur les peaux. Celles-ci doivent passer simplement dans des tonneaux dits *fou-*

leurs, qui ne diffèrent des tonneaux purgeurs que parce qu'ils sont hérissés à l'intérieur de chevilles de bois.

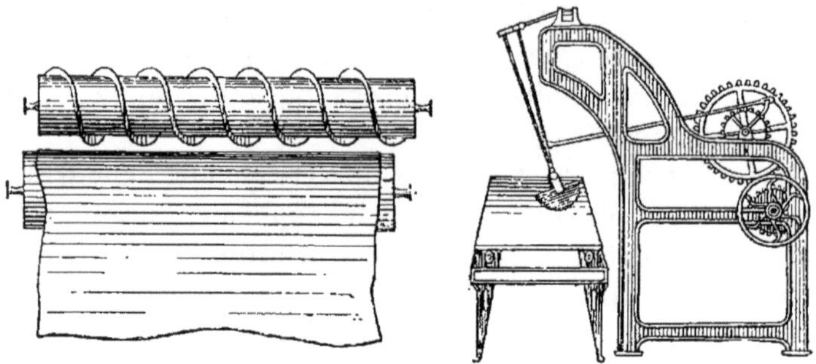

Fig. 83. — Écharneuse. Fig. 84. — Rebrousseuse.

Dans la corroierie, le rebroussage à la main est l'opération la plus fatigante. Aussi faut-il toujours recourir à la machine ci-dessus.

CHAMOISERIE.

Sommaire technique. — Le chamoisage, dont la caractéristique est le traitement des peaux par l'huile, n'est nullement le pendant du tannage, comme on l'a prétendu. L'huile ne doit pas rester incorporée à la peau pour lui donner de la dureté et du corps, mais entraîner par son expulsion extérieure les matières grasses et gélatineuses qui imprègnent le tissu cutané.

La première opération est l'*épilage* ou ablation de la laine, qui s'effectue à l'aide de l'orpin et du sulfhydrate, qui contiennent des matières arsenicales. On procède ensuite à l'*écharnage*, qui consiste à enlever les mauvaises chairs: au *foulage*, qui a pour but de vider, par pression, les peaux de la chaux et a besoin d'être précédé d'un bain de trois jours; au *travail de rivière* ou nettoyage au milieu d'un cours d'eau, à l'aide d'un couteau rond; à la *mise en confit*, qui est une macération dans un bain d'eau aigrie par du son de froment; au *tordage*, qui a pour but de débarrasser les peaux de l'eau qu'elles renferment; à la *mise en huile*, qui consiste à étendre d'abord de l'huile de foie de morue, puis de l'huile de baleine sur les peaux, à plier celles-ci en quatre et à frapper dessus avec des *maillets;* à l'*aération*, qui s'obtient en laissant les peaux suspendues en plein air pendant quelque temps; au *dégraissage*, qui a pour but de chasser l'huile introduite et qui comprend deux temps, la pression ou extraction mécanique à l'aide d'une presse et le lessivage ou extraction chimique; à l'*étendage* ou séchage; au *palissonnage*, qui a pour but de débarrasser la peau de toutes les parties restées rigides, ce qui s'obtient en faisant glisser la peau dans tous les sens sur un fer tranchant de forme convexe, ou palisson; au *parage*, qui consiste à passer ensuite la peau sur une bille de bois maintenue entre deux montants verticaux.

Pour la *parcheminerie*, on se sert de peaux de moutons et de chèvres qui, après avoir subi les opérations précédentes, sont amincies par le frottement avec une pierre ponce.

Hygiénologie. — Comme toutes les industries qui ont pour matière première des tissus animaux, la chamoiserie exposé à des odeurs et à des effets putrides auxquels concourent les peaux fraîches de provision, les débris de râclage et les cuves de macération. Celles-ci sont d'autant plus à redouter qu'il n'y a pas, comme pour le tannage, l'action antiseptique du tannin. Les eaux de lavage, tout en infectant l'air, peuvent aussi compromettre les cours d'eau et même les puits d'alimentation. Il importe donc, comme dans toutes les industries de ce genre, de bien bitumer les ateliers et les cours, d'assurer par des canaux souterrains l'écoulement des eaux vers les égouts, ou de les user en irrigations agricoles; d'employer le plus vite possible les peaux neuves (*vertes*, suivant l'expression professionnelle), ou de les immerger immédiatement dans de l'eau de chaux, d'enlever fréquemment les débris, etc. Mais la chamoiserie se distingue particulièrement par deux autres genres de danger, ce sont l'odeur provenant du traitement par les huiles et l'imminence d'incendie due à ces substances combustibles et à la mise en étuve. Il convient d'isoler celle-ci, ainsi que les magasins d'huile.

Pour l'épilage, les ouvriers devront abriter leurs doigts avec des doigtiers en caoutchouc, ou recourir aux procédés dits par la *psylose* et par l'*inoffensif*.

Le tordage doit être remplacé par une pression hydraulique qui économise la dépense musculaire.

Pour le foulage nécessaire à la mise à l'huile, il faut remplacer le maillet par un outil dû à M. Lambert et qui consiste en une série de maillets armés de fonte et mis en mouvement par un arbre à deux coudes.

Dans les ateliers de parcheminerie, le danger spécial consiste dans les poussières que développe l'usure de la peau avec la pierre ponce. On devra chercher à établir une ventilation partielle.

INDUSTRIES DU CAOUTCHOUC.

Sommaire technique. — Le caoutchouc est constitué, comme matière première, par le suc laiteux d'un grand nombre de plantes botaniquement différentes qui n'ont de commun que d'être exotiques.

L'*extraction* se fait par des incisions verticalement pratiquées sur leur écorce. Le suc obtenu est soumis ensuite à l'*évaporation*, qui se pratique, soit en y plongeant des pelles en bois préalablement chauffées, soit en le laissant exposé à l'air libre dans des moules. Arrivé en Europe, le caoutchouc subit la *fabrication proprement dite*. On le ramollit d'abord en le plongeant dans de l'eau chaude, puis on le met sous presse pour régulariser son épaisseur, puis, suivant les destinations, on le confectionne soit en fils, soit en feuilles, lesquelles peuvent être ensuite façonnées pour réaliser les objets les plus variés. Pour les fils on procède par des sections appropriées que l'on pratique sur le caoutchouc sortant de la presse. Les feuilles demandent un traitement spécial. Le caoutchouc brut a besoin d'être débarrassé des impuretés calcaires et végétales, ainsi que de l'eau qu'il renferme. Il est ensuite séché à l'étuve, divisé en petits morceaux, puis pétri en une masse homogène qu'on divise en blocs ou qu'on étale en lames. Blocs et lames peuvent servir à confectionner les objets les plus variés, soit par soufflage, soit par soudage, soit par moulage. Le caoutchouc a besoin d'être soumis à la vulcanisation qui le rend à la fois plus souple, plus malléable ; elle peut être obtenue soit par immersion des feuilles dans un bain de soufre fondu, soit par un bain de persulfure de potassium ou de sodium, soit par un bain de sulfure de carbone et de protochlorure de soufre.

Lorsqu'on veut recouvrir un tissu d'un enduit de caoutchouc, celui-ci a besoin d'être préalablement dissous dans de la benzine.

Hygiénologie. — Le laminage, le découpage, le bronzage, le pétrissage, autrement dit tout ce qui concerne le travail mécanique de la pâte ou matière première, expose certainement à des accidents variés de nature traumatique ; mais le véritable danger réside dans le traitement chimique qui soumet les ouvriers aux effets de l'acide sulfureux, de l'alcool, de la benzine et du sulfure de carbone. De tous ces effets, les plus redoutables sont ceux que détermine le sulfure de carbone. Parmi les diverses industries qui se servent de cette substance, c'est celle de la vulcanisation du caoutchouc qui engendre surtout ce cortège symptomatique que nous avons décrit (page 82). C'est là seulement que Delpech (1) a pu rencontrer ces hommes qui, après avoir présenté toutes les manifestations d'une excessive exaltation du système nerveux, tombent au bout de quelques années de travail dans une affreuse cachexie et dans un état de déchéance morale et physique qui les rend incapables de continuer à gagner leur existence. Il y a un danger d'autant plus redoutable qu'aujourd'hui la

(1) *Bulletin de l'Académie de médecine*, t. XXI, p. 350.

confection des objets de caoutchouc prend des proportions de plus en plus grandes et que cette confection tend à devenir une industrie de chambre, c'est-à-dire qu'un grand nombre d'ouvriers travaillent chez eux, sans soins et sans outillage convenable. Il est triste de penser que rien que la branche si inutile des petits ballons de caoutchouc compromet l'existence de milliers d'ouvriers et les ressources d'autant de familles.

Quant à la salubrité publique, elle est surtout mise en cause par les odeurs qui franchissent toujours les limites des ateliers ou de la chambre de l'ouvrier et par les dangers d'incendie que crée le maniement de substances aussi combustibles.

Le découpage en lanières pour la fabrication des fils de caoutchouc peut et doit se faire à l'aide d'une machine (fig. 85) qui supprime la fatigue et les ampoules et rend même les blessures assez rares. Un couteau circulaire vertical, mis en mouvement par une transmission, opère les sections. La plaque de caoutchouc repose sur un chariot qui la pousse contre le couteau au fur et à mesure que la section avance. Le support de la plaque lui communique en même temps un mouvement circulaire qui lui fait présenter de nouveaux points, au fur et à mesure que les sections sont effectuées. Les lanières obtenues peuvent être divisées en filaments à l'aide d'une machine analogue aux fenderies des laminoirs. Les fils ronds peuvent être obtenus aussi sans main-d'œuvre à l'aide d'une presse analogue à celle qu'emploient les fabricants de vermicelle. Elle force le caoutchouc, préalablement amené à l'état de pâte molle, à s'engager dans une multitude de petites filières, et à

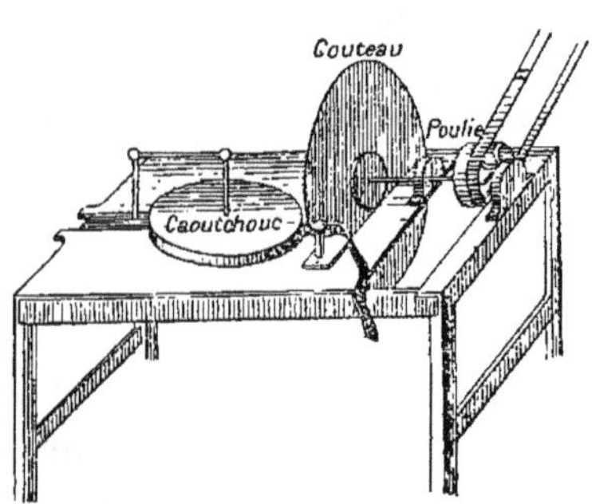

Fig. 85. — Découpeuse de caoutchouc.

passer ainsi comme à travers une écumoire qui le moule en fils. Malheureusement la pâte ne peut être réalisée que par le malaxage avec de l'alcool et du sulfure de carbone qui s'évapore et se répand dans l'atelier, à mesure que les fils se solidifient à l'air. Aussi il serait à désirer que l'appareil ainsi que la table ou toile sans fin sur laquelle les fils restent étalés sur toute leur longueur soient dans un espace clos indépendant de la partie où séjournent les ouvriers, et soumis à une puissante aspiration ou à une cheminée ou à un ventilateur.

Le nettoyage du caoutchouc brut pour la fabrication des feuilles ne doit plus être, comme autrefois, obtenu par une division et un brossage effectués à la main, dans un bain chaud, à l'aide d'instruments tranchants et de brosses; mais à l'aide de la machine Gérard, qui est composée de cylindres dont les uns, rugueux, dilacèrent et réduisent le caoutchouc en grains tout en en faisant tomber les corps étrangers, tandis que d'autres, lisses, laminent ces grains et les agglomèrent en une nappe continue. Le pétrissage de ces nappes doit être de même effectué mécaniquement à l'aide d'une machine appelée *loup* ou *diable*. Elle consiste en un cylindre creux dont une portion peut se lever comme un couvercle et dans lequel tourne un cylindre plein et armé de dents.

Si on adopte la vulcanisation au soufre en fusion, il ne faut point permettre l'immersion directe des pièces dans une chaudière ouverte et exiger le procédé Goodgear, qui introduit le caoutchouc et la fleur de soufre dans un cylindre parfaitement clos où l'on fait ensuite arriver de la vapeur. Du reste on préfère généralement aujourd'hui la vulcanisation par le sulfure de carbone, parce qu'elle se fait à froid. Mais il est indispensable qu'elle s'exécute dans des cages vitrées avec aspiration ; qu'on établisse l'alternance parmi les ouvriers ; que ceux-ci observent une bonne hygiène générale ; qu'ils s'abstiennent de boissons alcooliques, eux qui sont déjà si exposés aux excitations cérébrales. Le travail en chambre ne devrait pas être toléré.

Le mieux serait encore de condamner d'une manière rigoureuse la vulcanisation par le sulfure de carbone et d'adopter le mode suivant qui a déjà été mis en pratique et qui donne même de meilleurs résultats industriels. On saupoudre avec un mélange de 4 parties de soufre et 50 de chaux hydratée pour 100 de caoutchouc et on maintient ensuite la pièce pendant une heure et demie dans un bain d'eau à 40°.

Non seulement l'ouvrier n'a pour ainsi dire pas à souffrir, mais le caoutchouc s'altère moins spontanément par la suite et ne dégage plus d'acide sulfhydrique, ce qui incommode moins le consommateur.

Le travail des enfants n'est interdit d'une façon formelle que pour l'emploi du sulfure de carbone et des huiles essentielles.

INDUSTRIE DE LA GUTTA-PERCHA.

Industriellement, il y a lieu de rapprocher l'industrie de la gutta-percha de celle du caoutchouc. Entre ces deux matières il y a analogie de nature, de provenance, de mode d'extraction, de manuel opératoire et d'application.

La gutta est fournie par le suc laiteux de l'*isonandra percha* qui croît dans plusieurs îles de l'Océanie, notamment à Bornéo. Pour l'extraire on abat l'arbre et on reçoit le suc dans des vases, où il se prend en une masse d'un gris brun, mêlé de terre et de débris ligneux. En Europe on commence par épurer la gutta brute en la divisant à plusieurs reprises et la faisant tomber dans l'eau. Elle surnage pendant que les impuretés gagnent le fond. On la chauffe ensuite dans un bain d'eau à 80°. On la broie avec un cylindre armé de lames et on la passe soit au laminoir, soit à la filière, suivant qu'on veut obtenir des feuilles ou des fils. On vulcanise enfin avec du soufre ou de l'hyposulfite de zinc. Pour la confection, il faut souvent recourir à des dissolvants, tantôt à de l'essence de térébenthine, tantôt à un carbure d'hydrogène très volatil qu'on prépare sur place en distillant de l'huile légère. Cette dernière manipulation dégage une odeur fétide et aggrave les dangers d'incendie. Il importe dans ce cas d'éloigner l'usine des habitations.

FABRIQUES DE SUPERPHOSPHATES DE CHAUX OU ENGRAIS CHIMIQUES.

Sommaire technique. — L'application de la culture intensive dans l'agriculture moderne exige une dépense d'engrais supérieure à ce que peut fournir l'élevage des animaux. De là est née l'idée de la fabrication d'engrais chimiques, qui tend à prendre de jour en jour plus d'extension.

Les matières salines qui peuvent jouer le rôle d'engrais sont les sels ammoniacaux, les sels de potasse et les phosphates de chaux. La fabrication des deux premières espèces de sels-engrais appartient à des usines qui sont l'objet d'une description spéciale et qui ne livrent à l'agriculture que leurs produits défectueux, et cela accidentellement. Ici il ne peut être question que des fabriques spéciales d'engrais, lesquelles s'en tiennent à la préparation des phosphates.

Primitivement, l'agriculture employait du phosphate de chaux ordinaire emprunté à des gisements ou aux déchets de fabriques d'objets d'os. Mais aujourd'hui on n'emploie que du phosphate acide ou superphosphate de chaux, qui a l'avantage d'être absorbé beaucoup plus vite par les végétaux et qui rend ainsi la culture beaucoup plus intensive. Le but des fabriques spéciales est donc de transformer le phosphate tribasique naturel en superphosphate.

Le procédé primitif qui est encore suivi dans la plupart des fabriques consiste simplement à pulvériser le phosphate naturel au moyen de meules et à le mélanger avec de l'acide sulfurique dans des cuves en bois doublées de plomb. Quand la réaction paraît réalisée, on coule la matière dans de grandes citernes en maçonnerie.

Dans quelques fabriques de soude, on utilise une partie de l'acide chlorhydrique à la fabrication du superphosphate. On le fait agir sur les nodules de phosphate de chaux naturel et il se trouve remplacer ainsi l'acide sulfurique dans cette fabrication.

Dans quelques-unes des fabriques de superphosphates, on produit aussi depuis quelques années du phosphate d'ammoniaque, non plus dans un but d'engrais, mais pour être employé dans les sucreries, comme moyen de neutralisation des jus sucrés. Dans un grand bac en bois contenant de l'acide sulfurique étendu, on verse peu à peu de la

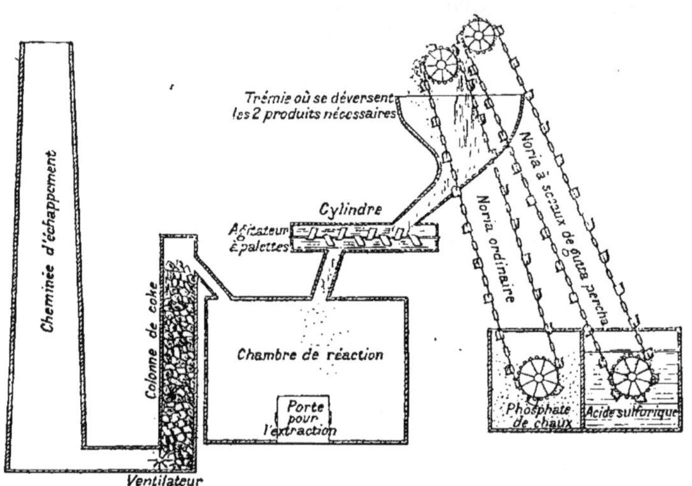

Fig. 86. — Dispositif Michelet.

poudre de phosphate naturel. On laisse déposer le sulfate de chaux par le repos. Le liquide surnageant qui renferme le phosphate de chaux soluble produit est concentré dans des bassins en plomb chauffés par la vapeur.

Après refroidissement on verse de l'ammoniaque. On décante la partie claire qui est une dissolution de phosphate d'ammoniaque neutre, à peu près pure. On la place dans une caisse fermée avec une nouvelle quantité d'ammoniaque. Le phosphate monobasique devient du phosphate bibasique qui, étant insoluble dans un excès d'ammoniaque, se précipite sous forme de bouillie cristalline.

Hygiénologie. — La fabrication des superphosphates donne lieu à trois dangers de natures différentes.

Le broyage du phosphate naturel expose aux inconvénients des poussières. On peut y remédier en entourant les meules d'une enveloppe hermétique avec aspiration des poussières par un ventilateur.

Le brassage du mélange dans les cuves donne lieu à une grande fatigue musculaire. Rien n'est plus facile que d'établir un malaxage mécanique par un arbre à palettes.

Il se dégage des cuves une grande quantité de vapeurs acides très dangereuses. On doit recommander de parer à cette fâcheuse condition, en adoptant la disposition appliquée par M. Michelet à l'usine de la Villette. La réaction se fait en vases clos. Les vapeurs acides qui s'en dégagent sont aspirées par un ventilateur qui les force à traverser une colonne de coke humide. De là elles se rendent dans une cheminée spéciale qui les lance à une très grande hauteur dans l'atmosphère.

Le travail des enfants est interdit dans les ateliers où il se développe des poussières et dans ceux où il se dégage des vapeurs sous l'influence du traitement par les acides.

3° Industries de deuxième classe avec autorisation complète du travail des enfants.

FABRIQUES DE SUCRE DE BETTERAVES ET RAFFINERIES.

Sommaire technique. — Les betteraves sont d'abord lavées à l'aide d'un cylindre à claire-voie tournant dans un réservoir d'eau. Les eaux sales sont écoulées et accumulées dans des fossés et de là répandues sur les champs, au fur et à mesure des demandes. Elles sont ensuite réduites à l'état de bouillie à l'aide de râpes, puis enfermées dans des sacs qu'on empile et qu'on soumet à de fortes presses hydrauliques pour en exprimer le jus. Celui-ci est envoyé par un monte-jus dans des chaudières où s'effectue une opération dite *défécation,* qui consiste à le chauffer avec de la chaux destinée à le débarrasser de l'albumine, des matières gommeuses colorantes et des acides libres. Toutes ces substances viennent bientôt former à la surface une écume distincte, et l'on soutire le jus ainsi clarifié. On le décolore ensuite par la *filtration* à travers un noir animal. De nouveaux monte-jus l'envoient dans des chaudières à *évaporation*. Ces deux dernières opérations se répètent deux ou trois fois alternativement, puis on pratique dans d'autres chaudières la *cuite*, qui amène le jus au dernier degré de concentration, et à la consistance d'un sirop. Celui-ci est maintenu un certain temps dans une étuve à 25°, puis mis dans des rafraîchissoirs, et dès qu'il commence à se former des cristaux, on procède à l'*empli*, autrement dit à le mettre dans des formes en terre. Ces formes sont plantées dans des bancs présentant une rangée de troncs et posées sur une gouttière en zinc. Pour éviter les pertes dues à l'imbibition des formes par le sucre, on a le tort de les peindre à l'intérieur avec de la céruse. Quand la cristallisation est complète, on enlève une cheville qui obstrue l'extrémité conique de la forme, afin que l'*égouttage* puisse se faire.

La pulpe, après l'extraction du jus, est vendue aux éleveurs pour l'alimentation des bestiaux. Les écumes de la clarification sont vendues comme engrais ; mais pendant leur séjour à la sucrerie, elles se putréfient très vite et répandent une odeur infecte.

La plupart des sucreries préparent elles-mêmes le noir animal qui leur est nécessaire, et par économie, le revivifient plusieurs fois.

Le sucre de canne et celui de betterave, à la suite des opérations ordinaires des sucreries, ne constituent qu'une cassonade contenant de la terre et du sable, des matières colorantes, des matières azotées, du sucre incristallisable, des acides libres, des sels et du saccharate de chaux. L'épuration s'effectue dans d'autres usines appelées *raffineries*. On commence par *dépoter*, c'est-à-dire renverser le contenu des barriques sur un sol dallé, appelé *bac à sucre*, dans le but de séparer la cassonade pulvérulente de la cassonade en morceaux, les deux espèces devant être traitées à part comme ayant des valeurs différentes. On complète ces préliminaires par le *dégraissage*, qui consiste à détacher et à dissoudre par de la vapeur d'eau la partie restée adhérente aux tonneaux. Après avoir passé au *crible* les fragments pulvérulents, on les fait dissoudre et on réunit la solution avec l'eau de lavage des tonneaux dans une chaudière chauffée à la vapeur. On fait bouillir avec addition de noir animal et de sang qu'on conserve dans des tonneaux soufrés. On jette le tout sur des filtres qui retiennent un résidu solide, appelé *noir de raffineries*, servant d'engrais pour l'agriculture. Le liquide ayant traversé est filtré de nouveau sur du charbon en grains. On concentre dans des chaudières, on fait reposer dans des rafraîchissoirs où, avec un agitateur, on trouble la cristallisation commençante, de façon à obtenir seulement une pâte encore coulante. On la verse dans des formes qui peuvent être en terre cuite ou en tôle galvanisée ou peinte avec de la céruse, ou encore en cuivre. La pâte y est introduite à l'aide de poches en cuivre. On les dispose comme des entonnoirs, dans des planches trouées pour l'*égouttage* qui se fait dans une salle à 35 degrés appelée *empli*. De temps en temps on ratisse la surface pour l'égaliser, c'est le *planatage*. Après l'égouttage les pains sont retirés, exposés à l'air pendant vingt-quatre heures, puis dans une étuve amenée progressivement à 45 degrés.

Hygiénologie. — Il est d'abord deux ordres de dangers auxquels les ouvriers sont exposés, aussi bien dans les sucreries que dans les raffineries. Ce sont, d'une part, ceux qui résultent du contact continuel avec des liquides et des poussières sucrées, et d'autre part, les refroidissements résultant du passage des ateliers à haute température dans les cours. C'est à l'action locale du sucre, et peut-être aussi à son influence sur le sang, qu'on doit attribuer la fréquence des furoncles, des eczémas, de l'ecthyma, de l'impétigo, et même d'ulcérations par action escharotique sur les avant-bras, les jambes, les pieds et les mains. Le docteur Nivet(1) a même signalé un phymosis diabétique. Pour mon compte, je crois qu'il se produit très souvent un véritable diabète alimentaire, car j'ai constaté la présence du sucre dans les urines de plusieurs employés dans une grande fabrique de dragées.

La haute température qui règne dans plusieurs locaux de ce genre d'industrie provoque des transpirations abondantes qui contribuent avec la condition précédente au développement des affections cutanées. En outre, elle expose à des transitions brusques les ouvriers qui, à chaque instant, sont obligés de se rendre dans les cours ou dans des locaux plus froids encore. De là une certaine prédisposition aux affections catarrhales des bronches et de l'estomac. On a remarqué toutefois en Allemagne que si les bronchites étaient fréquentes, les pneumonies et les rhumatismes étaient au contraire rares (2). Quoiqu'en physiologie on admette généralement que les étuves sèches soient mieux supportées que les étuves humides, en permettant le rafraîchissement du corps par l'évaporation de la sueur, il est dit dans le même travail que le séjour dans les salles de cristallisation, où il règne une température de 37 degrés, est parfaitement supporté.

Un autre inconvénient de ces industries est d'imprégner le sol et l'air de matières organiques en voie de décomposition, non seulement d'origine végétale, mais encore d'origine animale. Car la clarification s'obtient avec du charbon animal ou des matières albuminoïdes.

L'opération de la défécation exige l'intervention de grandes quantités d'acide carbonique, et la préparation de ce dernier peut faire entrer en scène l'acide chlorhydrique ou l'acide sulfurique. D'autre part comme, par économie, on fait souvent resservir le même noir animal, on procède à la revivification de ce dernier, ce qui donne naissance à un dégagement d'acide carbonique, d'ammoniaque et d'acide sulfhydrique.

(1) *Compte rendu du conseil d'hgiène du Puy-de-Dôme*, 1877-78.
(2) *Jahresbericht* de Virchow et Hirsch, 1868, I, 465.

La salubrité publique est de son côté notablement compromise par l'expulsion des eaux résiduaires. Les eaux qui ont servi à laver les filtres de noir animal renferment des matières organiques putréfiées, et l'eau de condensation apporte de grandes quantités d'ammoniaque. De là des ruisseaux qui répandent une odeur infecte, où le poisson meurt et où le bétail se refuse à boire. L'habitation des moulins situés en aval devient souvent impossible. Au point de déversement des eaux de fabrique dans les eaux pures du cours d'eau, on voit pulluler des algues qui, en se desséchant sur les berges, se transforment en une masse gélatineuse, ocreuse, exhalant une forte odeur de poisson pourri.

Il ressort de cet énoncé des dangers inhérents à la fabrication du sucre de betteraves, que l'hygiène doit surtout rechercher tout ce qui, dans le choix des appareils et des procédés, peut diminuer la dépense musculaire, l'action des liqueurs sucrées sur les téguments et l'intérieur de l'économie ; celle des transitions brusques de température ; celle des matières organiques en putréfaction, et enfin celles des acides carbonique, sulfurique, chlorhydrique et sulfhydrique, ainsi que du gaz ammoniac. Dans cette appréciation, nous suivrons l'ordre naturel des opérations.

Le lavage ou mondage des betteraves, qui a pour but de les débarrasser de la terre restée adhérente, peut facilement être obtenu mécaniquement, de façon à éviter à l'ouvrier à la fois la fatigue, la malpropreté et l'humidité. Un tambour à claire-voie, en bois ou en fer qui, par l'intermédiaire d'une transmission, tourne autour de son axe, tout en plongeant par sa moitié inférieure dans une auge d'eau ; une trémie dont l'ouverture inférieure et latérale donne dans l'extrémité du tambour, permet d'y introduire les betteraves qui ressortent de l'autre côté complètement nettoyées.

L'extraction du suc des betteraves peut être obtenue par deux méthodes essentiellement différentes, que l'hygiène a le devoir de juger, tout aussi bien que l'industrie, ce sont : la *méthode mécanique* et la *méthode par diffusion.*

Dans la première, la betterave est divisée mécaniquement, et réduite plus ou moins en pulpe qu'on épuise ensuite, soit par des presses, soit par la force centrifuge, soit enfin par lixiviation de la pulpe.

Dans la seconde, la betterave est simplement mise entière en macération dans de l'eau qui, par de purs échanges osmotiques, la dépouille de son suc sucré. Cette macération se fait à chaud à 50 degrés, ou à froid. Encore, dans ce dernier procédé, la betterave est d'abord traitée à la même température, et passe ensuite dans des bains de moins en moins chauds.

Dans l'un et l'autre cas, elle s'opère dans des diffuseurs en tôle, réunis entre eux par des tuyaux de communication, et chauffés par un serpentin de vapeur. Comme on devait redouter avant tout, ici, les conséquences d'un travail de putréfaction plus ou moins prolongé, et comme ce danger se trouve à peu près supprimé par l'emploi de diffuseurs parfaitement clos, il est incontestable que l'hygiène doit donner la préférence à cette méthode, parce qu'elle supprime la dépense musculaire et des opérations mécaniques pouvant être l'occasion de blessures, et qu'en outre elle donne un suc désormais non chargé de matières azotées putrescibles. Du reste, au point de vue industriel, il y a un rendement plus complet et d'un produit plus pur, de sorte que l'extraction par diffusion tend à se répandre de plus en plus.

Quant aux industriels qui croient devoir continuer à recourir à la méthode mécanique, il importe qu'ils emploient pour le rapage la machine de Thierry. Elle se compose d'un cylindre armé de lames à fines dents, mis en mouvement par transmission, qu'un manteau se rabattant peut placer sous enveloppe hermétique, et auquel les betteraves sont présentées par une trémie horizontale ou coudée.

On peut aussi se servir de la *râpeuse Champonnois*, dans

laquelle le tambour broyeur est immobile. Une palette se meut à l'intérieur avec les betteraves qui sont lancées par la force centrifuge contre la surface interne et dentée du tambour. La pulpe s'échappe par des intervalles laissés libres entre les lames dentées. D'autre part l'extraction du jus doit être obtenue soit à l'aide d'une presse hydraulique ou d'une presse continue à cylindres, soit encore, comme cela a lieu depuis un certain temps, à l'aide de turbines séparant par la force centrifuge les parties liquides des parties solides.

Si l'on adopte l'emploi de la presse hydraulique, il convient de recommander celle de M. Cail, qui est munie de deux tables de travail, celle de droite servant au montage de pile de sacs de pulpe à comprimer, celle de gauche devant recevoir la pile déjà comprimée. Un mécanisme fort simple permet d'amener rapidement la pile préparée sous la presse et de la retirer ensuite. Non seulement on agit plus rapidement, ce qui empêche le suc de s'altérer et de brunir, mais on économise considérablement la main-d'œuvre.

Quelle que soit leur valeur industrielle, tous ces moyens sauvegardent suffisamment le côté hygiénique ; mais il n'en est plus de même de l'extraction *par lixiviation*, dont l'idée première est due à Mathieu de Dombasle. Car, outre la division obtenue, il est vrai, avec des *machines à couper*, il faut une dessiccation dans des étuves ou tourailles, un traitement par de l'acide sulfurique, ou de l'acide sulfureux et de la chaux, puis une lixiviation avec de l'eau à 80 degrés. Du reste, les résultats industriels sont défectueux.

Pour toutes ces opérations préliminaires, dont il vient d'être question, il est une disposition que l'industrie tend à adopter pour diminuer les frais de transport, et que l'hygiène ne peut qu'encourager. Elle consiste à les exécuter sur le champ de culture même, et à amener le jus par des conduites souterraines à l'usine proprement dite. En divisant ainsi le théâtre des opérations, on évite l'accumulation dans un même point de matières organiques en fermentation.

Après son extraction, le suc de betterave est très acide et renferme, en dehors du sucre, une assez forte quantité de matières minérales azotées. Il importe de le débarrasser de ces substances étrangères, d'autant plus que les matières azotées ont tendance à transformer le sucre en acide lactique, c'est là le but des trois opérations subséquentes : la défécation, la carbonatation et la filtration. La première consiste à traiter le suc par la chaux qui neutralise l'acide et précipite la plupart des autres matières étrangères. On se sert généralement, pour la défécation, d'une chaudière

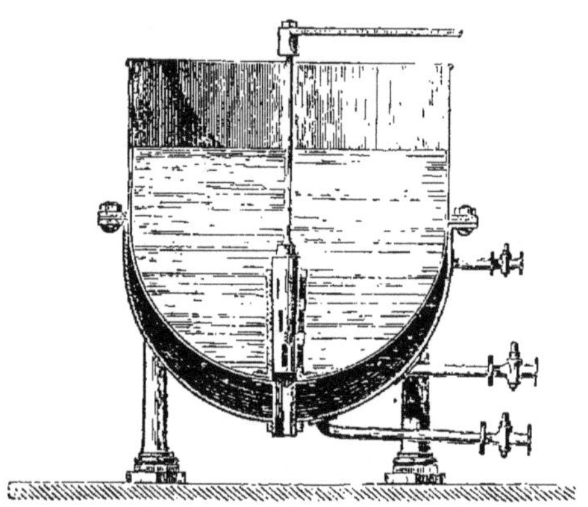

Fig. 87. — Chaudière de dessiccation.

à double fond, chauffée par la vapeur représentée par la figure 87.

Comme, après cette précipitation, la liqueur renferme à côté du sucre libre du saccharate de calcium provenant de l'addition de la chaux, il devient nécessaire de décomposer ce dernier. C'est ce que fait la carbonatation, qui consiste à traiter par l'acide carbonique qui précipite toute la chaux à l'état de carbonate. Cette précipitation a été aussi obtenue par les acides oxalique, phosphorique, oléique, margarique, fluorhydrique, etc.

On a même renversé le problème et cherché, au contraire, à isoler le sucre en le précipitant avec la baryte qui forme un saccharate de baryum insoluble, et qu'on décompose ensuite par l'acide carbonique. Mais on a à peu près renoncé à ces moyens de déchaulage, et c'est presque exclusivement avec l'acide carbonique qu'on débarrasse aujourd'hui le suc de la chaux, acide qui du reste devient aussi nécessaire avec le dernier moyen.

Comme il faut, pour la défécation et la carbonatation, de la chaux et de l'acide carbonique, il est tout indiqué de se procurer du même coup ces deux réactifs, en calcinant des pierres calcaires. On doit se servir du four à chaux de M. Cail, dans lequel un tuyau prolongeant le sommet recueille

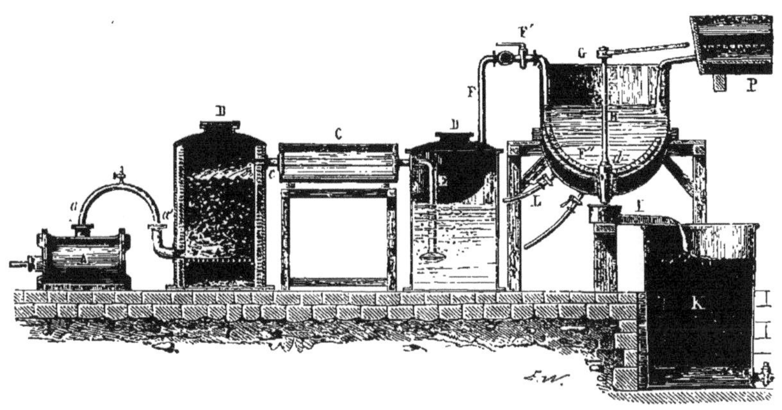

Fig. 88. — Appareil Rousseau.

l'acide carbonique, et le conduit à travers un laveur à coke dans les récipients où il doit agir. Dans ces conditions l'hygiène doit remarquer que l'inconvénient des fours à chaux ordinaires, qui est de déverser librement de l'acide carbonique dans l'air, disparaît. Un autre progrès peut être réalisé aussi pour l'hygiène. Autrefois la défécation et la carbonatation se faisaient successivement et à part. Aujourd'hui elles se font simultanément avec la chaudière Périer et Possox, dans laquelle on fait arriver en même temps la chaux et l'acide carbonique. Il y a toujours intérêt pour les ouvriers à simplifier les opérations et à en diminuer la durée. Les inconvénients s'en trouvent, par le fait, amoindris.

En tout cas, si on préfère obtenir l'acide carbonique avec du charbon ou du coke, il importe, pour éviter les fuites nuisibles de ce gaz, de recourir à l'appareil de Rousseau représenté par la figure 88.

B est un four clos, en tôle doublée de maçonnerie, rempli de charbon et de coke et destiné à fournir l'acide carbonique. — A est une pompe horizontale mue par la machine à vapeur et lançant de l'air dans le four par le tube courbe *aa*. L'acide carbonique produit s'échappe par le tube *c* qui traverse le réfrigérant C. Il arrive par le tube E dans le laveur D. Le tuyau F le distribue par des trous latéraux dans la chaudière de défécation G où l'ébullition est produite par le jet de vapeur L. Après l'opération le robinet à longue tige H permet de faire couler le suc dans la rigole I qui le conduit à l'appareil de filtration. Il est à remarquer toutefois qu'il se dégage toujours à la surface de la chaudière de l'acide carbonique en excès. Il importe donc qu'une hotte soit disposée au-dessus de la chaudière.

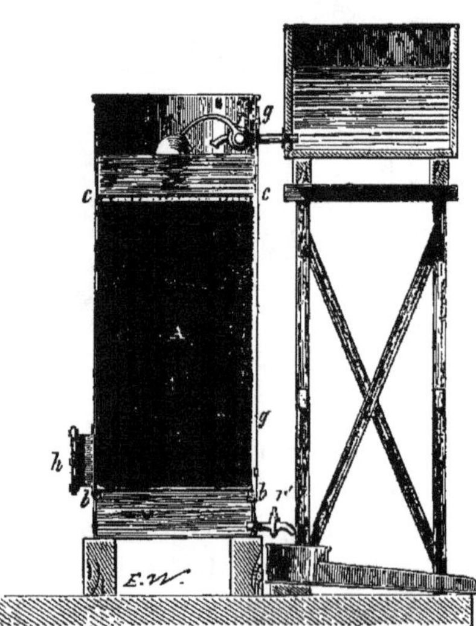

Fig. 89. — Filtre Dumont.

Pour débarrasser le suc de la portion de chaux qui n'a pas été précipitée par l'acide carbonique, et de certains principes colorants visqueux et salins, on le filtre ensuite sur du charbon animal dans des filtres dits de Dumont dont les détails de construction n'intéressent nullement l'hygiène, et dont il suffira de donner une idée par la figure 89.

Le cylindre A présente un double fond *bb* recouvert d'une toile humide sur laquelle est entassé le noir. Au-dessus du charbon une nouvelle toile et un diaphragme percé de trous *cc*. Au-dessus arrive le jus par le robinet r à flotteur f. Le jus décoloré s'écoule par le robinet r'. En h est un trou d'homme pour le nettoyage.

Ce qui doit surtout préoccuper l'hygiéniste dans cette phase des opérations, c'est que par économie on fait servir plusieurs fois le même charbon, et que pour cela il faut le rectifier.

Dans l'opération subséquente, c'est-à-dire l'évaporation du jus filtré, nous avons à considérer tout ce qui est susceptible de diminuer les buées et la main-d'œuvre dans les transvasements, double circonstance qui peut contribuer à l'imprégnation de l'économie par le sucre, et même à la

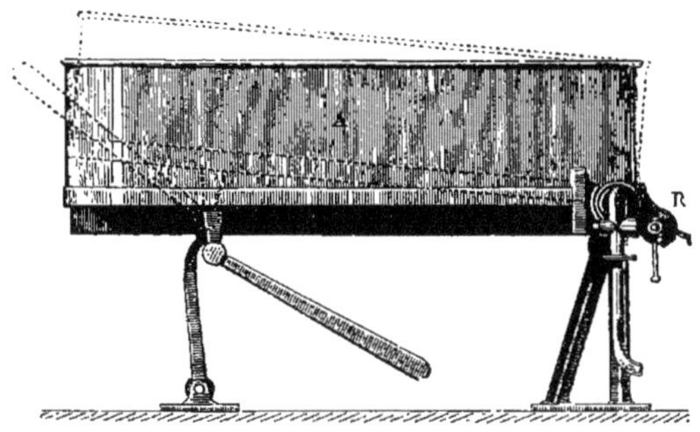

Fig. 90. — Chaudière Pecqueur.

A, chaudière. — BB, tuyau de vapeur. — R, robinet d'arrivée de la vapeur.

production de brûlures. Pour pouvoir vider facilement le contenu des chaudières, il convient d'adopter des chaudières à bascule.

D'autre part, les buées sont généralement moins abondantes quand le chauffage est régulier ; il faut remplacer le chauffage à feu nu par le chauffage à la vapeur. Les chaudières dites de Pecqueur remplissent à la fois ces deux conditions.

Mais il est mieux encore, au point de vue des buées, d'employer des appareils à évaporation dans le vide, qui permettent d'effectuer la concentration du jus à une basse température et avec une rapidité très grande et sans la moindre altération du sucre. Ces avantages industriels font que cette dernière méthode se généralise de plus en plus. On donne aussi la préférence à l'*appareil à triple effet de Cail.*

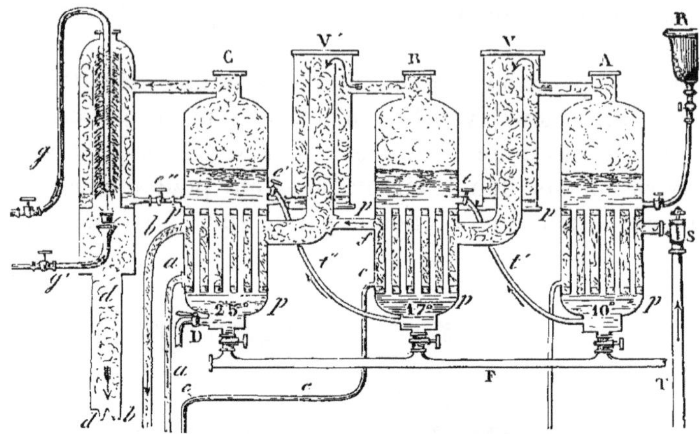

Fig. 91. — Appareil à triple effet, de Cail.

A, B et C sont les trois chaudières en tôle où s'exécute l'évaporation du jus. Dans la moitié de ces chaudières en *pp'* se trouvent deux plaques tubulées qui relient entre eux un grand nombre de tubes en cuivre par lesquels s'établit la communication du liquide de la partie supérieure avec l'inférieure. Les tubes *aa*, *bb,*, *cc*, *dd* servent à faire le vide initial dans les chaudières à l'aide d'une pompe. La vapeur arrive par le tube T. VV sont des tubes de sûreté par lesquels la vapeur passe en se rendant d'une chaudière à l'autre. Les gouttes de jus entraînées par la vapeur s'y condensent et retombent dans les chaudières par les tuyaux *cc''*. Les tuyaux *t* et *t'* font passer le jus liquide d'une chaudière dans une autre. Les eaux provenant de la condensation des vapeurs se rendent par les tubes *t*, *c*, *c* et *aa* dans un réservoir commun. Le tuyau K sert à vider les eaux de lavage de l'appareil.

En résumé, on produit un vide relatif pour que l'évaporation se fasse activement, même avec une faible élévation de température. Le vide est d'abord obtenu à l'aide d'une pompe extérieure à l'appareil, ensuite et surtout par le fait même de la condensation des vapeurs antérieurement produites. Le chauffage est produit par la vapeur. Grâce à la combinaison de vases établie, le même jus passe successivement dans les trois vases et se concentre de plus en plus.

Nous n'avons pas à apprécier les qualités industrielles de cet appareil, mais l'hygiène ne peut qu'approuver une méthode qui, par le fait qu'elle est obligée de réaliser le vide, maintient toujours les gaz et vapeurs en vases clos.

Aujourd'hui, beaucoup d'industriels, désirant obtenir un produit plus parfait et débarrasser le suc des matières étrangères qu'il renferme encore après l'évaporation et la

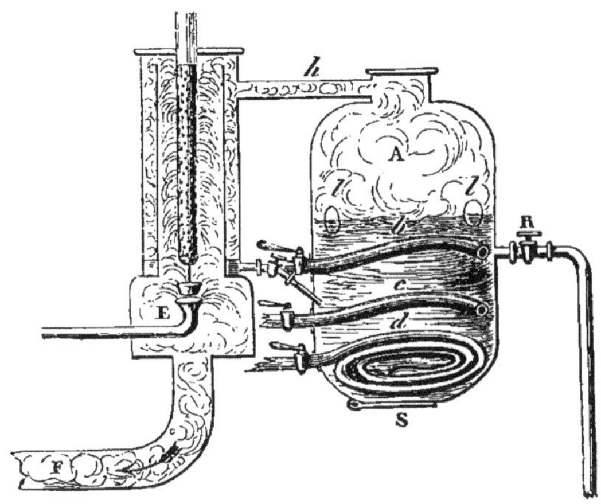

Fig. 92. — Appareil pour la cuite.

A, est une chaudière en tôle, munie de trois serpentins superposés, *bcd* et amenant la vapeur; E est un condenseur dans lequel on fait le vide au moyen d'une pompe aspirante F. Le jus arrive par le tuyau à robinet R.

filtration, le traitent par la baryte et le phosphate d'ammonium. Mais ce nouveau traitement ne modifie en rien les conditions hygiéniques.

La cuite, qui n'est qu'un complément de concentration, ne doit plus se faire comme autrefois, dans des chaudières à feu nu, mais dans un récipient chauffé par une circulation de vapeur et dans lequel on fait aussi préalablement le vide. On obtient ce vide en adaptant une pompe à un tuyau partant de la partie moyenne du récipient. Du reste, cette pompe doit fonctionner même après le vide produit et pendant toute la durée de la coction, afin d'enlever les vapeurs produites par l'évaporation. Celles-ci doivent être conduites dans un condenseur, et après leur condensation, ou bien être rejetées aussi au dehors, ou bien, si on veut les utiliser dans les usines où l'eau fait défaut, les faire se refroidir en cascadant sur des amas de fascines, dits *refroidisseur à fascines*. L'hygiène n'a absolument rien à reprocher à cette manière de procéder.

La figure 92 représente l'appareil qu'on doit employer pour la cuite.

En matière d'hygiène industrielle, il n'y a point de petit détail. Pendant la cuite, l'ouvrier est forcé de s'assurer de temps en temps du degré de consistance obtenue. Suivant ses prédilections personnelles, il apprécie, soit en saisissant de la liqueur entre le pouce et l'index qu'il écarte ensuite pour étirer un filament qui se rompt plus ou moins tôt suivant son adhésion, soit en soufflant sur une cuiller chargée du sirop, ce qui pulvérise ce dernier plus ou moins suivant sa consistance. Il en résulte pour lui dans ce dernier cas un éclaboussement sur la figure, qui doit faire préférer la première méthode.

Après la cuite, on procède à la séparation du sucre cristallisable du sirop ou sucre incristallisable. Autrefois on réalisait cette séparation en faisant égoutter le sucre dans des formes coniques et en faisant filtrer à travers la masse cristalline restant dans la forme, une bouillie d'argile destinée à déplacer le sirop resté dans les lacunes. On s'est servi ensuite de caisses en tôle munies d'un tube d'égouttage. Mais aujourd'hui on chasse le liquide incristallisable par la force centrifuge, c'est-à-dire à l'aide d'une turbine. Cette innovation est un progrès hygiénique, puisque cela supprime des manipulations exposant les ouvriers à une maculation surabondante par le sucre.

La partie liquide dont on a dépouillé le sucre proprement dit constitue la mélasse. On utilise celle-ci, tantôt en la distillant pour en extraire de l'alcool et fabriquer de la potasse avec le résidu de la distillation, tantôt en l'employant à la nourriture du bétail, tantôt en la vendant aux brasseries. Comme le premier traitement appartient à un autre genre d'industrie, nous n'avons pas à nous en occuper ici. Mais dans beaucoup de sucreries, on s'efforce d'en extraire encore tout le sucre cristallisable qu'elle peut retenir soit par la baryte, soit par diffusion, soit par de l'alcool acidulé avec de l'acide sulfurique. De là des manipulations dont les inconvénients sont signalés dans les industries particulières de ces substances.

Une précaution générale importante à prendre, pour diminuer à la fois la fatigue et les causes de maculation est l'emploi des *monte-jus* pour les divers transvasements des sucs et sirops. Enfin il faut des lavages fréquents des salles, une propreté minutieuse de la part des ouvriers, une alimentation très azotée et l'usage de boissons alcalines.

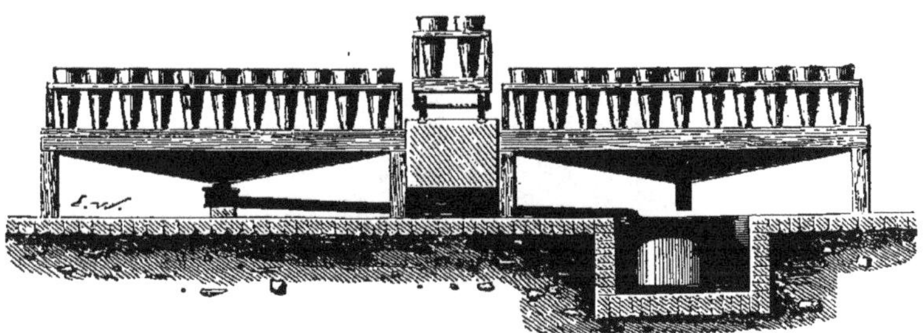

Fig. 93. — Formes d'égouttage.

Dans une analyse qui a pour but de disséquer, pour ainsi dire, la partie technique au point de vue de l'hygiène, il est inutile de développer l'énoncé des opérations de raffinerie, comme nous venons de le faire pour celles des sucreries, puisqu'elles sont à peu près analogues, créent les mêmes dangers et exigent les mêmes précautions opératoires. Du reste, aujourd'hui on tend à faire le raffinage en fabrique, c'est-à-dire à fusionner les deux industries dans un seul et même établissement. Contentons-nous de donner la représentation du filtre Taylor et des formes employées dans les raffineries pour la filtration et l'égouttage du sucre. Disons seulement que comme l'emploi du noir fin et du sang pour la clarification est toujours une condition malsaine, il est bon de recommander le procédé Lagrange, qui clarifie le sirop par la baryte et le phosphate d'ammonium.

Quelle que soit la destination des mélasses, elles sont forcément appelées à séjourner plus ou moins longtemps dans les sucreries. On doit les mettre en réserve dans des

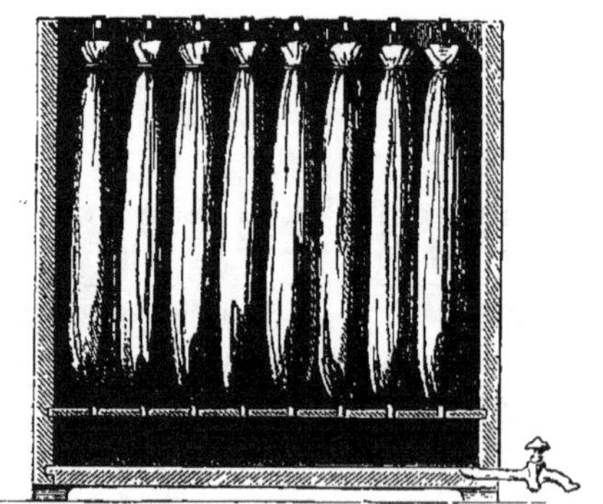

Fig. 94. — Filtre Taylor.

citernes parfaitement construites et surmontées d'une cheminée d'appel pour écouler dans les parties élevées de l'atmosphère l'hydrogène carboné, au fur et à mesure de sa production. Du reste, il est préférable de les enfermer le plus tôt possible dans les tonneaux étanches qui sont indispensables pour leur transport. Pour les eaux résiduaires, c'est-à-dire les eaux de lavage, les sucs considérés comme épuisés, etc., on a le tort d'autoriser les industriels à s'en débarrasser, soit à l'aide de puits perdus dans de la craie, comme à Douai, soit dans un cours d'eau, sous la condition de ne faire ce transport que la nuit. Il serait à désirer qu'on pût imposer une concentration préalable et leur adjonction aux vinasses pour la distillation et la fabrication de la potasse.

Industries du fer.

HAUTS FOURNEAUX.

Sommaire technique. — Le type classique des hauts fourneaux consiste en un édifice reproduisant la forme de deux troncs de cônes réunis par leurs bases. Le tronc de cône supérieur prend le nom de *cuve;* l'inférieur, celui d'*étalages.* Les parois de la cuve sont formées de deux plans de briques entre lesquels se trouve une couche de laitier. Son ouverture supérieure est appelée *gueulard.* Sur les parties latérales de sa zone supérieure, on ménage des portes pour l'introduction du minerai et du charbon. Le segment des étalages est bâti avec des briques réfractaires ou avec des pierres quartzeuses résistant à la fusion. Son extrémité inférieure ou fond constitue le creuset, au-dessus duquel il y a des ouvertures où débouchent les conduites ou *tuyères* chargées d'amener dans les fourneaux de l'air froid lancé par une *machine soufflante* dont les pistons sont mus par la vapeur ou par une chute d'eau. Pour la mise en train, on allume d'abord un feu de fagots dans le creuset, puis on charge par-dessus, par le gueulard, du coke ou du bois, un premier lit épais. Ensuite on introduit des couches alternatives de minerai et de combustible. Comme le travail doit rester continu, tant que le fourneau n'est pas détérioré, on recharge continuellement, mais à des intervalles réguliers, des quantités déterminées de minerai et de combustibles, la masse s'affaissant et diminuant d'autre part par les coulées. On ajoute aussi, sous le nom de *castine,* du carbonate de chaux destiné à empêcher le fer de se combiner avec la silice, et à donner naissance à du silicate double d'alumine et de chaux qui, par sa grande fusibilité, se sépare facilement de la fonte.

Il s'échappe par le gueulard un mélange gazeux formé d'acide carbonique, d'oxyde de carbone, d'azote et d'hydrogène carboné. On allume généralement ce mélange qui brûle en fournissant beaucoup de calorique. Aujourd'hui,

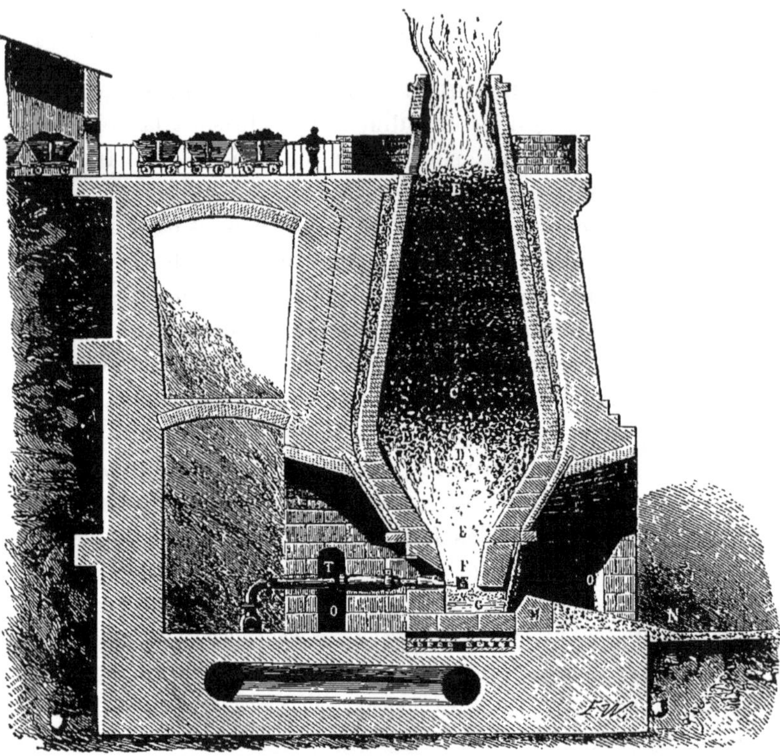

Fig. 95. — Haut fourneau.

B est le gueulard. A est une cheminée surmontant le gueulard. De B en C est la partie dite cuve. Elle est revêtue de briques réfractaires, De C en D un espace cylindrique appelé ventre. De D en E se trouve la partie nommée les étalages, laquelle est formée de pierres siliceuses de E en F est un cylindre en pierres réfractaires appelé *ouvrage*. Au-dessous, en c, le bassin nommé creuset qui reçoit le métal fondu T est une des tuyères amenant l'air envoyé par la machine soufflante.

pour utiliser celui-ci, on le ramène par des tuyaux sous les chaudières de la machine soufflante.

La gangue siliceuse et la fonte, qui est du fer combiné à du charbon fourni par le combustible, s'accumulent dans le creuset, à l'état de fusion. La gangue surnage et s'écoule librement par la partie supérieure d'une ouverture existant au-dessus du creuset, en avant et à la partie inférieure du fourneau, la moitié inférieure de cette ouverture étant maintenue obstruée avec de la terre glaise. Au bout d'un nombre d'heures déterminé, on enlève cette barrière, et la fonte coule dans des rigoles tracées dans le sable du sol de l'atelier. On amorce son écoulement à l'aide d'un ringard. On laisse refroidir. On verse quelquefois de l'eau pour activer le refroidissement. Puis avec des masses, des ouvriers cassent la coulée en blocs.

Complétons cet exposé par la reproduction d'un haut fourneau (fig. 95).

L'opération qui a pour but de tranformer la fonte en fer prend le nom d'*affinage de la fonte*. L'affinage nécessite deux traitements, la *finerie* et le *puddlage*.

Pour la *finerie*, la fonte est fondue dans des creusets en fonte dont la fusion est évitée par le passage incessant d'un courant d'eau froide. Des tuyères y déversent des torrents d'air lancés par une machine soufflante et destinés à assurer la combustion du carbone. Une haute cheminée donne issue aux gaz produits. On fait couler le métal fondu dans des rigoles où il se solidifie sous le nom de *fine-métal*.

Ce produit est fondu de nouveau dans un four à réverbère. C'est là le *puddlage*. Le four présente deux portes, l'une pour introduire et retirer le métal, l'autre pour l'introduction de ringards.

Cette fusion se fait en présence de scories riches; quand elle est effectuée, on ferme en partie la cheminée par un registre et à ce moment il se produit beaucoup d'oxyde de carbone dont la sortie est relativement gênée. Après l'élimination des scories, le mélange s'épaissit de plus en plus. L'ouvrier le retire par petites masses qu'il faut encore soumettre au *cinglage*, pour en chasser la matière vitreuse et fusionner entre elles les particules ferrugineuses. Ce cinglage consiste en une série de martelages entre lesquels la matière doit être chauffée de nouveau.

Hygiénologie. — Les ouvriers sont surtout exposés à des brûlures graves. Les yeux sont particulièrement menacés par les projections qui peuvent se faire sur tous les points de la coulée, mais qui sont surtout à craindre près de la bouche de sortie du fourneau, où il se fait continuellement un crachement et une véritable pulvérisation de matière en fusion. Il ne serait certainement pas puéril de mettre devant cet orifice un écran mobile. Les sillons de coulée exposent à des brûlures plus graves et souvent mortelles. Par inadvertence et dans l'ardeur des déplacements professionnels, il arrive qu'un ouvrier enfonce un pied dans la masse incandescente. Cet accident est encore plus à craindre avec la lave des scories qu'on laisse s'étaler sur une plus grande surface et qui carbonise les tissus alors qu'elle paraît déjà éteinte et qu'elle n'accuse plus sa présence par sa teinte rouge. Il faut exiger qu'on lui creuse une large fosse bien délimitée et garnie de barrières.

La lumière intense de la coulée irrite la rétine, engendre des choroïdo-rétinites, fatigue l'iris qui, par action réflexe, reste spasmodiquement contracté. L'inflammation oculaire peut devenir générale. Les gaz enflammés qui s'échappent du gueulard ont aussi un effet du même genre, mais beaucoup moins prononcé. Les ouvriers du chargement par le gueulard et ceux de la coulée devraient tous porter des conserves qui auraient en outre l'avantage de protéger les yeux contre les projections. Aujourd'hui qu'on conduit les gaz enflammés sous les chaudières à vapeur des machines soufflantes, on devrait mieux les capter sans laisser de solution de continuité entre le gueulard et le tuyau de dégagement.

On a l'habitude de ménager, à hauteur d'homme, sur les faces latérales du haut fourneau, de petites ouvertures vitrées qui permettent de juger l'état de fusion. Il convient de donner au verre une teinte ardoisée ou jaune.

Pour hâter le refroidissement de la coulée, on verse de l'eau sur les rigoles. Il se dégage à ce moment des torretns de vapeur d'eau qui peuvent brûler les ouvriers et qui altèrent l'atmosphère de l'atelier. Il vaudrait mieux attendre un refroidissement naturel ou organiser un déversement d'eau s'effectuant en dehors de la présence des ouvriers.

Une cause de danger beaucoup plus sérieuse est la chaleur excessive qu'endurent les ouvriers. Quoique dépouillant habituellement de tout vêtement leur corps jusqu'à la ceinture, ils n'en ont pas moins des sueurs profuses qui les exposent à des refroidissements et par conséquent à toutes les maladies *a frigore*, d'autant plus facilement que le local qu'ils occupent est à chaque instant parcouru par des courants d'air froid. Ils sont en outre forcés de déployer des efforts considérables pour casser la fonte et en transporter les morceaux. Les conditions sont de même valeur pour les chargeurs du gueulard. De plus, ces derniers sont soumis à l'action toxique des gaz qui s'échappent du fourneau, et c'est surtout à ce point de vue qu'il convient de mieux capter ceux-ci.

Mon intervention médicale dans plusieurs fonderies m'a fait constater que toutes les maladies aiguës, notamment les pleurésies, les pneumonies, la fièvre typhoïde, présentaient souvent des accidents ataxo-adynamiques, même chez les ouvriers sobres, et que la mortalité était chez eux notablement plus forte. Est-ce dû au surmènement, à l'altération de l'économie par l'excès de calorique et aux gaz toxiques? cela n'est pas impossible.

Depuis qu'on emploie du coke au lieu de bois, il y a une manipulation préalable consistant en déchargement, triage, chargement et transport du premier combustible, qui expose un certain nombre d'ouvriers à des poussières, d'autant plus que généralement le combustible tombe du haut d'une estacade. Si la disposition des lieux rend tous ces transbordements inévitables, on devrait du moins habituer les ouvriers à plus de propreté, à l'emploi de lunettes protectrices et à s'éloigner momentanément au moment de la chute du contenu du wagon. Les mêmes inconvénients, moins la couleur noire, existent pour la manipulation du minerai, et il n'y a pas à se prévaloir de l'influence heureuse de l'absorption du fer.

Les effets de la lumière et de la chaleur d'un foyer trop intense sont encore bien plus à redouter avec les fours à puddler qu'avec les hauts fourneaux, d'autant plus que la masse à décarburer a besoin d'être agitée tout le temps avec énergie. Aussi ne faut-il plus admettre que l'agitation soit obtenue avec des ringards mus par des ouvriers restant directement en face de l'ouverture du foyer et déployant en outre des efforts musculaires inouïs. On doit l'obtenir à l'aide d'un *four tournant.*

Pour bien faire comprendre l'intérêt qu'il y a à rendre le puddlage mécanique, il convient de décrire le travail qui incombe aux ouvriers avec les fours à réverbère ordinaires.

On chauffe d'abord ce four au rouge blanc, puis l'ouvrier introduit par une porte la fonte à puddler, qui entre rapidement en fusion et qu'il est obligé de remuer activement et continuellement avec un ringard. Le mélange s'épaissit de plus en plus; il fait couler les scories, et avec son ringard il pétrit le métal devenu pulvérulent.

Il enfourne des petites masses appelées *loupes*, qu'il extrait successivement du four avec une pince et qu'il traîne ensuite sur une longue plaque de fer incrustée dans le sol. D'autres ouvriers le suivent frappant la loupe avec de lourds marteaux.

C'est pour éviter aux ouvriers ce travail excessivement pénible et dangereux pour la santé que Danks a proposé de substituer au four à réverbère un four tournant analogue à celui appliqué aux soudières.

Il est vrai qu'il en résulterait un renouvellement très dispendieux du matériel préexistant. Mais on peut tout au moins, à titre de transition, adopter le système Pernot, qui réalise un puddlage mécanique, tout en permettant d'utiliser l'ancien matériel. Il suffit de transformer la sole du four ordinaire en une cuvette circulaire inclinée de manière à émerger par moitié du bain de fonte et tournant autour d'un axe incliné. La force centrifuge amène sans cesse sur la moitié non immergée une nouvelle quantité de la matière en fusion, qui y subit d'autant plus l'action de l'oxygène qu'elle s'y étale en couche mince et que c'est sur cette portion seule de la sole que la flamme agit. Chacune de ces fractions de matière retombant dans la masse inférieure, y produit la réaction de l'affinage.

Le *martelage* ou *cinglage*, qui a pour but de chasser les

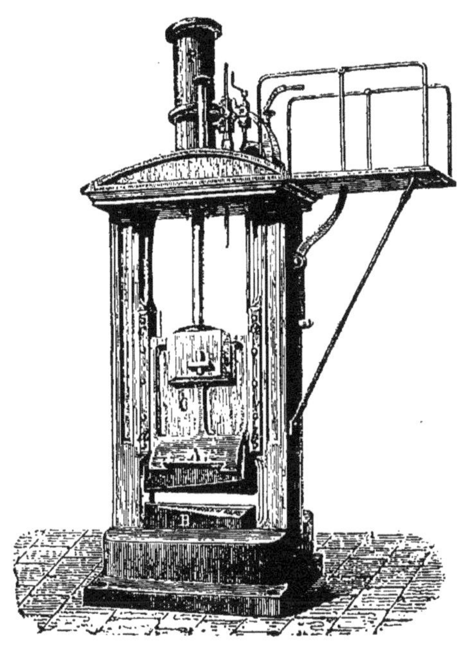

Fig. 96. — Marteau-pilon.

matières vitreuses et de souder ensemble les fractions de fer, reste évidemment nécessaire. Mais le martelage à la main pendant le transport de la loupe n'est probablement pas indispensable et le martelage mécanique appliqué d'emblée peut être suffisant.

Il s'obtient par l'emploi du *marteau-pilon* ou *marteau à vapeur* représenté par la figure 96.

Un perfectionnement hygiénique me paraît encore nécessaire, c'est d'entourer le marteau de boucliers mettant les ouvriers à l'abri des éclats incandescents.

LAMINOIRS.

Le but de ce genre d'industrie est de mettre en feuilles ou en lames certains métaux, tels que le fer, le cuivre, le zinc, le plomb. Le métal chauffé au rouge blanc passe entre un ou plusieurs couples de deux cylindres tournant en sens inverse. Pour obtenir des lames les deux premiers cylindres doivent être cannelés ; les autres sont à surface unie. Les premiers sont dits *dégraisseurs*, les seconds *finisseurs*. L'ouvrier saisit la masse incandescente dans un creuset avec de grandes pinces ; il le porte sur le *tablier* ou plaque de fonte qui est fixée au niveau du plan de contact des deux cylindres et de là il l'engage entre eux. Un autre ouvrier se tient à l'extrémité de l'*équipage* et saisit avec des pinces la barre sortante. Pour les feuilles, c'est le même genre d'appareil, sauf qu'on n'étire pas le métal à travers les cylindres et que ceux-ci sont plus larges (voir *Généralités*, fig. 32).

Ces opérations suffisent pour le fer. Mais pour le cuivre, comme on est obligé de le faire passer plusieurs fois entre les cylindres, qu'il se refroidit et se durcit, on est obligé de le recuire plusieurs fois pendant l'opération. En outre, pour le désoxyder on est obligé de tremper les feuilles plusieurs jours dans une fosse remplie d'urine, de chauffer pour chasser l'ammoniaque, et de les frotter avec un morceau de bois.

Pour le zinc, il a besoin d'être fondu et coulé en plaques avant d'être laminé. Pendant le laminage, les plaques ont besoin d'offrir une température de 120° à 150°.

Pour le plomb, il faut aussi le couler en plaques, mais il doit être laminé à froid.

Hygiénologie. — Les laminoirs ne figurent pas dans le tableau de classement du décret de 1866. Même quand le laminage s'effectue sur du fer, Vernois l'indique comme appartenant à la première classe à cause des inconvénients des fourneaux. Mais il est évident que pour la salubrité publique ils ne sont pas plus dangereux que les hauts fourneaux. Par conséquent, il y a lieu, par assimilation, de les mettre dans la deuxième classe.

Toutefois, pour les ouvriers, il est évident que le travail est beaucoup plus pénible que dans les hauts fourneaux. Les uns sont chargés d'aller saisir dans la fournaise, avec d'énormes pinces, une forte masse du métal chauffé au rouge blanc et de la transporter en courant jusqu'aux cylindres. De là fatigues excessives, sueurs et refroidissements, action calorifique et lumineuse du foyer et de la masse transportée, enfin danger de brûlures pour les porteurs et les voisins. Les ouvriers qui sont chargés d'étirer les barres à l'autre extrémité de l'équipage de cylindres lamineurs, subissent encore l'action calorifique et lumineuse de la barre, font aussi des efforts musculaires, marchent souvent à reculons, ce qui les expose à des chutes compliquées presque forcément de brûlures.

Tous sont en outre exposés aux émanations d'acide carbonique et d'oxyde de carbone que peut fournir un fer chauffé à blanc, et toujours incomplètement décarburé.

S'il s'agit du cuivre, les dangers sont plus considérables encore, puisque le métal a besoin d'être recuit plusieurs fois, ce qui multiplie les transports, et puisqu'il se fait des émanations cuivreuses. Avec le plomb la chaleur n'intervient plus, mais l'atmosphère peut encore se charger de poussières plombiques.

Il est important, dans le cas d'accidents aussi bien que pour les éventualités du travail, de pouvoir arrêter le train à volonté. Une disposition dont le mécanisme ne nous importe pas, le permet.

Il est inutile aujourd'hui de recommander, pour que l'ouvrier soit moins exposé à être saisi par le train, lorsqu'il y engage la masse de fer rougie, de placer à niveau voulu et à l'entrée des cylindres une plaque en tôle, dite *tablier*, sur laquelle il n'y a qu'à faire glisser cette masse. Comme il faut faire passer plusieurs fois la barre, on dispose au-dessus du laminoir un cylindre sur lequel l'ouvrier reporte la barre sortante, et ce cylindre en tournant l'engage de nouveau dans le laminoir. Or on peut faciliter singulièment cette manœuvre au moyen de leviers à crochets suspendus à des chaînes.

Avant et après le laminage, le fer a besoin d'être soumis à un véritable corroyage. On le martelle d'abord pour le condenser et lui donner la forme d'un noyau susceptible de s'engager entre les premiers cylindres. Après, on le frappe, lorsque la barre est encore chaude, avec des maillets de bois sur une plaque de fonte.

Faites à mains d'homme, ces opérations de corroyage peuvent non seulement causer du surmènement musculaire, mais encore donner lieu à une pluie de parcelles de fer enflammées. Il faut en arriver à le faire exécuter partout avec la machine à loupes (voir fig. 96).

Dans la plupart des laminoirs, on fabrique, en dehors des barres de fer du commerce, des rails de chemins de fer. Il suffit de donner aux cylindres lamineurs des cannelures donnant à la barre la forme en gouttière voulue. Les rails manqués doivent être coupés en morceaux pour repasser au four. Mais ce sectionnement se fait encore mécaniquement à l'aide de deux scies circulaires. Il n'en est plus de même du redressement qu'on imprime aux rails réussis. Les ouvriers les saisissent avec des tenailles aux deux extrémités, les transportent sur un banc en fonte, les soulèvent et les rabattent alternativement avec force sur ce plan résistant sans les abandonner. Puis, sur un autre banc, ils les frappent longtemps avec des maillets. C'est là un travail excessivement pénible qui produit des éclats pouvant même aller frapper au loin d'autres ouvriers. J'ai vu un employé passant à distance perdre ainsi complètement un œil. Jusqu'à présent, on n'a pas cherché à réaliser la chose mécaniquement. En tout cas on devrait exiger le port de lunettes et l'interposition de boucliers autour des bancs de redressement.

La fabrication de la tôle ne présente à considérer rien de particulier au point de vue hygiénique.

ATELIERS DE CONSTRUCTION.

Sommaire technique. — On donne ce nom dans l'industrie aux ateliers où l'on construit des machines et des appareils soit pour l'agriculture, soit pour l'industrie manufacturière, soit pour les chemins de fer, soit pour la marine. La construction de ces machines nécessite une série d'opérations de divers ordres auxquelles sont consacrés en général des ateliers distincts. Ces opérations peuvent être rapportées à deux catégories successives. Celles de la première constituent ce qu'on appelle le *travail à chaud* du métal ou matière première; celles de la seconde, le *travail à froid* de cette même matière.

Le travail à chaud se fait par *fusion* si le métal est très fusible et par *percussion* s'il est malléable. Dans le traitement par fusion, il y a deux opérations : la *fonderie* et le *moulage*. Le métal est fondu soit dans un fourneau à réverbère, soit dans un cubilot ou fourneau à la Wilkinson, puis coulé dans des moules bivalves. Dans le traitement par percussion, il n'y a qu'une seule opération et qu'un seul atelier, qui est dit de *forgeage*. Le forgeage est une véritable sculpture par pression, condensant ou déplaçant la matière. La pièce de métal, rougie dans un foyer activé par un soufflet, est portée sur une enclume et frappée à la fois par le *marteau à devant* que manie le maître et par des *marteaux frappeurs* que manient des servants.

Au travail à chaud, par fusion ou par percussion succède le travail à froid qui, suivant les besoins de la pièce, consiste : 1° à *couper* ou *rogner* la pièce avec des cisailles ; 2° à la *buriner*, c'est-à-dire à la creuser en certains points avec un ciseau sur lequel on frappe à l'aide d'un maillet ; 3° à la *limer*, pour parfaire les formes ébauchées par le forgeage ou le moulage ; 4° à la *percer* en certains points de trous à l'aide d'un foret ; 5° à la *tourner*, ce qui réalise une sculpture par usure obtenue par l'action d'un instrument tranchant sur la pièce exécutant un mouvement de rotation rapide ; 6° à *fo-*

rer certaines pièces, c'est-à-dire à les creuser d'un canal intérieur suivant leurs axes ; 7° à *aléser*, c'est-à-dire à parfaire géométriquement les surfaces concaves des trous et des gouttières par le frottement à l'aide d'une pièce convexe de même diamètre ; 8° à *planer*, c'est-à-dire à raboter les surfaces de façon à les niveler parfaitement ; 9° à *mortaiser*, c'est-à-dire à pratiquer dans une pièce une rainure ou une échancrure ; 8° à *diviser* et *fendre* le pourtour d'une roue pour lui donner de la denture d'engrenage ; 9° à *fileter*, c'est-à-dire à creuser une surface cylindrique de façon à obtenir des rainures et des saillies hélicoïdales alternatives ; 10° à *ajuster*, c'est-à-dire à agencer entre elles les pièces préparées isolément ; 11° à *émoudre*, c'est-à-dire à user certaines surfaces sur des meules ; 12° à *roder*, opération qui a pour but de dégrossir deux surfaces emboîtées l'une dans l'autre et destinées à glisser l'une sur l'autre, ce que l'on obtient en les faisant se mouvoir avec interposition de sable fin ou d'émeri arrosé d'eau ; 13° à *polir*, qui est un émoulage avec des poudres plus fines.

Hygiénologie. — L'opération du forgeage est incontestablement, de tous les travaux manuels, celui qui exige la plus grande dépense musculaire et qui produit le plus vite l'épuisement général. Aussi les ouvriers, après avoir acquis pendant les premières années des apparences athlétiques, ce qui n'est que de l'hypertrophie musculaire par accaparement fonctionnel, s'usent très vite. Leur économie devient rapidement incapable d'un rendement musculaire ordinaire, en même temps qu'elle offre moins de résistance sur le terrain pathologique.

A toutes les époques de leur vie ouvrière, ils sont en outre sujets à des lumbagos, à des sciatiques, des inflammations muqueuses et viscérales, à des affections oculaires, à des sueurs profuses et des blessures par suite des efforts musculaires, des transitions brusques de température, de la lumière et de la chaleur des foyers et des pièces, des poussières et des éclats enflammés. Les progrès de la civilisation et de l'industrie, en nécessitant de produire vite, beaucoup et à bon marché, en même temps que d'agir sur des pièces plus considérables, ont fait naître l'idée du forgeage mécanique par un *marteau-pilon*, mù directement par la vapeur, d'un manœuvrage docile et prompt. C'est là certainement un grand progrès hygiénique. Mais si l'épuisement musculaire n'existe plus, les effets des poussières, des éclats, de la chaleur et de la lumière ne sont qu'un peu atténués.

Les admirables inventions de la mécanique moderne ont considérablement amoindri les dangers des autres opérations. Aujourd'hui il existe des machines à fileter qui tracent elles-mêmes des pas de vis sur une tige unie, des machines à percer des trous, des machines à creuser des cylindres, des machines à fraiser, qui creusent des rainures; des machines à mortaiser, des machines à tailler des roues dentées, des machines à tarauder, à raboter, à planer, à limer, des machines à estamper qui, à l'aide de balanciers et de matrices en acier, permettent de mouler par pression des pièces de métaux malléables, comme le cuivre et le plomb. C'est une véritable sculpture par impression. Les tours, qui sont des appareils au moyen desquels un corps en mouvement vient se présenter au tranchant de l'outil en repos, sont, aujourd'hui même, dans les ateliers de peu d'importance, mis en rotation par un moteur et non plus par une pédale maniée par le pied de l'ouvrier. En outre, pour beaucoup de cas, l'outil tranchant lui-même peut être tenu et conduit mécaniquement.

Mais toutes ces machines n'ont pas fait disparaître complètement les effets du travail manuel, parce que la main de l'homme est seule capable de donner le fini voulu et doit par conséquent parachever la plupart des pièces, et parce que celles de petit volume sont confiées entièrement à la main-d'œuvre. Aussi rencontre-t-on encore chez quelques ouvriers ce qui autrefois devenait tôt ou tard un fait général, c'est-à-dire des durillons, des mains avec crevasses sanieuses et douloureuses en hiver; haute épaule et même gibbosité latérale, déviation du genou droit en dehors par relâchement des ligaments internes ; déformation du sternum, asymétrie de la cage costale ; rétraction de l'aponévrose palmaire ; blessures de l'œil par les éclats ; des congestions pulmonaires, des hémoptysies, de l'hypertrophie du cœur par suite des efforts musculaires de l'asthénopie accommodative due au travail minutieux des yeux pour donner aux différentes parties des proportions et des surfaces d'une rigueur tout à fait mathématique.

Il est quelques autres petits inconvénients qui restent entiers. Ce sont : le dégagement d'ammoniaque et d'acide sulfhydrique quand on coule, aux points d'agencement des pièces, du *mastic de fonte* qui se compose de limaille de fer non oxydé, de sel ammoniac et de fleurs de soufre ; le dégagement de vapeurs alcalines dues à l'arrosement du burin par de la potasse destinée à prévenir son oxydation, et son trop grand échauffement sous l'influence du frottement ; c'est enfin celui qu'a signalé Pouchet (1). Pour graisser et nettoyer les machines on emploie une grande quantité de chiffons qui, par leur malpropreté, engendrent souvent des phlegmons septiques et diverses maladies. On devrait toujours désinfecter par la vapeur l'approvisionnement de chiffons. Il suffit de les placer dans une caisse en tôle munie d'un couvercle fermant hermétiquement et traversé par un tuyau amenant de la vapeur. Les chiffons reposent sur un double fond percé de trous. La vapeur condensée s'écoule au dessous et sort par un tuyau partant du fond plein. On doit continuer tant que le liquide sort sale. C'est surtout pour les chiffons blancs que la désinfection est indispensable, parce qu'ils proviennent de vêtements qui ont été en contact direct avec la peau des malades.

Les ateliers de construction ne compromettent la salubrité et la quiétude publiques que par la fumée, les poussières et le bruit. Mais il y a là certainement de quoi justifier l'inscription dans la deuxième classe.

(1) *Revue d'hygiène* 1885, p. 392.

CHAUDRONNERIE.

Sommaire technique. — Cette industrie, qui a pris un très grand développement aujourd'hui, a pour but de fabriquer avec divers produits métallurgiques des objets d'usages variés ainsi que des pièces d'appareils industriels et de construction. La matière première est tantôt de la tôle, tantôt de l'acier fondu et tantôt du cuivre.

Le travail de la tôle comprend, comme opérations : le *traçage*, qui consiste à tracer sur la feuille le dessin de chaque pièce de l'objet à fabriquer ; le *découpage*, qui a pour but de couper la feuille en suivant le trait tracé ; le *poinçonnage*, qui est un autre mode de sectionnement applicable à certains cas et dans lequel le ciseau est remplacé par un poinçon ; le *perçage*, qui a pour but de pratiquer les trous destinés à recevoir les rivets ou clous par lesquels on rattache les pièces entre elles ; le *chanfreinage*, qui consiste à tailler en biseau les bords des objets ; le *chauffage*, qui a pour but de rendre la tôle propre aux opérations suivantes : le *cintrage*, destiné à communiquer une forme curviligne à certaines pièces ; l'*emboutissage*, qui a pour but de mouler la tôle en la frappant avec des maillets sur une matière en fonte présentant les reliefs et les dépressions voulues ; le *montage* et l'*assemblage*, qui agencent ces différentes pièces nécessaires à l'ensemble de l'objet ; le *rivetage*, qui les fixe entre elles par des rivets ; le *matage*, qui consisteà marteler les sutures en les soutenant sur la face opposée par un instrument résistant appelé *matoir*, et jouant le rôle d'une enclume. Cette opération a pour but de prévenir les fuites.

Hygiénologie. — Les inconvénients sont de quatre ordres : ceux qui résultent du bruit ; ceux qui sont dus au travail musculaire ; ceux qui proviennent des poussières ; enfin ceux qui résultent de l'action toxique du cuivre.

Autrefois, la chaudronnerie faisait partie de la petite industrie, et s'en tenait presque exclusivement à la confection des ustensiles de ménage. Dans chaque établissement, un ou deux ouvriers frappaient sur le métal pendant quelques heures. Un pareil voisinage, quoique déjà désagréable, pouvait être toléré au milieu des habitations ; mais aujourd'hui que toutes les industries demandent à la chaudronnerie des appareils volumineux et nombreux, aujourd'hui qu'elle occupe un grand nombre d'ouvriers, le bruit dont ces établissements sont le siège porte une atteinte très sérieuse à la salubrité publique. Il trouble le repos et les occupations des voisins ; il les tient dans un véritable état d'agacement qui peut contribuer au développement des névroses. L'ébranlement moléculaire subi par le cerveau le fatigue et lui impose un rendement plus laborieux et moins élevé. L'éloignement des grandes chaudronneries hors des centres habités me paraît être devenu une nécessité.

L'ouvrier qui vit dans le foyer même de cette tempête d'ondes sonores acquiert bien vite un caractère d'hébétude parfois très marqué, en même temps qu'il est sujet à des perturbations des plus variées et des plus bizarres de l'organe de l'ouïe, telles que : bourdonnements, sensations subjectives, et avant tout une surdité qui tantôt porte sur tous les sons, tantôt uniquement sur les sons aigus ou sur les sons graves. Il arrive souvent qu'il ne peut entendre assez pour soutenir une conversation, que dans le cas où il se fait autour de lui un tapage analogue, comme nature et comme intensité, à celui au milieu duquel il vit. Il n'y a là, du reste, rien de spécial à cette surdité professionnelle. Il en est de même pour tous les sourds. Leur nerf acoustique a besoin d'un fond d'ébranlement qui sert pour ainsi dire de base au chant des sons de la voix. Les faibles vibrations de ceux-ci ne suffisent plus pour le mettre en oscillations moléculaires. Un moyen banal est le seul palliatif à opposer à ce danger : c'est l'introduction de tampons de coton dans le conduit auditif.

Il est peu d'industries où le travail soit aussi pénible. Non seulement l'ouvrier est obligé de frapper le métal avec force et avec de lourds marteaux, mais, ce travail épuisant, il doit l'exécuter la plupart du temps dans les positions les plus contournées et les plus fatigantes à soutenir. Aussi n'est-ce pas seulement la menue monnaie des effets du martelage qu'il présente, tels que : ampoules, durillons, phlegmons, rétraction de l'aponévrose palmaire, synovite du poignet, lumbago, efforts et ruptures musculaires, contusions et plaies par écrasement, particulièrement des doigts. Chez eux l'atrophie musculaire progressive est assez fréquente. Ils sont sujets à des palpitations, à l'hypertrophie du cœur, à des hémoptysies ; ils acquièrent à la longue des déformations des épaules, du thorax, du rachis, des genoux et des jambes.

Ils subissent à un haut degré les effets mécaniques des poussières, car chaque coup de marteau en soulève de toutes natures, déposées ou formées sur place par l'action de l'air. Mais les effets traumatiques des éclats métalliques sont de beaucoup plus sérieux encore ; parce que ce sont les yeux qui sont le plus exposés à les recevoir, et qu'il en résulte des kératites et des ophthalmies entraînant souvent la perte de la vision.

Les chaudronniers sont certainement moins exposés à l'empoisonnement par le cuivre que les fondeurs de ce métal. Mais ils sont loin d'en être à l'abri. La poussière d'oxyde et de carbonate de cuivre qu'ils font voltiger autour d'eux pénètre dans la bouche et les voies pulmonaires, où elle finit par trouver des agents de dissolution, ainsi que dans les glandes sébacées du tégument où elle se trouve transformée en sels gras de cuivre. Il est une opération qui devient aussi dangereuse que la fonte et le moulage, c'est celle du *brasage* des vieux tuyaux, qui est destinée à les nettoyer par le feu.

En matière de chaudronnerie, le problème est des plus simples pour l'hygiène des ouvriers. Son but principal, sinon unique, doit être de chercher à remplacer le plus possible la main-d'œuvre par des machines. Du même coup, elle diminue non seulement la dépense musculaire, mais encore les actions mécanique et toxique des poussières, puisqu'il y a moins d'ouvriers exposés, et que ceux qui le sont les subissent d'une manière moins directe.

Le traçage est un travail de géomètre et presque d'artiste, qui ne peut être exécuté qu'à main d'homme. Mais il n'est ni fatigant ni dangereux. Il développe peu de poussière, et avec de la propreté l'ouvrier peut éviter l'inconvénient de la manipulation du cuivre. Le découpage peut être, et doit être, dans toutes les grandes usines, exécuté mécaniquement par des machines dites *cisailles*, qui sont mises en action soit par la vapeur, soit par une presse hydraulique. L'ouvrier n'a plus qu'à présenter la feuille en suivant le trait. Mais même dans les petites chaudronneries, il conviendrait de se servir de machines d'un plus petit modèle, et mises en mouvement par une manivelle à la main dont la puissance serait multipliée par des rouages. Il y aurait encore une grande économie hygiénique pour la main-d'œuvre. Le chanfreinage des grosses tôles doit être exécuté par une machine à raboter. Le cintrage sera obtenu à l'aide d'un laminoir composé de trois cylindres dont deux sont placés parallèlement sur un même plan inférieur, et dont le troisième évolue au-dessus entre les précédents. La feuille se cintre forcément en passant entre les deux plans de cylindres.

Pour l'emboutissage il faut recourir à une machine formée de plusieurs pistons, mus par une presse hydraulique ou par la vapeur, et venant frapper sur la feuille reposant sur la matrice ou forme de l'objet à réaliser. Dans beaucoup d'usines le rivetage est encore exécuté à la main. Le rivet porté au rouge blanc et posé dans le trou y est maintenu par un ouvrier qui le soutient à l'aide d'un tas, tandis que deux autres ouvriers frappent rapidement avec un marteau sur l'autre extrémité du rivet pour refouler le métal et former une nouvelle tête. Il faut rappeler aux industriels qu'il existe des machines riveuses à air comprimé, dans le détail desquelles nous n'avons pas à entrer. Il serait bon, d'autre part, de remplacer le brasage ordinaire par un chauffage dans un four dont la cheminée entraînerait toutes les vapeurs. Les ouvriers doivent aussi prendre des précautions personnelles, telles que : lavages fréquents avec savon, vêtements d'atelier, emploi de lunettes, etc.

Il est une dernière remarque qui mérite d'être faite, c'est que l'empoisonnement par le cuivre ne menace pas seulement les ouvriers comme on le croit. Tout atelier donne naissance à des eaux de lavage qui, au cas particulier, étant chargées de parcelles cuivreuses, peuvent par imbibition du sol aller contaminer les puits.

FABRICATION DU NOIR DE FUMÉE.

Sommaire technique. — Le noir de fumée est obtenu en condensant dans des chambres la fumée provenant de

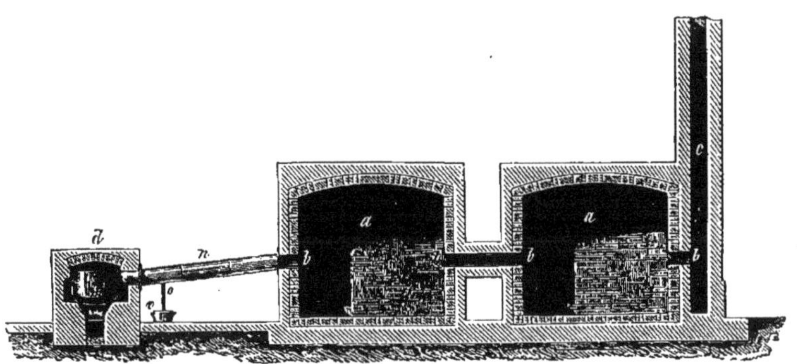

Fig. 97.

aa' série de chambres en briques voûtées et communiquant entre elles par l'anastomose *bb*. La cheminée *c* exerce du tirage dans toutes les chambres et même dans le fourneau. Celui-ci comprend une capsule en fonte *m*, une voûte *f*, et un tuyau en tôle *n* établissant la communication avec la chambre. L'ajutage *o* conduit dans la cuvette *v* les vapeurs condensées.

la combustion incomplète des matières bitumeuses ou résineuses.

Par le refroidissement il se dépose une poussière de charbon très fine, légère et d'un noir foncé.

Hygiénologie. — Ce mode de fabrication ne nécessite ni pulvérisation ni blutage, mais la manipulation du produit n'engendre pas moins d'abondantes poussières. En outre, il y a à tenir compte de la nature de la matière première elle-même qui, en brûlant, dégage des vapeurs empyreumatiques variées. Il importe donc d'adopter des appareils capables d'atténuer l'action des vapeurs et des poussières. On doit renoncer à celui qui avait été primitivement imaginé, qui déversait dans l'atmosphère des torrents de fumée chargée de particules charbonneuses. Il faut employer l'appareil plus perfectionné de la figure 97.

FABRICATION D'ACIDE SALICYLIQUE.

L'emploi de cette substance pour conserver certaines substances alimentaires, et surtout la bière, a donné de nos jours une certaine importance à sa fabrication. Aussi l'Administration a-t-elle cru récemment devoir la classer. (Décret du 21 avril 1879.)

Ce produit se prépare en dissolvant du phénol dans une lessive de soude. On évapore le mélange dans une marmite de fonte, jusqu'à siccité et en agitant constamment. Il reste un résidu pulvérulent qu'on distille dans une cornue traversée par un courant d'acide carbonique. Il se forme du salicylate de soude et il distille de l'acide phénique. Le sel de soude est enfin décomposé par l'acide chlorhydrique.

Les vapeurs d'acide phénique qui se dégagent pendant cette préparation et dont les effets ont été indiqués dans les *Généralités*, page 81, expliquent parfaitement l'inscription dans la deuxième classe.

INJECTION DE CRÉOSOTE DANS LES BOIS DE CONSTRUCTION.

Ce mode d'injection est surtout adopté pour la conservation des traverses de chemin de fer. On fait d'abord séjourner celles-ci pendant plusieurs heures dans une étuve chauffée à 75 degrés. On les place ensuite dans des cylindres hermétiquement fermés, dans lesquels, après avoir fait le vide, on fait arriver de la créosote brute, préalablement chauffée sous une pression de 6 atmosphères. Au bout d'une heure, on ouvre les cylindres. A ce moment il se répand dans l'atelier des torrents qui se propagent souvent au loin. C'est ainsi que des ateliers de la compagnie Paris-Lyon-Méditerranée ont été l'objet de plaintes de la part de tous les habitants du voisinage (1). Ils ne se plaignaient que de l'odeur et de la fumée des cheminées. Mais la créosote irrite en outre vivement les muqueuses pituitaire et pulmonaire. Des expériences que j'ai pratiquées m'ont fait voir que les inhalations permanentes de créosote déterminent un travail de sclérose des plus remarquables dans les centres nerveux, le foie, les poumons et les reins, et que lorsque la dose est forcée, il peut en résulter une mort assez brusque.

Le Conseil d'hygiène de la Côte-d'Or s'est contenté d'exiger l'emploi d'appareils fumivores, la surélévation des cheminées des foyers, l'établissement d'une cheminée d'aérage au point culminant de l'atelier et le dallage des hangars.

Mais il y aurait plutôt lieu de rechercher si l'injection au sulfate de cuivre ne conserverait pas aussi bien les traverses.

(1) Rapport du Conseil d'hygiène de la Côte-d'Or, 1875.

CHAPITRE IV

INDUSTRIES DE TROISIÈME CLASSE

Acide nitrique.

Aciéries.

Fabrication de l'albumine.

Distilleries.

Fabrication de l'ammoniaque par la décomposition des sels ammoniacaux.

Dépôts d'asphaltes, bitumes, brais et matières bitumineuses solides.

Battage, cardage et épuration des laines, crins et plumes de literie.

Battage des cuirs.

Ateliers spéciaux pour les battage et lavage des fils de laine, bourres et déchets de filature de laine et de soie dans les villes.

Battage d'or et d'argent.

Battoirs à écorces dans les villes.

Blanc de zinc.

Bougies.

Boutonniers et autres emboutisseurs de métaux par moyens mécaniques.

Brasseries.

Briqueteries avec fours non fumivores.

Buanderies.

Torréfaction du café.

Calcination des cailloux.

Cartonniers.

Traitement des cendres d'orfèvre par le plomb.

Chandelles.

Chantiers de bois à brûler dans les villes.

Chapeaux de feutre.

Magasins de charbon de bois.

Dépôts de chiffons.

Chromate de potasse.

Cire à cacheter.

Cochenille ammoniacale.

Coton et coton gras (blanchisseries des déchets de).

Dérochage du cuivre.

Cyanure rouge de potassium ou prussiate rouge de potasse.

Dépôts de déchets de matières filamenteuses.

Dorure et argenture des métaux.

Émaux.

Engraissement des volailles.

Éponges.

Étamage des glaces.

Fanons de baleine.

Féculerie.

Fer-blanc.

Filature de cocons.

Fonderies de cuivre.

Fonte et laminage du plomb, du zinc et du cuivre.

Dépôts de fromages.

Gazomètres pour l'usage particulier.
Gélatine.
Saurage des harengs.
Hongroiries.
Huileries.
Ateliers à enfumer le lard.
Lavoirs à houilles.
Lavoirs à laine.
Fabrication de litharge.
Maroquineries.
Massicot.
Mégisseries.
Minium.
Moulins à broyer le plâtre, la chaux, les cailloux et les pouzzolanes.
Noir minéral.
Olives.
Ouates.
Papeteries.
Préparation de la pâte à papier.
Séchage des peaux de mouton.
Perchlorure de fer.
Pileries mécaniques des drogues.
Poteries.
Pouzzolane artificielle.
Salaison et préparation des viandes.
Dépôts de salaisons dans les villes.
Savonneries.
Sel de soude.
Sirop de fécule et glucose.
Pulvérisation et blutage du soufre.
Sulfate de protoxyde de fer.
Sulfate de fer, d'alumine et d'alun.
Tabatières en carton.
Moulins à tan.
Teintureries.
Toiles peintes.
Tôles vernies.
Tréfileries.
Tuileries avec fours non fumivores.
Vacheries dans les villes de plus de 5,000 habitants.
Bocard à minerais ou à crasses.
Refonte des graisses et suifs.
Lavoirs à minerais en communication avec des cours d'eau.
Dépôts d'os secs en grand.
Blanchiment des étoffes par l'acide sulfureux.
Boules en glucose caramélisé.
Transformation en étoupes de vieilles cordes goudronnées.
Dérochage du fer.
Galvanisation du fer.
Fabrication des matières colorantes.
Lustrage et apprêtage des peaux.
Phosphate de chaux.
Tuyaux de drainage.
Dépôts de pulpes de betteraves humides.
Scieries mécaniques.

A. — Industries dans lesquelles le travail des enfants est complètement interdit.

FABRICATION DE L'ACIDE AZOTIQUE.

Sommaire technique. — C'est là une fabrication d'une assez grande importance, parce que l'acide nitrique trouve un grand nombre d'emplois industriels, la préparation de l'acide sulfurique, l'affinage des métaux précieux, le dérochage du cuivre et de ses alliages, la préparation de l'acide oxalique, celle des fulminates, de la nitro-glycérine et de certains produits de teinture.

On obtient cet acide en décomposant l'azotate de soude ou l'azotate de potasse par l'acide sulfurique.

Dans les usines les plus modernes, on se sert de l'appareil suivant.

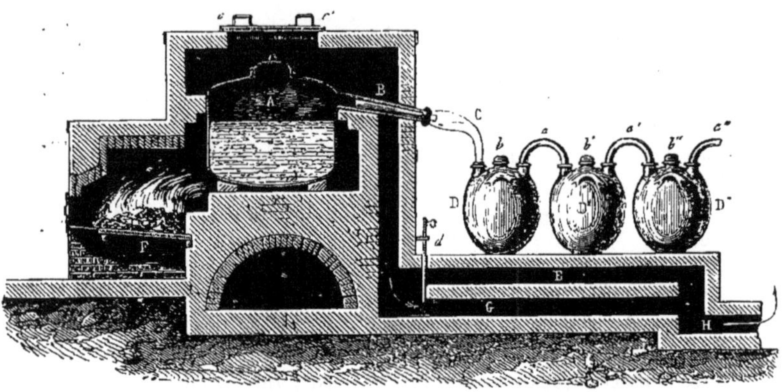

Fig. 98. — Fabrication de l'acide azotique.

La chaudière en fonte A est placée au centre d'un massif en briques. Le foyer F est d'un côté. En *cc*, une ouverture fermée par une plaque de fonte. On lute le couvercle de la chaudière avec de l'argile. On adapte à sa tubulure B une allonge en verre C, qui conduit les vapeurs dans les bonbonnes en grès DD' D''. — Au nombre de 12, placées à la suite l'une de l'autre, réunies entre elles par les tubes courbes *aa'a''* contenant de l'eau, la dernière est en rapport avec une cheminée d'appel qui absorbe tous les gaz non condensés. E et G sont les carneaux par lesquels les produits du foyer vont gagner la même cheminée d'appel. Le diaphragme *d* permet de faire passer à volonté ces produits sous les bonbonnes, quand on désire les échauffer.

Hygiénologie. — L'action puissante de l'acide azotique comme caustique est trop connue pour qu'il soit nécessaire d'insister sur les dangers de sa manipulation. Les ouvriers qui sont seuls exposés au contact direct de ce liquide doivent prendre des précautions constantes pour ne pas en verser sur eux et surtout pour ne pas immerger leurs mains dans les vases qui en renferment. Cet acide se trouve aussi, naturellement, à l'état de vapeurs dans l'atmosphère des ateliers. Sous cette forme on admet qu'il détermine de la dyspnée, une toux violente et une suffocation qui, quand l'air est sursaturé, pourrait devenir promptement mortelle (voir *Généralités*, page 79). Mais il est difficile d'être fixé d'une manière rigoureuse à cet égard, parce que le dégagement presque toujours simultané d'acide hypoazotique vient compliquer le problème. Du reste, dans les fabriques d'acide azotique en particulier, on peut dire que les vapeurs nitreuses constituent la note dangereuse, réellement dominante, et rendent presque négligeables celles d'acide azotique proprement dit. Ces vapeurs se produisent surtout au début et à la fin de la distillation, parce que, à ces deux moments, l'acide nitrique, mis en liberté, ne rencontre pas assez d'eau pour être rendu fixe. Il va sans dire que ce sont les ouvriers qui souffrent le plus de ces dégagements, particulièrement pendant qu'ils démontent les appareils et pendant le blanchiment. Mais l'effet se fait aussi un peu sentir au delà des murs de l'usine, car la végétation est en souffrance dans un certain rayon. Il importe donc d'exiger toutes les dispositions capables de parer à ce danger. Les dégagements doivent être captés et se rendre à la cheminée après avoir parcouru une longue série de bonbonnes où circule, en sens inverse, de l'eau, par voie de siphonage, comme pour l'acide chlorhydrique; ou mieux encore les mettre en contact sans cesse renouvelé avec une solution de soude, cascadant en sens inverse à travers une colonne de coke. Mais lorsque le voisinage d'une fabrique d'acide sulfurique le permet, l'idéal se trouve réalisé, puisque la scorie nuisible trouve sa parfaite utilisation. En dehors de ces circonstances, il faut observer que l'écoulement des eaux résiduaires peut, par leur grande acidité, nuire à la végétation, aux constructions, aux puits et aux cours d'eau. Aussi ne faut-il permettre leur évacuation qu'après leur complète neutralisation par un lait de chaux, par des canaux cimentés, renfermant en outre des pierres calcaires qui achèveront la salification de l'acide.

FABRIQUES DE CHROMATES.

Sommaire technique. — La préparation mère qui peut ensuite servir à engendrer toutes les autres est celle du chromate de potasse. Celui-ci s'obtient à l'aide d'un minerai appelé *fer chromé* ou *mine de chrome*. Il se présente sous la forme de masses noires, d'une grande dureté, mais qui, en raison de leur structure cristalline, peuvent être divisées encore assez facilement. C'est, en général, un mélange de sesquioxyde de chrome, de protoxyde de fer, d'alumine, d'oxyde de manganèse, de magnésie et de silice.

La première opération consiste à débarrasser le minerai de la gangue qui l'enveloppe. C'est là une opération purement manuelle qui entoure les ouvriers d'une atmosphère de poussières minérales.

Pour arriver à le diviser plus facilement, on le chauffe au rouge et on le plonge dans l'eau froide. Il en résulte un commencement de dissociation. On le pulvérise ensuite sous des meules verticales. On tamise afin de n'employer qu'une poudre d'une finesse déterminée. On calcine cette poudre après l'avoir mélangée :

Soit avec du salpêtre et du carbonate de potasse (procédé le plus répandu) ;

Soit avec du sulfate de potasse et du chlorure de potassium (procédé Tilghmann) ;

Soit avec de la chaux et du carbonate de potasse (procédé Allain).

Tous ces procédés ne visent qu'un seul et même but : oxyder le chrome aux dépens de l'oxygène de l'air, cette oxydation étant sollicitée par les bases alcalines, en vertu de leur affinité pour l'acide chromique. En faisant intervenir le salpêtre qui fournit de l'oxygène, le premier procédé assure l'oxydation avec une calcination moins prolongée.

C'est une économie de temps et de combustible, mais on donne lieu à un dégagement de vapeurs nitreuses. Le second procédé met en œuvre des sels de potasse plus économiques. Le troisième n'a pas donné de bons résultats industriels et est à peu près abandonné aujourd'hui.

Quel que soit le procédé, la calcination s'effectue généralement dans des fours à réverbère, et on est obligé d'agiter la masse avec des ringards. Dans le procédé de Tilghmann, la calcination a l'inconvénient de dégager de l'acide chlorhydrique.

Lorsque la calcination est suffisante, on fait couler la

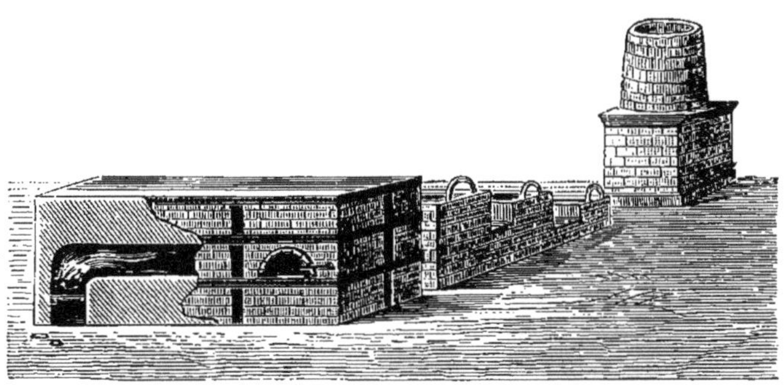

Fig. 99. — Prépararion du chromate de potasse.

masse, on la laisse refroidir et on la concasse grossièrement. Elle peut être alors soumise à la *lixiviation.* A cet effet, on la dispose dans des cuves en bois ou en tôle, sur un diaphragme percé de trous et recouvert d'une toile grossière. On fait arriver l'eau qui entraîne au-dessous du diaphragme les parties dissoutes, notamment le chromate de potasse qui est très soluble. On soutire la liqueur qui, en outre du chromate, renferme de la silice et de l'alumine. Pour que ces dernières substances se déposent, il suffit de neutraliser l'alcali libre en ajoutant de l'acide nitrique. Par cette addition, non seulement on provoque ce dépôt, mais on engendre du salpêtre qui cristallise avant le chromate et qu'on peut employer dans une nouvelle calcination.

La liqueur ne renfermant plus ainsi que du chromate, est concentrée dans des chaudières à feu nu et abandonnée à la cristallisation. Pour des raisons de simple économie, on a l'habitude de chauffer ces chaudières de concentration avec la fumée du four de calcination, et on dispose les choses comme l'indique la figure 99. Les eaux mères qui ont fourni les cristaux de chromate sont renvoyées aux cuves de lixiviation et deviennent ainsi l'objet d'un roulement sans fin qui évite la pollution des cours d'eau et qui ne laisse perdre aucune parcelle de chromate.

Les résidus de minerai restés sur la toile sont aussi utilisés en les faisant passer de nouveau dans les fours de calcination; mais ce mode d'emploi exige une opération préalable, qui consiste à les soumettre à l'acide chlorhydrique destiné à les débarrasser du sesquioxyde de fer.

Les mêmes usines produisent généralement aussi du bichromate à l'aide du chromate primitivement obtenu. Il suffit de traiter celui-ci par un acide qui s'empare d'une partie de la potasse, pendant que la portion d'acide chromique devenue libre se combine avec le chromate non décomposé. On peut se servir soit d'acide chlorhydrique, soit d'acide sulfurique, soit d'acide acétique, soit enfin d'acide nitrique, qui est plus coûteux, mais qui a l'avantage d'engendrer du salpêtre utilisable dans la calcination.

Le bichromate peut, à son tour, servir à préparer de l'oxyde de chrome. Il suffit de le calciner au rouge vif avec du charbon qui lui enlève de l'oxygène.

Hygiénologie. — Grâce au roulement perpétuel des résidus liquides et solides, la fabrication des chromates peut éviter presque complètement la contamination du sol et des cours d'eau. Mais elle charge l'atmosphère dans un certain rayon, parfois de vapeurs d'acide chlorhydrique, toujours et surtout de parcelles de chromates et de divers autres composés chromiques. De là des accidents qui, sans être nuls pour le monde ambiant, sont surtout marqués pour les ouvriers. Ceux-ci, en effet, sont non seulement soumis à une atmosphère beaucoup plus chargée, mais ils sont en outre exposés à l'action directe des liqueurs. Ces accidents, qui sont dus à l'action caustique des composés chromiques, forment un cortège symptomatique réellement caractéristique, qui a été particulièrement étudié par Delpech et Hillairet (1).

Le symptôme le plus frappant est la perforation de la cloison des fosses nasales. Elle est précédée d'une vive irritation de la pituitaire et de la conjonctive. Du larmoiement, des éternuements fatigants, un besoin incessant de se moucher, traduisent d'abord cette irritation qui va sans cesse en augmentant d'intensité. Au début, la matière expulsée est du muco-pus. Bientôt on y aperçoit des débris de muqueuse; dès le sixième ou le huitième jour, la cloison s'amincit, se perfore et se détache en partie.

Sans recourir, comme Clouet, à l'hypothèse d'un empoisonnement général, il est aisé de s'expliquer pourquoi cette perforation se produit presque fatalement et toujours dans le même point. L'obliquité que l'aile du nez donne au courant d'air inspiré, le dirige en droite ligne sur la cloison, en un point variant peu. La muqueuse irritée se boursoufle de plus en plus et vient emprisonner dans ce point les parcelles du caustique. Dès lors, celles-ci ont tout le temps d'accomplir leur œuvre de destruction. On comprend aussi pourquoi, la perforation une fois produite, les douleurs et tous les symptômes du coryza disparaissent comme par enchantement, parce qu'il n'y a plus qu'une vaste cavité qui ne peut plus s'obstruer et retenir le caustique, et parce que aussi la muqueuse finit par s'habituer à une cause d'irritation qui ne fait plus que passer. On comprend enfin pourquoi les priseurs sont moins compromis, puisque la sécrétion provoquée lave mieux la muqueuse; qu'elle-même est déjà plus aguerrie ; on comprend enfin pourquoi les jeunes sujets sont plus souvent et plus tôt atteints, parce que la muqueuse est plus fine et plus sensible ; comment il suffit d'une simple visite dans l'usine pour amener parfois ce

(1) *Annales d'hygiène*, 1876 mars.

résultat, parce que des parcelles peuvent être emprisonnées de suite et achever leur cautérisation les jours suivants; pourquoi ils conservent leurs facultés olfactives, puisque le nerf de cette sensibilité spéciale ne descend pas jusqu'au point où se fait la perforation.

La plupart des ouvriers ont en outre des éruptions eczémateuses ou pustulo-ulcéreuses sur les bras, sur la partie interne des cuisses et sur le scrotum. Aux pieds et à la ceinture, il existe des plaies qui s'accompagnent d'induration, tendent à gagner en profondeur et ne guérissent qu'en laissant des cicatrices indélébiles. C'est sur cette localisation que Clouet s'était aussi appuyé pour attribuer les lésions cutanées à un empoisonnement général. Mais tandis que les parcelles ne font que glisser sur les bras et le dos, elles se trouvent forcément retenues dans l'enfoncement lombaire que comprime en outre la ceinture du pantalon; et celles qui ont été au delà de cette région viennent bientôt se fixer aux pieds, le terminus du corps. Leur séjour prolongé dans ces deux points leur permet d'y produire des eschares.

Les parcelles chromiques s'engagent naturellement aussi dans les voies respiratoires, et déterminent des ulcères de la gorge qui en imposent pour des accidents syphilitiques. Plus bas elles engendrent des bronchites avec des accès de suffocation dus sans doute à la vive irritation des terminaisons pulmonaires du pneumo-gastrique et au boursouflement de la muqueuse bronchique. Les ouvriers se plaignent encore de céphalalgie et d'amaigrissement. Mais ce qui étonne au premier abord, c'est qu'il n'y ait jamais d'ulcérations de la cornée; cela tient évidemment à ce que les larmes viennent aussitôt dissoudre les particules caustiques et les entraîner hors de la région oculaire.

Ces divers accidents peuvent se rencontrer sur tout le personnel de l'usine et même sur les animaux qui s'y trouvent. Mais les ouvriers y sont plus ou moins exposés suivant le genre de leurs occupations. La préparation du bichromate est beaucoup plus dangereuse que celle du chromate.

Avec celui-ci, la perforation des fosses nasales se rencontre surtout chez les ouvriers qui, pour refroidir plus vite la coulée, y projettent de l'eau froide, et chez ceux qui transportent le produit dans des baquets jusqu'aux cuves de lixiviation. Les éruptions cutanées se rencontrent au contraire particulièrement chez ceux qui sont affectés à ces cuves et aux chaudières de concentration, parce que, malgré toutes les recommandations, ils s'humectent eux-mêmes des liqueurs. Ceux qui ne sont employés qu'à l'emballage n'échappent pas au danger. Il n'y a que l'opération du mélange du salpêtre et du carbonate de potasse avec le minerai, qui n'exposent guère qu'aux inconvénients des poussières ordinaires.

La fabrication des composés chromiques, d'après ce qui précède, est excessivement dangereuse pour les ouvriers, et c'est avec raison qu'il est interdit d'y employer des enfants. Mais elle est aussi assez dangereuse pour la salubrité publique, et on s'explique difficilement comment on a pu lui accorder la troisième classe. Toutefois, il est certaines prescriptions qui peuvent atténuer singulièrement les effets extérieurs. En raison des vapeurs nitreuses, d'acide chlorhydrique et en raison des parcelles de chromates et d'acide chromique que ces usines peuvent répandre dans l'atmosphère, les règlements en usage indiquent de faire passer les buées de dégagement dans des appareils de condensation, avant de les abandonner à l'atmosphère et même de les amener en outre à la sortie du condensateur, dans la cheminée du foyer où la chaleur peut réduire ce qui ne s'est pas condensé.

Pour prévenir l'imprégnation du sol et la pollution des cours d'eau par les eaux industrielles, il est prescrit de daller les ateliers, et de neutraliser celles-ci avant leur écoulement.

Dans l'intérêt des ouvriers, les conseils d'hygiène doivent indiquer, sinon imposer aux chefs d'industrie :

1° D'établir des ventilateurs puissants dans les ateliers;

2° De remplacer le défournement à mains d'homme par

un défournement s'opérant d'une manière passive dans un wagonnet engagé sous le four à réverbère et muni d'un couvercle se rabattant immédiatement. Au lieu de transporter la matière calcinée dans des seaux d'où émergent des buées dangereuses et dont ils risquent de verser le contenu sur leurs jambes, les ouvriers n'auraient plus qu'à pousser ces véritables vases clos sur des rails jusqu'à l'atelier de lixiviation ;

3° D'établir des tuyaux conduisant les lessives de ce dernier aux chaudières de concentration et aux cristallisoirs, au lieu de les faire transporter dans des vases par des hommes ;

4° De surmonter les cuves de lixiviation, les chaudières de concentration, les cristallisoirs et surtout les cuves où le chromate est transformé en bichromate, de hottes arrivant jusqu'à un mètre de ces récipients, les débordant de toutes parts et aboutissant à une cheminée où le tirage serait activé par un foyer ;

5° D'enfermer les résidus dans des magasins, au lieu de les déposer dans des cours où la pluie peut les dissoudre et les entraîner dans les ruisseaux.

6° D'afficher dans les ateliers des instructions prescrivant aux ouvriers de fixer une éponge mouillée au-dessous du nez et en avant de la bouche pendant les opérations les plus dangereuses, de priser du tabac, de porter une chemise à col et manches bien fermés, de maintenir le pantalon à l'aide d'une ceinture assez serrée afin d'empêcher les poussières de descendre jusqu'au scrotum, de mettre des jarretières sur la partie inférieure du pantalon pour s'opposer à la pénétration des poussières par le bas, d'engager les jambes, ainsi enveloppées, dans des bottes à hautes tiges pour les préserver contre les éclaboussures, de porter une vareuse bien fermée, de se laver fréquemment avec des solutions de carbonate de potasse ou de soude, acte qu'on leur faciliterait en mettant des lavabos à leur disposition, enfin de combattre le coryza dès son début, non seulement par la cessation du travail, mais encore par des lotions de guimauve et par des prises de bismuth, et d'appliquer des compresses d'eau blanche sur les excoriations du corps.

INDUSTRIES DU PLOMB

Le décret de 1866 nous permet de réunir dans une même étude la fabrication des divers composés plombiques, que les décrets antérieurs avaient disséminés dans les trois classes. Malgré la puissance toxique des substances plombiques, toutes bénéficient aujourd'hui de la troisième classe. Il est vrai que les vapeurs et les poussières de cet ordre nuisent surtout aux ouvriers, mais on a peut-être trop fermé les yeux sur la possibilité d'une plus grande extension de leur action et surtout celle d'infiltrations extérieures par les eaux de lavage.

Les symptômes de l'intoxication saturnine ayant été énumérés page 89, nous n'avons plus ici qu'à indiquer, à part et successivement, la technique particulière de chacune des industries du genre, en la faisant suivre de la mention des singularités cliniques et prophylactiques présentées par chacune d'elles.

1° Extraction du plomb.

Sommaire technique. — Le plomb s'extrait de la *galène*, minerai formé de plomb, de soufre et d'un peu d'argent. Tantôt on traite ce minerai par la *méthode écossaise* qui consiste à le mélanger avec le combustible et à chauffer le tout sous le vent d'une tuyère, tantôt par la *méthode* dite de *précipitation*, qui consiste à chauffer la galène avec du fer; il se forme du sulfure de fer et il coule du plomb métallique; tantôt par *grillage* et *réaction*.

Le minerai ou galène est d'abord grillé, au contact de l'air. Il se forme de l'oxyde et du sulfate de plomb qui, sous l'influence d'un second grillage sans courant d'air, réagissent sur le sulfure de plomb non encore altéré, en le transformant en acide sulfureux et en plomb métallique.

Hygiénologie. — L'extraction du plomb ne se trouve pas signalée dans le tableau de Gautier relatif au degré de nocuité des diverses industries saturnines. Mais il y a eu probablement de sa part une simple abstention motivée par une absence de renseignements. Car les industriels reconnaissent eux-mêmes que le procédé écossais, qui laisse toute liberté au dégagement de vapeurs plombiques et d'acide sulfureux, est très insalubre. Il y a donc lieu de le condamner d'une manière absolue. On doit surtout recommander le grillage dans un four à réverbère.

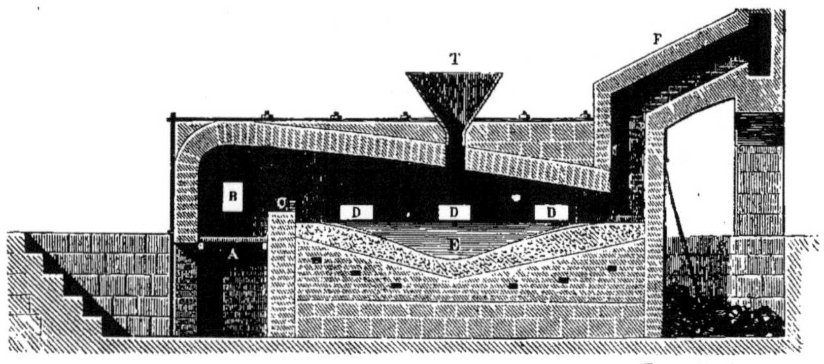

Fig. 99.

Le minerai est introduit par une ouverture T en forme d'entonnoir et susceptible d'être fermée. On a ainsi les avantages d'une trémie.

L'acide sulfureux qui se dégage en abondance est entraîné dans la cheminée. Mais pendant la première partie de l'opération, comme le contact de l'air est nécessaire on maintient ouvertes les trouées D. D. D. A ce moment les gaz et vapeurs pourraient se répandre dans l'atelier. Cela se produit peu à cause de l'excellent tirage des fours à réverbère. Le plomb fondu qui occupe les couches supérieures de la masse s'écoule de lui-même dans le bassin de réception G. Il importe que ce bassin soit surmonté d'une hotte.

Un errement qui laisse beaucoup à désirer consiste à faire puiser par les ouvriers avec des cuillers de fer dans ce bassin le plomb pour le couler en lingots. Il semble qu'on pourrait facilement charger la pesanteur de réaliser cette coulée.

Lorsque le minerai est riche en argent, on cherche naturellement à isoler ce métal. Dans ce but on a imaginé à Stolberg un procédé qui est excessivement dangereux et contre l'emploi duquel les hygiénistes doivent s'élever (1). On ajoute au plomb argentifère fondu, du zinc auquel l'argent s'allie. Cet alliage, qui monte à la surface et est facilement enlevé, est traité par l'acide chlorhydrique qui donne du chlorure de zinc soluble et un chlorure d'argent insoluble. Or, il se dégage dans ce procédé beaucoup d'hydrogène arsénié, et tous les ouvriers éprouvent des nausées, des vertiges, de la céphalalgie, de l'abattement, des douleurs abdominales et rénales, de la somnolence profonde, une teinte subictérique, de l'hématurie, une soif ardente. On a même observé à Stolberg trois cas de mort, et à l'autopsie on a constaté de la congestion très intense des méninges, des poumons, des reins et des intestins.

Le procédé classique, qui est basé sur ce fait que l'argent résiste à l'oxydation pendant que le plomb et les autres métaux s'oxydent, est le seul à autoriser. L'oxydation s'effectue dans un fourneau à réverbère sur la sole duquel on construit une petite cuvette ou *coupelle*, avec un mélange de cendres de fougère et de cendres d'or. On y ménage une échancrure pour que la litharge formée s'écoule au fur et à mesure de sa formation. L'argent brut reste au fond de la coupelle.

2° Industries de confection du plomb métallique.

La *fonte* du plomb est celle des opérations de ce genre qui est la plus répandue, car c'est la grande fusibilité même de ce métal qui le rend propre à une foule d'usages et à se mouler sous toutes les formes. Pendant la fusion il se dégage des vapeurs saturnines qui, d'après Gautier, font moins de victimes que la peinture et la fabrication de la céruse et le polissage des caractères d'imprimerie, mais beau-

(1) *Annales d'hygiène*, t. LXIV, 2e série 1875, p. 218.

coup plus que toutes les autres professions mettant le plomb en scène. Il est une circonstance qui apporte une nouvelle cause d'inconvénient, c'est la fusion revivificatrice des vieux plombs provenant de démolitions et d'objets hors d'usage. Ces vieux plombs sont toujours couverts de poussières organiques dont la combustion produit des odeurs très désagréables. Aussi les décrets de 1810 et 1815 montraient-ils plus de prudence en plaçant les fonderies un peu importantes dans la deuxième classe. Dans ces fonderies, il importe, tout au moins, de protéger les ouvriers, non seulement en surmontant d'une hotte la chaudière de fusion, mais même en entourant celle-ci d'un tambour en tôle prolongeant jusqu'au sol la hotte, et muni d'une porte pouvant donner en temps et lieu accès jusqu'à la chaudière. Pour la salubrité publique, c'est à tort qu'on pense tout sauvegarder en donnant une grande élévation à la cheminée d'évacuation, car le plomb volatilisé retombe sur les toitures, souvent dans un grand rayon, vient contaminer les eaux de citerne et même les eaux de puits par l'intermédiaire de la pluie qui imbibe le sol. On devrait exiger l'interposition de chambres de condensation où on ferait arriver une pluie d'eau acidulée.

Le *laminage* du plomb, qui a généralement pour but sa confection en feuilles, ne crée guère de nouveaux dangers en dehors de ceux dus à la fusion dont il a besoin d'être précédé. Les poussières plombiques sont ici peu abondantes, et le voisinage n'a guère à se plaindre que du bruit des laminoirs.

Laconfection du plomb en tuyaux a pris une grande extension, en raison même du grand développement actuel des distributions de gaz et d'eau. Primitivement elle se faisait à la main, occasionnait des pertes de temps, de la fatigue et des poussières, et nuisait surtout par la nécessité d'un soudage. Aujourd'hui elle peut devenir une opération presque innocente grâce à l'appareil représenté par la figure 100.

Dans un massif en acier *oo* est une chambre centrale *a* entourée d'un foyer circulaire *nn* qui entretient la fusion. Un entonnoir *b* permet d'y introduire le plomb préalablement fondu. Dans l'axe de la chambre se meut un piston *c* actionné par une forte presse hydraulique. On ferme l'entonnoir après introduction du plomb et on fait jouer la pierre. Le piston fait fuir le plomb par une filière qui part du sommet de la chambre. Le métal passe entre les parois du trou et de la tige du piston, et se solidifie aussitôt en formant un cylindre creux qui s'enroule au fur et à mesure sur le tambour *d*.

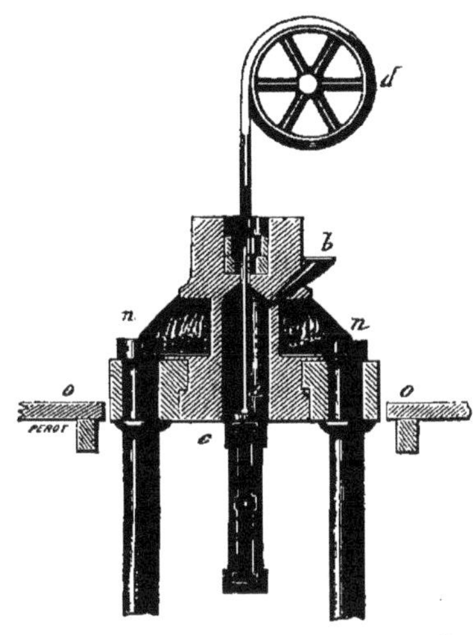

Fig. 100. — Moulage des tuyaux de plomb.

La confection du *plomb de chasse* est beaucoup plus compromettante, d'autant plus qu'elle met en jeu plusieurs métaux toxiques.

Sommaire technique. — La matière première du plomb de chasse est en effet un véritable alliage de plomb (comme substance prédominante), d'antimoine et d'arsenic. L'addition de l'arsenic est indispensable pour permettre à la masse de prendre la forme granulée. L'antimoine n'a pas besoin d'être ajouté directement. Il suffit d'employer du plomb de deuxième fusion qui en renferme naturellement 4 à 6 pour 100.

La *fusion* et l'*alliage* s'effectuent dans une chaudière. Le plomb étant fondu, on le couvre d'une couche de suif pour empêcher l'oxydation, on ajoute du sulfure d'arsenic par fractions. Il faut brasser continuellement et enlever les crasses au fur et à mesure de la formation.

Le *granulage* de l'alliage s'opère dans une tour haute de 30 à 50 mètres pour que le plomb tombant de haut ait le temps de prendre une forme sphérique sous l'influence de la pression atmosphérique. A la partie supérieure sont disposées des passoires dans lesquelles on met une couche de crasse de la fusion qui sert comme d'un voile transperçable au-dessus des trous de ces passoires. Le plomb arrive tomber sous forme de grains dans un baquet placé à la partie inférieure et contenant de l'eau légèrement acidulée. Les grains retirés de la cuve sont séchés dans une étuve ou au soleil; puis, pour les rendre brillants, on les soumet au *rodage* et au *lustrage* dans un tonneau rotateur avec de la plombagine.

Hygiénologie. — Le mémoire de Gautier ne nous fournit aucune donnée sur la santé des ouvriers employés à la fabrication du plomb de chasse. Il est incontestable cependant qu'ils sont exposés à des vapeurs saturnines et arsenicales pendant la fusion, et à des poussières métalliques pendant le rodage, le lustrage et l'empaquetage. Toutefois Vernois prétend que les intoxications sont rares, parce qu'on a recours à des appareils qui suppriment toute manipulation directe. Il y a là, je crois, un excès d'optimisme, car la fusion nécessite un brassage actif, et il est difficile d'éviter les poussières au moment où l'on décharge le tonneau de lustrage et pendant l'empaquetage, qui reste une opération de pure main-d'œuvre. Il est donc utile d'exiger non seulement une hotte complète avec porte en tôle, mais même un couvercle hermétique sur la chaudière et l'emploi d'un agitateur mécanique. Dans l'intérêt de la salubrité publique, on devrait aussi établir des chambres de condensation avant l'évacuation des buées par la cheminée. Pour le granulage, on se sert souvent aujourd'hui d'un procédé différent de celui que nous avons décrit à la technique et mettant en jeu la force *centrifuge*. Le plomb fondu est versé dans un disque horizontal tournant rapidement sur un axe vertical, et muni d'un rebord percé de trous. Le plomb s'échappe par ces trous sous forme de grains réguliers qui se solidifient avant même d'être recueillis par un écran de toile entourant le disque. Ce disque doit être recommandé pour deux raisons. Il est d'abord plus facile de l'isoler sous une enveloppe hermétique, qu'une tour haute de 50 mètres, qui de plus fait cheminée et dirige une douche de vapeurs saturnines sur l'ouvrier chargé de verser le plomb fondu. En outre la régularité des plombs obtenus rend inutile le triage que l'ancien procédé impose, en fournissant des produits de diverses grosseurs, triage qui peut engendrer des poussières. Quant au lissage, il ne faut jamais autoriser les errements anglais, qui consistent à ajouter dans le tonneau rotateur du mercure qui donne du brillant aux plombs. C'est cumuler les causes d'intoxication. Il importe aussi de veiller à ce que le tonneau soit bien clos et ne présente aucune fissure, car il se perd 2 p. 100 de plomb sous forme de poussière.

3° Fabrication des oxydes de plomb.

Sommaire technique. — Généralement cette fabrication constitue une annexe des fabriques de céruse. On y produit, pour les divers besoins du commerce, de la litharge, du massicot, du minium et de la mine orange.

La *litharge* n'est autre que du protoxyde de plomb obtenu par l'oxydation du métal à l'air et à une haute température. La fusion du métal est effectuée dans un fourneau à réverbère dont la sole est concave. La litharge produite coule hors du fourneau par des rainures, et il reste, comme résidu, l'argent que renferme toujours le plomb et qui se trouve ainsi isolé par coupellation. De là une double source de profit.

Le *massicot* est un protoxyde obtenu par la fusion du métal à l'air aussi, mais à une température peu élevée. Il sert seulement de matière première à la fabrication du minium. A cet effet on purifie d'abord le plomb, en le faisant fondre, le coulant dans des cylindres où on le brasse avec des bâtons. Par le repos, les métaux étrangers se massent à la partie supérieure que l'on sépare par décantation. Le reste est ensuite oxydé dans un four à réverbère où il doit être constamment agité avec un râteau en fer. La température doit rester au-dessous de 400°. Le massicot obtenu est broyé dans des moulins, tamisé, lavé et desséché dans une étuve ; tout se pratiquant ainsi comme pour la céruse.

Le *minium* est une cumbinaison de protoxyde de plomb avec du bioxyde ou acide plombique, le premier des facteurs dominant sur le second. Pour l'obtenir, on dispose le massicot dans des caisses de fer battu qu'on place dans des fours où l'on n'entretient qu'un feu modéré, en laissant accès à l'air. On retire deux ou trois fois les caisses pour brasser le mélange et on les renfourne.

La *mine orange*, qui sert en peinture, est un minium obtenu en oxydant à l'air et par la chaleur du carbonate de plomb.

Hygiénologie. — La préparation des oxydes de plomb partage avec la fabrication de la céruse le plus haut degré de nocuité, Il y a même un écart très considérable entre le nombre des victimes de ces fabrications et le chiffre des saturnins fournis même par toutes les autres industries du plomb réunies. Cela tient d'abord à ce que ces oxydes ont besoin, comme la céruse, avant d'être livrés au commerce, d'être broyés et pulvérisés ; en outre à ce que la fusion oxydante donne lieu à d'abondantes vapeurs plombiques. Sous ce rapport la préparation du massicot et du minium est plus dangereuse que celle de la litharge, à cause du brassage qu'on est obligé de pratiquer à plusieurs reprises. Il importe donc de prendre certaines dispositions pour les fours à minium.

Le brassage se fait la plupart du temps à mains d'homme avec des ringards. Il faut exiger que ces fours soient placés à l'air libre, qu'ils soient munis d'agitateurs mécaniques, enfin qu'ils aient deux portes opposées, l'une pour introduire le plomb, l'autre pour retirer le massicot ou le minium, afin que l'ouvrier puisse opérer cette extraction en poussant devant lui la matière toxique, au lieu de la ramener vers lui.

Quant au broyage et au blutage, on doit leur appliquer les appareils hermétiques que nous indiquons pour la céruse.

4° Fabrication de la Céruse.

Sommaire technique. — Il y a quatre méthodes principales qui sont désignées par les noms des contrées où elles ont été imaginées et où elles sont plus particulièrement employées.

1° La méthode *hollandaise* est basée sur la possibilité de transformer le plomb métallique en carbonate en le soumettant simultanément à l'oxygène de l'air qui l'oxyde, aux vapeurs de vinaigre qui transforment l'oxyde en acétate et à de l'acide carbonique qui prend l'oxyde à l'acide acétique. Pour ce faire, les lamelles de plomb sont placées dans des pots contenant un mélange de vinaigre et de bière et entassés par couches régulières qu'entoure et sépare du fumier de cheval, le tout étant disposé dans une fosse maçonnée.

2° La méthode *allemande* met en pratique la même théorie chimique, mais par des moyens différents. Elle remplace la fosse à fumier par des chambres où elle fait arriver de l'air, de la vapeur d'eau, du vinaigre et de l'acide carbonique et dans lesquelles de grandes plaques de plomb sont étagées sur des lattes.

Dans ces deux méthodes, il est nécessaire, pour récolter la céruse formée, de soumettre ensuite les plaques à l'*épluchage*, par lequel l'ouvrier détache les grandes écailles de céruse en secouant les lamelles et en les tortillant dans tous les sens; puis au *décapage*, qui consiste à frapper avec un bâton des plaques disposées en piles pour faire tomber la céruse pulvérulente qui y adhère encore.

3° La méthode *anglaise* oxyde d'abord du plomb fondu de façon à obtenir de la litharge. Celle-ci est ensuite délayée avec une solution d'acétate neutre de plomb dans des auges où l'on fait arriver un courant d'acide carbonique obtenu par la combustion de coke dans un four à réverbère. La combinaison de l'acide carbonique avec l'oxyde a besoin d'être assurée par un brassage énergique.

4° La méthode *française* consiste à dissoudre de la litharge dans du vinaigre de bois rectifié, ce qui donne de l'extrait de saturne ou de l'acétate tribasique de plomb, et à diriger ensuite dans cette dissolution un courant d'acide carbonique. Deux molécules d'oxyde de plomb sont précipitées sous forme de céruse, et il reste dans le liquide de l'acétate neutre qui est mis ensuite en présence d'une nouvelle quantité de litharge.

Ces deux dernières méthodes suppriment l'épluchage et le décapage mais nécessitent comme les deux premières les mêmes opérations subséquentes : le *broyage*, par lequel la céruse, après avoir été humectée est écrasée entre des meules : la *dessiccation* dans une étuve de la pâte résultant du broyage ; la *pulvérisation* de la pâte desséchée ; le *blutage* de la poudre et l'*embarillage*.

Hygiénologie. — La fabrication de la céruse est incontestablement l'industrie qui, autrefois, a fait le plus de victimes dans la classe ouvrière. De toutes les opérations que supposent, dans leur ensemble, les quatre méthodes indiquées au sommaire, la plus dangereuse est l'épluchage des écailles de plomb ; car en l'exécutant les ouvriers sont littéralement plongés dans un nuage épais de céruse qui pénètre à la fois par les voies pulmonaires et digestives. Leurs vêtements, leurs téguments mêmes, restent constamment couverts d'une couche épaisse de cette substance. Viennent ensuite, par ordre de décroissance de l'action toxique, la pulvérisation et le blutage, le raclage des pots où la pâte a été soumise à la dessiccation, le séjour dans les étuves et les séchoirs, la manipulation de la pâte pour la mettre en pains, l'embarillage, le travail des fosses et l'extraction des plaques de plomb des pots enfouis dans ces fosses. Ce classement des opérations, au point de vue de la nocuité, va nous guider pour le choix de la méthode que l'hygiène a intérêt à conseiller.

Comme les fabriques de céruse préparent elles-mêmes soit les plaques de plomb, soit la litharge qu'elles emploient comme matière première, il s'ensuit que les quatre méthodes comportent une opération initiale commune, c'est la fusion du plomb soit pour le couler en plaques, soit pour l'oxyder. Sous ce rapport, les quatre méthodes se valent et il y a lieu d'appliquer à toutes les fabriques les mesures que nous avons indiquées pour la fonte du plomb et la préparation de ses oxydes.

Toutes aussi comportent comme opérations de parachèvement la dessiccation, la pulvérisation, le blutage et l'embarillage que nous venons de reconnaître comme très pernicieux. Pour éviter les poussières, la céruse brute obtenue par l'un des quatre procédés doit être immédiatement humectée si elle ne l'est pas déjà, puis transportée mécaniquement aux meules de broyage par une chaîne à godets. La dessiccation ne paraît susceptible d'aucun correctif sérieux. On ne peut que diminuer la durée du temps d'étuvage et l'humidité de l'étuve, en débarrassant d'abord la pâte de la plus grande partie de son eau par une essoreuse. Les meules de pulvérisation doivent être emprisonnées sous des enveloppes en bois ou en tôle. La même précaution est indispensable autour des tamis où se fait le blutage, et ceux-ci doivent abandonner la poudre à des trémies dont les coiffes sont serrées sur les barils d'expédition. Malgré ces précautions, il se répand encore des poussières plombiques dans les salles. Aussi faut-il recommander particulièrement l'appareil Bruzon qui, dit-on, est parfaitement clos, opère le chargement, la pulvérisation, le tamisage, l'embarillage et ne nécessite la présence que d'un seul surveillant. Il est muni en outre d'un système d'aspiration très puissant qui permet d'ouvrir les regards de la boîte, sans que la moindre poussière se répande dans l'atelier lui-même.

Néanmoins, j'estime qu'il faut avant tout suivre le conseil de Gautier, qui est d'exécuter dans la fabrique même ce que la routine industrielle et commerciale charge encore les peintres d'exécuter chacun pour son propre compte, c'est-à-dire de mélanger la céruse avec de l'huile et de la livrer au commerce en cet état. Après l'essorage, alors qu'elle n'est pas encore capable de dégager beaucoup de poussières, on la mélangerait avec de l'huile dans des malaxeurs mécaniques. On supprimerait ainsi l'opération de l'étuvage ; on rendrait de suite la céruse presque complètement innocente pour toutes les opérations et manipulations subséquentes ; car l'huile retient la poussière beaucoup mieux encore que l'eau. En outre, on sauvegarderait la santé des peintres qui, vu leur grand nombre, donnent d'une manière absolue beaucoup plus de saturnins que toutes les autres professions où le plomb intervient. Du reste on assainirait aussi bien d'autres professions d'application ; car en réalité la forme pulvérulente n'est nécessaire que pour l'émaillage et la fabrication des couleurs d'aquarelle. Il n'y aurait donc que pour une très faible part de la production que le danger des poussières persisterait. Pour opérer le mélange il y a lieu de se servir du *cylindre à empâter* représentré ci-dessous.

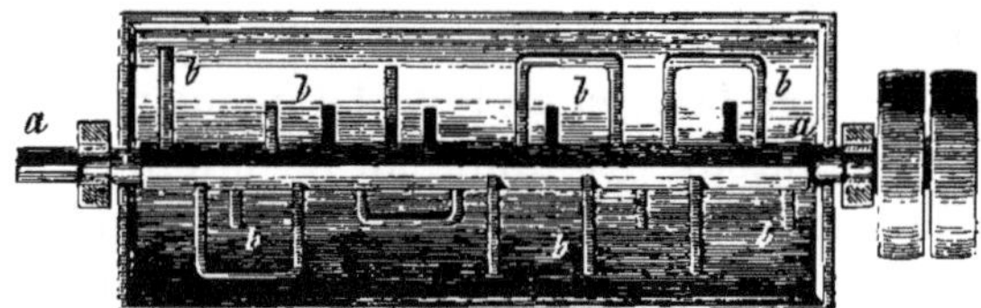

Fig. 101. — Cylindre à empâter la ceruse.

C'est un cylindre traversé par un axe carré *a* qui est armé de palettes *b*.

C'est pour les opérations fondamentales et intermédiaires aux précédentes, c'est-à-dire pour la partie chimique de la fabrication, que les quatre procédés présentent réellement des conditions différentes, et c'est en vue d'elles seules qu'il y a lieu de faire un choix.

La méthode française est certainement la meilleure, car non seulement elle supprime, comme la méthode anglaise, le travail des fosses et le décapage, mais en même temps elle réalise une véritable voie humide qui développe beaucoup moins de poussières.

En outre, d'après Ozouf, la céruse obtenue par le procédé hollandais ne serait si dangereuse que parce qu'elle renferme beaucoup d'acétate de plomb soluble et absorbable. Or, avec la méthode française la céruse se précipite seule et laisse l'acétate dissous dans le bain.

Pour son application, il convient de reproduire la disposition adoptée actuellement à Clichy et représentée par le schéma.

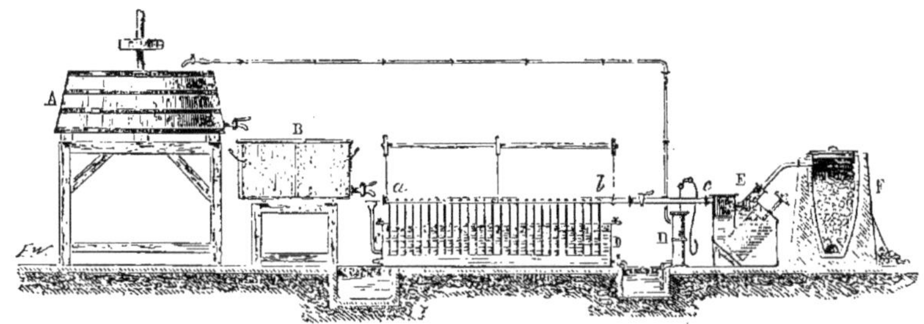

Fig. 102. — Fabrication de la céruse à Clichy.

La dissolution de la litharge dans l'acide acétique s'effectue dans une cuve plus élevée, A, que le reste de l'appareil et munie d'un agitateur mécanique. Un robinet permet de faire arriver ensuite directement la dissolution dans une seconde cuve B située plus bas, dans laquelle les parties insolubles se déposent par le repos. De là, la partie liquide passe d'elle-même dans une grande cuve, située plus bas encore, dans laquelle s'opère la transformation en carbonate à l'aide d'un courant d'acide carbonique qui y est distribué d'une manière égale par une série de tubes immergés *ab*. Cet acide est fourni par un petit four F, à cuve, où brûle du coke avec de la craie et passe avant dans un laveur E. Un robinet permet, après la précipitation de la céruse, de faire tomber l'acide acétique devenu libre dans un réservoir inférieur, d'où un monte-jus H le reporte dans la première cuve.

Néanmoins, comme la méthode hollandaise est encore fréquemment employée en France, il convient d'indiquer les dispositions palliatives qu'on peut lui appliquer.

Pour les fosses, il faut employer du fumier de cheval et non du fumier de carnivores, parce que les excréments de ces derniers dégagent beaucoup plus d'hydrogène sulfuré sous l'influence de la fermentation, non seulement pour empêcher la céruse de prendre une teinte grise, mais surtout pour diminuer les causes d'incommodité pour le voisinage. Il vaut encore mieux remplacer le fumier par du tan, ainsi que cela se fait en Angleterre, ou des matières sucrées en fermentation, comme en Autriche.

Pour diminuer les poussières au moment du démontage des fosses, du dépotage des plaques, de leur transport au décapage et à l'épluchage, il convient qu'un chemin de fer permette d'amener près de la fosse des vagonnets contenant de l'eau dans laquelle les plaques seront immédiatement plongées en sortant des pots. Il est mieux encore, comme on le fait à Lille (1), d'arroser le tas de fumier avec de l'eau froide quelques instants avant le démontage. L'eau vient abaisser la température du tas qui marque généralement 70 à 75°, et en raison de la différence de coefficient de dilatation du métal et de son carbonate, il se produit une rétraction qui fendille la couche de céruse et qui permet aux ouvriers de la détacher par une simple torsion.

D'après Gautier, ces deux modes d'intervention de l'eau suffiraient pour atténuer les dangers de l'épluchage et du décapage. On possède aussi aujourd'hui plusieurs machines qui réalisent le décapage et l'épluchage sans intervention de la main de l'homme. Telles sont : 1° la *machine à pistons*, qui consiste en des marteaux mus par la vapeur ou un moteur hydraulique et frappant les plaques sur une table, machine qu'il est facile d'isoler par une cage hermétique.

2° La *machine de MM. Walkers et Parkers*, qui consiste dans des rouleaux ou cylindres cannelés en bois tournant dans une caisse contenant de l'eau, de telle sorte que la céruse se détache dans une atmosphère aqueuse qui prévient sa diffusion dans l'air de l'atelier.

3° La *machine de MM. Levainville et Rambaud*, qui opère à sec, mais en vase clos à l'intérieur d'une construction en

(1) Arnould, Congrès de Paris.

planches n'offrant qu'une petite porte pour l'introduction des feuilles.

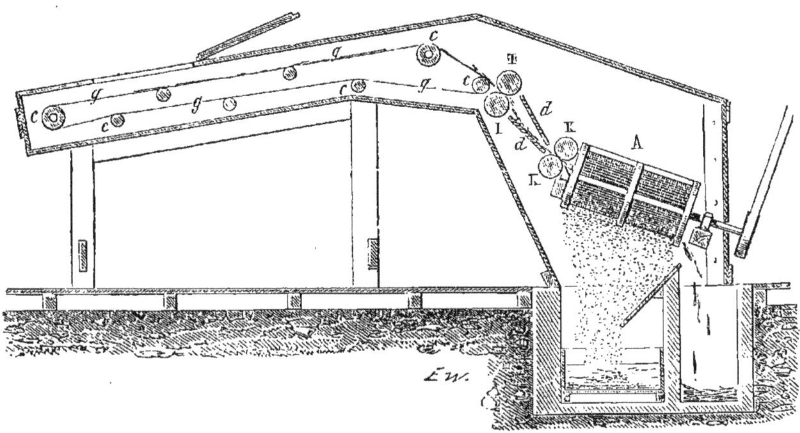

Fig. 103. — Machines Levainville et Rambaud.

Une toile sans fin *ggg* évoluant sur des rouleaux *c*, *c*, *c* conduit ces feuilles entre une première paire de rouleaux cannelés II où elles éprouvent un premier écrasement. Le plan incliné *dd* les fait passer entre une seconde paire de rouleaux cannelés KK, d'où elles s'engagent dans un blutoir incliné A, qui est en rotation continue. La céruse détachée et en partie pulvérisée par les rouleaux traverse le grillage du blutoir, tombe dans un réservoir inférieur, pendant que les feuilles continuant leur route vont tomber dans un autre réservoir situé en avant du précédent.

Gautier se prononce nettement pour la voie humide, et à ce compte le second système devrait avoir la préférence. Il estime que les machines qui opèrent à sec laissent toujours passer de la poussière, même quand elles sont hermétiquement closes.

Quel que soit le mode d'épluchage, la céruse doit ensuite passer au broyage, pour lequel il convient d'exiger l'écraseur représenté par la figure 104.

Les écailles de céruse fournies par l'épluchage sont versées dans la trémie R (et elles peuvent y être transportées mécaniquement depuis le réservoir de l'appareil précédent. Le conduit B O qui est muni d'un babillard les transmet à une seconde trémie Q, d'où elles tombent entre une série de jeux de cylindres cannelés C D E F. Entre chacun de ces jeux, des plans inclinés formant entonnoirs les maintiennent dans la bonne direction A. Au-dessous de chaque jeu un tamis ne laisse passer que la céruse suffisamment divisée, H I J K. Le premier tamis élimine les parcelles de plomb encore adhérentes à la céruse. Elles glissent le long du plan incliné G pour s'accumuler dans un

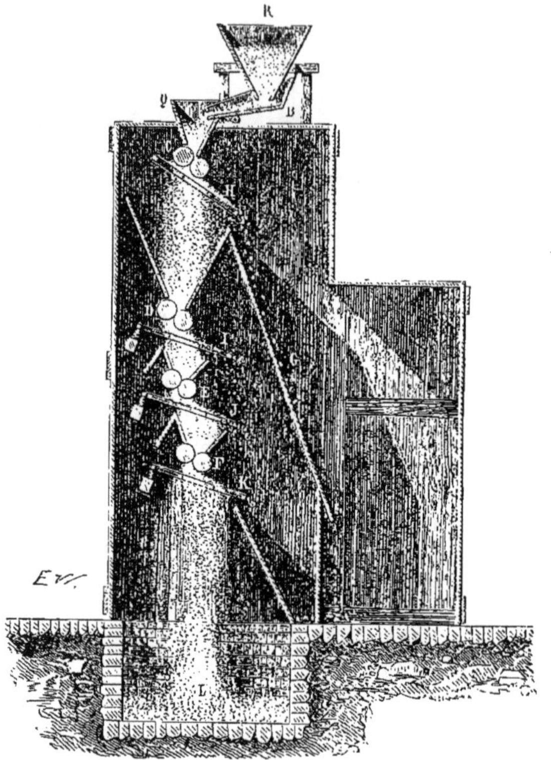

Fig. 104. — Machine à écraser la céruse.

compartiment particulier où elles peuvent être reprises. Un autre plan incliné conduit dans un autre compartiment la céruse grossière qui n'a pu traverser aucun tamis.

A côté de ces mesures relatives au choix des méthodes et au manuel opératoire, il ne faut pas en négliger d'autres, plus indirectes, qui s'appliquent également aux différentes branches de l'industrie du plomb. Les ouvriers doivent être astreints de la façon la plus rigoureuse à des lavages avant leur sortie. On a recommandé de faire ces lavages avec des dissolutions de sulfures alcalins. Mais alors on fixe du sulfure de plomb dans les glandes sébacées et sudoripares. Il vaut mieux des lavages à grande eau sous des robinets qui viennent ajouter l'action mécanique de la douche. On a aussi conseillé de faire un lavage final avec du pétrole qui a la propriété de bien entraîner les particules plombiques. Mais il laisse sur le corps une odeur persistante et désagréable qui trouble même l'appétence de l'ouvrier. Des bains fréquents doivent compléter les soins de propreté, mais je ne sais si on est dans le vrai en indiquant des bains de Barèges, car le sulfure de plomb trouve dans la matière sébacée des moyens subséquents d'absorption. Le point important est, au contraire, de pratiquer des frictions dans le bain, pour détacher mécaniquement ce que l'eau ne peut pas dissoudre. Les vêtements d'atelier sont ici tout à fait indispensables. Les ouvriers devraient être soumis à des visites médicales hebdomadaires, et le médecin renverrait immédiatement tout sujet présentant les prodromes de l'intoxication.

C'est à tort qu'on a conseillé comme moyen prophylactique de boire du lait pendant le travail, car non seulement il n'est pas un véritable antidote et ne servirait au fond que d'aliment; mais par son séjour à l'usine, il deviendrait un véhicule actif du poison. L'iodure de potassium jouit incontestablement de la propriété d'éliminer le plomb par les urines, mais son administration continue finirait par nuire à l'économie et, en outre, son effet éliminatoire s'épuise très vite.

Enfin, comme les murs des ateliers se couvrent rapidement de poussières que la trépidation des machines fait constamment voltiger dans l'atmosphère, ils doivent être arrosés vigoureusement toutes les semaines avec des pompes à incendie.

Il y aurait, en ce qui concerne la céruse, une mesure

beaucoup plus radicale que toutes celles que nous avons pu indiquer, ce serait de substituer à la céruse, dans la peinture, un succédané non plombique. Les peintres sont, au point de vue de l'art, intéressés eux-mêmes à cette substitution, puisque le blanc de plomb noircit sous l'influence de l'acide sulfhydrique des fosses d'aisances. Deux substances donnent de bons résultats, l'oxyde de zinc, dont l'emploi se répand de plus en plus, et le sulfure de zinc qui est riche de promesses.

INDUSTRIE DU ZINC.

Sommaire technique. — Comme hygiéniste nous avons à examiner deux branches de cette industrie, l'extraction du métal zinc et la fabrication du blanc de zinc, particulièrement destiné à la peinture.

Extraction. — Si le minerai est de la *calamine*, on commence par le calciner pour en chasser l'eau et l'acide carbonique, puis on le divise avec des bocards. Si c'est de la *blende* ou du sulfure, on le grille dans un four à réverbère pour chasser le soufre et oxyder le zinc. L'un et l'autre sont ensuite réduits dans des fours après les avoir mélangés avec de la houille ou du coke. Le zinc métallique se vaporise et est recueilli par condensation. Le zinc ainsi obtenu renferme encore du carbone, de l'arsenic, du fer, du manganèse et parfois de l'étain, du cuivre, du plomb, du cadmium. On ne cherche guère à le purifier par distillation que dans les laboratoires.

Fabrication du blanc de zinc. — Il s'obtient le plus souvent en brûlant de la vapeur de zinc. Il est toutefois un procédé, dit de Sorel, qui consiste à oxyder directement le zinc en simple fusion.

Hygiénologie. — La manipulation du blanc de zinc est relativement beaucoup moins dangereuse que celle du blanc de plomb. C'est pourquoi tous les hygiénistes s'accordent à demander la substitution du premier au second dans la peinture. Mais cette manipulation est loin d'être tout à fait innocente. Bouchut et Landouzy ont signalé, sous son influence, la production d'angines, d'irritation des bronches, des stomatites avec exsudation des gencives, de la fétidité de l'haleine, de la salivation, de coliques, de diarrhée et de diverses éruptions cutanées. Il est vrai qu'il y a lieu de tenir un grand compte de l'action purement mécanique de ces poussières et de leur contamination constante par de l'arsenic, du cuivre, etc. Mais peu importe, quel que soit l'agent de cette poudre complexe qui produise ces effets, ceux-ci n'en sont pas moins toujours à subir par les ouvriers.

En tout cas l'action nocive des vapeurs de zinc, qui sont plus pénétrantes, est incontestable. Or, si l'on est exposé surtout à ces vapeurs métalliques pendant la fonte, et l'extraction du métal, on l'est aussi, mais à un moindre degré, pendant la fabrication du blanc. Il importe donc de bien préciser ces effets ; suivant Schlockow (1), les ouvriers employés au traitement du minerai peuvent rarement travailler au delà de quarante-cinq ans. Ils présentent une exagération de la sensibilité des extrémités inférieures, un affaiblissement de la sensibilité tactile, en même temps qu'une augmentation de l'irritabilité réflexe, une diminution du sens musculaire, des douleurs en ceinture, des contractions spasmodiques, des tremblements, un défaut de coordination, et plus tard une paresse musculaire des membres abdominaux. Cet ensemble symptomatique fait supposer à l'auteur l'existence d'une myélite de la partie inférieure de la moelle, peut-être localisée dans les cordons antéro-latéraux et due à un dépôt de zinc.

D'après Greenhow (2), il se produirait parfois, surtout les jours de grandes fontes, un empoisonnement aigu caractérisé par de la perte d'appétit, de la lourdeur d'estomac, des nausées, de l'oppression, de la toux, de la céphalalgie, des bourdonnements d'oreilles, de la faiblesse générale, des douleurs contuses dans les membres, des frissons, des tremblements, des sueurs froides, une fièvre ardente. Après une nuit de sommeil, il ne reste plus que

(1) *Revue d'hygiène*, 1879, p. 687.
(2) *Annales d'hygiène*, 1863, t. XX, p. 468.

de la courbature. Blandet a signalé les mêmes faits sous le nom de *fièvre de zinc*, mais il était tenté de l'attribuer au cuivre du zinc.

Quant à la salubrité publique, les vapeurs ne l'intéressent que dans un très court rayon, et encore on peut l'éviter. Elle est surtout compromise par l'écoulement des eaux de lixiviation.

Le plus grand danger résidant dans les vapeurs de zinc, il convient avant tout d'éviter leur propagation, par un bon choix d'appareils. Trois méthodes sont employées pour l'extraction, et ont chacune leurs avantages et leurs inconvénients hygiéniques.

Dans la méthode *liégeoise*, employée par la Société de la Vieille-Montagne, on se sert de fours dans lesquels sont étagées des cornues ressemblant à de gros tuyaux. Ces cornues sont prolongées par des tuyaux inclinés en bas et ayant leur ouverture extérieure complètement libre.

Dans la première période du chauffage, il se dégage une grande quantité d'hydrogène carboné qui vient brûler à l'orifice des tuyaux avec une flamme jaune rougeâtre. Dans une seconde période, c'est de l'oxyde de carbone qui sort en brûlant avec une flamme bleue. Dans la troisième, alors que la réduction est en pleine activité, il se mélange des vapeurs de zinc à l'oxyde de carbone, et la flamme devient d'un blanc verdâtre. A ce moment on emmanche sur les tuyaux en fonte des allonges en tôle zinguée, dans lesquelles la vapeur de zinc est supposée se condenser. Au bout de deux heures on enlève ces allonges, et on les secoue au-dessus d'un récipient pour recueillir la poussière de zinc. L'ouvrier nettoie ensuite l'orifice des cornues avec une râcloire afin d'enlever la poussière qui les obstrue, et il fait couler le zinc resté à l'état de simple fusion dans les cornues.

Il résulte de là que l'atelier est exposé à se charger successivement d'hydrogène carboné, d'oxyde de carbone et de vapeurs de zinc. Il est vrai qu'on enflamme ces produits pour les détruire au fur et à mesure ; mais, outre que tout ne subit pas l'oxydation, celle-ci donne encore naissance à de l'acide carbonique et à de l'oxyde de zinc. L'ouvrier est en outre directement compromis aux moments où il secoue les allonges, où il racle les cornues et où il les vide. Ce procédé devrait être condamné, et il est à regretter qu'une

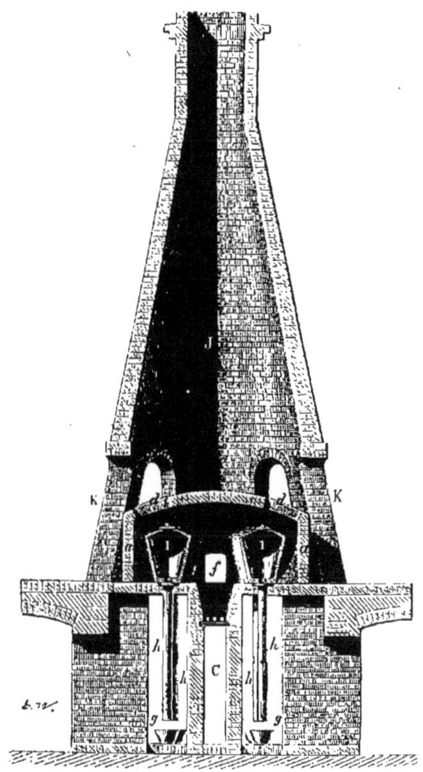

Fig. 105. — Four pour l'extraction du zinc.

compagnie aussi puissante que celle de la Vieille-Montagne n'y ait pas encore renoncé.

En Silésie, on emploie des fours où les cornues sont remplacées par des moufles en terre réfractaire, et où le zinc vient se condenser dans un récipient. C'est déjà un grand progrès, mais le dégagement des gaz se fait encore en grande partie dans l'atelier, et tous les visiteurs sont très péniblement impressionnés en y pénétrant.

Les fours anglais (fig. 105) sont de beaucoup préférables, parce qu'une cheminée élevée entraîne ces gaz dans les couches élevées de l'atmosphère.

Le minerai est placé dans les creusets I I qui sont percés à leur partie inférieure d'un trou dans lequel s'adapte un tube en fer *hh*. Ce tube donne issue aux vapeurs de zinc, les condense et les fait tomber, goutte à goutte, dans un récipient en tôle *gg*. Ici encore les vapeurs restent jusqu'à un certain point emprisonnées; mais comme la solidification du zinc obstrue bien vite les tubes *h*, on est obligé d'y passer de temps en temps une tige de fer rougie.

La fabrication du blanc de zinc se fait aujourd'hui dans d'assez bonnes conditions par le procédé Leclaire.

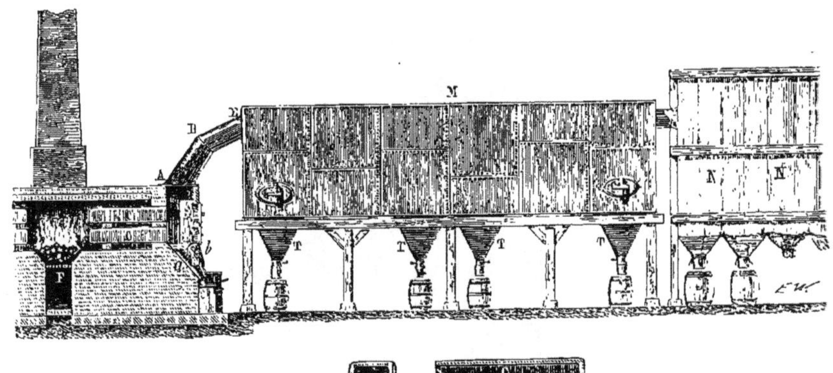

Fig. 106. — Fabrication du blanc de zinc.

Le métal est chauffé dans des cornues *cc* qui s'ouvrent dans la guérite G. Celle-ci communique par le tuyau ABE avec une longue série de chambres de condensation M et N aboutissant à une haute cheminée d'appel qui exerce un forte aspiration dans ces chambres en même temps qu'elle entraîne l'oxyde de zinc non condensé. A la partie inférieure de la guérite se trouve un plancher métallique mobile *a*; la porte *b* qui donne accès à la guérite pour aller charger les cornues est pour les nettoyer. Un système de grattage mécanique de ces cornues et organisé. Dans les chambres il y a des cloisons garnies de toile de coton pelucheux. Le plancher présente des trémies TT.

Un baril placé au-dessous et relié par une toile serrée reçoit l'oxyde de zinc condensé.

Il est fâcheux qu'on soit obligé de secouer de temps en temps les châssis, car en dehors de cela l'appel vigoureux et l'organisation des chambres donnent réellement satisfaction à l'hygiène, et celle-ci n'a pas à encourager le procédé plus récent de Sorel, qui oxyde directement le zinc fondu en l'enflammant par un fort courant d'air. Il paraît qu'il économise le combustible, mais il nécessite qu'on agite constamment le métal en fusion avec un râteau.

Il est indispensable d'empêcher le déversement des eaux d'épuration sur la voie publique.

INDUSTRIE DU CUIVRE.

Sommaire technique. — Il y a à distinguer: l'*extraction du cuivre* et le *façonnage* de ce métal extrait.

L'extraction peut porter sur des minerais non sulfurés, tels que: cuivre natif, cuivre oxydulé, cuivre carbonaté. Dans ce cas il suffit de chauffer dans un four à réverbère, en présence du charbon de bois ou du coke.

Elle est beaucoup plus difficile lorsqu'elle porte sur des pyrites de cuivre. On commence par griller le minerai dans un grand fourneau à réverbère. Une grande portion du soufre disparaît, partie en vapeurs, partie à l'état de gaz acide sulfureux. Le résidu se compose d'oxyde de fer et de cuivre mélangés de sulfates et de sulfures échappés au grillage. On y ajoute du quartz pour convertir l'oxyde de fer en silicate, on chauffe ce mélange dans un nouveau four à manche, c'est-à-dire un four à cuve de petite section et coudé à sa partie inférieure.

Il se forme de nouvelles scories renfermant la plus grande partie du fer de la pyrite. Au-dessus de ces scories s'amasse un produit brun et fragile appelé *motte*. On la concasse et on la soumet à une série de grillages et de fusions en présence du quartz. On finit par avoir le *cuivre noir*, qui renferme 90 p. 100 de cuivre.

On procède à l'affinage de ce métal impur en le tenant en fusion longtemps sur la sole A, d'un four à réverbère spécial dont la figure 107 représente une coupe horizontale.

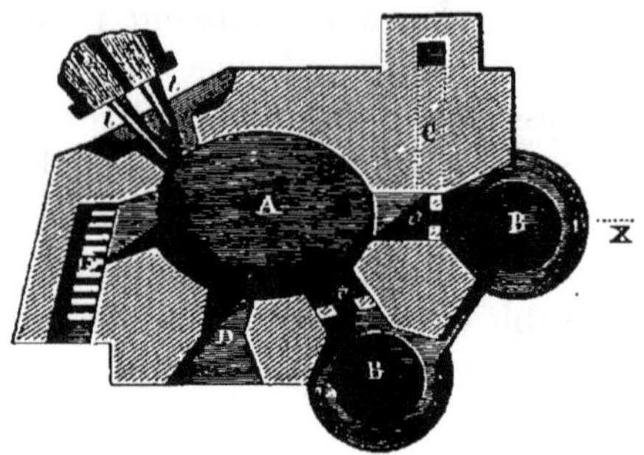

Fig. 107. — Coupe horizontale du four à affiner le cuivre noir.

Sous le vent de deux forts soufflets *tt*, le soufre brûle, le fer et autres métaux plus oxydables que le cuivre s'oxydent et passent dans les scories qu'on enlève au fur et à mesure; quand la masse est devenue rouge on la fait couler dans des bassins de réception BB. On verse de l'eau froide pour hâter le refroidissement. Il se forme une croûte solide. On l'enlève avec un ringard et il reste une plaque dite *rosette*. — Pour débarrasser la rosette du protoxyde qu'elle renferme, on la maintient fondue et on la brasse avec une grosse perche en bois vert.

Les opérations de façonnage sont ici ce qu'elles sont pour les autres métaux ; c'est-à-dire que le fondeur et mouleur en cuivre doit soumettre le métal à plusieurs fusions entrecoupées du transport sous le marteau pudleur; qu'il doit ensuite mélanger et tamiser la terre et le sable destinés à former le moule ; puis construire ce moule ; transporter rapidement et couler le métal; enfin, polir le métal moulé.

Il est une industrie toute particulière, c'est celle de la fabrication du *verdet*. Des plaques de cuivre sont soumises à l'action de l'acide acétique par un séjour prolongé dans du moût de vin. Les ouvriers sont obligés de racler l'acétate de cuivre formé pour le détacher, de le pulvériser plus fin et de le tamiser.

Hygiénologie. — Un danger commun à toutes les industries du cuivre semble évidemment être l'empoisonnement par cette substance. Elle peut être absorbée à l'état de vapeurs au moment de la fusion, du pudlage et du moulage; à l'état de poussière pendant le maniement des pyrites, le polissage des matières moulées, et pendant la fabrication du verdet. Il semblerait donc qu'il doit se produire souvent l'empoisonnement appelé *coliques de cuivre*, c'est-à-dire des douleurs abdominales excessivement violentes, une vive irritation de la muqueuse intestinale et une grande diarrhée. Mais cela ne s'observe guère que dans les empoisonnements aigus et accidentels. J'ai interrogé beaucoup d'ouvriers depuis un certain nombre d'années, et je crois qu'aucun n'a jamais eu de véritables coliques de cuivre. Ce n'est pas que l'absorption ne se fasse pas. On peut le démontrer chimiquement dans toutes les excrétions; et cela tient sans doute à ce qu'elle se fait à doses filées. D'après Pécholier et Saint-Pierre (1), la santé des ouvriers en verdet est excellente; ils n'ont jamais eu de coliques de cuivre; ce genre de travail guérirait la chlorose ou l'empêcherait de s'établir. Introduit chez les animaux à petites doses répétées, le verdet les engraisserait et leur donnerait une plus belle apparence de santé. D'autre part, d'après Houlès (2), dans le département du Tarn, tous les habitants sont chaudronniers, ils ont les cheveux, la barbe, la peau des avant-bras d'une couleur verdâtre; leur squelette est très coloré en vert, mais l'état sanitaire général est très bon, sauf quelques nausées chez les apprentis ou chez ceux qui se mettent à jeun au travail. Il n'a point observé l'embonpoint signalé par Pécholier. Néanmoins, il est certain qu'on doit s'attacher à diminuer de plus en plus les chances de cette absorption par la bonne ventilation des ateliers, par l'emploi d'établis ventilés pour le polissage, et de moyens mécaniques pour la pulvérisation et le blutage du verdet.

(1) *Annales d'hygiène*, 1864, 2e série, t. XX.
(2) *Journal d'hygiène*, 10 avril 1879, p. 170.

Il y a à tenir compte aussi, naturellement, des chances de brûlures pendant le transport du métal en fusion; de la grande fatigue musculaire et des courbatures au moment des coulées ; des chaleurs excessives et des sueurs profuses; des alternatives de froid et de chaud ; de l'action sur les yeux du métal incandescent; des poussières développées pendant la formation des moules. — Les ouvriers doivent se servir de gants, de longues manches et de longues pinces pour le transport des creusets. Ils devraient porter des conserves. Pour éviter l'action si irritante sur les voies pulmonaires du poussier de charbon, généralement employé pour la formation des moules, on devrait lui substituer de la fécule. Il faut défendre d'employer les cendres, car il se forme du carbonate de cuivre qu'absorbent ensuite les ouvriers limeurs. L'extraction expose beaucoup plus aux dangers de l'acide sulfureux qu'à ceux du cuivre. La meilleure mesure est d'utiliser l'acide sulfureux et d'associer la fabrication du cuivre avec celle de l'acide sulfurique.

DORURE ET ARGENTURE.

Sommaire technique. — Au point de vue industriel, comme au point de vue hygiénique, il y a lieu d'établir une grande distinction entre la dorure sur métaux et la dorure sur bois.

Pour la *dorure sur métaux*, il existe quatre procédés.

1° La *dorure au mercure*, qui comprend d'abord : *a*) la *préparation* de l'*amalgame* pour laquelle les ouvriers font fondre dans un creuset rougi des feuilles d'or, ajoutent ensuite peu à peu le mercure en agitant avec une baguette de fer, passent le produit à travers une peau de chamois et le conservent sous l'eau ; *b*) le *décapage*, qui consiste à tremper l'objet métallique dans de l'acide sulfurique faible, à le laver, le sécher et à le frotter avec de la sciure de bois ; *c*) l'*application* de l'*amalgame*, qui comprend la friction de la pièce avec une dissolution de nitrate de mercure, l'application avec une brosse de la poudre d'amalgame ; *d*) *la volatili-*

sation du mercure qui s'obtient en tournant la pièce au-dessus de charbons ardents et après laquelle il ne reste plus que l'or sur l'objet; *e*) la *mise en brillant* qui donne la véritable couleur de l'or à l'enduit et qui consiste à recouvrir l'objet de sel de nitre et d'alun, le chauffer, le laver à l'eau chaude et le frotter.

2° La *dorure à la feuille* et *au bouchon*, qui comprend elle-même deux manières de procéder. Tantôt, après avoir décapé l'objet, on applique des feuilles d'or qu'on fixe avec le brunissoir. Tantôt on prépare une poudre d'or en brûlant de vieux chiffons de linge imbibés d'une dissolution d'or; on frotte l'objet avec un bouchon trempé dans cette poudre.

3° La *dorure au trempé*, procédé qui consiste à dissoudre l'or dans de l'eau régale, à évaporer la dissolution au bain-marie pour chasser l'acide superflu, à dissoudre le chlorure d'or dans 130 fois son poids d'eau, à ajouter à cette solution du bicarbonate de soude, à la faire entrer en ébullition, et enfin à y plonger les pièces pendant quelques minutes.

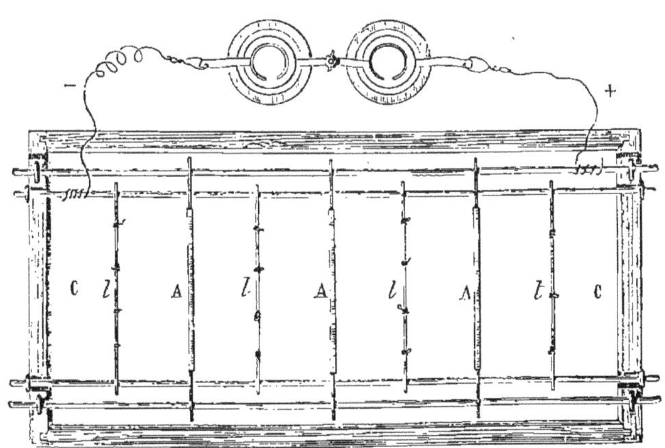

Fig. 108. — Appareil pour la dorure et l'argenture galvaniques.

4° La *dorure galvanique*, qui est une application de la galvanoplastie dont nous n'avons pas à rappeler ici la théorie. Après le décapage, on plonge la pièce dans un bain alcalin assez riche en cyanure de potassium pour pouvoir dissoudre les sels d'or ou d'argent. Ceux-ci se déposent peu à peu en couche continue sur l'objet.

Chez M. Christofle l'opération s'effectue dans la cuve représentée par la figure 108.

Des lames d'or AA sont suspendues dans la dissolution de la cuve *cc* et communiquent avec le pôle positif d'une pile. En face des lames d'or sont des tringles *ttt* qui sont en communication avec le pôle négatif et auxquelles on suspend les objets à dorer.

Pour la *dorure sur bois*, on étend d'abord sur la pièce un vernis formé de litharge et de céruse délayées dans de l'essence de térébenthine, puis on applique au brunissoir des feuilles d'or.

Hygiénologie. — Quel que soit le procédé employé, le décapage préalable des pièces est indispensable. Presque toujours les ouvriers, faute de précautions, plongent leurs mains dans la solution acide. De là des crevasses, le gonflement de l'épiderme et l'altération de la sensibilité des mains et des avant-bras. Si l'on emploie l'acide nitrique, il se dégage des torrents de vapeurs nitreuses dont les effets irritants sont si intenses que les ouvriers devront porter des gants pour cette opération et se laver fréquemment les mains. Ils devraient même toujours décaper sous des hottes vitrées avec tuyau d'aspiration. Des quatre procédés, le plus dangereux est incontestablement la dorure au mercure. Les ouvriers préparent d'abord généralement eux-mêmes le nitrate acide de mercure dont ils doivent enduire l'objet et cela en faisant chauffer un mélange d'acide azotique et de mercure. De là des vapeurs nitreuses dont on doit atténuer les effets en opérant sous des hottes vitrées. Mais ce qui leur nuit le plus, c'est l'absorption du mercure qui se fait à la fois pendant la préparation du nitrate acide, pendant celle de l'amalgame, pendant l'application de celui-ci, et surtout pendant la volatilisation. Aussi les ouvriers sont-ils hâves, chétifs, essoufflés, avec des dents déchaussées et des tremblements qui, bientôt, rendent tous les mouvements inefficaces. Leur mémoire et leurs autres facultés intellectuelles baissent rapidement.

M. Bonin a espéré conjurer ces accidents en plaçant le fourneau à vaporiser sous une hotte vitrée surmontée d'une cheminée de dégagement puissante. Mais, en pratique, il arrive souvent que la cheminée n'a pas un tirage suffisant et que par suite des remous de l'air de l'atelier, dus à l'ouverture et à la fermeture incessante des portes, les vapeurs mercurielles refluent au contraire par la porte de la hotte vers le visage de l'ouvrier.

Le procédé de Dufresne est déjà plus heureux puisqu'il rend innocentes les premières opérations de la dorure au mercure et atténue les dangers de la volatilisation. Il fait intervenir l'électricité pour faire faire l'amalgame sur la pièce elle-même. Pour ce, il compose un bain de sel de mercure basique. Il y plonge les pièces qu'un courant vient recouvrir d'une première couche de mercure. Il les plonge ensuite dans un bain d'or ou d'argent et les fait passer de nouveau dans le bain mercuriel. Enfin, la volatilisation du mercure s'effectue sous un châssis complètement fermé.

La mesure réellement radicale, la véritable mesure hygiénique, est la suppression de la dorure au mercure et l'emploi constant de la dorure galvanique. Il est vrai que celle-ci fait naître un autre danger. Elle dégage un mélange d'hydrogène et d'acide hydrocyanique, mais il est facile d'y remédier en plaçant, comme chez M. Christofle, les appareils électriques en dehors de l'atelier et dans des cages vitrées ventilées par une haute cheminée.

La loi du 14 mai 1875 interdit avec raison le travail des enfants dans les ateliers de dorure. Celle du 29 octobre 1846 est aussi dans le vrai en exigeant que la provision de cyanure de potassium soit tenue enfermée sous clef et que le patron en surveille la distribution et l'emploi, mais l'administration ferait une bonne œuvre en interdisant la dorure en chambre et en n'autorisant que les grandes industries qui, seules, peuvent avoir un outillage hygiénique. Elle devrait enfin, dans sa sphère d'action, travailler à la suppression de la dorure au mercure. Les eaux résiduaires des ateliers de dorure sont assez toxiques pour exiger une canalisation parfaitement étanche.

Quant à la dorure sur bois, elle expose à l'intoxication saturnine. Il est probable que, si on voulait bien chercher, on trouverait moyen d'employer un enduit non plombique.

Enfin, les callosités et les bourses séreuses déterminées par le brunissage sont inévitables, mais heureusement sans conséquence sérieuse.

B. — Industries dans lesquelles le travail des enfants est permis sous certaines conditions.

INDUSTRIE DE LA CÉRAMIQUE.

Sommaire technique. — Sous ce titre générique nous devons comprendre les fabrications des briques, des alcarazas, des poteries communes vernissées, de la faïence fine, des vases de grès, des porcelaines et des porcelaines ornementées.

En céramique la matière première principale est l'argile, qui se recommande par sa plasticité et par la dureté qu'elle acquiert sous l'influence de la cuisson. Par contre elle a l'inconvénient d'éprouver un grand retrait. Pour obvier à cet effet, on est obligé d'ajouter des matières qui soutiennent pour ainsi dire l'argile et l'empêchent de se rétracter et de se déformer. Ces matières sont dites *dégraissantes.* Ce sont le silex, les sables, les quartz, le feldspath, la craie, les os calcinés, les sulfates de baryte et de chaux, l'argile calcinée.

Un second défaut de l'argile est d'être très poreuse après cuisson, de sorte qu'elle laisserait facilement transsuder les liquides qu'on lui donnerait à contenir. On est obligé de remédier à cet inconvénient en recouvrant les objets d'un enduit vitrifiable qui prend les noms d'*émail,* de *vernis,* de *couverts.* Les principales substances employées pour le vernissage sont le feldspath, les ponces, le sel marin, les alcalis, l'acide borique, le phosphate de chaux, le sulfate de baryte, les silicates de plomb, l'acide stannique, les sulfates métalliques, les oxydes de plomb, de manganèse, de fer, de cuivre. Les alcalis, le feldspath, l'oxyde de plomb, donnent des vernis transparents. L'acide stannique et le phosphate de chaux donnent des vernis opaques. On colore les vernis en ajoutant des oxydes ou des sulfures métalliques.

Pour la fabrication des *briques* on se contente de l'argile extraite du sol. Des ouvriers en séparent à la main les cailloux, les racines, etc. On l'introduit dans une fosse avec de l'eau en quantité suffisante pour la transformer en bouillie épaisse. Pour rendre la pâte homogène, des hommes la piétinent, pieds nus; c'est là ce qu'on appelle le *marchage*. Quand la pâte est à point, on *façonne* les briques à la main dans des cadres rectangulaires en bois saupoudrés de sable. On les laisse sécher à l'air lentement pour éviter le fendillement. Enfin on les cuit dans des fours chauffés généralement au bois. D'autres fois, surtout quand on veut fabriquer sur place les briques destinées à un grand bâtiment industriel, on les met en tas, en ménageant dans l'intérieur, de distance en distance, des vides, appelés *fourneaux,* qu'on remplit avec du menu de houille. En bas, on laisse des carneaux où l'on met du bois pour enflammer la houille par propagation. La mise à feu dure de 8 à 15 jours.

Pour la fabrication des *alcarazas*, il suffit de ne pas vernisser les vases afin de leur laisser toute leur porosité, ce qui produit l'évaporation constante et par conséquent le refroidissement de l'eau contenue.

Les *poteries communes vernissées* sont fabriquées avec des argiles figulines qu'on dégraisse par l'addition d'une certaine quantité de marne et de sable. On lave la terre plusieurs fois; on la met en fosse pendant un certain temps; on la marche comme pour les briques; on la divise en masse de 25 kilogrammes qu'on bat avec des battoirs pour donner plus d'homogénéité encore. On la façonne, on confectionne en objets, soit avec des moules, soit au tour. Les objets façonnés sont cuits dans la partie supérieure d'un four à alandiers représenté par la figure 109.

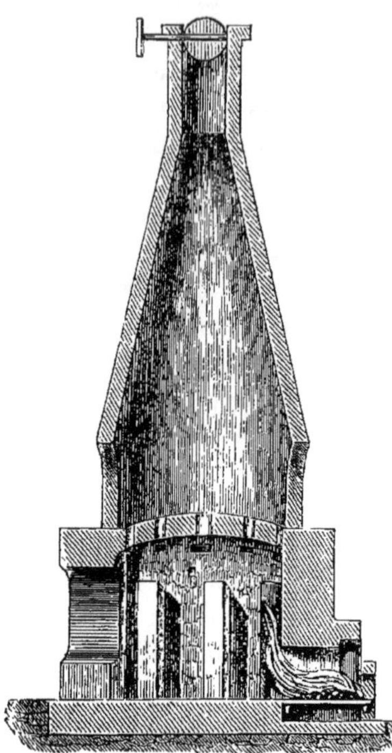

Fig. 109. — Four pour les poteries communes.

On défourne et on les plonge immédiatement avec les mains dans de l'eau contenant en suspension de la poudre d'émail composée d'oxydes de plomb et d'étain. On laisse sécher et l'on soumet à une nouvelle cuisson en plaçant cette fois les objets dans le bas du même fourneau. Pour la *faïence fine*, on procède exactement de la même façon, mais on emploie des argiles plastiques de plus belle qualité.

Pour les *poteries de grès*, on emploie des argiles plastiques non lavées, qu'on dégraisse avec du sable quartzeux ou du ciment de brique, parfois avec addition de craie. On les vernisse avec de l'argile blanche, du silex et du feld-

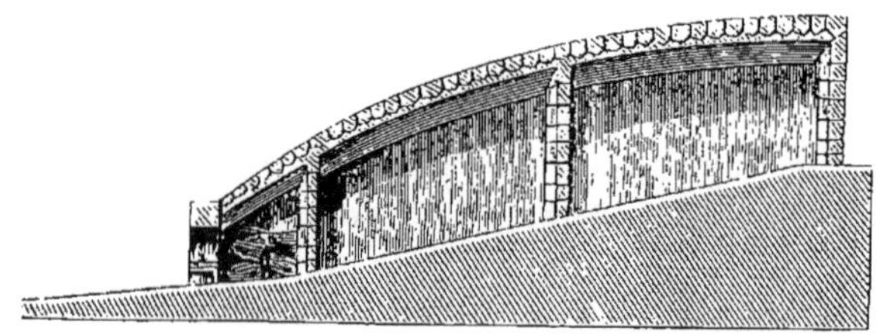

Fig. 110. — Four pour les poteries de grès.

spath broyé ; d'autres fois, simplement avec des scories de

forge. La cuisson demande une température de 120°. Elle s'opère dans des fours particuliers représentés par la figure 110.

La *porcelaine* se distingue, comme matière première, en ce que la pâte est surtout faite avec le *kaolin*, argile blanche très pure qui provient de roches primitives composées de feldspath, de quartz et de mica. On lave cette roche pour séparer le sable et le mica de l'argile blanche. On forme avec cette dernière des petits pains qu'on fait sécher au soleil. On ajoute du sable comme matière dégraissante et du feldspath pour rendre la pâte plus translucide. Toutes ces matières premières sont réduites en poudre impalpable. On les mélange intimement et avec de l'eau on en fait une bouillie claire dans des cuves. On met la bouillie dans des sacs de toile serrée qu'on soumet à de fortes presses pour chasser l'eau. On a ainsi une pâte ferme qu'on marche et qu'on malaxe longtemps. Puis on conserve la pâte pendant deux ans, soit sous l'eau, soit dans des caves humides. Il s'établit une fermentation, dite *pourriture*, qui a pour but de détruire la matière organique, mais qui dégage de l'acide sulfhydrique. Au moment du façonnage, on marche de nouveau la pâte et on la malaxe à la main ; on en forme des boules qu'on projette avec force sur les murs ou sur les établis, pour en chasser les gaz développés par la putréfaction. Le façonnage, suivant les pièces, s'effectue soit au tour, soit par moulage, soit par coulage. On laisse sécher les pièces, puis on les soumet à une demi-cuisson.

On applique le vernis par immersion comme pour la faïence. Ce vernis se compose uniquement de feldspath délayé dans de l'eau vinaigrée.

Dans certaines usines, la première cuisson est faite à une haute température, ce qui ôte à la porcelaine de sa porosité ; alors le vernissage ne peut plus se faire par immersion, et on applique le vernis soit au pinceau, soit par saupoudrage.

Dans l'un et l'autre cas il faut une seconde cuisson plus complète, dans des fours à alandiers ayant plusieurs étages, donnant de plus en plus de chaleur de haut en bas, et par lesquels on fait passer successivement les pièces. La figure 111 représente le four employé.

L'ornementation des porcelaines par des dessins dorés ou colorés s'effectue sur les vases déjà cuits et vernissés. Les matières colorantes employées sont des oxydes métalliques associés à des fondants constitués par le quartz, le

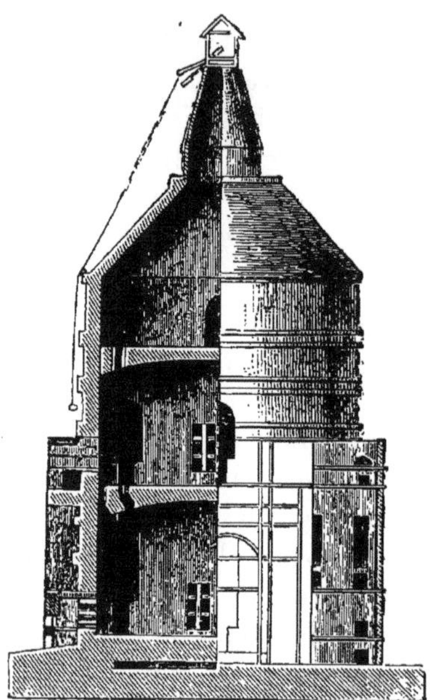

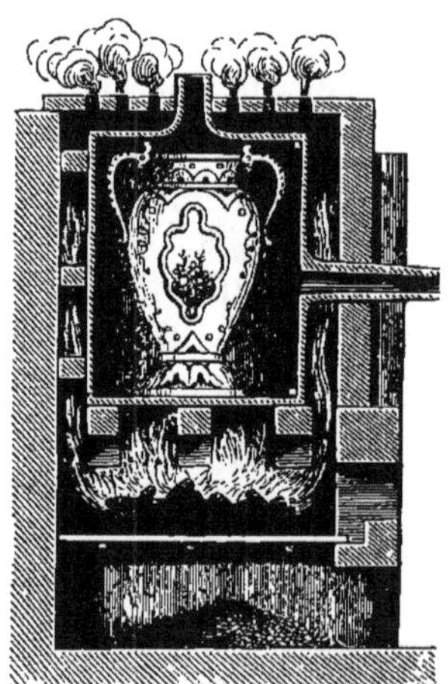

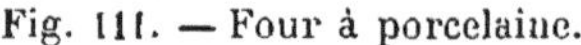

Fig. 111. — Four à porcelaine.

Fig. 112. — Four pour l'ornementation des porcelaines.

feldspath, l'acide borique, le nitre, les carbonates alcalins, le minium, la litharge, l'oxyde de bismuth. La plupart des couleurs dues aux oxydes métalliques changent de teinte par la cuisson. La couleur initiale ne se conserve qu'avec le bleu de cobalt, le vert de chrome, les bruns de fer et de manganèse, les jaunes de titane, les noirs d'urane, le rouge de protoxyde de cuivre.

On mêle intimement ces couleurs avec les fondants, on les broie à la molette sur une plaque de verre dépoli avec de l'essence de térébenthine. On applique au pinceau. La plupart des couleurs ne supportent qu'une température modérée, aussi est-on obligé de limiter la chaleur en se servant de fours à moufle représentés par la figure 112.

Hygiénologie. — Parmi les ouvriers briquetiers, il en est qui sont chargés d'extraire l'argile des terrains qui en sont formés. Si la plupart du temps cette extraction s'effectue à ciel ouvert, il arrive parfois que l'exploitation se fait par des galeries qui nuisent par leur grande humidité et par l'absence de radiation solaire. Dans l'un et l'autre cas, ce travail dans un sol détrempé détermine souvent, d'après Heise (1), de la malaria, des dysenteries et des fièvres typhoïdes.

On a observé souvent chez les briquetiers des hémorrhagies intestinales avec anémie. Plusieurs médecins, entre autres Fraenkel (2), ont pu constater que cette anémie des briquetiers était due à l'ankylostome duodénal. Leichtenstem a reconnu qu'à Cologne ce parasite avait été importé dans les champs à brique par des ouvriers de Liège, qui pendant l'hiver avaient travaillé dans des mines.

Ils sont en outre obligés de développer des efforts musculaires considérables. Ce travail devrait être fait avec des charrues appropriées. On aurait à exposer beaucoup moins d'hommes, et la dépense musculaire serait considérablement diminuée.

Il est souvent nécessaire, avant de tremper la pâte, de diviser en fragments avec la bêche les pièces d'argile extraites. Cette division peut parfaitement être faite par des tailleuses analogues aux coupe-racines.

Les ouvriers qui délaient la pâte et qui la pétrissent ensuite sont d'abord exposés, à un moindre degré peut-être, aux maladies infectieuses indiquées plus haut. Mais ils ont surtout des douleurs rhumatismales, des synovites des gaines tendineuses des fléchisseurs propres et communs

(1) In *Gasper Viertels Jahrscht., f. gericht. und offent. Medic.*, t. XVII, 1860. Heft 1.

(2) *Semaine médicale*, juin 1885.

des orteils, ou bien des extenseurs des doigts suivant qu'ils pétrissent avec les pieds ou les mains. Il est des briquetiers qui ajoutent de la chaux à la pâte. Aussi les marcheurs de ces usines ont-ils souvent à la face plantaire du métatarse et des orteils des ulcérations qui guérissent très difficilement. Enfin, pour le pétrissage à la main on emploie souvent des enfants qui soulèvent des masses de pâte au-dessus de leurs têtes, pour les projeter avec force sur le sol. Ce travail demande des efforts réellement au-dessus de leur âge. De là un surmènement qui leur procure d'abord des douleurs musculaires générales et constantes, puis qui les épuise, les anémie et détériore complètement leur santé. C'est donc à tort que la législation n'interdit le travail des enfants que dans les locaux de broyage et de blutage. Pour les adultes eux-mêmes, il est temps de supprimer le pétrissage à pieds et à mains. On ne doit plus autoriser que les industries assez importantes pour organiser un malaxage mécanique, facile du reste à réaliser. L'opération se fait dans de vastes tonneaux où se meut un arbre armé de lames qui divisent et malaxent.

Le moulage des briques entraîne lui-même de graves inconvénients. Des servants transportent des masses énormes de pâte de la fosse à l'atelier, et supportent des fatigues musculaires considérables. Les mouleurs saupoudrent de sable les formes; de là une atmosphère personnelle surchargée de poussières: ils sont debout constamment; de là des varices et des ulcères variqueux. Ils travaillent dans des hangars à courants d'air violents : de là des maladies *a frigore;* enfin ils projettent avec force la pâte dans les formes pour qu'elle pénètre partout; de là une courbature constante et souvent chez les anciens mouleurs de l'atrophie musculaire progressive. Il faut aussi diminuer ici la main-d'œuvre, en exigeant des machines à mouler qui existent, du reste, dans les grandes briqueteries.

Après la dessiccation à l'air, les ouvriers frappent énergiquement les briques aves des battoirs. Ici encore on ne doit pas oublier qu'il existe des machines exécutant ce travail

Enfin la cuisson exige que des chauffeurs restent pendant quatre jours et quatre nuits près des fourneaux, dont ils doivent entretenir le feu. Ceux-là sont sujets à des ophthalmies. Ce genre de travail est inévitable, mais les chauffeurs devraient être tenus de porter des conserves.

Les ouvriers employés dans les faïenceries sont beaucoup plus que les précédents exposés à des poussières, pendant le broyage et le tamisage des matières premières, et pendant le tournage des objets à façonner. D'après John Arlidge (1), ils ont une expectoration opaque, grisâtre, laiteuse, une brièveté remarquable de la respiration, une anhélation continue. La poitrine se rétrécit comme dans la phtisie. Ils ont un profond degré de marasme. Ils ont l'aspect de véritables phtisiques, mais ils ont peu de sueurs et de fièvre hectique. Ils éprouvent des douleurs thoraciques avec pleurésie sèche. Quand on a l'occasion de faire des autopsies, on trouve des points des poumons indurés qui, à l'analyse chimique, donnent de la silice, de l'albumine et du peroxyde de fer. De son côté Wilbrand (2) a constaté que, dans sa contrée, quoique les potiers travaillent chez eux, qu'ils travaillent en outre aux champs, et qu'ils jouissent d'une certaine aisance, ces ouvriers sont obligés de renoncer à leur métier à quarante-cinq ans. Beaucoup même sont devenus à ce moment incapables de tout travail. Leur teint est blanc grisâtre ; ils ont un catarrhe chronique des bronches, de l'emphysème, de la dilatation des bronches, de la sclérose des poumons, un état catarrhal de l'estomac, de la constipation résultant de l'attitude vicieuse pendant le tournage, des douleurs en ceinture.

Les ouvriers en porcelaine sont peut-être encore plus victimes des poussières, car les matières premières ont besoin d'être finement pulvérisées et blutées. De plus, après la cuisson, ils sont obligés de parfaire les objets au tour. Ils promènent avec une grande rapidité une lame tran-

(1) *On lung disease from inhalation of dust* (*Brit and foreign med. chirurg. Review*, octobre 1875, p. 433).

(2) *Vierteljahr. f. gericht. med.*, nouvelle série, XIII, p. 124, janvier 1876.

chante à la surface du biscuit de porcelaine. De là un nuage de poussières qui se mêlent à la salive et arrivent jusque dans l'estomac, y produisent les mêmes effets que le verre pilé, c'est-à-dire des troubles digestifs, des douleurs vives, des hématémèses, des ulcères stomacaux (1).

Contre ce danger des poussières, il convient d'abord de confier la pulvérisation et le blutage à des machines enfermées dans des enveloppes hermétiques. D'autres préfèrent la voie humide ; d'une part les meules de porphyrisation doivent être constamment mouillées par un courant d'eau ; d'autre part le blutage serait remplacé par une décantation. L'eau chargée des matières broyées passe dans une série de bassins, et comme ce sont les parties les plus fines qui restent le plus longtemps en suspension, c'est dans les derniers bassins qu'on trouvera la poudre suffisamment fine. Les dépôts des premiers bassins réclameront un nouveau broyage. Pour les poussières développées pendant le tournage, on aura recours aux établis à ventilation, indiqués dans les généralités (page 40 et fig. 16). On peut aussi appliquer le système de ventilation pour le polissage (voir *Généralités*, page 35 et fig. 58).

Les mouleurs qui appuient souvent l'instrument compresseur contre leur poitrine et leur épigastre offrent généralement un enfoncement de l'appendice xyphoïde et des côtes voisines. Cette déformation, jointe à la suspension de la respiration pendant l'effort, engendre facilement des congestions pulmonaires et des maladies organiques du cœur. Tout cela est à éviter par l'emploi d'un moulage exclusivement mécanique.

Les ouvriers employés dans les étuves de dessiccation sont épuisés par des sueurs abondantes, et sont souvent atteints de maladies aiguës de l'appareil digestif et de l'appareil respiratoire.

Le moyen le plus simple d'atténuer les dangers de l'étuvage est d'adapter des ventilateurs aux étuves. La perte de

(1) *Progrès médical*, 6 août 1881, p. 629.

calorique et de combustibles qui en résulte est en partie compensée par l'expulsion de la vapeur qui a l'inconvénient d'absorber une partie du calorique produit.

Il est beaucoup mieux encore de reproduire les dispositions adoptées à Burslem ou à Newcastle. Dans la première de ces usines, l'étuve présente quatre compartiments dont deux sont en chauffage, pendant que les deux autres sont déchargés et rechargés de poteries. Grâce à cette alternance,

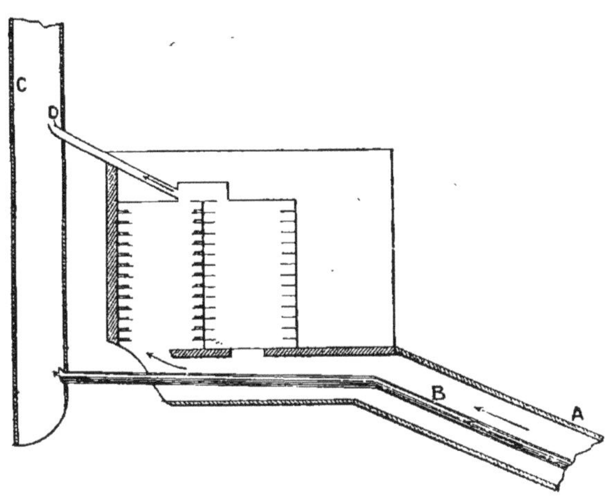

Fig. 113. — Étuve pour poteries.

les ouvriers ne séjournent que dans les compartiments déjà refroidis. Un calorifère à air chaud envoie par une conduite A, ménagée sous le plancher, un courant qui continue à être chauffé par le tuyau de fumée B. Celui-ci suit en effet l'axe de la conduite pour se rendre à la cheminée d'évacuation C. L'air chaud, après avoir parcouru le compartiment, s'échappe en haut par l'ouverture D.

Dans la seconde usine, les ouvriers n'ont même pas besoin d'entrer dans l'étuve. Les poteries sont chargées en dehors sur des wagonnets glissant sur des rails, qui les conduisent dans l'étuve dont on ferme aussitôt la porte d'entrée. Après l'opération on ramène les wagonnets au dehors à l'aide d'une chaîne de traction.

Les opérations les plus dangereuses sont incontestablement le vernissage et la coloration des pièces, en raison même de l'action toxique des substances employées. L'intoxication saturnine est, en particulier, assez fréquente dans ces usines. Le danger existe non seulement pendant la préparation et l'application des enduits, mais surtout au moment du défournage et du grattage.

Dans les faïenceries et les fabriques de porcelaine le danger est constant puisque toutes les pièces sont au moins vernissées. Mais même il existe partiellement dans les briqueteries, car on vernit certaines tuiles et certains carreaux de dallage. On saupoudre une des faces avec un mélange de sulfure de plomb et une partie de sable broyé. En dehors de l'intoxication saturnine, on observe chez les ouvriers chargés de ce travail des éruptions lichénoïdes et de l'acné.

On peut déjà par l'emploi d'établis ventilés pour le grattage et par des soins pris pour le défournage, diminuer les chances de danger. Mais le véritable objectif de l'hygiène est la découverte de vernis non toxiques, dans l'intérêt du consommateur comme dans celui des ouvriers. A la suite de nombreuses expériences, on a adopté dans le Wurtemberg un vernis qui est, il est vrai, plombifère, mais est peu nuisible. Il comprend 60 parties de litharge, 10 parties d'argile quartzifère et 12 parties de sable quartzeux. Il se forme de l'oxyde de plomb silicaté que les acides n'attaquent pas. En France, Constantin est arrivé à former un bon vernis sans plomb. Il est formé de :

Silicate de soude	1000
Craie de Meudon	150
Quartz en poudre très fine	150
Borax en poudre	150

Deux observations de détail encore relatives au vernissage. Pour certaines glaçures, on projette du chlorure de sodium dans le four : il se dégage alors beaucoup d'acide chlorhydrique. Pour éviter aux ouvriers l'inhalation de ces vapeurs, il faut donner une grande hauteur à la cheminée.

Beaucoup de femmes, pour brunir, mouillent avec leur salive le brunissoir d'agate. Il faudrait les forcer à employer un liquide mucilagineux.

Les poteries ne peuvent nuire à la salubrité publique, que par l'opération de la fermentation, et par l'écoulement des eaux résiduaires de la préparation de la pâte et de la coloration des pièces. Pour ce dernier danger, il faut une canalisation parfaitement étanche. Pour le premier, l'autorité ne s'est pas assez préoccupée du fait. On devrait exiger l'éloignement des bassins de toute habitation.

Les règlements n'interdisent le travail des enfants que dans les locaux de broyage et de blutage, où les poussières se développent librement.

TEINTURERIES.

Sommaire technique. — Il y a deux méthodes pour colorer les tissus ou les fibres textiles : 1° la *teinture en uni* ou *teinture par immersion ;* 2° le *coloriage de l'une des faces par plusieurs couleurs en réalisant des dessins*, ou *teinture par impression*.

1° Dans la *teinture par immersion*, il faut d'abord débarrasser les fibres et les étoffes des matières étrangères qui y adhèrent. C'est là l'opération dite du *blanchiment*. Il consiste en des lavages avec combinaison d'actions mécaniques, et souvent d'actions chimiques.

Vient ensuite le *mordançage*, qui a pour but d'imprégner les fibres d'une substance variable, capable d'y entraîner et d'y fixer la matière colorante, en vertu d'un mécanisme chimique sur lequel on n'est pas encore bien fixé.

Puis l'*immersion dans le bain de teinture*.

Le *nettoyage des tissus teints*, qui retiennent toujours du liquide du bain et des parties ligneuses. Il se fait à l'aide de lavages à l'eau froide.

Le *séchage des tissus teints*.

La *teinture par impression* suppose, comme la précédente,

le blanchiment, la préparation des mordants et des couleurs.

Les opérations spéciales sont : l'*impression* ou l'*application*, qui se fait au bloc ou à la planche, à la planche plate, au rouleau.

Le *séchage* et l'*oxydation des mordants*. Le séchage a besoin d'être rapide, car il doit empêcher la couleur de se répandre sur les frontières du dessin. L'aération ou oxydation a pour but d'évaporer les acides et de fixer leurs bases.

Le *bousage* ou *dégommage*, qui consiste à faire passer l'étoffe dans un bain dont la composition peut varier, mais qui, le plus souvent, est formé par de la bouse de vache. Il a pour résultat : de chasser l'acide acétique de l'acétate d'alumine, qu'on emploie le plus souvent comme mordant et dont la base doit rester seule, de niveler les points trop épais en couleur, de chasser l'excès de mordant.

La *teinture* ou *garançage*, c'est l'immersion dans un bain tinctorial.

Le *blanchiment* et *avivage des garancés ;* ces opérations consistent en des immersions successives dans des bains de savon, d'acides très étendus, de bains de bichlorure d'étain, de bains de son ; elles ont pour but de donner plus de vivacité aux couleurs, et d'en enlever là où elles ne doivent pas être.

Enfin, le *séchage*.

Hygiénologie. — Le danger prédominant dans les teintureries résulte du maniement incessant de substances toxiques ou caustiques, avec complication d'inspiration incessante des particules de ces substances entraînées par les buées. Pour le simple dégraissage et nettoyage des étoffes déjà portées qui sont toujours confiées aux teinturiers, les ouvriers manient de l'ammoniaque, du fiel de bœuf, de la térébenthine, de la benzine, de l'alcool, des terres grasses, du sulfure de carbone.

Dans le mordançage ils sont en contact continuel avec le nitrate d'alumine, le nitrate de cuivre, le prussiate de potasse, le chromate et l'acétate de plomb, les arséniates et arsénites de potasse, le chlorure d'étain, le bichlorure de mercure, les cyanures doubles de fer et d'étain, le purpurate d'ammoniaque, les acides azotique, chlorhydrique, acétique, oxalique, chromique et picrique.

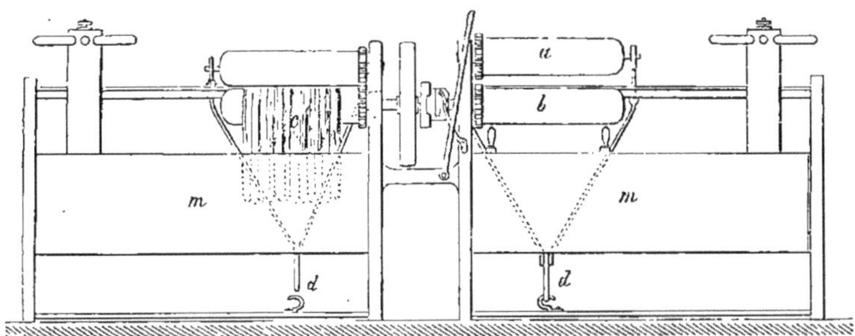

Fig. 114. — Machine à passer et à dégorger.

Elle comprend deux machines symétriques ou jumelles *a b* sont deux cylindres supportés par un bâti en fonte. Le cylindre inférieur a une extrémité libre pour permettre de placer le coton *c*. — *dd* est un déclanchement qui permet d'abaisser le cylindre supérieur sur l'inférieur; *mm* sont les bassins contenant l'un le bain de mordançage, l'autre de l'eau pour le dégorgeage. Un tuyau à robinet disposé sur l'un des côtés et au-dessous des cylindres permet de renouveler le mordant sans que l'ouvrier ait besoin de se déranger. Pour le dégorgeage on serre beaucoup plus les cylindres que pour le mordançage.

Les matières acides et alcalines exercent d'abord sur les mains et les bras une action que nous avons déjà signalée plusieurs fois et qui se traduit par de l'insensibilité cutanée et un engourdissement musculaire. Sous l'influence des actions différemment combinées des acides, des alcalis, des préparations arsenicales et mercurielles, du chlorure d'étain et des chromates, la peau des mains s'enflamme, des vésicules apparaissent surtout sur les parties latérales des doigts; bientôt ces vésicules sont remplacées par des ulcérations douloureuses et tenaces. D'autre part il se produit des coryzas, des ulcérations de la pituitaire et même la perforation de la cloison, qui doit être particulièrement attribuée aux chromates ; des stomatites et des tremblements qui sont spécialement imputables à l'absorption du mercure ; de la céphalalgie, du malaise avec une espèce d'ébriété provenant de la térébenthine, de la benzine et de l'alcool ; de l'excitation intellectuelle, sensorielle et musculaire due au sulfure de carbone ; des troubles digestifs, de l'anorexie, des vomissements ; des contractions tétaniques des doigts attribuées avec plus ou moins de raison à l'alcool méthylique ; des tendances à l'asphyxie ou aux syncopes, particulièrement là où l'emploi des cyanures développe des dégagements d'acide cyanhydrique.

Ajoutons que l'atmosphère de tous les ateliers est sursaturée d'humidité entraînant avec elle des particules irritantes. De là des angines et des bronchites chroniques et de l'hydrohémie. La station debout sur un sol toujours très mouillé détermine à la longue un tremblement des jambes, des crampes dans les mollets, et même des ulcères atoniques.

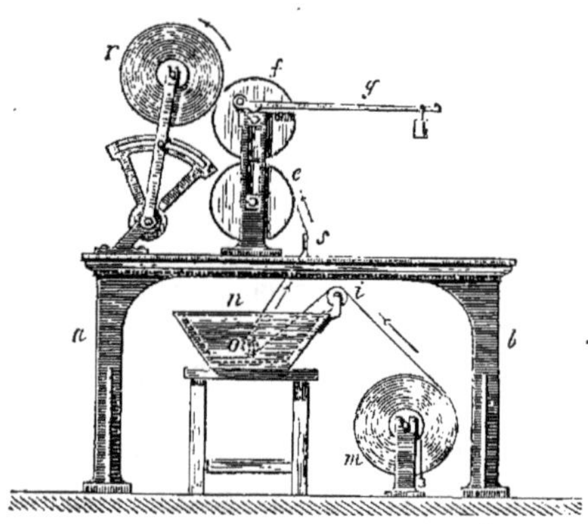

Fig. 115. — Machine à foularder.

Le tissu fourni par le cylindre *m* passe sur la traverse *i* qui le redresse ; de là dans l'auge *n* en glissant sous un rouleau de cuivre *o*. Là il s'imprègne du mordant, il passe entre les deux cylindres presseurs *e* et *f* qui répartissent le mordant et expulsent l'excès. Enfin il s'enroule sur le cylindre récepteur *r*.

Les dispositions prises dans les ateliers et les modifications du mode de travail peuvent seules atténuer les inconvénients que nous venons d'indiquer. Reprenons donc la série des opérations, examinons-les en détail, voyons les progrès déjà faits, et quels sont ceux qu'il serait possible de réaliser.

Longtemps les lavages et dégorgeages se sont effectués à main d'homme dans une eau courante, le lavage doit être fait maintenant à l'aide du dash-wheel (Voir *Généralités*, fig. 24), et le dégorgeage à l'aide de l'appareil reproduit par la figure 32 dans les *Généralités*. Il est évident qu'on évite déjà ainsi aux ouvriers bien des causes de fatigue, de froid et d'humidité.

Le *mordançage* donne encore lieu à un travail qui peut être évité. En effet, dans la plupart des *ateliers de mordançage*, des femmes portent d'une table aux ouvriers des écheveaux humectés d'eau. Les ouvriers brassent à mains avec vigueur les écheveaux dans des jarres de terre encastrées dans une maçonnerie. Après ces brassages, ils les enlèvent et les expriment fortement en les tordant sur une forme de corne fixée dans un poteau ; après quoi, les femmes reprennent les écheveaux, les ouvrent et les étalent sur une table. C'est là ce qu'elles appellent *friser*.

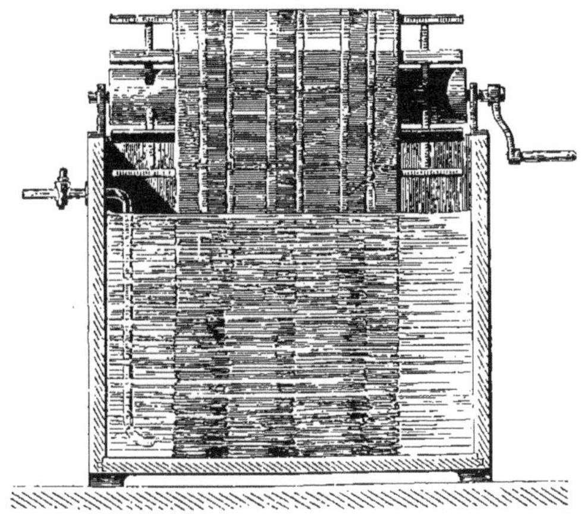

Fig. 116. — Trinquet.

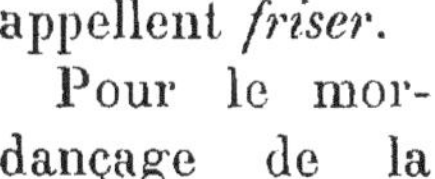

Pour le mordançage de la laine, les inconvénients sont encore plus grands, car l'ouvrier est obligé de travailler au-dessus d'une chaudière d'où s'échappent les vapeurs du mordant en ébullition.

Il convient donc de demander, pour les fils de coton, l'emploi de la *machine à passer* (fig. 114) de M. Prévinaire de Harlem.

Pour le mordançage des toiles, on doit se servir de la *machine à foularder* (fig. 115) employée dans les usines d'apprêt.

Pour les tissus de laine il faut se servir du *trinquet*. Le mordant est dans une cuve carrée surmontée d'un tour horizontal à l'aide duquel on fait passer et repasser le tissu dans le liquide.

Pour les *bains de teinture*, au lieu de les préparer dans une chaudière posée sur un simple fourneau, il faut se servir d'une chaudière chauffée à la vapeur.

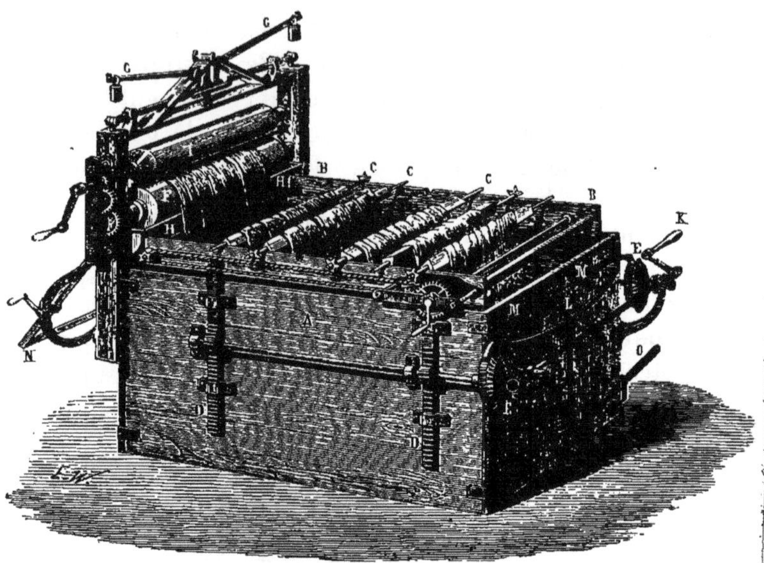

Fig. 117. — Appareil de Deshayes.

BB représente un châssis mobile qui descend dans la cuve A. DD, crémaillères qui, au moyen de la roue E, font monter le châssis. — G C, lissoirs supportant les écheveaux ; ils portent, l'un une rosette, l'autre une tige unie. — F, cylindre de l'essoreuse. — G, levier qui, avec le poids, règle la pression pour chasser le liquide des fils dans le réservoir H en agissant sur le cylindre supérieur I. — K, manivelle mettant en mouvement les crémaillères. L ressort qui soulève les cliquets MM, quand on veut, en mettant le pied sur le bras du levier O, et fait descendre le châssis par son propre poids. N, armature de fer sur laquelle glisse le lissoir après qu'il se dégage du cylindre.

Pour plonger les écheveaux dans le bain en même temps que celui-ci se trouve être chauffé, il faut recommander l'appareil de Deshayes.

En résumé, il consiste en une caisse rectangulaire dont

le contenu peut être chauffé directement par une circulation de vapeur. Dans cette caisse, on peut descendre à volonté, au moyen de crémaillères, un châssis sur lequel on dispose transversalement les bâtons portant les écheveaux. Ces bâtons sont munis à leurs deux extrémités de petites roues dentées. Une chaîne de Vaucauson rencontrant ces roues, les entraîne dans un mouvement de rotation qui remplace le lissage à la main. Le châssis est plongé avec les écheveaux qu'il porte, plus ou moins rapidement, un plus ou moins grand nombre de fois dans le bain. Quand l'immer-

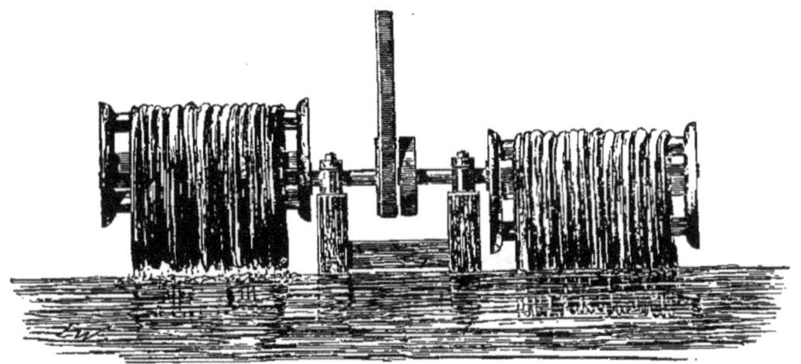

Fig. 118. — Dégorgeuse de Prévinaire.

sion est suffisante, on relève le châssis et on laisse égoutter. Et, pour les essorer, on engage successivement chacun des bâtons dans une échancrure formée dans un cylindre de caoutchouc et contre lequel les écheveaux se trouvent pressés par un cylindre supérieur en bois.

Pour les étoffes on se sert de l'un ou l'autre des appareils représentés par les figures 25 et 26 (Voir aux *Généralités*).

Après la teinture, il faut, pour tous les tissus, les débarrasser de l'excès de mordant et de teinture, et des matières étrangères dont elles ont pu se charger. Et cela s'obtient par des lavages et de l'agitation en eau froide. On doit se servir de la dégorgeuse Prévinaire.

Deux tambours sont disposés de façon à ce que leur rotation donne des tressautements aux écheveaux. En outre, ces tambours, tout en tournant, s'écartent de façon à étaler davantage encore les écheveaux qu'ils supportent.

Prenons maintenant une idée des appareils à employer pour la *teinture par impression.*

Le système le plus primitif consiste à appliquer sur les étoffes un moule en relief, ou bloc, ou planche. L'ouvrier

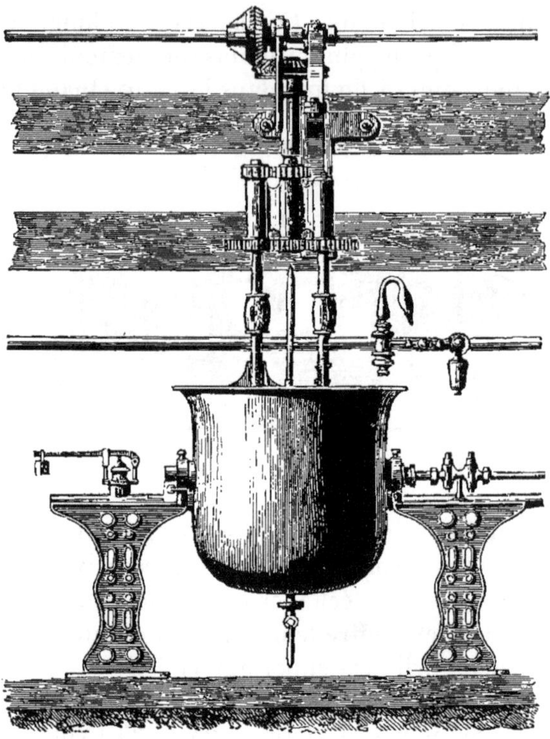

Fig. 119. — Appareil de Tulpin.

appuie cette planche sur un drap imprégné du mordant ou de la couleur, puis l'applique sur le tissu, étendu sur une table. L'ouvrier, chaque fois qu'il a appliqué la planche, frappe dessus avec le poing ou un petit maillet.

Aujourd'hui l'impression se fait avec des machines à cylindres gravés, qui ont l'avantage de donner un travail continu, et par conséquent un rendement industriel plus considérable, plus régulier, et presque sans main-d'œuvre. Les cylindres dans leur circulation, se chargent eux-mêmes de couleur et de mordant, puis viennent s'appliquer successivement sur l'étoffe (Voir figure 28 dans les *Généralités*).

Il y a aussi un grand progrès hygiénique à signaler pour la préparation des couleurs.

C'est, d'une part, l'appareil de MM. Tulpin frères, pour la cuisson. La chaudière a un agitateur mécanique, ce qui économise beaucoup la main-d'œuvre; elle a une prise de vapeur et une prise d'eau froide.

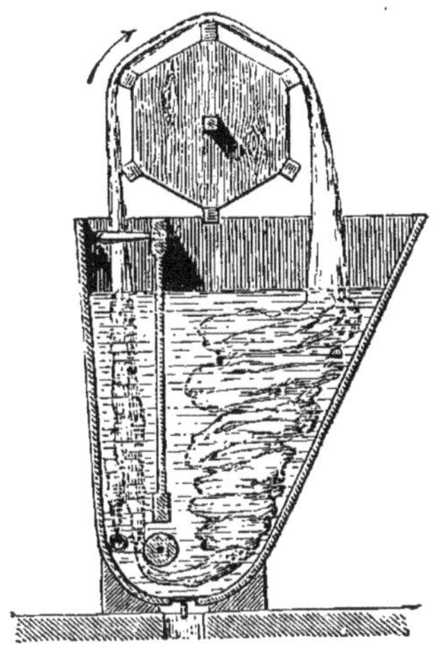

Fig. 120. — Cuve à garancer.

C'est d'autre part l'appareil Schlumberger, qui permet de tamiser de grandes quantités de couleurs, aussi presque sans main-d'œuvre. Il consiste en un corps de pompe en cuivre fermé en bas par une toile métallique. La couleur, mise dans le cylindre, est pressée à l'aide d'un piston mis en action par une manivelle qu'un homme fait tourner.

Pour le *bousage*, il doit se faire mécaniquement avec un appareil comparable à celui de l'immersion (Voir aux *Généralités*, figure 25).

Le garançage, lui aussi, s'exécute aujourd'hui partout mécaniquement, à l'aide de la cuve représentée par la figure 120. Un tuyau provenant d'un générateur et percé de trous chauffe le bain. Un tourniquet fait circuler l'étoffe. L'ensemble est en outre enfermé dans une caisse à panneaux mobiles non représentée ici.

Enfin le séchage s'obtient à la vapeur par le système de tambours représentés par la figure 37 (*Généralités*).

Malgré le bon conditionnement de l'outillage, il faut encore bien ventiler les ateliers, les munir de hottes partout où la chose paraît nécessaire, et même s'efforcer de décider les ouvriers à se servir de gants de taffetas.

Le travail des enfants est interdit dans les locaux où on emploie des substances toxiques.

EXTRACTION DU CHLORURE DE SODIUM OU SEL DE CUISINE.

Sommaire technique. — L'industrie et le commerce puisent ce sel à deux sources différentes, dans l'eau de la mer et dans certains gisements de la croûte terrestre. Dans le premier cas, le produit est dit *sel marin*, et dans le second *sel gemme*.

Extraction du sel marin. — Elle se fait par *évaporation*, qui est généralement confiée à l'air et aux rayons solaires, mais qu'en Angleterre on termine par une évaporation en chaudière. L'évaporation naturelle se fait dans des bassins qui prennent le nom de *marais salants* et qu'on a soin de placer à l'extrémité rentrante d'une anse qui, par son indépendance relative du mouvement de la mer, constitue un véritable bassin préparatoire, où l'eau se clarifie déjà par le dépôt des détritus insolubles qu'elle charrie. On la fait de là s'écouler dans une première série de bassins creusés à mains d'hommes, où elle dépose ses sels de chaux et de fer ; elle est ensuite conduite dans une deuxième série, où l'évaporation amène la solution saline au degré de saturation ; enfin dans une troisième série, où l'évaporation continuant, fait cristalliser le chlorure de sodium. Les premiers sont creusés plus profondément que les seconds et ceux-ci plus que les troisièmes. Des ouvertures avec des portes-écluses, permettent cette circulation intermittente et, d'autre part, l'écoulement des eaux mères, après critallisation. Ils sont séparés entre eux par des digues qui servent de chemins aux ouvriers. La disposition générale varie un peu avec les contrées.

Dans le Nord de la France, l'extraction du sel marin se fait souvent par des *laveries* suivies d'une *évaporation arti-*

ficielle. On agit non plus sur l'eau de mer elle-même, mais sur les sables de la plage qui ont été mouillés par elle et à la surface desquels le sel est venu s'effleurir. On lessive le sable par de l'eau de mer qui se trouve par le fait saturée avant évaporation, puis on évapore dans des chaudières. Le procédé est plus rapide et a son intérêt hygiénique.

Dans le sud de la Russie, on extrait le sel sur le delta des fleuves, près de leur embouchure. Le reflux de la mer sale les eaux fluviales et le sable en ce point. La chaleur de l'été forme sur le lit, en partie desséché, des dépôts de sel parfois assez considérables. Les ouvriers enlèvent ce sel à la pelle et le déposent en tas sur les bords, opération dangereuse, cemme nous le verrons.

Extraction du sel gemme. — Il y a deux grandes méthodes d'extraction : dans l'une on exploite le gisement, comme la plupart des autres minerais, à l'état solide en le fragmentant et le dissociant par des mines de poudre ou de dynamite. Les morceaux du minerai sel gemme sont ensuite amenés à l'extérieur par le monte-charges. Dans l'autre, on dissout le sel sur place en faisant arriver dans les galeries souterraines de l'eau qui, au bout d'un certain temps, est retirée par des pompes. On économise ainsi de la main-d'œuvre et de la poudre ; en outre cette extraction par dissolution sur place avance les opérations, puisque l'état d'impureté du minerai qu'on retire à l'état solide, nécessite qu'on commence par le dissoudre dans de l'eau avant de le soumettre aux opérations qui doivent amener son épuration définitive.

L'eau salée provenant de la dissolution opérée soit dans la mine elle-même, soit en dehors après avoir été mise en réserve plus ou moins longtemps dans d'immenses bassins, est soumise à l'opération dite de la *graduation.* C'est une évaporation à l'air qui a pour but de concentrer la dissolution sans dépense de combustible.

Le bâtiment de graduation consiste en un grand échafaudage présentant un réservoir supérieur d'où la dissolution s'écoule goutte à goutte : un réservoir inférieur destiné à recueillir ces gouttes et un monceau de fagots placé entre les deux, à travers lequel le liquide filtre avec une grande multiplication de surface de contact avec l'air.

Pendant la graduation non seulement la dissolution se concentre, mais elle se débarrasse de ses carbonates de chaux, de fer et de magnésie. En effet son acide carbonique qui tenait ces sels en dissolution se dégage.

L'industrie moderne tend à supprimer la graduation. En

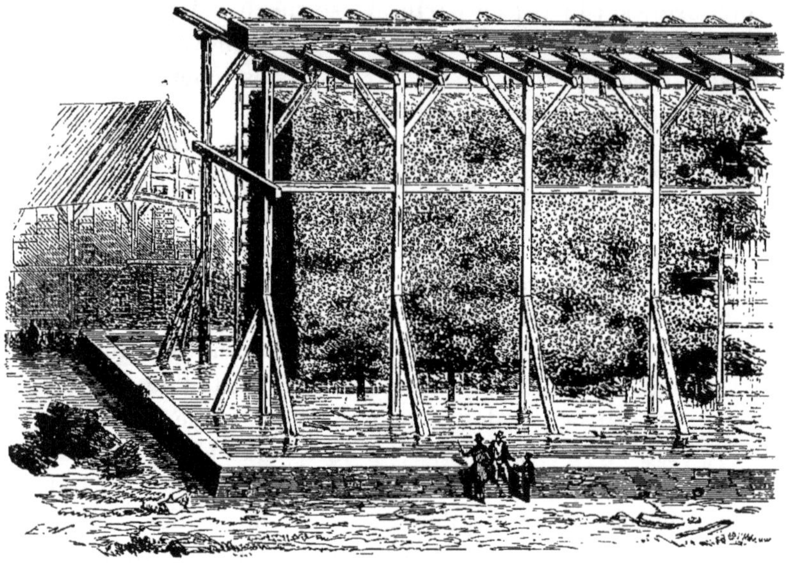

Fig. 121.

traitant le gisement par des sondes qu'on fait pénétrer profondément, on obtient une dissolution assez concentrée pour pouvoir être soumise aux chaudières après clarification par simple repos dans un bassin.

Quel que soit le procédé employé, la dissolution saturée doit être concentrée par la chaleur pour provoquer la cristallisation du chlorure de sodium. On doit employer des chaudières d'une forme spéciale offrant en même temps une grande surface de chauffe et une grande ouverture pour le dégagement des vapeurs. Ce sont généralement d'immenses bacs plats qui favorisent la cristallisation par leur peu de hauteur et qui facilitent l'enlèvement des dépôts. Le sel retiré des bacs est soumis à l'*égouttage* pour le débarrasser de l'eau-mère qu'il retient, et enfin à la *dessiccation* dans des étuves.

Hygiénologie. — Il est reconnu par des observations faites sur le bord de la mer, que le sel marin tenu en suspension dans l'air, soit en poussière, soit en dissolution dans l'eau atmosphérique est absorbé en assez grande quantité par la muqueuse pulmonaire. Cette absorption se fait évidemment aussi dans l'exploitation des gisements, où la dynamite et les coups de pioche développent à chaque instant des nuages de sel pulvérulent et où l'atmosphère humide des galeries se charge aussi d'une dissolution vésiculaire de cette substance. Il est évident qu'après cette introduction dans l'économie, le sel doit y déterminer les modifications physiologiques qui ont été constatées après l'ingestion stomacale, c'est-à-dire une augmentation des combustions respiratoires et une stimulation des fonctions digestives. On sait aussi que le chlorure de sodium absorbé en grande quantité et pendant longtemps, peut engendrer le scorbut. Mais je n'ai point trouvé de documents permettant d'avancer que cet effet pathologique puisse se produire dans l'exploitation des salines. On peut en outre assurer que les affections des poumons sont très rares chez les ouvriers des salines et que ceux mêmes qui travaillent dans les bâtiments de graduation ont une moyenne de vie de 74 ans.

On n'admet pas l'absorption du sel par la peau ; mais il exerce sur le tégument une action locale incontestable. Il produit des rougeurs, des excoriations et des furoncles.

L'hygiène des ouvriers s'accommoderait très bien d'une exploitation, constante et générale, du sel gemme par dissolution souterraine. Mais ce procédé offre pour la sécurité publique des dangers sur lesquels on n'a pas assez attiré l'attention. L'extraction de l'eau salée laisse d'immenses vides qui entraînent des effondrements du sol, d'où peuvent résulter de grandes catastrophes, surtout si une voie ferrée se trouve compromise. D'autre part des étangs voisins de ces exploitations ont été en partie vidés et transformés en de véritables marais. Une mesure préventive très rationnelle est d'injecter toujours autant d'eau qu'on en extrait. Mais la dissémination de l'eau dans les couches terrestres laisse toujours subsister des éventualités imprévues.

Quant à l'exploitation du sel de mer par bassins ou marais salants, elle devrait être condamnée d'une manière absolue, car c'est elle qui a autrefois fait de toutes les côtes françaises des foyers désastreux d'intoxication paludéenne. Au fur et à mesure qu'on a supprimé les marais salants en France, la malaria y est devenue de plus en plus rare et de plus en plus bénigne.

Le travail des enfants n'est interdit que dans les galeries de sel gemme, et encore pour le travail de mineur. Ils peuvent être employés au triage et au chargement des wagonnets.

PAPETERIES.

Sommaire technique. — L'opération tout à fait initiale est celle du *triage* des chiffons emmagasinés. Tous les chiffons n'étant pas susceptibles de fournir de la pâte à papier, et tous ne pouvant pas donner la même qualité de papier, il est indispensable de faire un choix et d'établir des catégories. Ce sont en général des femmes et des enfants qui sont chargés de ce triage.

Ce sont aussi des ouvrières qui sont chargées de la seconde opération dite : *délissage* et *rompage*. Elles sont devant des faux fixes faisant glisser sur le tranchant la pièce de chiffon qu'elles tendent avec deux mains. Dans ce mouvement, elles détachent rapidement les boutons des agrafes, rompent les coutures qui abîmeraient les machines et feraient des plis dans le papier, et elles découpent les pièces en morceaux de dimensions à peu près égales. Les faux sont disposées sur un établi à grillage, à travers lequel tombent toutes les poussières et corps étrangers qui se détachent.

Après le rompage, les pièces renferment encore beaucoup de poussières dont il faut les débarrasser par un *blutage*.

Elles sont ensuite soumises à deux *lessivages*, l'un à la *soude*, qui enlève les matières grasses, l'autre à la *chaux*, qui décolore le tissu. Tous deux doivent être faits à chaud.

Vient ensuite le *rinçage* à l'eau chauffée à 60° pour dépouiller le tissu des deux lessives qui l'imprègnent.

Puis, le *défilage*, qui doit réduire les morceaux en fils qui sont recueillis dans de l'eau.

Les fils sont soumis à l'*égouttage* ou au *pressurage*, pour les débarrasser de la plus grande partie de l'eau qui leur sert de bain. Il en résulte une bouillie qu'on nomme *demi-pâte*.

La demi-pâte est soumise à un nouveau *blanchiment* qui se fait à l'aide du chlore soit gazeux, soit liquide. Dans le premier cas, la demi-pâte est placée dans une tourie dont la tubulure communique avec une cornue contenant du manganèse, de l'acide chlorhydrique et de l'eau. Dans le second cas, la demi-pâte est plongée dans un bain de chlorure de chaux.

Le blanchiment est suivi de la *neutralisation*, qui a pour but de neutraliser le chlore par du sulfate de soude.

Le *triturage* transforme ensuite la demi-pâte en pâte, c'est-à-dire en une masse plus homogène et plus consistante qui, dans le langage des ateliers, est appelé *raffiné* et qui est prête à être transformée en papier.

Cette *transformation en papier* peut se faire suivant deux procédés :

1° Le *procédé ancien* ou *à la main*. L'ouvrier plonge dans la pâte un châssis métallique en treillage qui se charge d'une couche. Il imprime au châssis un mouvement de va-et-vient qui égalise la couche. Il laisse égoutter. La pâte prend plus de consistance. Il la presse entre deux draps de laine, ce qui la dessèche plus complètement. On a ainsi des feuilles qu'on superpose, qu'on presse de nouveau et qu'on fait sécher au grenier sur des cordes. Après dessiccation, le papier destiné à l'écriture est *collé*, c'est-à-dire qu'on plonge les feuilles dans une dissolution faible et tiède de colle de Flandre additionnée d'alun. Après l'encollage on soumet à une presse sèche, on égalise aux ciseaux et on assemble en mains et en rames.

2° Le *procédé moderne* ou *à la mécanique*, dans lequel la main-d'œuvre est remplacée par une machine trop compliquée pour être décrite ici dans tous ses détails. Disons seulement qu'on fait tomber la pâte en bouillie laiteuse sur une toile métallique sans fin, qui l'entraîne avec elle, tout en étant agitée d'un mouvement de va-et-vient destiné à égaliser la couche et à produire l'égouttage. La pâte arrive ainsi entre deux cylindres garnis de feutre qui continuent à lui enlever son eau; de là elle subit la pression de deux nouveaux cylindres, et elle vient s'enrouler sur une troisième paire de cylindres qui, étant chauffés, achèvent de la sécher et de polir la couche. La pâte sort de là en véritable feuille de papier qu'une autre machine divise en morceaux dans les proportions voulues.

Depuis un certain nombres d'années on associe souvent à une petite quantité de chiffons de la paille, particulièrement de la paille de seigle. Celle-ci est coupée au hache-paille, blutée au tarare pour la débarrasser des nœuds, des graines et des poussières, écrasée sous un petit laminoir, trempée, pendant quinze heures, à chaud et avec pression dans une lessive de soude concentrée, plusieurs fois soumise à de la vapeur d'eau et une solution étendue de soude, alternativement pressée de nouveau énergiquement au laminoir, trempée dans l'eau chaude, effilée mécaniquement comme les chiffons, blanchie au chlorure de chaux, lavée et mise en pâte qui est enfin traitée comme la pâte de chiffons.

On agit de même avec le maïs en Autriche, avec l'alfa en Angleterre.

Enfin on tend de plus en plus à employer aujourd'hui le bois, particulièrement le tremble, le peuplier, le tilleul, le sapin blanc, le pin d'Ecosse. Les rondins sont d'abord sciés. fendus en petites bûchettes et dépouillés de leur écorce. Ils sont ensuite livrés à une machine dite *défibreur,* qui désagrège les fibres. C'est une meule verticale contre laquelle un mécanisme paticulier pousse régulièrement les bûchettes en les comprimant. Un filet d'eau entretient une humidité convenable.

Il en résulte une sorte de râpage qui détache les fibres, les émiette et les transforme en une pulpe qu'on tamise et qui n'a plus qu'à être traitée comme la pâte raffinée de chiffons.

Hygiénologie. — Comme toutes les usines mettant en jeu la vapeur et de nombreuses machines, les papeteries apportent avec elles les inconvénients de la fumée et du bruit. Mais c'est là un fait secondaire à côté des dangers qu'elles peuvent créer par leurs eaux résiduaires. Celles-ci sont toujours surchargées de matières organiques déjà en fermentation et répandent ainsi sur le sol et dans les cours d'eau des éléments fébrigènes. La soude et la chaux des lessives y rencontrant des sulfates peuvent dégager de l'acide sulfhydrique et engendrer des odeurs très désagréables. Enfin elles communiquent aux ruisseaux un aspect savonneux qui empêche les bestiaux de s'y abreuver. Les résultats déjà considérables avec l'emploi des chiffons le sont encore plus avec la paille.

Les premières opérations, c'est-à-dire le triage, le délissage, le découpage, le blutage, donnent lieu à un dégagement considérable de poussières qui, comme toujours, déterminent chez les ouvriers des conjonctivites, des blépharites, des furoncles, diverses autres affections cutanées, des angines et des bronchites catarrhales.

En Autriche (1) on a observé dans les papeteries un état pathologique qu'on a appelé la *maladie des chiffons.* Elle débute par de la faiblesse, de l'anorexie, de l'insomnie, des vomissements, de la pesanteur à l'épigastre. Dès le deuxième ou le troisième jour il survient de la cyanose des lèvres, des joues, des ongles; des sueurs froides, de l'œdème

(1) *Revue d'hygiène* 1879, p. 7.

des poumons. On ne constate rien du côté du cerveau, mais cela peut aboutir à la mort. On a compté quatorze décès dans une année et dans une seule usine. La maladie ne frappe que les femmes occupées à trier les chiffons blancs. Elle est rare chez celles qui trient les chiffons de couleur.

Mais il est un danger beaucoup plus grave, longtemps méconnu et dont les études étiologiques modernes ont démontré l'existence et la fréquence. C'est que, comme les chiffons proviennent souvent d'individus morts d'affections contagieuses, ils transmettent celles-ci avec la plus grande facilité aux ouvriers qui les manipulent. Il est parfaitement établi que les chiffons sont souvent un agent de propagation de la variole, d'autant plus que les papeteries sont surtout alimentées par des chiffons provenant des pays musulmans où la petite vérole est en permanence. Les ouvriers atteints deviennent à leur tour une source d'infection pour tout une région, de sorte que le danger professionnel devient bientôt une calamité publique.

L'atelier où se fait le lessivage est toujours sursaturé d'une vapeur chaude, parfois caustique. Les sueurs profuses qui couvrent le corps des ouvriers les épuisent sans pouvoir servir à les rafraîchir, puisqu'elles ne peuvent pas s'évaporer dans ce milieu déjà saturé. De là des malaises considérables et une débilitation rapide que viennent bientôt aggraver des troubles digestifs.

Les chaudières de lessivage font souvent explosion, et le traumatisme se complique de brûlures rendues plus graves par la présence du caustique.

Les ouvriers employés au blanchiment souffrent davantage encore, parce qu'ils inhalent de grandes quantités de chlore qui irrite les bronches et peut même déterminer des crachements de sang.

Dans l'atelier de collage, il se dégage beaucoup d'acide carbonique. Aussi les ouvriers sont-ils souvent atteints de céphalalgie et de troubles des sens.

Enfin les plieuses, dont les mains frottent constamment sur le papier ont fréquemment de la dermite professionnelle ou tout au moins de l'hyperesthésie de la peau de ces extrémités.

Toute papeterie doit être mise en demeure de ne laisser sortir de l'usine les eaux résiduaires qu'après leur épuration. Deux procédés peuvent être suivis : celui de la *filtration* et celui de la *régénération de l'alcali*.

Dans le premier les eaux des divers ateliers et opérations doivent être amenées à travers des caniveaux souterrains dans une grande caisse où elles sont brassées avec de la chaux par un agitateur mécanique et d'où elles s'écoulent par des trous multiples dans une série de bassins de décantation. Elles déposent dans ceux-ci toutes les matières qu'elles tiennent en suspension. En sortant du dernier bassin elles sont obligées de traverser un large filtre de mâchefer ou de gravier, après quoi elles sont abandonnées au cours d'eau le plus voisin. Quant aux dépôts des bassins, ils sont employés comme engrais. Le moyen n'est point parfait, mais dans ces conditions la contamination des cours d'eau se trouve très diminuée et peut être acceptée.

Au fond, le second procédé ne dispense pas complètement du premier, car il s'adresse aux eaux de lessives et a pour but de retirer la soude déjà employée, pour qu'elle puisse servir à nouveau. Il intéresse donc encore plus l'économie industrielle que l'hygiène, quoique la présence d'une grande quantité d'alcali dans les rivières tue le poisson et rende leurs eaux impotables pour le bétail. Le moyen le plus rationnel pour retirer la soude paraît être, jusqu'à présent, d'évaporer les lessives dans des générateurs qui permettraient d'utiliser la force motrice de la vapeur produite, et de compenser ainsi la dépense de combustible. Malheureusement les premiers essais tentés dans ce sens ont donné lieu à une explosion terrible et peu encourageante. Comme d'autre part la régénération de la soude par simple évaporation ne couvrirait peut-être pas les frais de chauffage des chaudières, on est en droit de regarder la question comme n'étant encore qu'à l'étude.

Les effets mécaniques des poussières doivent être atténués non pas par une ventilation générale qui ne fait qu'agiter les particules en suspension, mais par l'usage d'établis à aspiration, comme celui représenté dans les *Généralités*, page 40. Dans le blutage le danger peut même être écarté tout à fait par l'emploi de blutoirs mécaniques entourés d'une enveloppe hémétique. Il en est de même pour le découpage qui peut aussi être réalisé par une machine.

La nécessité de désinfecter les chiffons avant le triage doit être posée en principe désormais. Malgré les ménagements dont on croit devoir entourer une industrie qui est un peu en souffrance, je serais d'avis de rendre même cette désinfection obligatoire. Ce serait le plus sûr moyen de faire éclore une solution pratique, satisfaisant à la fois l'hygiène et l'économie industrielle. Si la construction et l'entretien d'étuves sèches sont réellement trop coûteuses. et si le lavage préalable dans un bain de soude ou de chlorure a réellement l'inconvénient de faire pénétrer les poussières dans le tissu, pourquoi ne ferait-on pas précéder le triage et le découpage par un battage et un blutage mécaniques? D'ailleurs il est probable que l'inconvénient précité a été exagéré par la mauvaise volonté de certains industriels, car le lavage et la désinfection préalables sont mis en pratique dans quelques papeteries qui déclarent n'avoir qu'à s'en louer. Ainsi, d'après Freycinet (1), chez M. Godin, à Huy (Belgique), on fait d'abord digérer les chiffons dans de l'eau claire pendant un ou deux jours. On les fait ensuite travailler par une machine effilocheuse dans un lait de chaux. Chez M. Breton, dans l'Isère, on fait bouillir les chiffons dans un lait de chaux mélangée d'un peu de soude; puis on les rince dans une roue et on les fait sécher. Ce n'est qu'après ces opérations préliminaires que se fait le triage.

Mais pour soumettre les chiffons à l'action de ce bain, il faut encore que les ouvriers s'exposent, en démontant les tas de chiffons mis en magasin et en les transportant dans

(1) *Traité d'assainissement industriel*, p. 139.

les cuves. C'est pourquoi il est nécessaire, à l'exemple de M. Breton encore, d'arroser auparavant le tas avec une solution de chlorure de chaux, à raison de 1 demi-litre par mètre carré de surface pour une épaisseur de 30 centimètres.

Une mesure plus radicale sera la substitution complète de la paille ou du bois aux chiffons. Comme les eaux résiduaires de la paille engendrent des foyers paludéens, l'hygiène doit faire des vœux pour que désormais le papier ne se fabrique plus qu'avec du bois. On marche du reste aujourd'hui à grands pas dans cette voie qui sera en outre un grand progrès industriel. La Norvège est, à elle seule, assez boisée pour alimenter pendant longtemps toutes les papeteries. Pour diminuer les frais de transport, le bois sera transformé en pâte sur place et livré sous cette forme aux papeteries. Pour éviter la fermentation pendant le transport, il suffit d'ajouter un peu de sulfate d'alumine et d'acide oxalique.

Pour le nettoyage mécanique et le blutage, qui désormais ne doivent plus être confiés qu'à des machines, l'hygiène peut laisser le choix entre deux procédés : ou bien la machine nettoyeuse sera placée dans une chambre parfaitement close où les poussières s'accumuleront, et, pour que les ouvriers ne soient jamais forcés d'y pénétrer pour en retirer les chiffons propres, une toile sans fin devra ramener automatiquement ceux-ci à l'extérieur ; ou bien toutes les poussières devront être entraînées dans une fosse éloignée au moyen d'un ventilateur. Ce dernier moyen est encore le meilleur, parce que la ventilation contribue à détacher la poussière des tissus.

Les cuves à lessivage doivent être placées sous des hottes en communication avec des cheminées aspiratrices. Le sol de l'atelier doit être parfaitement dallé.

Pour le blanchiment au chlore, il ne faut autoriser que le procédé Breton ou le procédé Godin, et encore le premier ne doit être que toléré, le second répondant seul à toutes les exigences de l'hygiène. Dans le procédé Breton, les caisses à blanchir sont constituées par des armoires verticales dont la porte peut être parfaitement lutée et qui peut être enlevée en deux parties : l'une supérieure, l'autre inférieure. Quand les chiffons ont été disposés dans l'armoire et que la porte a été lutée, on fait arriver le chlore. On arrête le courant deux jours avant d'ouvrir l'armoire et on ouvre d'abord uniquement le volet supérieur afin que ce qui reste de gaz s'échappe en passant au-dessus de la tête des ouvriers.

Dans le procédé Godin, les caisses sont en grès, et communiquent d'un côté avec le générateur de chlore, de l'autre avec une cheminée exerçant une aspiration puissante. L'opération terminée, on arrête l'arrivée du chlore, tout en maintenant l'aspiration pendant quelque temps avant l'ouverture de la caisse. Avec ce système, il y a moins de perte de temps, et l'aspiration enlève bien plus complètement le chlore que le dégagement spontané.

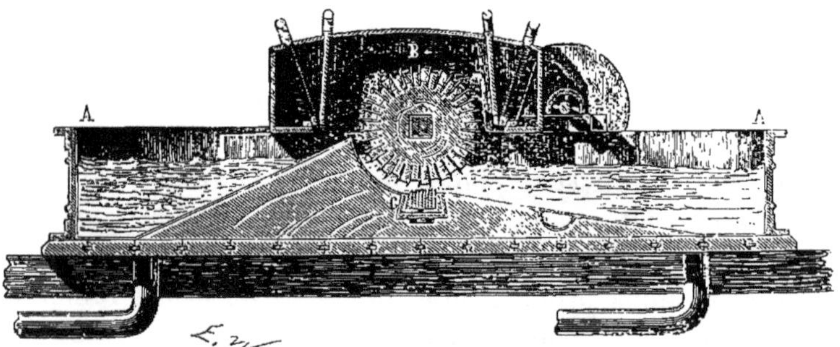

Fig. 122. — Moulin à cylindre des Hollandais.

C'est une caisse métallique A A dans lequelle se meut un cylindre B armé de lames qui se rencontrent avec d'autres lames semblables, placées obliquement en *c* au fond de la caisse. De l'eau est introduite continuellement pour laver en même temps les chiffons. Les chiffons en sortent sous forme de pâte qui se dépose automatiquement, sur un plan incliné à jour où elle s'égoutte.

Les ateliers où se font le rinçage, l'égouttage, le triturage, le collage, le pressurage et le défilage doivent être aussi bien dallés et être munis de hottes à aspiration.

Le défilage ou effilochage ne doit plus être exécuté sur la faux par des mains de femmes, mais par le *moulin à cylindre des Hollandais*.

Il n'est plus nécessaire aujourd'hui de recommander de renoncer à la fabrication à la main. Partout la pâte est transformée en feuille de papier par la machine dont nous avons parlé. De même, le coupage et le pliage ne doivent plus être faits à la main, mais avec les machines de Crampton et de Taylor.

La législation n'interdit le travail des enfants dans les papeteries que pour le triage et la préparation des chiffons.

FABRIQUES DE PAPIERS PEINTS.

Renseignements techniques. — Une opération préliminaire, qui est désignée sous le double nom de *broyage* et de *délayage*, a pour but de préparer le mélange de la couleur. Autrefois la pulvérisation de la matière colorante se faisait à l'usine même. Aujourd'hui les fabriques de ces matières premières livrent celles-ci à l'état de poudre, et l'ouvrier, ou délayeur, ne fait plus que brasser la poudre colorante dans de l'eau additionnée de colle et de talc. Ce mélange pourrait être fait avec des agitateurs mécaniques, mais la variété des couleurs exigerait un trop grand nombre d'appareils. Aussi l'opération se fait-elle dans des cuves à l'aide de spatules et même souvent à l'aide des mains.

La seconde opération, dite *fonçage*, a pour but d'étendre sur le papier la couleur générale qu'il doit présenter sur tous ses points, celle qui doit exister seule dans les papiers dits unis, ou mieux unicolores, mais qui doit servir simplement de fond pour les papiers à dessin, ou multicolores, dits encore *imprimés*. Autrefois cette opération se faisait toujours à mains d'homme, et il en est encore ainsi dans beaucoup de fabriques. Dans ce cas, elle nécessite le concours de deux sortes d'ouvriers, les fonceurs, proprement dits, qui étalent la première couche à l'aide de grandes brosses rondes; les *tireurs* qui, armés de brosses du même genre, égalisent la couleur que les premiers n'ont fait qu'appliquer irrégulièrement.

Qu'ils doivent être imprimés ou non, les papiers, une fois foncés, ont besoin d'être séchés. Des femmes, des enfants, la plupart du temps, mettent les feuilles à cheval sur une barre transversale fixée à l'extrémité d'une longue perche, les transportent et les déposent, dans la même situation, sur de longues rangées de barres fixées au plafond, où la ventilation chaude des ateliers produit une dessiccation plus ou moins rapide.

L'impression est l'opération qui consiste à appliquer sur le papier, déjà foncé, des dessins d'une autre teinte. On obtient ceux-ci par l'apposition de planches de bois sculpté et dont les reliefs sont enduits de la couleur. Cette application peut se faire avec des presses à main ou par des presses mécaniques.

Il est certains papiers à marbrures grossières. Des ouvrières trempent une éponge dans le liquide colorant et n'ont qu'à l'appliquer successivement sur tous les points du fond. Elles ont forcément les mains immergées dans ce bain, et en outre elles éclaboussent continuellement sur toute leur personne.

Depuis un certain nombre d'années on emploie un moyen très ingénieux pour fabriquer des papiers, à marbrures gracieuses et multicolores qui sont destinés à la reliure des livres. Une cuve plate renferme un bain fixateur de nature gommeuse. L'ouvrier est entouré de pots contenant des couleurs distinctes et munis chacun d'un pinceau. Il prend ces pinceaux les uns après les autres, les secoue et asperge de gouttelettes la surface du bain. Il y a toujours des éclaboussures nombreuses dans toutes les directions, sur les murs et les personnes. Quand la surface se trouve être ainsi criblée de gouttes de toutes les couleurs, qui restent insolubles et immiscibles à ce liquide, l'ouvrier promène des peignes qui disposent les couleurs en bandes hachées, d'un aspect gracieux, qu'on peut varier à l'infini. Il suffit d'appliquer une feuille de papier sur la surface du bain. En quelques secondes le dessin est obtenu.

Tous ces mouvements s'exécutent avec une grande rapidité et l'ouvrier peut imprimer un grand nombre de feuilles dans sa journée. Mais il ne peut appliquer les feuilles qu'en chargeant ses doigts de couleurs qui s'éternisent sous les ongles.

L'impression a naturellement besoin d'être suivie d'une dessiccation. On procède ensuite au *satinage*, qui consiste à rendre le papier lisse et brillant par simple frottement, à l'aide de brosses dures.

Vient enfin le *découpage*, qui divise les feuilles dans les proportions voulues et qui rogne les zones défectueuses. Presque partout, il se fait aujourd'hui à l'aide de machines découpeuses.

Il est des papiers qui nécessitent des procédés particuliers, entre autres le papier dit *velouté*. On étend sur le papier déjà peint, une solution gommeuse puis on saupoudre avec du drap pulvérisé mêlé à la matière colorante et à de l'arsenic intervenant à titre de mordant. L'ouvrier est forcément enveloppé d'un nuage de cette poussière.

Hygiénologie. — Cette industrie est considérée comme pouvant nuire : 1° par le mouvement professionnel qu'elle exige; 2° par la haute température des ateliers; 3° par l'action toxique de couleurs employées.

Les deux premiers modes n'intéressent que les ouvriers. Les fonceurs chargés d'appliquer et d'étendre la couleur générale sont soumis à une assez forte dépense musculaire. Les enfants qui transportent le papier et élèvent les bras pour placer les feuilles sur les étendoirs éprouvent une fatigue incompatible avec leur âge. Les satineurs sont sujets à une crampe professionnelle. Les rogneurs ont des ampoules, des callosités, des crampes dans les mains. La chaleur de l'atelier de séchage, sans être excessive, n'en est pas moins très énervante et débilitante.

Le troisième genre de danger est au contraire excessivement grave, non seulement au point de vue des ouvriers qui, eux, sont constamment exposés à une absorption se faisant à la fois par la voie pulmonaire pour les poussières toxiques, par la voie cutanée, la peau étant toujours maculée malgré tous les soins de propreté, par la voie buccale, les doigts pouvant être portés à la bouche et les vêtements pouvant déposer de l'agent toxique sur les matières alimentaires; mais encore au point de vue des personnes étrangères à l'usine, par le fait de la pollution des cours d'eau et des puits.

De part et d'autre, la nature des accidents dépend naturellement de celle des substances colorantes. On fabrique surtout sur une large échelle les papiers à fond blanc et ceux à fond vert. Or, les premiers sont le plus souvent obtenus avec la céruse et les seconds avec des verts arsenicaux. Pour les teintes rouges on emploie généralement la laque et le carmin, mais on est obligé d'y ajouter de l'arsenic, pour donner au papier plus d'éclat et de durée. On se sert aussi d'arséniate d'alumine et surtout de minium ou sesquioxyde de plomb. Quant aux couleurs jaunes, on les obtient avec des sels de plomb, chromate, oxyde, oxychlorure, iodure de plomb. Beaucoup d'usines réalisent aujourd'hui la plupart des teintes avec le grand groupe des couleurs dites d'aniline. Comme celles-ci sont surtout entachées d'arsenic, on peut dire que les fabriques de papiers peints produisent avant tout des accidents d'empoisonnement par le plomb et l'arsenic. Duchesne et Michel (1) font observer avec raison que la mode actuelle a des conséquences favorables à l'hygiène, vu qu'elle tend à préférer les papiers à tons anciens aux papiers à tons brillants. De cette façon l'emploi des couleurs de plomb et d'arsenic devient exceptionnel.

On appliquera dans les ateliers des affiches *instructions* enjoignant aux ouvriers de laver fréquemment leurs mains et leur visage, surtout au moment de prendre leur repas; de prendre deux bains par semaine, de porter pendant le

(1) *Revue d'hygiène* 1882, p. 398.

travail des vêtements spéciaux qu'on quittera avant de sortir de l'atelier, de travailler avec des gants; enfin de saupoudrer avec du calomel les ulcérations produites, après les avoir lavées avec de l'eau salée.

Dans les usines non munies des machines modernes, les patrons devront munir les brosses de manches longs, tenant le visage du fonceur et du tireur à distance de la surface d'application de la couleur. Ils devront surtout organiser des brigades d'alternance, afin que les mêmes ouvriers ne soient pas constamment employés aux opérations qui exposent le plus à l'absorption des poussières toxiques, telles que le satinage et le veloutage. Pour l'impression à la planche, il faut tout au moins en atténuer les inconvénients en mettant à la disposition de l'ouvrier un levier brisé por-

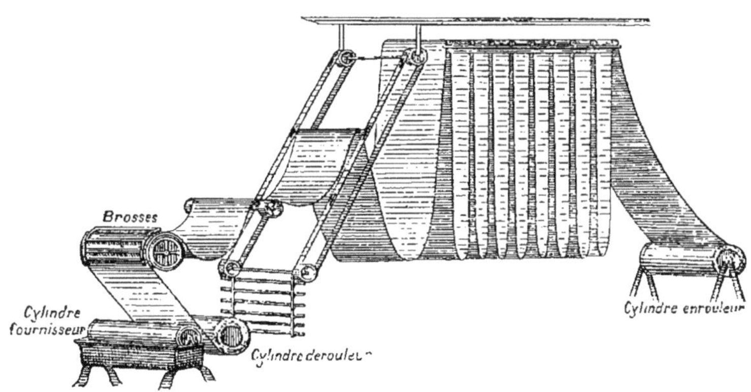

Fig. 123. — Machine générale pour papiers peints.

tant des poids et glissant le long d'une tige de fer. L'imprimeur soulève une partie du levier, l'amène sur la planche, le laisse retomber, et la pression se trouve suffisante, sans qu'il soit nécessaire d'appuyer. Pour le veloutage, on évite les inconvénients des tontisses en opérant dans des cadres munis de couvercles.

En dehors de ces prescriptions devenues banales, les conseils d'hygiène doivent se donner la mission morale de généraliser l'emploi de machines qui ont le double avantage de rendre presque nul le mouvement professionnel et d'atténuer beaucoup les dangers d'intoxication.

Aujourd'hui, dans les grandes fabriques on a installé une machine qui réalise, sans intervention directe de l'homme, le fonçage, le transport régulier avec dessiccation concomitante et même la mise en rouleau.

Le papier auquel on a donné une longueur aussi considérable que possible, est déroulé, lentement et régulièrement par le mouvement de l'axe cylindrique autour duquel il a été préalablement enroulé. Au fur et à mesure qu'il est ainsi déroulé, le papier reçoit une quantité convenable et constante de couleur fournie par le cylindre plongeur dans le bain coloré. De là il passe sur un autre cylindre qui le frotte contre des barres armées de brosses. Attiré par un cylindre enrouleur qui se trouve à l'autre extrémité de l'appareil, il passe sur une barre cylindrique, descend dans une étendue de plusieurs mètres pour remonter vers une autre barre qui a précédé. Un système de chaînes et poulies fait avancer lentement l'ensemble des barres portant les replis de la tenture. Chaque barre arrive ainsi peu à peu à l'extrémité, tombe et abandonne son repli au cylindre en rouleau, pendant qu'une nouvelle portion de tenture, livrée par le cylindre brosseur, s'empare de l'autre côté d'une nouvelle barre. Dans ce long trajet, les replis offrent une grande surface à l'évaporation et arrivent s'enrouler sur le cylindre récepteur dans un état satisfaisant de siccité.

Il existe aussi des satineuses mécaniques qui font passer le papier sous des rouleaux en coton comprimé. On est en général obligé de faire passer la même feuille deux ou trois fois. Mais il y a encore économie de temps et d'argent.

Enfin l'impression à la planche doit être remplacée par l'impression au cylindre graveur mû mécaniquement.

Le travail des enfants est interdit pour les opérations portant des substances toxiques.

C. — Industries dans lesquelles le travail des enfants est autorisé sans restrictions.

FABRIQUES DE SAVON.

Sommaire technique. — Comme matière première on se sert surtout de suif de mouton ; mais on emploie aussi les graisses de bœuf, de cheval, de chèvre, de porc, des huiles de poisson et des huiles végétales.

La première opération est la *préparation des lessives alcalines.* Comme il est nécessaire d'agir sur les graisses avec de la potasse ou de la soude caustique, et comme dans le commerce on ne trouve ces bases qu'à l'état de carbonates, il est nécessaire de les débarrasser d'abord de leur acide carbonique. C'est là le but de la première opération. Il suffit pour cela de les traiter par la chaux, qui s'empare de l'acide carbonique et qui cède son eau d'hydratation aux alcalis. La réaction peut être obtenue soit à chaud, soit à froid. Mais dans ce dernier cas il faut mettre beaucoup plus de chaux. Aussi le procédé à chaud est-il plus souvent mis en usage. On opère alors dans une grande chaudière chauffée soit à feu nu, soit à la vapeur. Pour éviter l'introduction de petites pierres qui se trouvent toujours dans la potasse du commerce et qui viendraient former des dépôts sur le fond de la chaudière, on a recours à un moyen très simple : on jette cette substance dans une caisse percée de trous qui plonge presque entièrement dans la lessive. On fait bouillir pendant une heure, en ayant soin de brasser le mélange pendant tout le temps. Par le refroidissement, le carbonate de chaux se dépose ; on soutire la solution alcaline avec une pompe, et on la fait chauffer avec les graisses pour obtenir la *saponification.* Quand on juge celle-ci réalisée, on coule la masse dans des réservoirs en bois ou en maçonnerie qui doivent être toujours bien étanches. Par le repos et le refroidissement, le savon se solidifie. On procède ensuite au *découpage* du bloc, à l'aide soit d'un couteau, soit d'un simple fil de cuivre. Le savon découpé est enfin soumis à la *dessiccation*. Dans les petites fabriques, on se contente de séchoirs à air libre. Dans d'autres on établit un simple fourneau à coke et en même temps une cheminée d'appel. Enfin dans les grandes fabriques, les séchoirs sont chauffés à la vapeur et munis de ventilateurs.

Il est à côté de cela un certain nombre d'opérations secondaires ayant pour but de colorer ou de parfumer le savon.

Les marbrures s'obtiennent en disséminant dans le savon blanc des savons d'albumine et de fer. C'est là l'opération qu'on appelle le *madrage*.

Les diverses colorations s'obtiennent par l'addition au savon encore liquide de bleu d'outre-mer, de vermillon, de rouge d'aniline, de jaune de chrome. Pour la couleur verte, on se sert souvent d'un mélange dangereux de bleu de Prusse et de jaune de chrome.

En général, c'est dans la fabrique elle-même qu'on prépare les parfums, et suivant leurs natures, on les extrait soit par pression, soit par distillation, soit par macération dans de l'huile.

Quand le parfum n'est pas très volatil on l'ajoute à chaud, c'est-à-dire lorsque le savon n'est pas encore solidifié. Dans le cas contraire, l'application se fait à froid. Pour cela il est nécessaire de découper le savon en copeaux, à la main ; on arrose ces copeaux avec le parfum et on les fusionne entre eux dans des moules.

Hygiénologie. — Quoique la fusion des matières grasses en présence des alcalis donne toujours lieu à des odeurs nauséabondes et irritantes, on peut dire cependant que les fabriques de savon incommodent peu, de ce chef, les voisins. Mais la plupart des savonneries infectent des quartiers entiers par le fait même des impuretés des soudes qu'elles emploient. Cela tient à ce que les savonniers achètent des soudes brutes encore imprégnées de leurs marcs et veulent se charger eux-mêmes de les débarrasser des matières étrangères qu'elles renferment. En cet état, la soude, pendant son emmagasinement et son transport, dégage une grande quantité d'acide sulfhydrique. Cette odeur dégagée par les amas de soude brute est difficile à éviter. On a proposé d'emmaganiser cette matière dans des locaux fermés en communication avec le cendrier des foyers. Mais l'odeur qui se produit au moment du chargement et du transport existerait toujours. Le mélange de la soude avec des poussières inertes et désinfectantes coûterait trop cher. Il serait plus radical de ne permettre aux savonneries que l'emploi de soudes nettoyées.

Les chances d'incendie peuvent être éloignées, ici comme partout où l'on soumet des graisses à la coction, en substituant le chauffage à la vapeur au chauffage à feu nu. On peut même réaliser du même coup un autre avantage hygiénique, en se servant d'un serpentin mobile qui en exécutant une rotation continuelle brasse mécaniquement le mélange et dispense du brassage à bras si fatigant pour les ouvriers. L'emploi de la vapeur sera désormais d'autant plus facilement accepté par les industriels, qu'il procure de grands avantages pour la production. En effet, l'ébullition se produit plus vite et plus régulièrement. On n'a plus à redouter les dépôts de chaux sur la chaudière.

Le découpage à la main peut facilement être exécuté par des machines. Le coupage des blocs en copeaux doit être remplacé par un *broyage* mécanique qui, du reste, répartit mieux le parfum.

La coloration n'offre que le danger commun à tous les emplois de couleurs toxiques. On possède assez de couleurs non nocives pour ne pas faire courir même l'apparence d'un danger aux ouvriers et aux consommateurs. Pourquoi entre autres donner la coloration verte en mélangeant le bleu de Prusse avec le jaune de chrome, quand il est si facile d'employer le vert de chrome qui est innocent. La distillation des huiles essentielles destinées à parfumer les savons, qui peut parfois engendrer de la céphalalgie, des vertiges, doit être pratiquée de manière à donner le moins de pertes possible. C'est, du reste, l'intérêt de l'industriel. Pour les parfums délicats, il convient de supprimer la distillation et d'emprunter directement le parfum aux fleurs elles-mêmes à l'aide de l'appareil ci-contre.

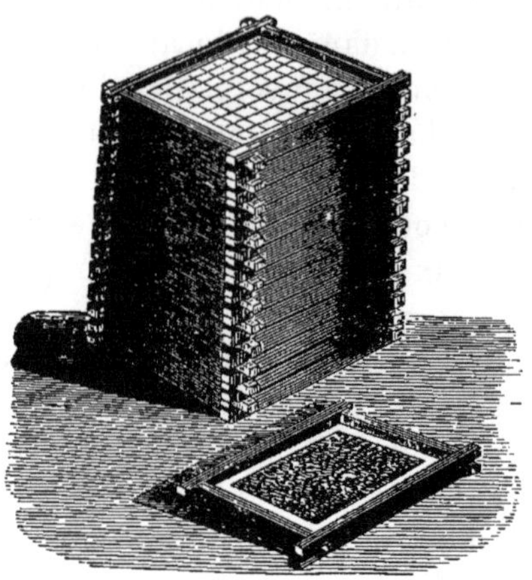

Fig. 124. — Châssis pour l'enfleurage.

On imbibe d'huile d'olives des draps de laine qui sont étendus sur des cadres garnis de fils de fer. On recouvre d'une couche de fleurs B. On empile ces cadres les uns sur les autres A. — On renouvelle les fleurs de douze heures en douze heures. Puis quand l'huile s'est bien chargée du parfum, on soumet à une forte presse hydraulique.

La glycérine qui, longtemps, n'a été qu'un résidu utilisé de la fabrication des bougies est aujourd'hui extraite surtout des résidus des savonneries. Elle se trouve, presque sans altération, dans les lessives salées sur lesquelles surnage le savon. On sature les alcalis libres par les acides sulfurique ou chlorhydrique. Il se dégage beaucoup d'acide carbonique et d'acide sulfureux. On filtre et on évapore. Cette évaporation peut s'effectuer dans de bonnes conditions hygiéniques à l'aide du cylindre de Dron qui permet d'agir à une basse température. C'est un cylindre rotatif dans lequel circule de la vapeur et qui plonge à moitié dans la glycérine. En tournant, le cylindre l'amène en nappe au contact de l'air.

BRASSERIES.

Sommaire technique. — La *préparation du malt* comprend cinq opérations qui sont les suivantes :

1° Le *mouillage* destiné à donner au grain l'eau nécessaire à la germination. Pour cela on le plonge pendant 60 heures dans de grandes citernes remplies d'eau.

2° La *germination*. Pour la provoquer on étale le grain mouillé en couches de 30 centimètres sur le sol d'un grand bâtiment qu'on appelle *germoir*. Il est indispensable que ce sol soit formé par des matériaux imperméables.

3° La *dessiccation*. Lorsqu'on juge la germination suffisante, on tue le germe par la chaleur, c'est-à-dire en le desséchant dans des étuves appelées *tourailles* où l'on entretient une température de 85°. L'ouvrier est obligé d'y pénétrer fréquemment pour remuer le grain.

4° Le *broyage* qui consiste à concasser le grain entre deux meules assez écartées.

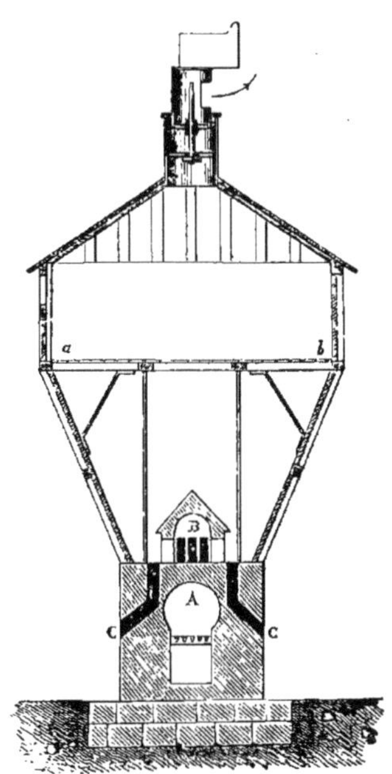

Fig. 125. — Touraille de brasseurs.

a b est une plate-forme carrée en fer treillagé sur laquelle est déposé l'orge germé en couche assez mince. En dessous est une chambre à air chaud qui a la forme d'une pyramide quadrangulaire à sommet en bas, mais tronqué. Ce sommet tronqué repose sur la maçonnerie du foyer A. Le foyer est recouvert d'une voûte qui en s'échauffant au rouge brûle en partie la fumée. B est une trémie renversée par laquelle s'echappe l'air chaud et les produits de la combustion. Le tout est surmonté d'un petit toit qui empêche les radicules de l'orge qui à chaque instant tombent à travers le treillage, d'aller brûler dans le foyer et produire de la fumée odorante et les force à sortir extérieurement par les cavités C C.

La *préparation* de la bière comprend aussi de son côté cinq opérations consécutives.

1° Le *brassage* qui a pour but de transformer en glucose

toute la matière amylacée du malt et de dissoudre le sucre et la dextrine qu'il renferme déjà.

2° La *cuisson* qui consiste à faire cuire du houblon dans le moût, afin de communiquer à celui-ci l'amertume et le fumet qui caractérisent la bière et de rendre sa conservation plus facile. La figure 127 représente la disposition adoptée pour la *chaudière de cuite*.

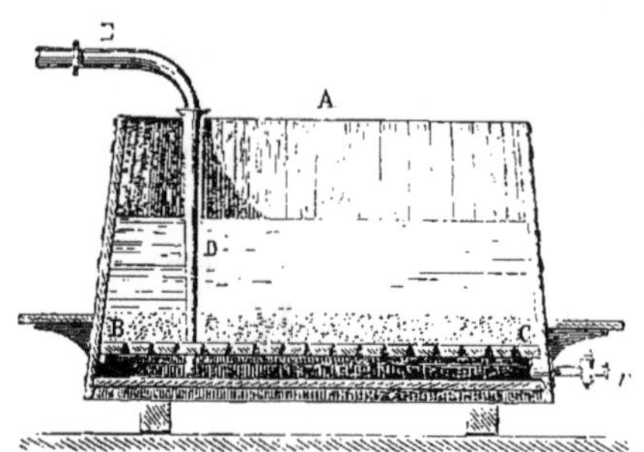

Fig. 126. — Cuve à brassage.

Cette opération s'effectue dans une chaudière A à double fond et dont le faux fond BC est percé de trous. Le malt est déposé sur ce dernier. Entre les deux, on fait arriver par le tuyau E' de l'eau chaude fournie par une chaudière voisine. Pendant toute la durée de l'opé-

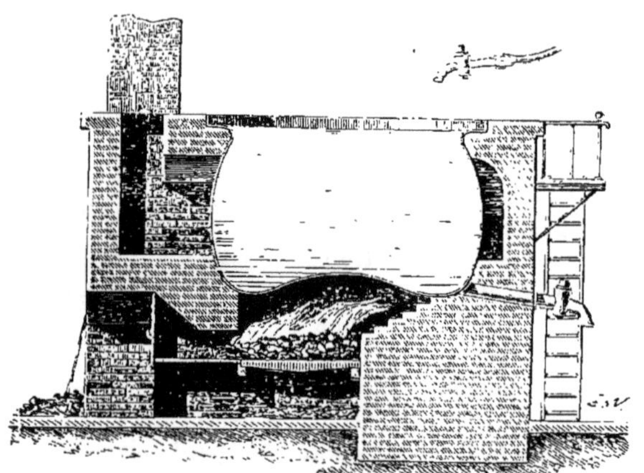

Fig. 127 — Chaudière de cuite.

ration, le contenu a besoin d'être vigoureusement agité. Un robinet *r* correspondant à l'espace compris entre les deux fonds permet de de ne retirer que l'infusion liquide, la partie solide étant retenue sur le faux fond. La partie liquide prend le nom de *moût*, la partie solide celui de *drèches*. La cuve où se fait cette opération prend le nom de *cuve-matière*.

3° *Repos* ou *décantation*. — Après la cuisson, le moût est conduit dans de grandes caisses rectangulaires à bords peu élevés, qu'on nomme *bacs à repos*. Là, la pesanteur le dépouille des folioles de houblon qu'il a retenues en suspension.

4° Le *refroidissement*. — Pour obtenir ce résultat, tantôt on se contente d'étaler le liquide en minces couches à l'air libre; tantôt on le refroidit par le contact de l'eau froide à travers une lame métallique.

5° La *fermentation*, qui a pour but de transformer une partie du glucose en alcool. Pour la provoquer, on y ajoute de la levure qui provient d'une bière de même sorte.

Hygiénologie. — On a remarqué que les brasseurs étaient sujets à des cystites, à des irritations de tous les autres segments des voies urinaires, à des congestions hépatiques, à des hémorrhoïdes, à des dyspepsies et à divers troubles gastro-intestinaux ; qu'ils étaient atteints plus fréquemment que d'autres d'affections chroniques de l'abdomen ; que leur système veineux était plus turgescent, surtout du côté de la veine porte ; qu'ils devenaient obèses, lourds d'esprit et avaient même de fréquentes congestions cérébrales. Il y a beaucoup de vrai dans ces assertions, mais on doit accuser plutôt la consommation personnelle de la bière que la fabrication de ce liquide.

Les seuls accidents réellement professionnels sont des brûlures, plus ou moins étendues lorsqu'elles sont dues à des projections des liquides bouillants, presque toujours mortelles lorsque l'ouvrier est tombé accidentellement dans une chaudière; les malaises que procurent le séjour dans une atmosphère saturée de vapeurs par les chaudières, l'entrée dans l'atmosphère étouffante et fumeuse des tourailles, et surtout des asphyxies pendant le service des cuves à fermentation. Ce dernier danger est d'autant plus imminent que cette opération se fait dans des caves excessivement basses qui ne peuvent pas même être convenablement ventilées, car les courants d'air troublent la bière en arrêtant la fermentation. Il est à noter que l'acide carbonique tend à descendre au niveau des ouvriers, plutôt que de s'élever contre la voûte, et qu'en outre les ouvriers sont souvent obligés de pencher leur tête dans l'intérieur des cuves.

La salubrité publique n'est intéressée que par la grande quantité d'eaux résiduaires plus ou moins chargées de matières organiques, et surtout par les déchets solides appelés drêches, qui, abandonnées à elles-mêmes ou dans les cours d'eau, créent bientôt des foyers d'infection.

Le brassage doit être effectué par un agitateur mécanique et non plus à bras d'homme comme autrefois.

Il est impossible d'empêcher l'ouvrier qui est obligé de pénétrer dans la touraille, d'être soumis à une trop forte chaleur, mais on peut lui éviter l'inhalation des produits de combustion que le foyer répand dans l'intérieur de ce bâtiment. Pour cela il faut, à l'imitation des Anglais, conduire la fumée au dehors par des tuyaux dont le contact suffit pour chauffer l'air de la chambre. Pour tuer le germe, la fumée n'est nullement nécessaire; l'air chaud suffit. Il vaut encore mieux, du reste, chauffer avec un serpentin de vapeur ou d'air chaud. Il faut surtout se préoccuper de parer aux accidents d'asphyxie dans les salles de fermentation qui sont généralement très basses, et dans lesquelles on ne peut établir une ventilation efficace puisque les courants d'air peuvent arrêter l'opération chimique. Dans ce but, on peut adopter, soit la disposition que M. Struch a établie le premier, soit celle qu'on applique à Louvain.

Dans la méthode Struch, on établit à l'une des extrémités de la salle deux ouvertures, prises d'air, au niveau du plancher, afin que le courant d'air extérieur passe au niveau du fond des cuves et non à la surface de la bière. A l'autre extrémité, on pratique au plafond deux ouvertures dans lesquelles s'agencent deux tuyaux descendant jusqu'à un mètre du plancher, afin que l'extraction puisse se faire au niveau de la couche où la pesanteur accumule l'acide carbonique. En outre, des ventilateurs placés dans ces tubes aspirent ce gaz énergiquement. Enfin, immédiatement au-dessus du niveau de la bière, les cuves présentent plusieurs rangées de petits trous par lesquels le gaz qui émerge du liquide, s'échappe vers le plancher par sa pesanteur spécifique, au lieu de flotter au-dessus du contenu vers lequel l'ouvrier est obligé de pencher la tête.

Dans la méthode belge, les ouvriers se tiennent sur des bandes de plancher-estrade, soutenues par des échafaudages et régnant entre les rangées de cuves, au niveau de leur extrémité supérieure. L'acide carbonique descend et s'accumule dans les couloirs que couvrent ces planchers. La tête des ouvriers se trouve donc bien au-dessus des couches d'air contaminées. En outre, comme cette disposition nécessite des salles très élevées, il en résulte encore un cubage d'air considérable, excessivement favorable.

Enfin, pour éviter les chutes dans les chaudières, il faut les entourer de margelles ; et pour diminuer l'accumulation des vapeurs des décoctions, il faut que le plafond soit en dôme et surmonté d'une cheminée d'échappement.

En ce qui concerne la salubrité publique, il faut que l'écoulement des eaux résiduaires se fasse par canal souterrain et étanche jusqu'à l'égout ou la rivière. On défend avec raison les accumulations de drêches en dedans et en dehors des brasseries. Il s'en fait rarement parce qu'on a intérêt à les vendre immédiatement aux éleveurs de bestiaux. Mais c'est là encore une atteinte indirecte à la salubrité publique, car le lait des vaches nourries avec des drêches est malsain. Il alcoolise même les nouveau-nés. Il est regrettable qu'on ne puisse forcer les brasseurs à détruire leurs drêches par incinération.

LAVOIRS OU BUANDERIES.

Sommaire technique. — Pour approprier le linge, on commence par le *lavage* proprement dit, qui consiste à le tremper dans l'eau, à le battre et à le frotter. De là il passe au *lessivage* qui, dans sa forme primitive, consiste à chauffer dans une chaudière de l'eau avec des cendres ou de la potasse et à verser cette lessive dans une cuve où le linge est empilé et qui présente à sa partie inférieure une petite ouverture. Le liquide filtre à travers le linge et s'écoule au fur et à mesure par cette ouverture. Le *séchage* s'effectue ensuite, soit à l'air libre, soit dans une étuve à air chaud ou à circulation de vapeur.

Hygiénologie. — Sous cette forme primitive, les lavoirs créent des inconvénients sérieux pour la salubrité publique et surtout pour les femmes qui y sont généralement employées. Beaucoup de ces établissements sont relativement éloignés de la rivière et les eaux résiduaires sont obligées de gagner celle-ci par un canal qui, le plus souvent, reste à ciel ouvert. Or, ces eaux savonneuses, déjà nauséabondes par elles-mêmes, le deviennent d'autant plus qu'elles ont enlevé au linge des matières fécales, des matières grasses et des particules azotées en voie de putréfaction. Mais ce qui fait surtout de ces eaux un foyer mobile d'infection pathologique, c'est que le linge des malades les charge continuellement des microbes ou des miasmes spécifiques de la fièvre typhoïde, de la rougeole, de la variole, etc. C'est ainsi qu'une buanderie peut jouer un rôle considérable dans la production et l'extension des épidémies. En présence de pareilles conditions, c'est déjà quelque chose de défendre l'accumulation des eaux de lavage dans les lavoirs; de n'autoriser ces établissements que quand ils ont assez d'eau pour renouveler souvent leurs bassins, d'exiger des canaux de déversement couverts, maçonnés et cimentés sur tout leur trajet. Personnellement, je n'ai aucune confiance dans l'addition d'acide phénique qui ne tue nullement les microbes et qui ne donne, souvent à grands frais, que la satisfaction morale de remplacer une odeur désagréable par une autre qui est presque aussi désagréable. Mais il me semble que quand une ville touche à une rivière, on devrait imposer à ces établissements de se fixer sur le cours même et en aval de la ville, afin que les impuretés soient au moins diluées le plus rapidement possible et qu'elles n'aient point à traverser des quartiers habités, même dans un canal souterrain.

Les eaux d'alimentation de la Rochelle ont été infectées par les infiltrations des eaux résiduaires de buanderies dans le sol traversé par les sources de la ville. Ce fait a été pour M. Drouineau l'occasion de demander instamment devant la Société de médecine publique (1) la revision de notre législation industrielle. On doit reconnaître avec lui qu'elle laisse considérablement à désirer.

Les ouvrières des buanderies ont naturellement à souffrir les premières de ces causes d'infection et de contagion. Je les ai vues fréquemment suivre de quelques jours les premières victimes des épidémies de fièvre typhoïde et de variole. On a recommandé, pour les linges de provenance suspecte, de les plonger avant toute manipulation dans l'eau phéniquée. Ma conviction n'est pas faite à ce sujet, je viens de le dire. J'aimerais encore mieux le passage à l'étuve là où la chose sera possible, ou un traitement immédiat par un jet de vapeur.

Heureusement, il est plus facile de remédier aux autres conséquences professionnelles. D'une manière générale, ce qui nuit le plus aux laveuses, c'est qu'elles sont continuellement humectées d'eau froide sur la presque totalité de leur corps. Leurs mains et leurs avant-bras y restent constamment plongés. Le battage les éclabousse de tous côtés; et elles restent à genoux sur des planches humides. Cela a lieu souvent en pleine rivière, par les plus grands froids, sans abri réel. De là une espèce de cyanose des mains et des avant-bras, leur engourdissement et leur insensibilité, de l'entérite catarrhale, de la néphrite albumineuse, des angines et même un enrouement chronique, des bronchites catarrhales avec emphysème et hypertrophie du cœur. Il y a aussi à tenir compte d'une circonstance qu'on n'a jamais relevée. Ces femmes, pour parer au froid, ont toujours près

(1) *Revue d'hygiène* 1879, p. 647.

d'elles un couveau rempli de braise dégageant des flots d'oxyde de carbone.

A la longue, la main qui tient le battoir peut être le siège d'une rétraction de l'aponévrose palmaire. Les jambes, dont la circulation est gênée par la station et par le froid, deviennent variqueuses et s'ulcèrent.

Les laveuses ont aussi souvent des furoncles dus aux matières étrangères qui s'introduisent dans les glandes sébacées. Elles ont aussi des panaris provoqués par des piqûres d'épingles laissées dans le linge sale.

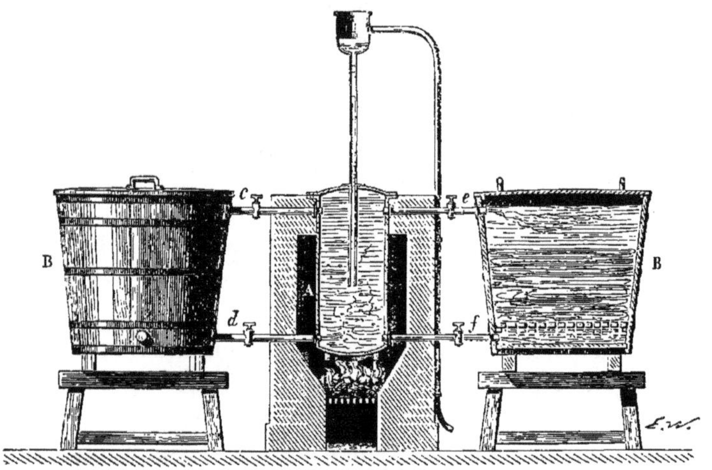

Fig. 128. — Cuve à circulation.

Au centre est une chaudière en fonte A. De chaque côté deux cuviers BC. Cuviers et chaudières doivent être exactement de même hauteur. La chaudière est réunie aux deux cuviers par des tuyaux supérieurs *ce*, et par des tuyaux inférieurs *df*. La lessive en chauffant va vers les cuviers par les tuyaux supérieurs. Elle se refroidit en traversant le linge, et fait, par les tubes inférieurs, retour à la partie inférieure de la chaudière. C'est le mécanisme du siphon.

Qu'il y ait encore des laveuses dans les petites localités, c'est inévitable. Du reste, elles font rarement un travail continuel. Mais dans aucune localité importante on ne devrait plus laisser cette industrie aussi libre. Il devrait y avoir centralisation obligatoire de la buanderie de toute la cité dans un ou deux établissements tenus de substituer les moyens mécaniques à la main-d'œuvre. Ainsi le lavage sera exécuté à l'aide du laveur mécanique (voir *Généralités*, page 50 et figure 24).

La torsion du linge qui asperge d'eau les laveuses, qui leur détermine des synovites du poignet et qui exige des efforts contribuant largement à la production de l'emphysème et de l'hypertrophie du cœur, doit être remplacée par un dégorgeage mécanique à l'aide des cylindres compresseurs représentés aux *Généralités*, page 56, figure 32. Le dégorgement sera complété par la mise en hydro-extracteur (voir *Généralités*, page 54, figure 30).

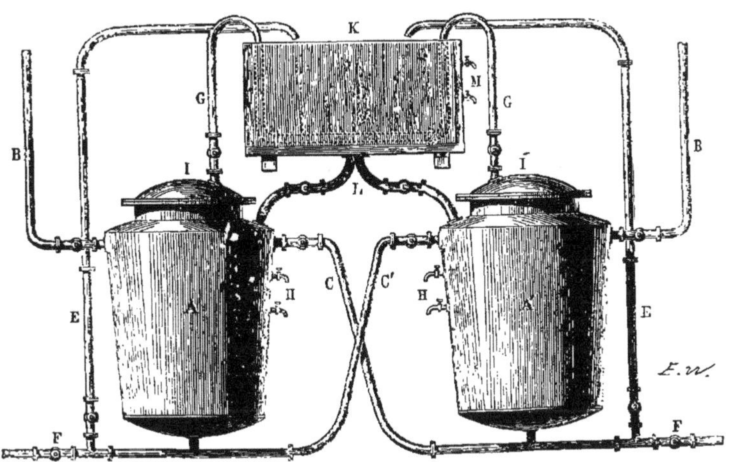

Fig. 129. — Appareil Gaudry pour le lessivage à haute pression.

AA', chaudières à lessiver à double fond; BB, tuyaux de prise de vapeur; CC', tuyaux de communication, conduisant la lessive d'une chaudière dans l'autre ; EE, tuyau d'ascension pour renvoyer la lessive dans le réservoir K; FF, tuyaux de purge ; GG, tuyaux de purge de vapeur dans le réservoir; HH, robinets indiquant le niveau d'eau ; L, tuyaux de communication du réservoir aux cuves ; M, robinet indiquant le niveau dans le réservoir.

Dans les buanderies ordinaires, on fait, d'une part, chauffer la lessive, c'est-à-dire les cendres et l'eau, dans une chaudière à feu nu et ouverte. La plupart du temps elle n'est même pas placée sous une hotte. De là les buées qui remplissent l'atelier. Dans cette atmosphère chaude et suffocante, les femmes puisent avec des pelles la lessive et la versent peu à peu sur le cuvier où le linge est entassé, la lessive s'écoulant par le bas au fur et à mesure après avoir traversé la pile de linge. Leurs mains, leurs vêtements sont maculés par le liquide alcalin qui ramollit l'épiderme, produit des gerçures et des crevasses. Elles ont même souvent des douleurs névralgiques des bras qui deviennent surtout intenses pendant la nuit. Cette méthode primitive doit être abandonnée. Avec les grands établissements, on pourra toujours recourir à un des appareils suivants.

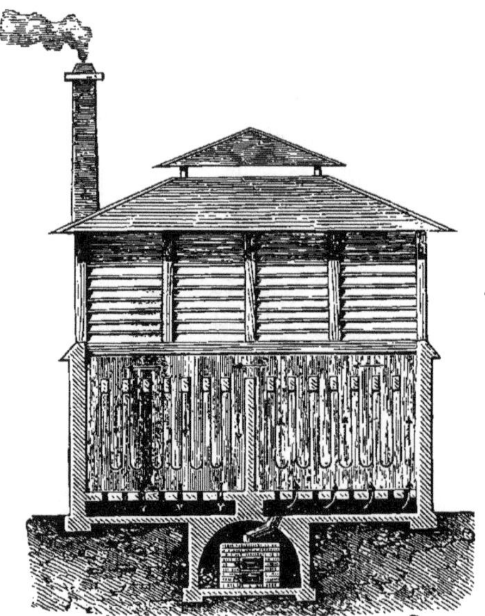

Fig. 130. — Séchoir à air chaud.

Le plus simple est la *cuve à circulation* (fig. 128).

Si l'industrie est considérable, on a intérêt à adopter le *lessivage à haute pression* (fig. 129). Le linge est entassé dans deux chaudières qui communiquent entre elles et qui s'envoient réciproquement et alternativement le bain alcalin, au moyen d'un jet de vapeur.

Pour le séchage définitif après lavage, lessivage et rinçage, il doit, pour le linge, être obtenu dans un séchoir à air chaud représenté par la figure 130.

FÉCULERIES.

Sommaire technique. — Les pommes de terre ont besoin d'être d'abord mises en *trempage* dans des cuves ou bassins d'eau, pour détremper par macération la terre dure qui les entoure. Elles passent de là au *lavage* dans un cylindre à claire-voie qui plonge, en partie et d'une manière inclinée, dans un réservoir d'eau, et qui par sa rotation fait frotter les tubercules les uns contre les autres. Le *râpage* est ensuite effectué par un cylindre armé de lames de dents de scie qui est constamment débarrassé de la pulpe adhérente par la chute d'un filet d'eau. Un mécanisme de chaînes sans fin transporte automatiquement la pulpe du râpage au *tamisage* et la fait passer par une série de tamis de plus en plus serrés et recevant des jets d'eau continus. Du récipient placé en-dessous de la colonne de tamis, l'eau chargée de fécule est enlevée par une danaïde dans une cuve où est pratiqué le *dessablage*, qui consiste à agiter le liquide et à profiter de ce que le sable se dépose plus vite que la fécule, pour décanter celle-ci avec l'eau superposée à la couche de sable. Par un repos prolongé, cette eau laisse déposer la fécule tenue en suspension. On râcle la surface de ce dépôt qui est grisâtre. C'est là ce qu'on appelle l'*épuration*. La fécule épurée est placée dans des bachots suspendus, pour l'*égouttage*, qui est complété par le renversement de la pâte sur des plateaux de plâtre destinés à absorber l'eau qui n'a pas obéi à la pesanteur. La dessiccation est achevée par un double *séchage*, l'un à l'air libre, l'autre à l'étuve. Enfin viennent l'*écrasage*, exécuté par des cylindres broyeurs, le *blutage* et l'*emmagasinage*.

Hygiénologie. — Comme le blé est beaucoup plus riche en matière azotée que la pomme de terre, et comme, par suite, sa putréfaction peut donner lieu à des odeurs pénibles et à des miasmes dangereux, les amidonneries sont rapportées à la première ou à la deuxième classes, suivant que l'amidon de blé est préparé par fermentation ou par simple séparation du gluten. Les féculeries, elles, au contraire, appartiennent toujours de droit à la troisième classe, non seulement en raison de la composition chimique de la pulpe de pomme de terre, mais parce qu'elles sont supposées extraire la fécule par des moyens purement mécaniques. C'est trop fermer les yeux sur la fièvre d'innovations qui caractérise l'industrie moderne. Volker est l'inventeur d'un procédé qu'il ne faut pas tolérer dans les lieux habités, qui consiste à dégager la fécule par la mise en pourriture des pommes de terre et dont l'emploi pourrait bien se multiplier, parce qu'il procure un meilleur rendement. Les tubercules sont découpés en tranches, mis en tas et abandonnés à la putréfaction pendant huit jours à une température de 30 à 42°. La trame celluleuse se trouve alors assez désagrégée pour rendre facile l'énucléation de la fécule.

Mais, même avec une extraction purement mécanique, les féculeries sont loin d'être innocentes pour la salubrité publique, parce que les eaux de lixiviation et de macération éprouvent au dehors cette putréfection qu'on a évitée dans l'intérieur de l'usine. Au contact de certains éléments du sol, les détritus végétaux qu'elles charrient dégagent de l'acide sulfhydrique. On se contente de défendre le déversement dans des puisards, l'écoulement à ciel ouvert, et d'exiger le transport souterrain vers les égouts et les cours d'eau par des canaux bien construits. Du reste, sous ce rapport, les centres de population offrent de plus grandes facilités pour une canalisation souterraine.

Il est sous ce rapport une condition heureuse : c'est que, pour le rendement, l'industriel a intérêt à pratiquer l'extraction dans le délai le plus rapproché de la récolte, ce qui fait que les féculeries fonctionnent surtout pendant l'hiver. Les inconvénients d'une putréfaction accidentelle sont, par le fait, moins à craindre. Dans le même but, si on est obligé de rentrer les pommes de terre par la pluie, il importe de ne pas aggraver la situation en laissant les ouvriers remplir de boue avec leurs sabots le silo où s'effectue le dépôt. Ils doivent toujours laisser leurs chaussures à la porte. Pour éviter la fermentation, il faut aussi fermer et calfeutrer les fenêtres, et remuer la masse de temps en temps.

Quant aux ouvriers, ils se trouvent nécessairement exposés à l'humidité et à des poussières et, par suite, à des douleurs rhumatismales, de la diarrhée, des blépharites, des conjonctivites, des angines glanduleuses. Mais, vu la mollesse et la rapidité de saccharification des poussières, ils présentent rarement de la phtisie ou même des altérations quelconques du tissu pulmonaire. En tout cas ils se plaignent tous de sécheresse de la bouche et du gosier, et ils expectorent des crachats gommeux. Ils ont fréquemment une éruption herpétigineuse, particulièrement à la commissure des lèvres et sur le pavillon de l'oreille, les spores de champignons trouvant un terrain très nutritif dans cette fécule transformée en pâte par la sueur.

Pour éviter tous ces inconvénients, il convient de diminuer le plus possible la main-d'œuvre et de bien diriger le travail, au point de vue des conditions d'exécution.

Pour les déplacements de la matière en exploitation, la main d'œuvre se trouve déjà diminuée par les dispositions que nous avons indiquées dans le sommaire, c'est-à-dire par le transport du râpage au tamisage à l'aide de chaînes sans fin, par l'élévation à l'aide d'une pompe du liquide de la cuve de tamisage dans la cuve de dessablage. Mais il est encore à désirer qu'on emploie un dragueur transportant les pommes de terre du silo dans le laveur et même que le déchargement des sacs dans le silo ne se fasse plus à dos d'homme.

Pour mieux nettoyer les pommes de terre, on a souvent l'habitude de les plonger dans de l'eau avant qu'elles ne soient emportées par le dragueur sur lequel les ouvriers sont obligés de les jeter, après les avoir retirées du bain préalable avec des pelles. Il vaut mieux avoir deux laveurs qui, en répétant mécaniquement la même action de l'eau, assurent un nettoyage suffisant.

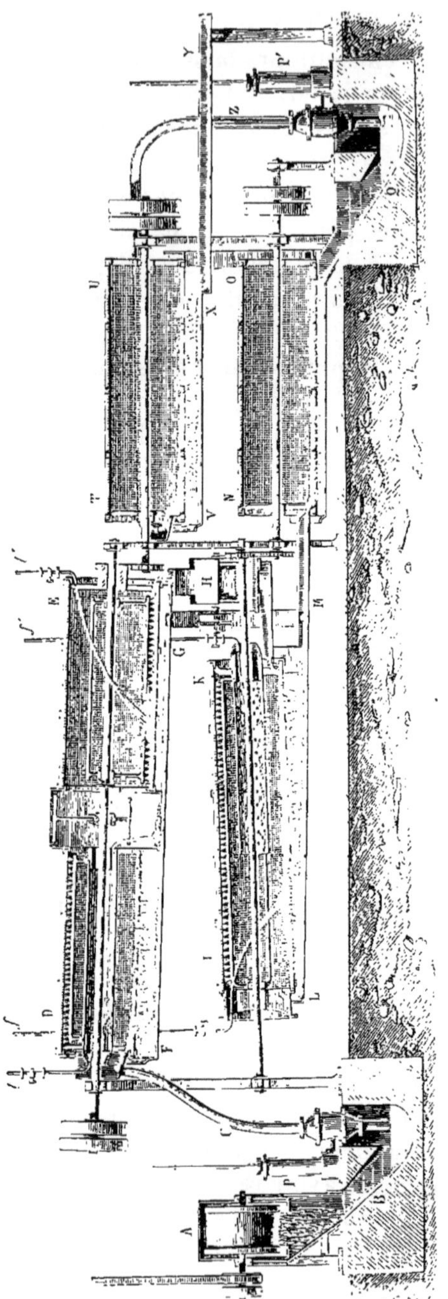

Fig. 131. — Appareil pour l'extraction de la fécule.

A est une première rape composée d'un cylindre armé de petites lames de scies. Un filet d'eau coule constamment à sa surface. La pulpe tombe dans le récipient B à plan incliné. Une pompe aspirante P la monte par le tube C dans un premier tamis DE où les jets d'eau des tubes *tt'* la délayent et la font tomber sur un plan incliné FG pour se rendre dans la seconde râpe H. La pulpe passe de là dans un second tamis IK muni des jets d'eau *ff'*. La pulpe, dès lors épuisée, passe dans un réservoir extérieur. Quant à l'eau chargée de fécule provenant des deux premiers tamis, elle s'écoule par le récepteur LM dans un premier tamis épurateur NO, se dirige de là vers le récipient Q où une deuxième pompe P' la remonte par le tube recourbe Z dans un second tamis épurateur TU. L'eau féculente est entraînée par l'eau sur le récepteur VXY qui la dirige vers les cuves de dépôt et de décantation.

Du second laveur les pommes tombent naturellement dans le râpeur qu'on a soin de disposer au-dessous. Il est toutefois un travail manuel intermédiaire qui, toujours, se trouve confié à un enfant. Une grille placée entre le laveur et le râpeur permet à celui-ci de retenir les cailloux qui pourraient endommager la râpe. Il faut en outre, qu'il pousse à la main les pommes de terre pour leur faire continuer leur chute interrompue. Il est enfin tenu de désembrayer la courroie de transmission du râpeur quand il s'aperçoit qu'un caillou a échappé à sa surveillance.

Quant au tamisage, l'appareil qui satisfait le mieux l'industrie et l'hygiène est celui représenté par la figure 131.

Le tamisage y est combiné avec le râpage. Par les grands froids, la fécule gèle souvent pendant l'égouttage. On est obligé alors de l'écraser à mains d'homme sur une aire en plâtre avec des rouleaux. De là des poussières dont on pourrait probablement atténuer les effets par l'emploi de moyens mécaniques.

L'étuvage compromet à la fois la salubrité publique et les ouvriers. Il y a en effet de grands dangers d'incendie et même d'explosion par expansion des gaz de combustion avec une température de 70° et de la fécule que sa sécheresse rend très combustible. D'autre part, au milieu de chaque opération les ouvriers sont obligés de pénétrer dans l'étuve pour aller remuer la fécule à l'aide de raclettes. L'installation d'agitateurs mécaniques ne me paraît pas impossible.

INDUSTRIE DE LA GLUCOSE

C'est purement par mesure d'ordre et en raison de la grande extension qu'elle a prise dans ces dernières années, que nous allons dire quelques mots de cette industrie, car elle ne soulève aucun intérêt hygiénique particulier. Le tableau du 31 décembre 1866 garde le silence le plus absolu sur elle. Il faut remonter au 5 novembre 1826 pour constater qu'autrefois on lui a accordé la troisième classe.

Sommaire technique. — La matière première est de la fécule de pomme de terre. On en retire, sous ce nom, trois produits commerciaux : 1° le sirop de fécule, 2° la glucose en masse, 3° la glucose granulée. Pour ces trois produits, les procédés de saccharification restent les mêmes. On l'effectue dans une cuve fermée en bois de sapin. On y verse la fécule, délayée dans de l'eau, et en second lieu de l'acide sulfurique. On fait arriver par un serpentin de la vapeur sous pression. Un tuyau partant du couvercle va porter sous une hotte les vapeurs qui se dégagent. Quand la saccharification est supposée complète, on arrête la vapeur, et ou neutralise l'acide sulfurique en ajoutant par un trou d'homme du carbonate de chaux. Il se produit une grande effervescence d'acide carbonique. On soutire, on filtre sur des filtres de charbon. On évapore, autant que possible dans le vide : on a ainsi d'abord le sirop. Pour la glucose en masse, on met un peu plus d'acide sulfurique, on concentre d'avantage, et on abandonne dans des cristallisoirs.

Pour granuler, on place le jus concentré dans des tonneaux disposés au-dessus d'un bac. Le fond des tonneaux est percé de trous d'abord fermés par des bouchons de liège. Quand la cristallisation commence à se faire, on retire les bouchons, le liquide s'écoule dans le bac laissant dans les tonneaux des cristaux très petits. Ceux-ci sont portés à l'étuve sur des plaques de plâtre qui absorbent le reste du sirop adhérent.

Hygiénologie. — Les dangers sont analogues à ceux des sucreries, mais moindres. Les ouvriers peuvent dans les fabriques de glucose, comme dans les raffineries, contracter un diabète industriel : je l'ai constaté chez des ouvriers qui travaillaient dans un atelier dont l'atmosphère était chargé de poussières de glucose. Il est, du reste, beaucoup plus facile d'obtenir de la propreté dans les fabriqnes de glucose que dans les fabriques de sucre. Elles ont aussi l'avantage de ne pas agir directement sur des tissus végétaux, d'où absence de ces amas de matière organique en voie de putréfaction. Il y a toutefois des accumulations de charbon ayant servi à la filtration et non encore revivifié. Mais c'est sur une bien moindre échelle que dans les sucreries et il y a bien moins de matière azotée retenue. En tout cas, on doit exiger la revivification immédiate.

Il est indispensable de ne laisser travailler qu'avec des cuves bien fermées et portant un tube à dégagement se rendant à une hotte ou à une cheminée.

Un désavantage particulier à la fabrication de la glucose, c'est l'emploi de l'acide sulfurique qui expose les ouvriers à des effets caustiques et qui rend acides à la fois les vapeurs dégagées de la chaudière et les eaux résiduaires. Il importe dans l'intérêt des cours d'eau que la saturation par le carbonate de chaux soit bien faite et, en outre, les eaux résiduaires doivent traverser des pierres calcaires avant d'arriver aux égouts publics. La saturation crée de son côté un danger extérieur en produisant une effervescence trop grande d'acide carbonique. Le carbonate de chaux ne doit être introduit dans le bain que par fractions.

HUILERIES OU MOULINS A HUILE.

Sommaire technique. — On réserve ce nom aux industries qui extraient les huiles végétales. L'extraction des huiles végétales nécessite cinq opérations successives :

1° Le *concassage* qui a pour but de mettre à découvert les parties centrales de la graine qui renferment l'huile;

2° La *mouture* ou écrasement des graines sous des meules, ayant pour but de transformer la matière végétale en une pulpe farineuse;

3° Le *chauffage* de la farine qui a pour but de faciliter, par une douce chaleur liquéfiante, la sortie de l'huile;

4° Le *pressurage* qui doit exprimer l'huile retenue dans la pulpe;

5° L'*épuration* qui a pour but de débarrasser l'huile de certains autres principes de la graine qu'elle entraîne avec elle, qui lui donnent un aspect louche, la rendent putrescible et obstrueraient, du reste, la mèche des lampes. Une partie de ces matières se dépose par le repos, mais il en reste en suspension, et une simple décantation ne suffirait pas pour l'épurer. On est obligé de recourir au traitement par un acide et à la filtration. Le traitement par un acide consiste à agiter l'huile avec de l'acide sulfurique très étendu qui s'empare de l'eau qui retenant en suspension des particules étrangères et transformant celles-ci en une masse charbonneuse. L'huile prend alors une coloration brune, et au bout de quelque temps les masses charbonneuses se précipitent au fond du vase avec l'eau et l'acide.

La *filtration* achève de clarifier l'huile et la débarrasse de l'acide. Elle se fait dans des bacs ayant un fond à claire-voie sur lequel on dispose des couches de coton, d'étoupe ou bien encore du sable et de la sciure de bois. Les tourteaux sont vendus aux agriculteurs, soit comme engrais, soit comme nourriture pour les bestiaux.

Hygiénologie. — On a reproché surtout aux huileries de produire un bruit fatigant à supporter, d'ébranler même les habitations voisines et de répandre souvent des odeurs nauséabondes. On a recommandé de n'y tolérer le travail que pendant le jour, d'isoler les presses des murs mitoyens, à l'aide d'une tranchée et de poutrelles, de ne pas laisser écouler librement les eaux sur la voie publique. Il eût été beaucoup plus simple de mettre les huileries dans la deuxième classe et de ne pas leur donner, *a priori*, pour ainsi dire le droit officiel de s'établir au centre des villes. Heureusement le bruit peut être aujourd'hui à peu près supprimé par l'emploi des engins modernes.

Il ne faut plus admettre de concassage à l'aide de marteaux-pilons, mais à l'aide d'un concasseur, dont la figure se trouve aux *Généralités* page 59. Pour l'écrasage, il faut des moulins muets, c'est-à-dire les meules verticales représentées aux *Généralités* par la figure 38. L'essieu commun passant dans une entaille pratiquée sur l'arbre vertical, doit avoir un jeu suffisant pour permettre aux meules d'être soulevées par un obstacle dur sans l'écraser. Les meules doivent être accompagnées d'un racleur et d'un ramasseur qui ramènent la matière sous elles.

Malgré tout, le chauffage à feu nu qui est encore souvent adopté est irrégulier ; certains points sont caramélisés et dégagent des vapeurs très âcres. Le chauffage à la vapeur est de beaucoup préférable. On le réalise à l'aide de l'appareil de la figure 132 qui se comprend sans explication. Non seulement le chauffage est constant et régulier, mais il se fait en vase clos muni d'un agitateur.

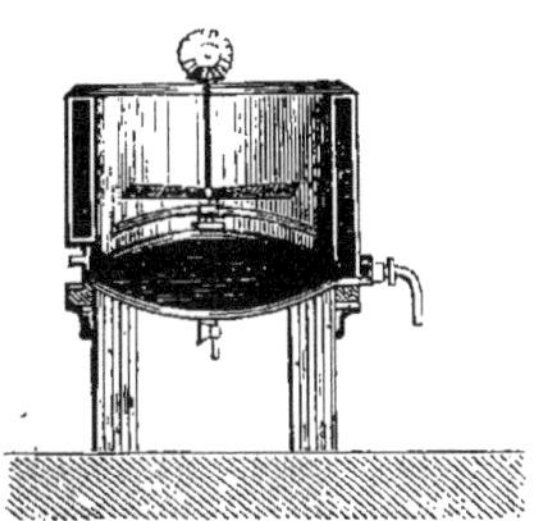

Fig. 132. — Chauffoir à vapeur.

Pour le pressurage, au lieu de presses à coins qui exigent beaucoup de temps et un grand personnel et qui, en outre, produisent souvent un bruit de grinçage, il faut se servir de presses hydrauliques.

L'épuration chimique se fera non dans des tonneaux ordinaires, mais avec l'appareil Grouvelle qui est un grand bac doublé en plomb, dans lequel tourne un arbre armé de quatre palettes en bois. Cet agitateur est mis en mouvement soit par un moteur si l'on en possède, soit à la main à l'aide d'une manivelle. Un enfant seul suffit pour la manœuvrer.

Il est indispensable de dessécher les tourteaux, sitôt après le pressurage, car ils ont une grande tendance à la fermentation et à la moisissure.

Les résidus de la filtration répandent aussi des odeurs pénibles : ils deviendraient par conséquents encombrants pour les usines et une cause d'infection pour les cours d'eau. Heureusement on a trouvé leur utilisation. A côté des matières charbonneuses, ces résidus renferment des acides doubles qui prennent naissance par l'action de l'acide sulfurique sur les acides gras, notamment l'acide sulfoglycérique de Pelouze. On les emploie dans la mégisserie et dans la fabrication du sucre de betteraves pour abattre les mousses des sirops.

FABRICATION DU VINAIGRE

Sommaire technique. — Le procédé primitif, mis du reste encore fréquemment en pratique, consiste à faire fermenter dans des tonneaux, ouverts à leur fond supérieur et rangés le long d'un cellier, du vin ou de l'alcool étendu,

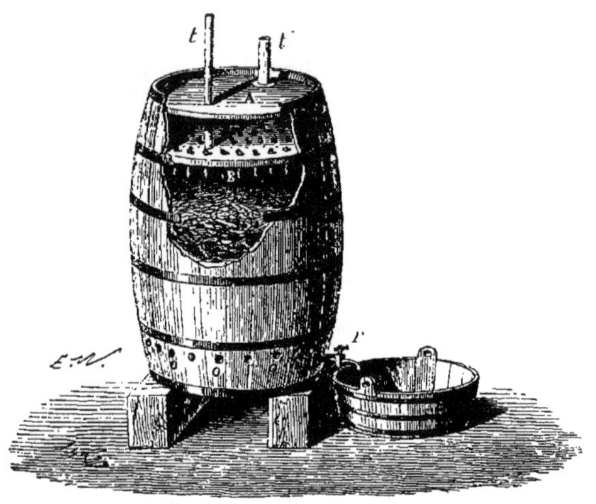

Fig. 133. — Fabrication du vinaigre par le procédé Allemand.

BB, cordes servant à l'écoulement continu; *ooo*, série de petits trous ménagés à la partie inférieure du tonneau. Le tube *t*, qui traverse la paroi sert à la sorti de l'air. Le tube *t'*, à l'introduction du liquide.

à l'aide d'une certaine quantité de vinaigre déjà formé et apportant avec lui le levain ou ferment acétique. L'emploi de l'alcool étendu nécessite en outre le concours d'un millième d'orge germée. On ajoute le vin, ou l'alcool par fractions, de huit en huit jours, de façon à mieux assurer la transformation et que chaque nouveau contingent arrive toujours en pleine opération. On ne retire du produit que quand le tonneau est plein, et encore on n'en retire jamais qu'une partie pour les mêmes raisons. On complète la fabrication par la *clarification*, qui s'effectue, dans le midi de la France, à l'aide d'un lait de chaux, et dans le nord par la filtration à travers un lit de copeaux de hêtre.

Beaucoup de fabricants français ont adopté le procédé dit *allemand,* qui consiste à mélanger de l'alcool bon goût avec de l'eau, du jus de betteraves, de la pulpe de pomme de terre et de la petite bière, et à faire tomber ce mélange par gouttes dans des tonneaux contenant des copeaux de hêtre. La chute en gouttes est obtenue à l'aide d'un diaphragme percé de petits trous coniques que traversent des ficelles servant pour ainsi dire de mèches et fractionnant la chute du liquide qui les imbibe. En multipliant l'action de l'air, ce procédé est beaucoup plus rapide.

Enfin on peut aussi, comme cela se pratique généralement en Angleterre pour éviter les droits, fabriquer directement le vinaigre à l'aide de fécule saccharifiée par l'acide sulfurique.

Hygiénologie. — Le tableau annexé au décret de 1866 garde le silence sur la fabrication du vinaigre. Il n'en a été question que dans le décret du 14 janvier 1815, qui la place dans la troisième classe. Il y a pour le présent une négligence inexplicable, et pour le passé une trop grande bienveillance, car depuis que, dans la plupart des établissements industriels de ce genre, on se sert d'alcool, cela crée des causes d'incendie.

Il crée aussi un danger d'un autre genre, car c'est de l'alcool de grains qui, quoique dit de *bon goût*, n'est jamais complètement épuré : il renferme les alcools amylique, méthylique, qui non seulement sont désagréables à sentir, mais qui exercent une action fâcheuse sur les centres nerveux.

Mais même avec le vin, le cidre, le lavage des tonneaux répand dans le voisinage, tant par l'air que par les eaux de lavage, une odeur souvent infecte.

Sous le même rapport, il faut interdire l'emploi de ce qu'on appelle le *pain des vinaigriers*, destiné à donner du montant au vinaigre. Ce pain est un mélange de poivre blanc, de cubèbe, de poivre long, de gingembre et de piment. Les tonneaux employés à cette macération acquièrent bientôt une fétidité extrême.

Les eaux de lavage devront toujours être conduites à l'égout par des canaux souterrains et étanches. Vu les réactions fâcheuses que les liquides acides peuvent provoquer dans les égouts, on devrait exiger la neutralisation préalable.

Les ateliers doivent être bitumés avec pente d'écoulement convenable et surtout bien ventilés.

FABRICATION DE LA GÉLATINE ET DES COLLES GÉLATINEUSES

Sommaire technique. — Il y a lieu de distinguer la *colle de poisson* ou *ichtyocolle*, la *colle de Flandre* et la *colle forte*.

La véritable colle de poisson est constituée par la membrane interne de la vessie natatoire de certaines espèces d'esturgeons qui se trouvent surtout dans les fleuves se rendant à la mer Noire et à la mer Caspienne. On fait d'abord macérer la vessie dans l'eau froide pour enlever la membrane externe. L'interne est pliée ou roulée et soumise encore humide au blanchiment par l'acide sulfureux. On fait ensuite sécher.

La colle de Flandre est une gélatine qu'on obtient par la coction dans l'eau de rognures de peau de toutes provenances, soit à l'état de nature, soit à l'état de cuir. On les soumet d'abord à un long bain d'eau froide destiné à les hydrater et à les débarrasser de la chaux dont elles ont été saupoudrées pour être conservées en magasin. Ensuite on leur fait subir trois décoctions de quatre heures dans l'appareil (fig. 134).

La liqueur concentrée retirée de la chaudière est clarifiée par l'addition d'un peu d'alun en poudre, puis coulée dans des moules en bois placés dans un endroit frais.

Après 18 heures la gélatine est suffisamment prise et solide; on la détache du moule au moyen d'un couteau flexible et mouillé. On découpe les morceaux, suivant leur épaisseur, en feuilles minces à l'aide d'un fil de laiton, sur une table.

La *colle forte* se prépare avec des déchets d'animaux plus grossiers, des peaux détériorées, des tendons, des pieds de bœufs, des oreilles de moutons, de veaux et de chevaux, des débris de tannerie et de bourrelerie, enfin avec des os

La colle forte des débris non osseux se prépare de la même façon que la colle de Flandre et avec les mêmes appareils.

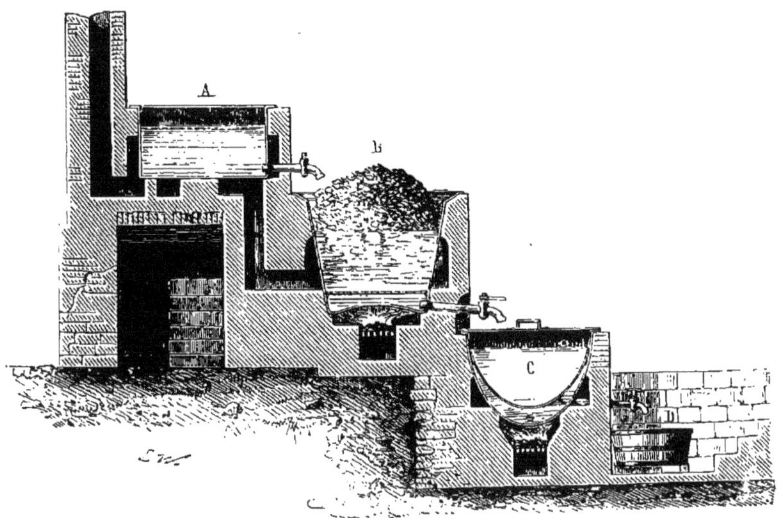

Fig. 134. — Appareil pour la fabrication de la colle de Flandre.

A, réservoir à eau; B, chaudière où on fait cuire les matières avec de l'eau, munie d'un double fond en cuivre percé de trous, afin d'empêcher que les matières volumineuses ne s'attachent au premier fond; C, chaudière de concentration; D, eau servant à transporter le liquide dans les moules.

Avec les os, le mode de préparation est différent, et on peut suivre trois procédés :

Le *procédé primitif d'Arcet* dans lequel les os sont traités par l'acide chlorhydrique étendu. Il en résulte ce qu'on appelle de l'osséine. On les lave ensuite à grande eau pour les débarrasser de l'acide, et après ce lavage ils sont soumis à la coction dans des chaudières. La colle qu'on obtient ainsi retient du phosphore acide de chaux et du chlorure de calcium qui la rendent très hygroscopique. On peut atténuer cet inconvénient à l'aide d'un lait de chaux qui donne naissance à un sous-phosphate de chaux insoluble.

Pour obtenir de l'osséine réellement alimentaire, on la fait cuire pendant une heure dans de l'eau salée aromatisée avec du poivre, du thym, du laurier, de la muscade ;

Le *procédé de Papin,* qui est plus ancien que le précédent, et qui est suivi encore dans beaucoup de fabriques du midi. Les os, préalablement concassés, sont soumis à l'action de l'eau portée de 121° à 135°, sous la pression de 3 atmosphères, pendant trois heures. L'opération se fait dans un autoclave ;

Le *nouveau procédé de Darcet,* qui a pour but de préparer de la gélatine alimentaire n'ayant point l'odeur ammoniacale de celle obtenue par le procédé précédent. Attribuant cette odeur à la chaleur trop élevée de l'eau, Darcet a imaginé de placer les os dans des paniers à mailles grillées, et d'introduire ces paniers dans des cylindres en fonte mis en communication avec un générateur de vapeur qui arrive avec une température de 106° seulement. La vapeur pénètre dans l'intimité des os, s'y condense, en expulse la graisse et transforme le tissu colloïde des os en gélatine. Il reste un résidu très propre à fournir un excellent noir animal.

On vend depuis quelques années une *colle liquide* qui s'obtient en traitant la colle forte ordinaire soit par du vinaigre, soit par de l'acide azotique, soit par un mélange d'acide chlorhydrique et du sulfate de zinc.

Hygiénologie. — Il règne en général dans les fabriques de gélatine une humidité constante et considérable. Il s'échappe des appareils, si bien disposés qu'ils soient, d'abondantes buées odorantes et irritantes. Même en dehors du travail, ces appareils et les murs exhalent une odeur insupportable. A cela se joignent les émanations putrides des matières animales. Malgré ces mauvaises conditions, la pathologie des ouvriers ne se trouve pas trop chargée. La phtisie y est très rare. Il n'y a pas plus d'affections de poitrine que dans les milieux non industriels. Il y a toutefois une exception à faire pour les ouvriers qui manient l'acide sulfureux pour le blanchiment de la colle de poisson, pour ceux qui manipulent les acides chlorhydrique, sulfurique et azotique, soit pour la fabrication de l'osséine, soit pour celle de la colle liquide. Dans toutes ces circonstances, il se produit souvent de vives irritations des bronches. Avec l'acide azotique, les vapeurs nitreuses qui se dégagent au moment de la réaction peuvent même amener des crachements de sang. Souvent il se produit aussi, sous l'influence de ces acides, des troubles digestifs, une altération des dents, des gingivites chroniques et des angines. Comme action locale, on observe des dermites papillaires de la paume de la main, des éruptions vésiculeuses, des troubles de la sensibilité des avant-bras et des mains.

Il y aura lieu de se montrer très sévère pour la propreté intérieure. Avec un bon dallage et de grands soins de nettoyage, on diminuera les émanations des murs et du sol. Les murs devraient être silicatés. Il ne suffit pas d'établir des hottes au-dessus des chaudières. Il faut que celles-ci conduisent les buées sous un foyer spécial. Les magasins, les ateliers, devraient être tous surmontés de cheminées d'appel conduisant aussi les émanations dans le foyer spécial. Les manipulations des acides devraient se faire dans des hottes vitrées avec tuyaux d'échappement. Il devrait aussi être défendu de fabriquer des engrais sur place, qui restent en dépôt souvent longtemps. Mieux vaudrait que les résidus solides fussent transportés au fur et à mesure dans les fabriques spéciales. Pour les eaux résiduaires, il faut, comme toujours, des canaux étanches et souterrains.

FABRIQUES D'ALBUMEN.

Sommaire technique. — L'albumine solide du commerce est extraite du sang. La première opération, qui s'effectue dans l'abattoir lui-même, consiste dans la *coagulation* et l'*égouttage*. Le sang est versé dans des tonneaux; la coagulation spontanée sépare le sérum. Le caillot retiré du tonneau abandonne par égouttage celui qu'il a d'abord retenu dans ses mailles. Tout le sérum ainsi recueilli est envoyé à la fabrique proprement dite. Là on procède à la *dessiccation,* qu'on obtient en étendant le sérum en couches minces sur des plateaux qu'on place dans une étuve à 45°. Par le fait de l'évaporation de l'eau, il reste une lame d'albumine solide, qui est beaucoup moins putrescible que le sérum lui-même et qu'on peut redissoudre dans de l'eau au moment de l'emploi, soit pour la clarification des vins, des liqueurs et des sirops, soit pour l'apprêt et l'impression des étoffes, soit pour fixer certaines couleurs, soit pour la confection de préparations alimentaires.

Hygiénologie. — Le danger capital étant ici la putréfaction, il importe de la prévenir, non seulement par une aération froide, par une excessive propreté, par l'enlèvement immédiat des déchets, mais encore rendre la dessiccation aussi rapide que possible et l'assainir en mélangeant le sérum avec du noir animal bien sec.

MÉGISSERIE.

Par une anomalie peu justifiable, le décret du 31 décembre 1866 a inscrit à la troisième classe cette industrie que celui du 15 octobre 1810 avait placée avec plus de raison dans la deuxième, à côté de la tannerie et de la chamoiserie.

Sommaire technique. — La *mégisserie* est une industrie qui ne fabrique que les peaux destinées à la ganterie, avec des peaux de mouton, de chevreau et d'agneau. La nécessité de respecter la laine pour les fabriques de drap et la destination de ce genre de cuir réclament des procédés particuliers qui placent les ouvriers dans des conditions hygiéniques un peu différentes de celles des tanneurs. On commence par l'*enchaussenage,* qui a pour but de permettre d'enlever la laine facilement, tout en la respectant, et qui consiste à soumettre les peaux à un mélange de chaux et de sulfure d'arsenic, à les empiler pendant quinze jours, puis à les laver. Ce lavage s'effectue dans un cours d'eau, et on a la mauvaise habitude de placer l'ouvrier dans un tonneau dont le bord supérieur déborde à peine la rivière, afin qu'il puisse tremper les peaux sans se baisser. Après le lavage vient le *battage* avec des bâtons, pour faciliter encore l'*épilage* qui s'effectue sur un chevalet par un nouveau battage. Après le dépouillement, on laisse les peaux pendant un mois dans des cuves de lait de chaux. A leur sortie, on pratique, à l'aide d'un couteau concave, l'*écharnage* pour enlever tout ce qui n'est pas le tissu cutané lui-même; puis, à l'aide de pilons, le *foulage* qui fait ressortir l'eau de chaux d'imbibition. On passe au *confit*, c'est-à-dire dans un bain de son qu'on laisse fermenter, afin d'enlever la graisse; puis à l'*étouffe*, c'est-à-dire dans une dissolution chaude d'alun et de sel marin; vient ensuite l'*habillage* qui consiste à fouler les peaux avec les pieds dans une pâte formée d'alun, de farine et de jaune d'œuf. Enfin, après dessiccation, les peaux sont soumises au *meulage* qui, par le frottement rapide d'une meule en rotation, détache les poussières et le duvet des peaux, les nivelle et les polit; et à l'*étirage* ou *palissonnage*, qui étend la peau en la tirant sur un palisson.

Hygiénologie. — Le classement accordé aux mégisseries se comprend peu. La deuxième classe constituerait même une marque d'indulgence, car le lavage s'effectue ou dans des cuves, ou dans un ruisseau. Dans le premier cas l'odeur et les effets putrides de cette eau de macération sont plus à redouter que ceux des cuves de tannage, qui sont en grande partie atténués par le tannin. Dans le second, l'infection du cours d'eau est aussi fâcheuse qu'avec le rouissage qu'on a placé dans la première classe. Les mégisseries compromettent encore la salubrité publique par le séjour des peaux qui n'ont pas encore été mises en travail, par la présence d'amas de rognures, par l'écoulement continuel de grandes masses d'eau fortement chargées de matières organiques et enfin par les buées des cuves à l'eau de son chaude. Contre tous ces inconvénients on se contente généralement de prescrire l'immersion des peaux dans de l'eau de chaux, dès leur arrivé à l'usine, de porter tous les deux jours les rognures aux fabricants de colle et d'engrais, de bitumer les ateliers avec pentes convenables, d'écouler les eaux par des canaux souterrains bien étanches, de les faire même filtrer auparavant à travers une couche de tannée et en tous cas de retenir par une grille les rognures égarées. Il me semble qu'on pourrait bien exiger en outre l'emploi de tonneaux purgeurs ou laveurs, avec écoulement des eaux de lavage vers les champs où elles pourraient être utilisées en irrigations, avec toutes les eaux résiduaires. Non seulement on éviterait ainsi la pollution des cours d'eau, mais on dispenserait encore les ouvriers d'un travail pénible et malsain. On doit songer qu'à l'infection putride vient se joindre une action toxique grave ; car, pour faciliter l'épilage, on ajoute du sulfure d'arsenic à la chaux. C'est à ces substances chimiques qu'on doit attribuer les ecchymoses, les pigeons, les abcès et les ulcérations des doigts, beaucoup plus fréquentes chez les mégissiers que chez les tanneurs. Par l'emploi des tonneaux on diminuerait pour eux les chances du contact.

Il est trois autres espèces de danger auxquelles sont exposés les ouvriers en mégisserie. Aujourd'hui le meulage s'effectue à l'aide de tables en fonte, mues par la vapeur, faisant 600 tours à la minute, et sur lesquelles sont collées des feuilles de papier émeri. Ce sont des femmes qui sont chargées d'appliquer sur ces meules les peaux, et elles se trouvent continuellement plongées dans un épais nuage de poussières animales et minérales. On devrait exiger ici un système de ventilation partielle (1).

Pendant le palissonnage, il arrive parfois qu'une peau, accidentellement entaillée par le boucher, cède brusquement à l'effort de tension; et l'ouvrier vient se frapper le ventre

(1) Duchesne, *Revue d'hygiène* 1883, p. 397.

sur le palisson. Il en résulte une plaie de l'abdomen ; c'est ce qu'il appelle se *crever la toile*. On doit imposer l'usage d'un plastron de cuir épais sur le ventre.

Enfin, d'après Bompaire (1) c'est la profession de mégissier qui expose le plus à la pustule maligne. Cela tient sans doute à ce que le charbon frappe surtout l'espèce ovine et à ce que la chaux ne tue même pas le contage. Il faudrait plus de sévérité dans la police vétérinaire et exiger la crémation de tous les animaux reconnus malades.

FABRIQUES DE CARTON.

Sommaire technique. — La première opération consiste dans le *triage* des bouts de papier et de vieux cartons que les marchands de chiffons livrent mélangés à toutes sortes de débris. Les ouvrières sont placées devant un cadre à fond grillagé et secouent chaque morceau au-dessus, de façon à faire tomber à travers le grillage tous les détritus étrangers. Vient ensuite le *trempage* pour lequel on fait macérer les matières pendant 48 heures, dans des cuves d'eau ; puis la *mise en pulpe* qui s'effectue dans d'autres cuves munies d'agitateurs ; enfin la *confection* qui s'opère de deux manières : 1° à *la forme*, c'est-à-dire que la pulpe est coulée dans des formes de grandes dimensions, puis égouttée et pressée avec une planche sur laquelle l'ouvrier appuie énergiquement avec un levier ; 2° à la *machine*, c'est-à-dire que la pâte est étalée et serrée par des rouleaux. Dans l'un et l'autre cas, les feuilles sont ensuite portées à l'étendoir pour la dessiccation.

On se sert beaucoup aujourd'hui, pour former des appliques d'ornementation, de *carton-pierre*. On le forme avec de la pâte à papier additionnée de craie et d'argile, détrempée avec une solution de gélatine. On coule le mélange dans des moules de bronze huilés.

Enfin, on emploie beaucoup, depuis une vingtaine d'an-

(1) *Montpellier médical*, 1876 ; novembre, p. 400.

nées, des toits de papier. On emploie de préférence du papier de laine : on le trempe, feuille à feuille, dans un mélange bouillant de poix et de bitume minéral fondus ensemble. On fait sécher, puis on trempe une deuxière fois.

Hygiénologie. — La fatigue musculaire est considérable, surtout dans le travail à la forme. Non seulement la pression exige des efforts considérables, mais les ouvriers ont à porter continuellement des formes qui pèsent jusqu'à 60 kilogrammes. Ils se meuvent dans un milieu toujours humide. Enfin la pâte dégage ordinairement des miasmes variés.

Les mêmes inconvénients se présentent pour les ouvriers en carton-pierre. Mais la fabrication du carton de toiture devient très désagréable pour le voisinage à cause des vapeurs de goudron. Aussi Büchner (1) demande-t-il un éloignement constant d'au moins 100 mètres.

SCIERIES MÉCANIQUES.

Sommaire technique. — Les scieries mécaniques sont mises en mouvement soit par les machines à vapeur, soit par des chutes d'eau, soit même par le vent. Elles sont de deux espèces.

1° Les *scieries à mouvements alternatifs* qui se composent simplement d'une roue hydraulique faisant mouvoir un arbre coudé, lequel élève et abaisse alternativement le châssis d'une grande scie rectiligne. C'est un mouvement de va-et-vient vertical identique à celui qu'exécutent les scieurs de long. Quant à la pièce de bois, un charriot la fait avancer dans les conditions voulues ; 2° les *scieries à mouvement continu* dans lesquelles les scies sont *circulaires* et qui tendent de plus en plus à remplacer les précédentes. Ici c'est presque toujours la vapeur qui sert de moteur.

Hygiénologie. — Les scieries mécaniques compromettent la sécurité par le danger d'incendie, par le bruit et la fumée des machines à vapeur. Sous le premier rapport il

(1) Henke's, *Ztschr. et Caustatts Jahrest* 1863, t. VII, p. 31.

convient que l'établissement soit entièrement clos de mur; que les parois en bois s'élevant au-dessus de ce mur soient revêtues extérieurement de plâtre; que les chaudières soient entièrement séparées de l'atelier et du dépôt des bois, et disposées dans un bâtiment en maçonnerie; que la cheminée soit munie à sa partie supérieure d'un grillage à mailles serrées pour arrêter les étincelles projetées, ainsi que d'échelles permettant de les ramoner facilement; qu'il soit interdit de fumer; que les becs ou lampes d'éclairage soient sous verre et à l'abri de tout choc, et même qu'on ait recours à l'éclairage électrique; que les piles de bois et les amas de déchets soient placés à 2 mètres au moins de tout mur mitoyen; que les copeaux et la sciure soient balayés soigneusement tous les soirs et emmagasinés dans un espace clos et en matériaux incombustibles; qu'il y ait des réservoirs d'eau et un jeu de tuyaux flexibles d'un grand développement.

Au point de vue du bruit et de l'ébranlement, il convient d'isoler des murs mitoyens les transmissions de mouvement, les machines, outils, et, d'autre part, de maintenir les bâtiments fermés en laissant seulement dans le haut des châssis mobiles pour la ventilation; de ne pas commencer le travail avant 4 heures en été, et avant 5 heures en hiver (1), et de le cesser à 9 heures du soir au plus tard, dans les établissements voisins des habitations.

Dans les grands établissements, on devrait, au point de vue des ouvriers, prescrire les dispositions adoptées dans les ateliers de construction de la marine, à Brest. Elles consistent : 1° à donner aux ateliers des proportions considérables; 2° à placer toutes les cordes de transmission sous le plancher, afin de laisser plus d'espace libre et de diminuer les accidents ordinaires dus à ces engins mécaniques; 3° à disposer verticalement les scies droites, se mouvant à travers le plancher à la fois dans le sous-sol et dans l'atelier, les poussières tombant d'elles-mêmes au fur et à mesure dans

(1) Rapport du conseil d'hygiène à M. le préfet de police, avril 1883.

des vagons circulant sous le sol et servant à les transporter immédiatement dans un lieu de dépôt, les pièces à scier étant, enfin, présentées méthodiquement, à l'aide de chariots; 4° d'enfermer les scies circulaires qui, par la force centrifuge, tendent à répandre beaucoup de poussières, dans des boîtes n'offrant que l'ouverture nécessaire au passage de la pièce à scier, celle-ci étant en outre munie à l'autre extrémité d'une autre boîte lui servant d'enveloppe; 5° d'éclairer le trait, autrement dit de chasser la poussière qui couvre la ligne de repaire avec un chalumeau et non avec la bouche.

FABRIQUES D'ACIER OU ACIÉRIES.

Sommaire technique. — L'acier, qui a pour propriété d'être à la fois plus dur et plus cassant que le fer, est chimiquement constitué par du fer combiné avec un demi à deux pour cent de carbone. Ce carbure particulier peut être obtenu soit en enlevant du carbone à la fonte ordinaire, soit en carburant du fer. Dans le premier cas l'acier est dit *acier de forge*, dans le second *acier de cémentation*.

Pour l'*acier de forge*, on obtient la décarburation en faisant fondre des plaques de fonte avec des scories qui s'emparent de la plus grande partie de son carbone. La *fusion* est suivie de l'*étirage* qui s'opère avec des marteaux, et enfin de la *trempe* qui consiste à porter le métal au rouge et à le refroidir brusquement en le plongeant dans l'eau froide.

Pour l'*acier de cémentation*, on se sert de caisses en briques réfractaires, rangées dans un espace voûté avec ouvertures de dégagement et sous lesquelles circulent les flammes d'un foyer puissant. Dans ces caisses on dispose des couches alternatives de barres de fer et d'un cément formé de charbon de bois dur pulvérisé, d'un dixième de cendres de bois et d'un peu de chlorure de sodium. On chauffe pendant huit jours; on laisse refroidir et on défourne. L'acier cémenté ainsi obtenu peut être affiné ensuite par une fusion dans un creuset. On termine comme précédemment par l'étirage et la trempe. Mais suivant les destinations et la nature de l'acier obtenu, on se sert, comme bain de trempe, tantôt d'eau, tantôt d'huile de colza. La trempe à l'eau donne plus de dureté, celle à l'huile plus de souplesse.

La consommation excessive d'acier qui se fait aujourd'hui dans les constructions maritimes a fait chercher des procédés de fabrication permettant de produire de grandes masses et à bon marché. Deux procédés, celui de M. Bessemer et celui de M. Martin, sont actuellement adoptés, et on ne fait plus guère d'acier de cémentation qu'en Angleterre pour la fabrication des rasoirs. Nous ne décrirons que le procédé Bessemer, qui est le plus répandu.

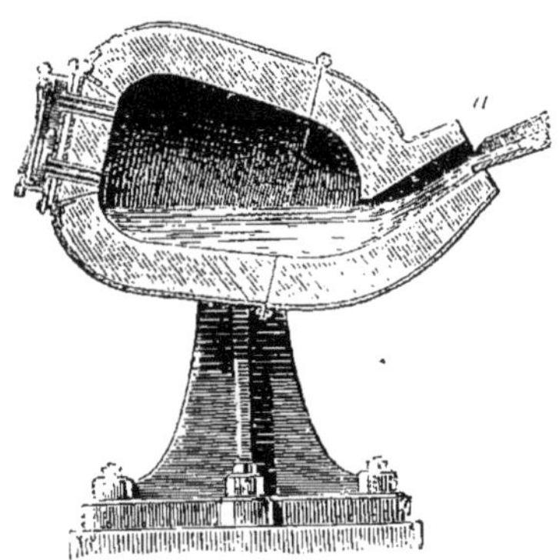

Fig. 135.

a est l'ouverture par laquelle on introduit la fonte en fusion. Près du fond du cubilot *p* sont fixées sept tuyères *c* en terre réfractaire percées chacune de sept petites ouvertures par lesquelles le vent est lancé par une machine soufflante. L'air ressort par l'ouverture *a*.

On fait arriver de la fonte en fusion dans l'appareil. On peut même éviter une fusion préalable spéciale, en y amenant directement la coulée du haut fourneau quand celui-ci est très proche. L'appareil consiste en une sorte de cubilot mobile autour d'un axe horizontal : il est formé de plaques de tôles boulonnées et garni intérieurement de terre réfractaire. Malgré son poids énorme, un mécanisme permet de l'incliner et même de le renverser avec la plus grande facilité.

Ici donc la décarburation de la fonte se fait par une oxygénation active, et cette combustion du carbone entretient la fusion sans qu'il soit besoin d'un combustible.

Hygiénologie. — Jordan (1) a fait une étude particulière des ouvriers des aciéries. Pour eux l'étiologie relève des brusques alternatives de température, de la fumée, des vapeurs, des poussières, des attitudes forcées, des diverses circonstances qui favorisent les lésions traumatiques. Ils sont sujets à toutes les maladies à *frigore*. Ils ont particulièrement de la dyspnée, des bronchites catarrhales, des pneumonies, de l'emphysème. Jordan accuse particulièrement l'air brûlant qu'ils inspirent. Ils ont fréquemment des engorgements de la veine porte, des conjonctivites, des rétinites.

Aujourd'hui l'industrie se prononce pour le système Bessemer. L'hygiène doit aussi se prononcer dans le même sens, mais à deux conditions : c'est que l'aciérie sera toujours annexée à un haut fourneau et qu'on évitera ainsi aux ouvriers le transport et le travail de fusions intermédiaires ; c'est, en outre, que le cubilot sera placé sous une hotte pour recevoir le dégagement d'oxyde de carbone et d'acide carbonique qu'entraîne le courant d'air. Il reste le travail pénible de la trempe pour lequel, j'espère, les ingénieurs arriveront facilement à diminuer la main-d'œuvre.

SALPÊTRE.

Sommaire technique. — Pour se procurer du salpêtre on met à profit la tendance naturelle qu'a, dans certaines conditions, l'azote de l'air de se transformer en acide nitrique pour se combiner avec la potasse du sol et des murs et donner naissance à du salpêtre. C'est là un phénomène qu'on appelle *nitrification directe par l'azote de l'air*. C'est ainsi qu'on recueille le salpêtre qui blanchit les murs des endroits humides et malpropres, celui qui se produit abondamment dans certaines excavations rocheuses

(1) *Casper's Vierteljahreschsft* 1863. t. XXIII. p. 136-172.

des bords de la Seine, sur le sol des étables en Suisse, etc. Mais là où cette nitrification naturelle n'est pas suffisante pour être utilisée, on la provoque dans ce qu'on appelle des *nitrières artificielles*. On élève en plein air des pyramides de terre mélangée à toutes sortes de détritus organiques qu'on arrose fréquemment avec de l'urine.

Depuis 1832 on produit, en France particulièrement, le salpêtre par une réaction simple. On traite l'*azotate de soude*, dont il existe de forts gisements dans le Chili et que le commerce reçoit à bas prix, par du chlorure de potassium, d'où résulte une double décomposition. On fait évaporer dans des bassins rectangulaires.

Le chlorure de sodium se dépose le premier et on l'enlève avec une écumoire.

Quelle que soit son origine, la matière salpêtrée a besoin d'être tout d'abord soumise à un *lessivage* ayant pour but de la débarrasser de ses parties terreuses. L'eau dissout le salpêtre; mais comme cette dissolution se trouve renfermer en outre de l'azotate de potasse et des azotates d'autres bases, on y verse de la potasse qui prend la place de celles-ci. On évapore, et la masse qui cristallise constitue le *salpêtre brut* qu'il faut encore épurer par le *raffinage*.

Le salpêtre brut est dissous dans de l'eau échauffée dans de vastes chaudières en cuivre. On clarifie la dissolution en y versant de la colle de gélatine. On enlève l'écume, puis on transporte avec des poches la dissolution clarifiée dans des cristallisoirs. Les cristaux sont lavés par arrosage, puis séchés.

Hygiénologie. — Le tableau de 1866 garde complètement le silence sur le salpêtre, et il faut remonter au décret du 14 janvier 1815 pour trouver un classement à sa fabrication; ce décret la place dans la troisième classe.

Il est impossible de manier du salpêtre sans en absorber un peu par les voies pulmonaires et même par les voies digestives. Or, l'observation et l'expérimentation montrent que cette substance, après avoir déterminé une courte période de stimulation, agit d'une manière plus marquée, comme les hyposthéniants; qu'elle fait baisser la température animale; qu'à la dose de 60 grammes elle produit de l'angoisse, des frissons, de la faiblesse générale, des nausées, des vomissements, de vive douleurs de l'appareil digestif, de l'irrégularité du cœur, du refroidissement des extrémités et même la mort.

D'autre part, la récolte du salpêtre dans les lieux humides et couverts de moisissures peut produire des vertiges, de la céphalalgie, des nausées, des vomissements, comme cela a été vu dans certains bâtiments dont les poutres étaient envahies par le *Merullius lacrymans*. La nitrification artificielle à l'aide de tas de débris organiques qu'on arrose à chaque instant, crée de véritables fumiers à émanations malsaines. Le raffinage, de son côté, n'est pas sans quelques dangers, en dehors même de l'action spéciale du salpêtre. Le travail des chaudières est excessivement pénible. Les ouvriers sont obligés de brasser avec énergie au milieu des buées intenses qui se dégagent. Le transport de la solution dans les cristallisoirs est fatigant et expose à l'humidité, à des maculations et accidentellement à des brûlures. L'arrosage des cristaux avec des arrosoirs est pénible et mouille les ouvriers. Le séchage peut nécessiter le séjour des hommes dans une atmosphère sursaturée de vapeur et de particules salines. L'outillage adopté dans la raffinerie de Lille fait disparaître une partie de ces inconvénients et pourrait être facilement perfectionné.

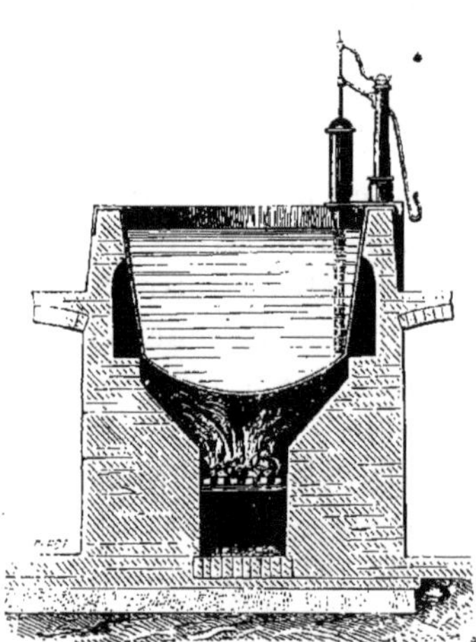

Fig. 136.

La dissolution à chaud du salpêtre brut se fait dans une chaudière représentée par la figure 136.

Une pompe *a* permet de faire passer la solution dans les

cristallisoirs sans transport à main d'homme. Malheureusement le brassage est encore fait par les ouvriers. Il serait facile de le rendre mécanique.

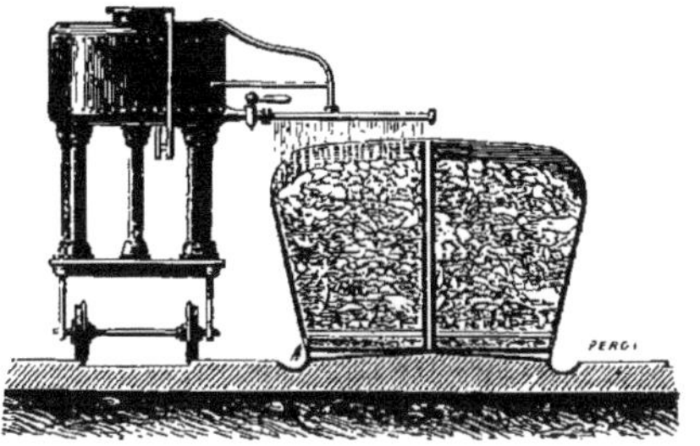

Fig. 137.

L'arrosage des cristaux, au lieu d'être exécuté par des arrosoirs, se fait sans intervention des ouvriers, grâce à l'appareil représenté par la figure 137.

Le séchage se fait rapidement et avec diminution de la main-d'œuvre à l'aide du séchoir représenté par la figure 138.

Le salpêtre est d'abord amené par des vagonnets. Le

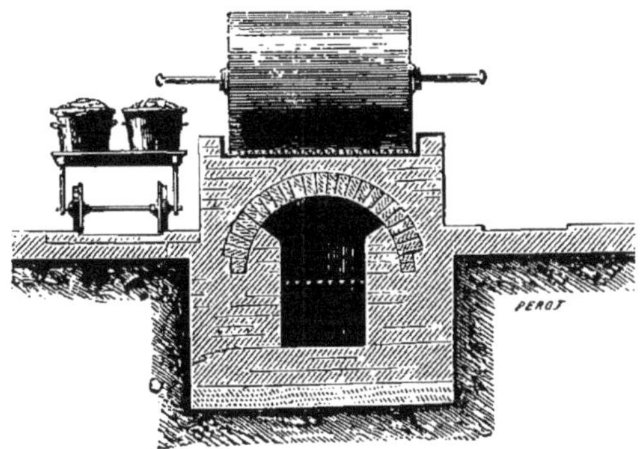

Fig. 138.

salpêtre sèche sur une sole en cuivre chauffée par un foyer. Un cylindre en bois l'écrase mécaniquement sur la sole même. Comme main-d'œuvre, il ne reste plus qu'à casser les gros cristaux avec un maillet et à ratisser de temps en temps la couche de salpêtre en voie de dessiccation.

Dans les raffineries on cherche à tirer un certain parti des eaux mères. Celles-ci renferment du sel marin, du salpêtre et du carbonate de soude. On neutralise d'abord avec l'acide chlorhydrique, de là un maniement qui n'est pas sans inconvénient. Le liquide neutralisé est évaporé dans une grande chaudière.

Un mécanisme de poulies permet de la retirer de temps en temps pour extraire le chlorure de sodium qui cristallise le premier. La dissolution débarrassée du chlorure de sodium est mise dans des cristallisoirs et donne un regain de salpêtre. Tout ce que nous devons voir dans ce procédé d'utilisation, c'est qu'on évite aux cours d'eau des résidus qui pourraient les contaminer.

Il est à noter que les besoins industriels récents tendent à substituer l'azotate de soude à l'azotate de potasse.

CHAPITRE IV

INDUSTRIES A CLASSEMENT VARIABLE OU MIXTE.

Tableau général.

	Classes.
Fabrication de l'acide arsénique au moyen de l'acide arsénieux et de l'acide azotique :	
1° Quand les produits nitreux ne sont pas absorbés	1re
2° Quand ils sont absorbés	2e
Production de l'acide chlorhydrique :	
1° Quand l'acide n'est pas condensé	1re
2° Quand il est condensé	2e
Fabrication de l'acide oxalique :	
1° Par l'acide nitrique	1re
a) Sans destruction des gaz nuisibles	1re
b) Avec destruction des gaz nuisibles	3e
2° Par la sciure de bois et la potasse	2e
Fabrication de l'acide pyroligneux :	
1° Sans destruction des produits gazeux	2e
2° Avec destruction des produits gazeux	3e
Fabrication de l'acide stéarique :	
1° Par distillation	1re
2° Par saponification	2e
Agglomérés ou briquettes de houille :	
1° Au brai gras	2e
2° Au brai sec	3e
Amidonneries :	
1° Par fermentation	1re
2° Par séparation du gluten et sans fermentation	2e
Appareils de réfrigération :	
1° A ammoniaque	3e
2° A éther ou autres liquides volatils et combustibles	3e

Classes.

Fabrication de l'arséniate de potasse :

1° Quand les vapeurs ne sont pas absorbées............. 1re

2° Quand les vapeurs sont absorbées.................... 2e

Bâches imperméables :

1° Avec cuisson des huiles.............................. 1re

2° Sans cuisson des huiles.............................. 2e

Blanchiment :

1° Des fils, des toiles et de la pâte à papier au chlore..... 2e

2° Des fils et tissus de lin, de chanvre et de coton par les chlorures alcalins.................................. 3e

3° Des fils et tissus de laine et de soie par l'acide sulfurique. 2e

Carbonisation du bois :

1° A l'air libre autre part qu'en forêt.................. 2e

2° En vase clos { avec dégagement des gaz................ 2e

{ avec combustion des gaz................ 3e

Cendres gravelées :

1° Avec dégagement de la fusion au dehors.............. 1re

2° Avec combustion ou condensation des fumées......... 2e

Fours à chaux :

1° Permanents.. 2e

2° Ne travaillant pas plus d'un mois par an............. 3e

Fabrication du chlorure de chaux :

1° En grand.. 2e

2° Dans les ateliers fabriquant 300 kilogrammes par jour.. 3e

Cocons :

1° Traitement des frisons de cocons.................... 2e

2° Filature de cocons.................................. 3e

Fabrication de cyanure de potassium et bleu de Prusse :

1° Par la calcination directe des matières animales avec la potasse... 1re

2° Par l'emploi de matières préalablement carbonisées en vases clos.. 2e

Extraction d'eaux grasses :

1° En vases ouverts.................................... 1re

2° En vases clos....................................... 2e

Échaudoirs :

1° Pour la préparation industrielle des débris d'animaux.. 1re

2° Pour la préparation des parties d'animaux propres à l'alimentation... 3e

Dépôts d'engrais :

1° Non préparés ou en magasin non couvert............. 1re

2° Desséchés ou désinfectés et en magasin couvert quand la quantité excède 25,000 kilogrammes................. 2e

	Classes.
3° Les mêmes quand la quantité n'excède pas 25,000 kilog.	3e
Fabrication du gaz d'éclairage :	
1° Pour l'usage public	2e
2° Pour l'usage particulier	3e
Dépôts de guano :	
1° Quand l'approvisionnement excède 25,000 kilogrammes.	1re
2° Pour la vente au détail	2e
Dépôts de pétrole.	
a) Substance très inflammable.	
1. Si la quantité est de 1 050 litres ou plus	1re
2. Si la quantité supérieure à 150 litres n'atteint pas 1 050 litres	2e
b). Substances moins inflammables.	
1. Si la quantité emmagasinée est de 10,500 litres ou plus	1re
2. Si la quantité supérieure à 1,050 litres n'atteint pas 10,500 litres	2e
Huiles de pied de bœuf :	
1° Avec emploi des matières en putréfaction	1re
2° Quand les matières employées ne sont pas putréfiées	2e
Mélange à chaud ou cuisson des huiles :	
1° En vases ouverts	1re
2° En vases clos	2e
Fabrication du nitrate de fer :	
1° Lorsque les vapeurs nuisibles ne sont pas absorbées ou décomposées	1re
2° Dans le cas contraire	2e
Distillation des os ou fabrication du noir d'ivoire ou noir d'animal :	
1° Lorsqu'on n'y brûle pas le gaz	1re
2° Lorsque les gaz sont brûlés	2e
Fabrication de l'orseille :	
1° En vases ouverts	1re
2° En vases clos et employant de l'ammoniaque à l'exclusion de l'urine	2e
Torréfaction des os pour engrais :	
1° Lorsque les gaz ne sont pas brûlés	1re
2° Lorsque les gaz sont brûlés	2e
Fabrication des pipes à fumer :	
1° Avec fours non fumivores	2e
2° Avec fours fumivores	3e
Fours à plâtre :	
1° Permanents	2e
2° Ne travaillant pas plus d'un mois	3e

Classes.

Soies de porc :
- 1° Préparation par fermentation........................ 1re
- 2° Préparation sans fermentation........................ 2e

Fonderie de suif en branches :
- 1° A feu nu.. 1re
- 2° Au bain-marie ou à la vapeur........................ 2e

Fabrication du sulfate de mercure :
- 1° Quand les vapeurs ne sont pas absorbées.............. 1re
- 2° Quand les vapeurs sont absorbées.................... 2e

Fabrication du sulfate de soude :
- 1° Par la décomposition du sel marin, par l'acide sulfurique, sans condensation de l'acide chlorhydrique........... 1re
- 2° Avec condensation complète de l'acide chlorhydrique... 2e

Fabrication de toiles grasses pour emballage, tissus, cordes goudronnées, papiers goudronnés, cartons et tuyaux bitumés :
- 1° Travail à chaud................................... 2e
- 2° Travail à froid.................................... 3e

Carbonisation de la tourbe :
- 1° A vases ouverts.................................... 1re
- 2° A vases clos....................................... 2e

Verreries, cristalleries et manufactures de glaces :
- 1° Avec fours non fumivores............................ 2e
- 2° Avec fours fumivores................................ 3e

Fours à ciment :
- 1° Permanents... 2e
- 2° Ne travaillant pas plus d'un mois par an............. 3e

Dépôts d'allumettes chimiques:
- 1° En quantité au-dessus de 25 m. c.................... 2e
- 2° De 5 à 25 m. c..................................... 3e

Chaudronnerie et serrurerie :
- 1° Ayant de 4 à 10 étaux ou enclumes ou de 8 à 20 ouvriers. 3e
- 2° Ayant plus de 10 étaux ou enclumes ou plus de 20 ouvriers. 2e

Traitement des chiffons par la vapeur de l'acide chlorhydrique :
- 1° Quand l'acide n'est pas condensé.................... 1re
- 2° Quand l'acide est condensé.......................... 3e

Incinération des lies de vin :
- 1° Avec dégagement de la fumée au dehors............... 1re
- 2° Avec combustion ou condensation des fumées......... 2e

Fabrique de miroirs métalliques et autres ateliers employant des moutons :
- 1° Où on emploie des marteaux ne pesant pas plus de 25 kilogrammes et n'ayant que 1 mètre au plus de longueur de chute.. 3e

	Classes.
2° Où on emploie des marteaux ne pesant pas plus de 25 kilogrammes et ayant plus de 1 mètre de longueur de chute.	2e
3° Où on emploie des marteaux d'un poids supérieur à 25 kilogrammes quelle que soit la longueur de chute....	2e
Fabrication des sels d'ammoniaque et sulfate d'ammoniaque par l'emploi des matières animales :	
1° Comme établissement principal....	1re
2° Comme annexe d'un dépôt d'engrais..................	2e
Fabrication des sinapismes à l'aide des hydrocarbures :	
1° Sans distillation....................................	2e
2° Avec distillation................................	1re
Celluloïde et produits nitrés analogues :	
1° Fabrication du celluloïde.............	1re
2° Atelier de façonnage du celluloïde..................	2e
Chapellerie :	
1° Avec application de vernis..........	2e
2° Sans vernis...	3e

A. — Industries à classement mixte avec interdiction du travail des enfants.

EXTRACTION DE L'ARSENIC ET FABRICATION DES COMBINAISONS ARSENICALES

Sommaire technique. — 1° *Extraction de l'arsenic.* — L'arsenic ou acide arsénieux s'obtient comme produit secondaire dans le traitement des mines de cobalt et d'étain de la Saxe et de la Bohême, dans lesquelles l'arsenic se trouve à l'état d'arséniure, mais en Silésie on le retire comme produit principal d'un minerai formé de sulfure et d'arséniure de fer. Les pyrites arsenicales extraites de leur gisement et transportées à l'usine sont grillées dans des fours à réverbère. Il s'en dégage de l'acide arsénieux qui s'engage avec les flammes du foyer dans une longue galerie de 60 mètres de long, 2 mètres de haut et 2 mètres de large. Cette galerie aboutit à une cheminée haute de 55 mètres. La plus grande partie de l'acide arsénieux se condense, chemin faisant, dans la galerie, et la cheminée est considérée comme ne donnant plus issue qu'aux autres gaz et à des traces d'arsenic. Quand la galerie paraît suffisamment refroidie, après la cessation du grillage, on ouvre des portes latérales en tôle qui sont restées parfaitement lutées pendant l'opération, et c'est par ces ouvertures que les ouvriers retirent avec des pelles l'arsenic condensé, qui apparaît alors sous forme d'une farine blanche. Avant de la livrer au commerce, on lui fait subir des opérations qui ont pour but de la transformer, soit en *fleur d'arsenic*, soit en *arsenic vitreux*. La fleur d'arsenic s'obtient par une nouvelle sublimation ; l'arsenic vitreux par la fusion de la farine arsénicale.

2° *Fabrication des combinaisons arsénicales*. Un seul arséniate est employé dans l'industrie et, par conséquent, fabriqué en grand, c'est l'*arsénite de potasse*. On fait fondre dans des cylindres de fonte un mélange d'arsenic et de salpêtre. On sature ensuite l'excès d'acide par de la potasse et on obtient un arséniate neutre incristallisable. Cette dernière opération de neutralisation est souvent supprimée, lorsque le produit est destiné à l'impression de certaines indiennes.

L'*arsénite de potasse*, qui sert à la fabrication du *vert de Scheele*, se prépare en faisant une dissolution de potasse sur un excès d'acide arsénieux. On filtre ensuite la liqueur et on la fait évaporer. Il reste une masse mamelonnée très déliquescente.

Le *vert de Scheele*, qui est un *arsénite de cuivre*, s'obtient soit en traitant une solution de sulfate de cuivre par de l'arsénite de potasse, soit en dissolvant dans de l'eau une partie d'acide arsénieux et 10 parties de sulfate de cuivre, puis précipitant avec un carbonate alcalin.

Le *vert de Schweinfurt*, qui est beaucoup plus beau que le précédent, s'obtient en décomposant à chaud une solution aqueuse de 6 parties de sulfate de cuivre par une autre solution contenant 6 parties d'acide arsénieux et 1 partie de potasse du commerce. Après précipitation, on ajoute 3 parties d'acide acétique. Quelques heures après, le précipité est devenu une poudre verte formée par un mélange d'arsénite et d'acétate de cuivre.

L'*acide arsénique* se prépare en chauffant de l'acide arsénieux avec de l'acide azotique.

Hygiénologie. — *A priori,* ces industries paraissent pouvoir compromettre la salubrité publique par les vapeurs arsénicales qui s'échappent de la cheminée des usines d'extraction, par les poussières arsénicales qui peuvent se propager au delà de l'enceinte ; enfin, par les eaux résiduaires et de lavage des ateliers. La première circonstance est généralement considérée comme négligeable, parce que l'arsenic se condense, dit-on, à peu près complètement avant l'échappement par la cheminée, et parce que aucun fait d'observation n'est encore venu démontrer l'existence d'un danger. Toutefois, il ne faut pas oublier qu'accidentellement une chaudière de sublimation peut se perforer, et alors, la farine arsenicale tombant sur le feu, il se produit un tel torrent de vapeurs que celles-ci peuvent se diffuser au loin.

Quoiqu'on n'ait pas encore signalé d'accidents extérieurs imputables au transport des poussières arsenicales par le vent, il est certain qu'on ne peut pas nier leur possibilité, et que l'hygiène doit aussi veiller de ce côté. Mais le danger le plus sérieux, en même temps que le plus insidieux, est celui qui peut être créé par les eaux de lavage des ateliers, et par les eaux de pluie qui ont lessivé le sol des usines. Car, par des infiltrations souvent lointaines, elles peuvent aller contaminer des puits d'alimentation. La science a eu à enregistrer plusieurs faits de ce genre. D'autre part, des cours d'eau peuvent être assez altérés pour nuire au poisson.

Le danger intérieur, lui, est incontestable et constant. Les accidents auxquels sont exposés les ouvriers sont aussi fréquents que variés. Ils ont été décrits dans les généralités à la page 26.

Dans les usines d'extraction, les ouvriers les plus exposés à ces divers accidents sont ceux qui retirent la farine d'arsenic des galeries, la fleur d'arsenic des chambres de sublimation et ceux qui la mettent en barils.

Dans les usines où l'on prépare, avec l'arsenic brut, les diverses variétés arsenicales du commerce, les ouvriers sont exposés non seulement aux vapeurs et aux poussières d'arsenic, mais encore à des vapeurs nitreuses abondantes, et cela dans la préparation de l'acide arsénique, ainsi que dans celle de l'arséniate de soude. Aussi en dehors des accidents arsenicaux habituels, ont-ils souvent des accès de suffocation, de la toux violente, des douleurs sous-sternales, et même des hémoptysies.

Dans le cas de rupture accidentelle d'une chaudière, la matière se répandant sur le brasier, il se produit tout à coup une grande quantité de vapeurs d'arsenic qui s'engouffrent dans les poumons des ouvriers et produisent une intoxication intense et presque instantanée. Le premier phénomène, qui est immédiat, est un sentiment de chaleur âcre à la gorge. En même temps apparaissent une soif ardente qui augmente sans cesse, des vomissements répétés, des douleurs stomacales et intestinales très violentes. Les traits s'altèrent, le pouls devient très petit ; les extrémités se refroidissent et bleuissent. Il y a une grande tendance à la syncope. Puis survient une diarrhée qui peut persister quelques jours.

Dans les fabriques de produits chimiques, il se dégage parfois accidentellement de l'hydrogène arsénié. Il est extrêmement vénéneux, il agit énergiquement sur la matière colorante du sang qu'il sépare des globules et qui se dissout dans le plasma.

La législation se borne à interdire le travail des enfants dans les industries arsenicales, et à classer celles-ci parmi les industries dangereuses. Encore accorde-t-elle la deuxième classe à celles où l'on effectue l'absorption des vapeurs. Elle laisse ainsi bien des lacunes qu'il appartient aux conseils d'hygiène de combler, à propos de chaque demande en autorisation.

Dans l'intérêt de la salubrité publique, on ne devrait tolérer aucun déversement des eaux résiduaires et de lavage, ni dans les égouts, ni dans les cours d'eau, et ne pas hésiter à imposer les frais d'une évaporation et l'utilisation ultérieure de l'arsenic restant par sublimation en chambre close. Il ne faudrait pas se contenter d'exiger une grande surélévation des cheminées d'évacuation, mais s'assurer par plusieurs essais que la fumée ne renferme plus d'arsenic et, dans le cas de résultat positif, faire donner plus de longueur à la galerie de condensation ou mieux encore, comme dans l'usine de Richenstein, adopter le four repré-

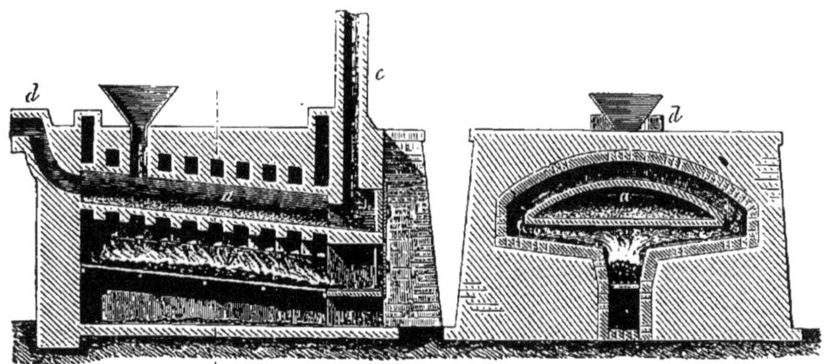

Fig. 139. — Four pour le grillage des minerais arsenifères.

senté par la figure 139, donner peu d'étendue à la galerie et la faire suivre d'un système de chambres de condensation dont le type adopté est reproduit par la figure 140.

Les vapeurs viennent ainsi frapper sur une série de cloisons, et leur condensation totale est bien plus assurée. La cheminée d'échappement de ce système n'est plus le siège que d'un courant à peu près indemne d'arsenic. Il est vrai que les ouvriers se trouvent tout autant exposés, si ce n'est plus, à des nuages de poussières arsenicales, lorsqu'ils ont à retirer l'arsenic pulvérulent. Mais les trappes ménagées sur les planchers des chambres permettent de faire tomber leur contenu des supérieures dans les inférieures, et les ouvriers n'ont plus à pénétrer que dans ces dernières. Du reste, on peut espérer pouvoir faire arriver la poudre mécaniquement dans les barils eux-mêmes, de manière que les ouvriers ne soient plus forcés de la retirer avec des pelles, de la transporter et de la tasser à main d'homme dans ces tonneaux.

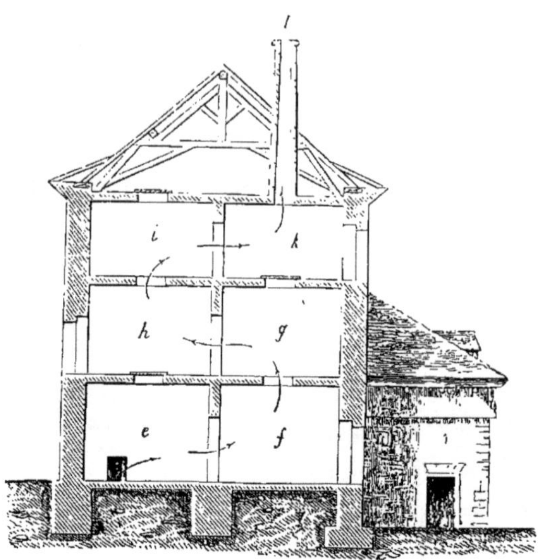

Fig. 140. — Chambre de condensation des vapeurs arsenicales.

Le minerai est réduit en poudre et grillé dans un moufle *a* en argile réfractaire placé au centre d'un four à réverbère. Le moufle est léché par les flammes du foyer *b*. Les produits de la combustion sortent par la cheminée *c*. Les vapeurs d'acide arsénieux se rendent par le conduit *d*, dans les chambres de condensation. L'arsenic parcourt les étages *e*, *f*, *g*, *h*, *i*, *h*, dans le sens indiqué par les flèches, et ce qui ne s'est pas condensé s'échappe dans l'atmosphère par la cheminée *l*.

Cela est d'autant plus nécessaire que, quoiqu'on ne vide les chambres qu'au bout de cinq ou six semaines, et que les ouvriers aient des masques et soient revêtus d'une robe en peau, ils succombent parfois et ils appellent les chambres : la *Tour au poison*.

Pour la sublimation, afin d'éviter les fuites et les ruptures, il faut se servir de cornues épaisses et résistantes, dont les cols s'engagent dans une caisse hermétique où se fait la solidification des vapeurs.

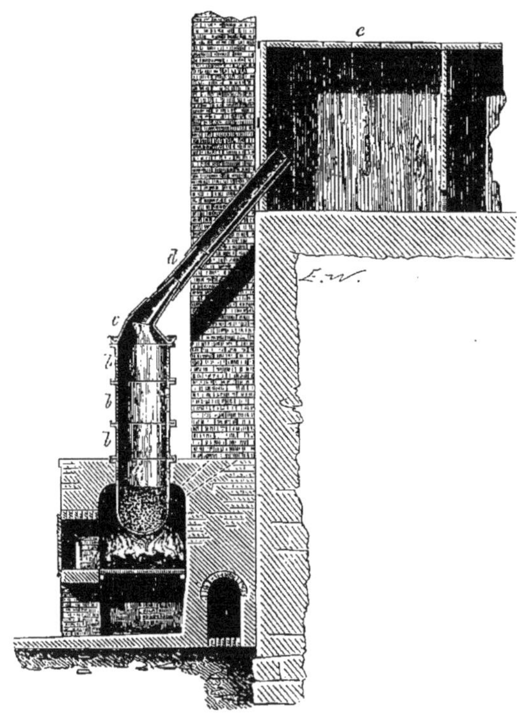

Fig. 141. — Appareil pour le raffinage de l'acide arsénieux.

a est une chaudière en fonte placée sur un fourneau ordinaire et surmontée de trois courts cylindres en fonte *bbb* servant de condenseurs; au-dessus est un chapiteau *c*, avec un tube de dégagement *d*, aboutissant à la caisse de condensation *e*.

Dans les fabriques de transformation, non seulement les opérations à chaud doivent s'effectuer dans des hottes vitrées, mais la manipulation des poudres elles-mêmes doit se faire dans des cages vitrées.

Enfin, il faut rendre obligatoires les précautions habituelles, telles que lotions et bains fréquents; vêtements de travail; défense de prendre aucun aliment dans l'usine;

emploi de masques sur le visage, de poudre de talc sur les mains, de sabots ou de chaussures fortes, affichage d'instructions capables de mettre en garde les ouvriers.

Mais il est une mesure, d'un ordre plus élevé, à la réalisation de laquelle il importe de travailler, parce qu'elle diminuerait à la fois le danger public et celui des ouvriers en restreignant les applications de l'arsenic et, par conséquent, les besoins de production. C'est dans la fabrication des couleurs que l'arsenic trouve sa voie d'écoulement la plus considérable. Il suffit donc de substituer aux couleurs d'origine arsenicale, des couleurs de toute autre nature. C'est aux chimistes à résoudre le côté technique de la question, aux conseils d'hygiène et à l'administration à vulgariser d'abord, et à imposer ensuite l'emploi de couleurs moins dangereuses. On a déjà cherché à remplacer le vert de Scheele, le vert de Schweinfurt, les cendres vertes, le vert de Vienne, le vert minéral, le vert métis par des verts non arsenicaux, tels que le vert milory, le vert de Prusse, le vert de chrome, l'outremer vert. Malheureusement si les consommateurs et les ouvriers des arts d'application y gagnent, les ouvriers de la production se trouvent courir d'autres dangers, vu qu'ils sont soumis à l'action soit de l'acide sulfhydrique, soit de l'acide cyanhydrique, soit de l'acide chromique. Les couleurs d'aniline si en vogue aujourd'hui rendent peut-être le danger moins considérable, mais elles n'en changent pas la nature et ne l'amoindrissent pas suffisamment. Aussi est-ce exclusivement du côté des couleurs d'origine végétale que se trouve la véritable voie hygiénique. On possède déjà le *vert d'herbe* obtenu avec la chlorophylle combinée à de la chaux, le *vert de vessie* qu'on retire du suc de nerprun, divers verts qu'on obtient en traitant l'indigo par de l'acide picrique. Enfin, MM. Collineau et Savigny ont extrait de plusieurs espèces de Malvacées et de Crucifères une substance qu'ils ont appelée *cauline*, avec laquelle on peut réaliser les couleurs les plus variées, les bleus, les gris, les jaunes et les verts, ayant toutes les qualités des verts arsenicaux. Quant aux couleurs à base d'éosine réalisées par M. Turpin, elles ne sont peut-être pas tout à fait sans inconvénients (1).

FABRIQUES DE SOUDE.

Sommaire technique. — Deux grandes méthodes sont mises en pratique aujourd'hui; la méthode par l'*acide sulfurique*, dite plus couramment le *procédé ancien* ou de Leblanc; la méthode par l'*ammoniaque* dite encore le *procédé moderne* ou de *Solway*.

Procédé Leblanc. — La théorie du procédé Leblanc consiste à transformer le chlorure de sodium en sulfate de soude, par l'acide sulfurique; à transformer ensuite ce sulfate en carbonate, en le calcinant avec un mélange de carbonate de chaux et de charbon. Cette dernière substance est considérée comme n'agissant qu'à titre de matière réductrice.

Dans la pratique, il y a deux séries distinctes d'opérations correspondant aux deux phases de la théorie : 1° la *transformation du chlorure de sodium* en *sulfate de soude;* 2° la *transformation du sulfate de soude* en *carbonate de soude.*

La fabrication du sulfate de soude comprend elle-même deux opérations : la préparation de l'*acide sulfurique* et la décomposition du *chlorure de sodium.*

L'acide sulfurique se prépare en grand par le grillage des pyrites et oxydation de l'acide sulfureux détenu, au moyen de l'acide azotique.

La décomposition du chlorure de sodium nécessite la combinaison de deux genres d'appareils : les fours où le sel est soumis à l'action de l'acide sulfurique, qui sont dits *fours à sulfate*, et des appareils *condensateurs* pour l'acide chlorhydrique mis en liberté.

Le four se divise en deux compartiments, la *cuvette* et la *calcine.* Dans la cuvette, on introduit d'abord le chlorure

(1) Gubler et Napias. Congrès international d'hygiène de Paris.

de sodium, puis on fait arriver l'acide sulfurique qui s'empare de la soude en mettant en liberté l'acide chlorhydrique. Quand, sous l'influence de la chaleur, le mélange a pris une consistance assez ferme, on le fait passer dans la calcine où il est porté jusqu'au rouge. Enfin on fait tomber le sulfate, ainsi formé et débarrassé en grande partie de l'excès d'acide sulfurique, dans une cave voûtée où on le laisse refroidir.

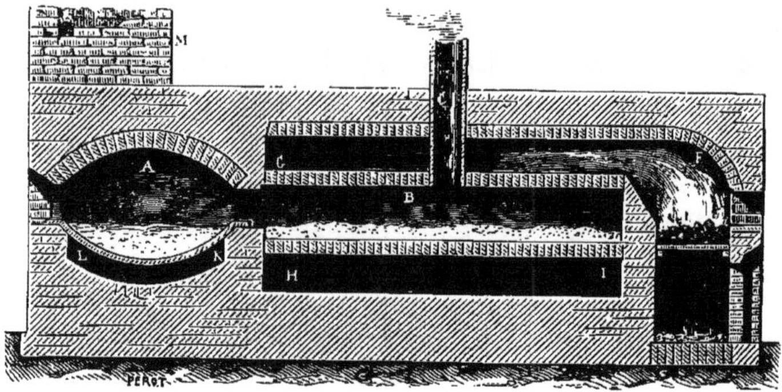

Fig. 142. — Four à moufle pour la soude.

A est la cuvette en plomb où s'opère la réaction de l'acide sulfurique sur le sel; la flamme du foyer situé au côté opposé chauffe la voûte du four B, en allant de F en G ; elle redescend en dessous en HI, d'où elle passe ensuite sous la cuvette en KL, et s'échappe enfin par la cheminée M. Les vapeurs chlorhydriques sortent par le tube en grès *c*.

Il se dégage de l'acide chlorhydrique aussi bien dans la calcine que dans la cuvette ; mais beaucoup plus dans cette dernière. C'est cet acide qu'il importe d'emprisonner relativement en le condensant et le dissolvant dans de l'eau. Dans ce but, la cuvette et la calcine doivent être surmontées de tuyaux de dégagement aboutissant à une série de bonbonnes contenant de l'eau, qui doivent toutes être successivement traversées de bas en haut par la colonne gazeuse.

2° Pour opérer la décomposition du sulfate de soude,

on le soumet au *grillage*, après l'avoir mélangé à une certaine quantité de charbon de terre et de carbonate de chaux. Pendant qu'il est dans les fours à griller, ce mélange doit être remué avec des râbles. Il se produit à chaque instant des jets gazeux, appelés *chandelles*. Quand la transformation est jugée opérée, l'ouvrier amène la matière au moyen de râteaux, vers la porte de travail, et la fait tomber dans un récipient en bois où elle se moule en blocs et se solidifie. Ces blocs, qui prennent le nom de *pains de soude*, sont retirés après refroidissement complet et soumis au *cassage*. Les fragments sont dissous dans des chaudières chauffées à la vapeur. Cette dissolution constitue l'opération du *lessivage*.

La solution obtenue est ensuite conduite dans des bassins maintenus à 40°. Dans ces bassins, il se forme un dépôt de sulfure de fer, appelé *marcs noirs*.

On fait passer le liquide qui surnage dans d'autres bassins, dits d'*évaporation*, où la liqueur se concentre et où la cristallisation se produit.

Enfin les cristaux sont retirés, séchés sur des plaques de fonte chauffées et emballés dans des tonneaux pour être livrés aux commerce.

A ces opérations principales, il est d'usage dans la plupart des usines, d'enjoindre d'autres qui ont pour but de fixer et d'utiliser l'acide chlorhydrique contenu dans l'appareil de condensation. On le transforme en chlorure de calcium. Dans ce but, cet acide est d'abord soumis à l'action du peroxyde de manganèse qui, en s'emparant de son hydrogène, le transforme en chlore. Celui-ci est conduit par des tuyaux en plomb dans des chambres où il y a de la chaux blanche pulvérisée. Pendant toutes les phases de cette opération, un dégagement de chlore et d'acide chlorhydrique tend à se produire dans l'atmosphère de l'atelier.

Procédé par l'ammoniaque. — Dans ce procédé la théorie consiste a mettre en présence du chlorure de sodium et du bicarbonate d'ammoniaque, de façon à obtenir par double décomposition du bicarbonate de soude et du chlorhydrate d'ammoniaque. Le bicarbonate de soude obtenu est ensuite isolé et transformé en carbonate par la chaleur qui fait dégager un des deux équivalents d'acide carbonique.

En pratique, le problème industriel consiste surtout à faire resservir indéfiniment la première quantité d'ammoniaque mise en jeu, en la faisant revenir sans cesse de l'état de chlorhydrate à celui de bicarbonate, opération chimique qu'on exprime par les mots de *revivification* de l'ammoniaque. En outre, il faut utiliser l'équivalent d'acide carbonique qu'on enlève par la chaleur au bicarbonate de soude pour concourir à la recarbonisation de l'ammoniaque. Sans ce stratagème industriel, le procédé deviendrait trop onéreux et ne serait plus praticable. Dans ce problème industriel, il y a aussi à tenir grand compte de la difficulté qu'on éprouve à obtenir d'une manière précise, régulière et rapide la carbonisation de l'ammoniaque. Aussi cette méthode, malgré la simplicité de sa formule chimique, vient-elle dans l'application se heurter contre une série d'obstacles qui rendent très difficile d'obtenir avec elle de bons produits à bon marché. Jusqu'à présent, c'est M. Solway qui paraît avoir trouvé la meilleure solution pratique, mais il tient son procédé secret, et tout ce qu'on peut en dire, c'est qu'il doit probablement sa supériorité sur ses aînés à l'admirable disposition de ses appareils, et à l'intervention d'une haute pression. Nous serons donc obligé de nous en tenir à la description sommaire d'un procédé antérieur déjà entré dans le domaine public, celui de Schloesing.

Ce procédé comprend les cinq opérations suivantes :

1° L'*absorption* qui a pour but la formation du bicarnate d'ammoniaque et la double décomposition entre ce sel et le chlorure de sodium. Au lieu de préparer à l'avance du bicarbonate d'ammoniaque, on le fait naître sur place en présence du chlorure de sodium qu'il est appelé à décomposer, et cela en faisant arriver simultanément dans le même contenant l'ammoniaque, le chlorure de sodium et de l'acide carbonique. Ce dernier est emprunté à la fois à deux sources différentes : à l'appareil de calcination où le bicarbonate de soude déjà formé cède, sous l'influence de la chaleur, un équivalent de cet acide qu'il était économique d'utiliser ; à un four à chaux qui remédie à l'insuffisance de la première source. Le chlorure de sodium est introduit à l'état de dissolution aqueuse.

Les appareils *absorbeurs* dans lesquels s'effectue cette première opération consistent en une série de cylindres horizontaux communiquant ensemble, afin de prolonger l'action, et disposés en cascades pour assurer la circulation du contenu. Ainsi que l'indique le schéma à coupe transversale, quatre tuyaux distincts amènent l'un l'eau salée, le second l'ammoniaque, le troisième l'acide carbonique des fours à chaux et le quatrième celui provenant de la calcination. Dans l'intérieur tourne un agitateur à palettes en bois. Au-dessus et le long de chaque cylindre règne une rigole en bois déversant de l'eau froide en nappe pour refroidir à l'extérieur l'absorbeur.

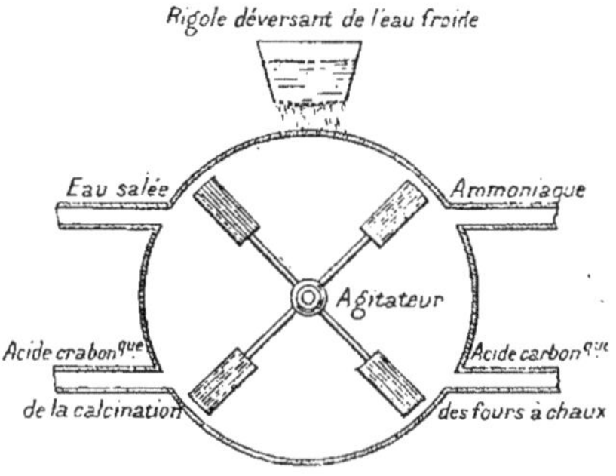

Fig. 143. — Absorbeur Schloesing.

Dans le système Solway, les absorbeurs sont verticaux, présentent une très grande élévation et une série de paires de diaphragmes. Chaque paire comprend un diaphragme horizontal présentant un trou central et un diaphragme curviligne criblé de petits trous.

2° *La filtration.* — Le précipité de bicarbonate de soude fourni par cette première opération est ensuite filtré et lavé. La filtration s'exécute au moyen de centrifuges analogues aux turbines des sucreries. Il résulte de cette opération un liquide qui s'écoule [et qui servira à la régénération de l'ammoniaque et une masse solide qui reste sur le diaphragme, qui n'est autre chose que le bicarbonate de soude.

3° *Torréfaction.* — Le bicarbonate de soude recueilli est calciné pour obtenir du carbonate neutre et de l'acide carbonique qui retourne au fur et à mesure, par le tuyau indiqué aux absorbeurs. L'appareil torréfacteur consiste en un cylindre fixe, horizontal, à l'intérieur duquel se meuvent des lames hélicoïdales chargées de retourner le bicarbonate de soude qu'on introduit à l'une des extrémités.

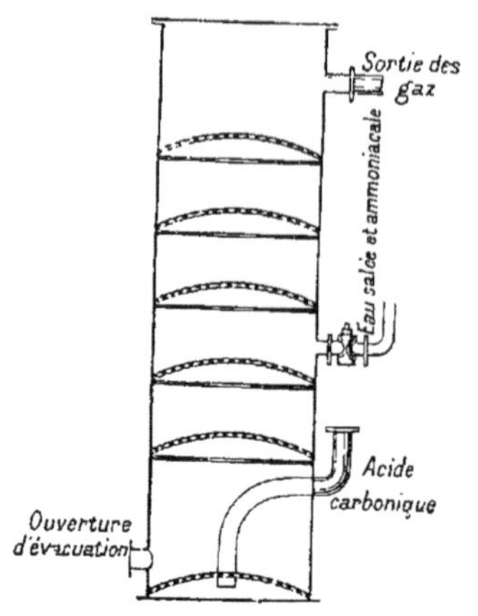

Fig. 144. — Absorbeur Solway.

4° *Distillation.* — Cette opération, qui s'exécute sur le liquide fourni par la filtration, a pour but d'en extraire l'ammoniaque, après l'avoir débarrassée de l'acide chlorhydrique avec lequel elle s'est combinée dans les absorbeurs. On opère cette distillation sur de la chaux dont le rôle est de s'approprier l'acide chlorhydrique du chlorhydrate d'ammoniaque. Cette chaux est fournie par les fours, qui servent par le fait à procurer en même temps de l'acide carbonique aux absorbeurs.

Comme le liquide de filtration a une composition complexe, que c'est un mélange de sel marin non décomposé, de chlorhydrate et de bicarbonate d'ammoniaque, il en résulte que la distillation ne saurait être franche et qu'il se dégage à la fois de l'ammoniaque et de l'acide carbonique. Pour cette raison, on a recours à une série de distillations se faisant à des températures différentes et dans une série de distillateurs différents. Le premier de ces appareils donne de l'acide carbonique pur; le second un mélange d'ammoniaque et d'acide carbonique, le troisième, qui renferme de la chaux, donne de l'ammoniaque pure qu'on fait arriver dans un réfrigérent pour la condenser.

5° *Préparation de la chaux.* — Elle se trouve déjà indiquée par anticipation. Il s'agit de fours à chaux ordinaires, ou mieux, continus, dont nous avons vu utiliser aussi le dégagement d'acide carbonique.

Hygiénologie. — Les dangers intérieurs ne sont pas les mêmes pour les deux procédés.

Avec le procédé Leblanc et dans l'enfance de l'industrie de la soude, les ateliers étaient pour ainsi dire saturés d'acide chlorhydrique qui, non seulement déterminait des inflammations aiguës et chroniques des voies respiratoires, mais encore altérait profondément les dents. Le Dr Olivier a placé des animaux dans des milieux représentant les conditions de l'atmosphère des anciens ateliers de calcination, et il a constaté chez eux la production d'une toux parfois violente et spasmodique, de dypsnée, de pneumonie interstitielle et souvent de noyaux de pneumonie aiguë.

Pendant la transformation du sulfate de soude en carbonate de soude, les ouvriers sont exposés aux poussières de charbon, d'où possibilité d'anthracosis, de bronchites, d'emphysème, de pneumonie avec sclérose. Pendant le cassage de la soude brute, ils sont couverts de poussières de ce sel qu'ils inhalent et avalent même. Cette matière caustique cause des irritations très vives des muqueuses, engendre des furoncles et des exulcérations de la peau. Du reste, le maniement du chlorure de sodium expose déjà à ces derniers accidents qu'on rencontre aussi dans les salines. Pendant la préparation du chlorure de chaux, il se dégage du chlore et de l'acide chlorhydrique. De là une nouvelle cause d'irritation des bronches, qui peut même aller jusqu'à produire des crachements de sang. Enfin l'exploitation des résidus soumet les ouvriers au gaz acide sulfhydrique qui à des impressions désagréables joint son action à la fois irritante et stupéfiante.

Avec le procédé par l'ammoniaque, c'est ce gaz qui

tend à se répandre dans les salles où s'effectue l'absorption. Quoique Ritter n'en ait rencontré qu'une petite quantité dans l'atmosphère de l'usine de Solway à Dombasle, il est certain que l'odeur est toujours très appréciable aux approches des appareils et surtout quand on est obligé d'ouvrir certains regards. Le visiteur éprouve du larmoiement, de la rougeur des conjonctives, une sécrétion abondante du mucus nasal et buccal, parfois même de l'enrouement, de la toux, de la suffocation, des vertiges, de la fréquence et de la petitesse du pouls et plus exceptionnellement des angines pultacées. L'examen des billets de maladie des ouvriers de cette usine m'a fait constater la prédominance des affections inflammatoires, bronchites, angines, des embarras gastriques, des lumbagos. Ils ont, de même qu'avec le procédé Leblanc, des furoncles et des ulcérations de la peau. J'ai pu observer chez un grand nombre de sujets un phénomène très remarquable, c'est la coloration rousse que prennent les cheveux et les barbes les plus noires.

Avant l'emploi de bons appareils condensateurs, le procédé Leblanc répandait, dans un assez grand rayon autour de l'usine, de l'acide chlorhydrique en quantité assez appréciable pour nuire à la fois aux habitants, à la végétation et aux matériaux de construction des maisons. Les effets étaient d'autant plus marqués qu'il y avait de l'humidité dans l'air, parce que la présence de la vapeur d'eau limite la diffusion et fait de suite retomber l'acide chlorhydrique en pluie.

Déjà à plusieurs kilomètres avant Dieuze, on trouvait l'herbe brûlée, le jardinage mal venu, les arbres dépéris. Aux approches de la ville, on éprouvait de l'irritation de la gorge, des quintes de toux. Dans l'intérieur de Dieuze, c'était parfois intolérable pour les étrangers, et pour les habitants eux-mêmes, la tolérance était longue à s'établir.

Les parties métalliques des constructions étaient détériorées et perforées. D'autre part, quand les résidus sulfureux étaient accumulés en plein air et lavés constamment par les pluies, les eaux de lavage rencontrant dans la rivière des carbonates alcalins, il se produisait un dégagement d'acide sulfhydrique excessivement pénible. Les monceaux en dégageaient assez par eux-mêmes pour noircir les peintures au carbonate de plomb des habitations.

Avec le procédé par l'ammoniaque, l'atmosphère des environs de l'usine n'est point altérée. La végétation n'éprouve aucune modification. Le véritable inconvénient extérieur provient de l'écoulement dans les rivières des eaux qui sortent des bassins où l'on a accumulé le résidu constitué par le chlorure de calcium. Il est à remarquer que les mêmes eaux en s'infiltrant dans le sol peuvent aller contaminer les puits voisins. Eulenberg prétend que l'eau sortant des bassins peut donner de la diarrhée et des troubles digestifs. Olivier a observé sur lui des effets analogues à ceux des purgatifs salins. On a aussi accusé ces eaux de tuer le poisson. Le fait est que des grenouilles plongées dans l'eau même de ces bassins y meurent. Mais dans les cours d'eau, il s'établit aussitôt une dilution suffisante pour ne pas amener ce résultat.

Au point de vue de l'hygiène publique et professionnelle, il est incontestable que le procédé par l'ammoniaque a beaucoup moins d'inconvénients que le procédé Leblanc.

Ce qui précède montre que la somme des inconvénients créés par le procédé Leblanc l'emporte sur la somme de ceux du procédé par l'ammoniaque. L'hygiène a donc le plus grand intérêt à ce que ce dernier arrive à être substitué complètement au premier. Mais les conditions actuelles de l'industrie de la soude exigent que le procédé Leblanc soit encore toléré, et l'hygiène doit se préoccuper des moyens d'atténuer ce que les deux procédés peuvent présenter de nuisible.

Dans la fabrication de la soude, il y a à se préoccuper beaucoup plus des dangers extérieurs que des dangers encourus par les ouvriers. En effet, comme nous venons de le voir, ce genre d'industrie donne lieu à des masses considérables de résidus nuisibles. L'objectif principal de l'industrie et de l'hygiène doit donc être de les rendre inoffensifs et même de les faire disparaître en les utilisant.

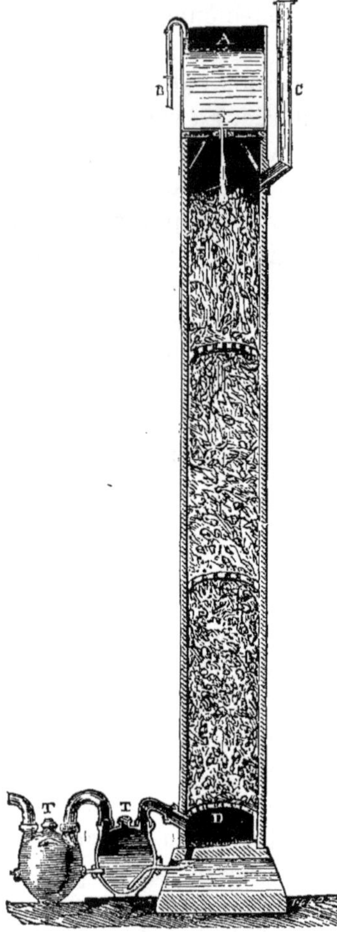

Fig. 145. — Tour de condensation pour l'acide chlorhydrique.

Le procédé Leblanc donne lieu à trois espèces de résidus : 1° à de l'acide chlorhydrique résultant de la décomposition du chlorure de sodium par l'acide sulfurique ; 2° à des liqueurs acides résultant de la préparation du chlore avec l'acide chlorhydrique, qui sont connues sous le nom de *chlorure acide de manganèse ;* 3° aux eaux de lessivage de la soude brute qui sont connues sous le nom de *marcs de soude* ou *charrées.*

1° Pour l'acide chlorhydrique, on est arrivé aujourd'hui à le condenser presque entièrement, et on n'observe plus guère de ces émanations abondantes qui, franchissant les murs de l'usine, allaient détériorer la végétation dans un grand rayon. Dans les ateliers eux-mêmes, les vapeurs de cet acide sont devenues supportables. Mais pour obtenir ce résultat satisfaisant, il faut absolument la combinaison d'un grand nombre de bonbonnes avec une colonne verticale d'absorption, d'où résulte un appareil de condensation représenté par la figure 145.

Le tuyau de dégagement qui résulte de la réunion de ceux du four et de la calcine, aboutit à une série de 80 bonbonnes, dans lesquelles de l'eau, obéissant au mécanisme d'un siphon, circule de la dernière à la première, c'est-à-dire de la tour vers le tuyau de dégagement de la calcine et dans lesquelles le gaz circule au contraire de la première à la dernière ; grâce à ces deux courants se faisant en sens inverse, le gaz se trouve forcé de traverser des masses d'eau sans cesse renouvelées, et il s'y dissout en grande partie. La tour qui fait suite est destinée à dépouiller complètement le courant gazeux de l'acide chlorhydrique qu'il peut encore contenir. Elle est remplie de coke qui, par le nombre et l'irrégularité de ses fragments, multiplie considérablement les surfaces de contact. De la partie supérieure tombe incessamment de l'eau qui humecte le coke et filtre ainsi de haut en bas. Le gaz qui, après avoir traversé la série de bonbonnes, filtre au contraire de bas en haut à travers le coke, abandonne son acide chlorhydrique à l'eau qui descend.

Le système employé en Angleterre est peut-être préférable encore.

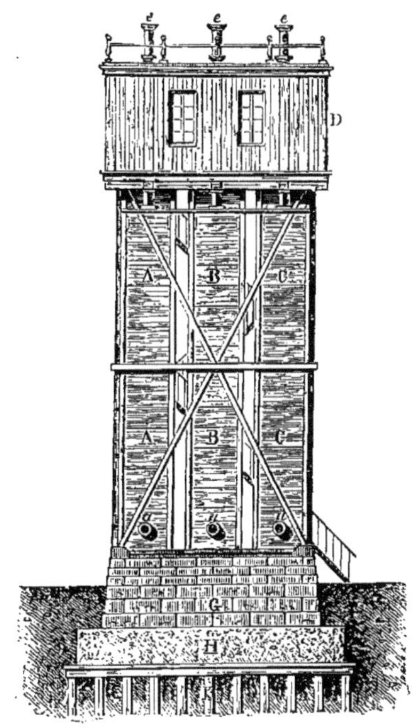

Fig. 146. — Tour anglaise d'absorption.

Il comprend six tours indépendantes ABC formant un massif unique. Elles sont reliées entre elles par une charpente extérieure. Entre les 3 tours antérieures et les 3 postérieures se trouve un escalier c, conduisant à la chambre commune D, qui est destinée à surveiller la marche de la condensation. Les gaz non condensés s'échappent par les tuyaux de tirage *ccc*. Les tuyaux *aaa* sont destinés à l'introduction des vapeurs venant des fours à sulfate : K sont des pilotis ; H un massif de béton et G un support en maçonnerie.

Cet appareil est complété par l'annexe représenté par la figure 147.

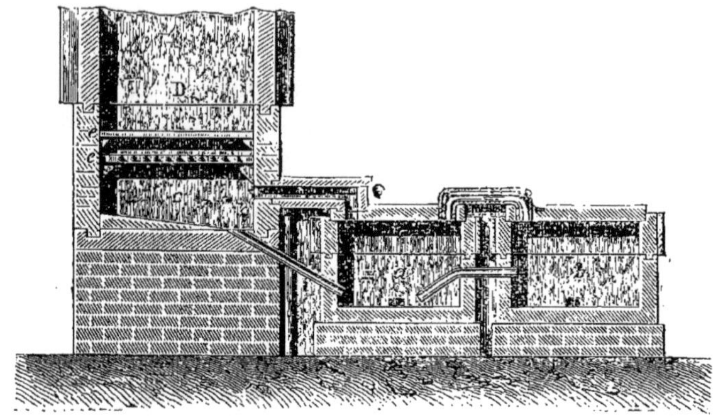

Fig. 147. — Auges de concentration.

D représente la partie inférieure d'une des tours ; *cc* les grilles sur lesquelles repose le coke ; C un espace où se rend l'eau ayant dissous de l'acide chlorhydrique. Celle-ci s'écoule par le tube *i* dans deux grandes auges en grès *ab*. Les vapeurs des fours à sulfate traversent en sens inverse ces mêmes auges avant de gagner la tour.

Les bonbonnes et les tours fournissent donc ainsi de l'eau saturée d'acide chlorhydrique ; et, par le fait, celui-ci, au lieu d'obéir à la force d'expansion qu'il possède à l'état gazeux, se trouve emprisonné dans de l'eau. Mais si l'on supprime ainsi des émanations dangereuses, il fut un temps où l'on se trouvait créer une masse encombrante d'un liquide acide qu'on ne pouvait pas abandonner aux rivières. Car on ne trouvait pas à livrer au commerce tout l'acide chlorhydrique ainsi condensé. Il a donc fallu chercher à neutraliser ou à utiliser d'une autre manière le surplus. Après l'avoir neutralisé par du calcaire, on peut, en effet, le déverser sans grands inconvénients dans les cours d'eau voisins. Mais c'est coûteux, et il est plus facile d'obtenir des industriels une utilisation quelconque. Presque toutes les usines fabriquent du chlorure de chaux à l'aide du peroxyde de manganèse et de la chaux. On peut aussi se servir de l'acide chlorhydrique, pour décomposer le carbonate de chaux et utiliser l'acide carbonique produit pour fabriquer les carbonates alcalins.

2° Le chlorure acide de manganèse peut être utilisé sur place, aussi de différente manières. Il peut servir à saturer les eaux ammoniacales du gaz d'éclairage, et fournir ainsi un muriate d'ammoniaque susceptible d'être employé comme engrais. En le faisant couler sur des lits de craie, on obtient du chlorure de calcium qui peut être livré en grande partie au commerce, après purification et servir, d'autre part, pour transformer du sulfate de baryte en chlorure de barium. Il peut, d'autre part, rentrer dans la fabrication. Dans ce but, on régénère le bioxyde en traitant le chlorure par de la chaux et insufflant de l'air dans la masse. Il peut être employé encore à l'extraction de la gélatine des os; à la saturation des eaux de lavage de laines brutes, à la désinfection des matières de vidanges, dont il aurait l'avantage d'augmenter les qualités comme engrais.

Enfin, neutralisé préalablement par un excès de calcaire, il fournit de l'oxyde de manganèse dont l'addition peut améliorer le fer puddlé. Mais, au point de vue exclusif de l'hygiène, il vaut encore mieux l'employer à rendre les marcs de soude inoffensifs, ainsi qu'il va être indiqué ci-dessus, à propos du traitement des marcs de soude.

Disons, toutefois, que tous ces procédés ingénieux ont perdu aujourd'hui presque tout leur intérêt, parce que le procédé Leblanc est de plus en plus abandonné, de sorte que l'acide chlorhydrique fourni par les fabriques de soude ne suffit plus aux besoins commerciaux, et qu'on sera bientôt obligé de le préparer exprès.

3° Il ne faut plus permettre de se débarrasser des marcs de soude en les enfouissant dans le sol, ou en les accumulant en remblais, lors même que l'industriel s'engage à les pilonner fortement, au fur et à mesure de l'entassement, et à les recouvrir d'une couche d'argile bien battue. Quoique ces précautions ralentissent l'oxydation et réduisent l'égouttage, en interceptant beaucoup l'accès de l'air et de la pluie, les amas de marcs n'en donnent pas moins lieu à de fortes odeurs sulfureuses, et à des suintements d'eaux infectes. L'emploi des marcs pour engrais ne fait qu'atténuer l'inconvénient en l'étalant. D'ailleurs, il n'est applicable qu'à certaines terres. Désormais, il faut imposer les procédés de dénaturation découverts par MM. Kopp, Buquet et Hoffmann de Dieuze, d'autant plus qu'ils se trouvent conjurer du même coup les inconvénients des marcs et ceux du chlorure acide de manganèse. Ils consistent, en effet, à neutraliser ces deux espèces de résidus l'un par l'autre. Les sulfures métalliques de l'un activent considérablement l'oxydation de l'autre, et cette oxydation, qui doit rendre ces détritus innocents, s'effectue sans dégagement d'acide sulfhydrique et d'acide sulfureux, à la condition toutefois de fractionner l'opération avec intelligence.

Il faut reconnaître que ces données générales sous-entendent des réactions chimiques nombreuses et complexes qui ne sont même pas bien connues, ainsi que des détails opératoires qui exigent des soins minutieux et une bonne direction. Donner une description détaillée de ceux-ci serait dépasser les bornes de cet ouvrage. D'ailleurs, le rôle des conseils et des médecins est d'indiquer la direction qu'il faut prendre, et non d'apprendre aux industriels à exécuter les choses. C'est à eux de faire leur instruction industrielle par la lecture de mémoires spéciaux et des études pratiques dans les usines dont le perfectionnement répond aux desiderata de l'hygiène.

Ajoutons toutefois que cette méthode de dénaturation a, à côté de l'avantage hygiénique, un avantage industriel. Car elle donne du soufre à peu près pur et du sulfure de manganèse qui servent à la fabrication de l'acide sulfurique. Le dernier produit peut, en outre, être vendu aux verreries.

La condensation de l'acide chlorhydrique par les tours est déjà une condition capitale pour l'hygiène intérieure. D'autre part, pour éviter aux ouvriers pendant le grillage du sulfate de soude, la fatigue due au maniement des sables, et le danger des jets gazeux, il faut conseiller l'emploi de fours tournants, ce qui se fait déjà, du reste, dans plusieurs usines. Voir *Généralités*, p. 49.

FABRICATION DE LA POTASSE ET DES SELS DE POTASSE.

Sommaire technique. — On fabrique la potasse de différentes manières : par l'incinération des plantes, à l'aide des résidus de la distillation du vin; à l'aide des mélasses de betteraves; à l'aide du suint des moutons, enfin par le traitement du feldspath.

1° *Potasse des plantes*. — La première opération consiste dans l'*incinération* des végétaux. On emploie presque toujours des bois et des déchets de bois. Elle se fait dans des fosses. On utilise, en outre, les cendres provenant des foyers de la population. De là un commerce très répandu qui consiste à recueillir ces cendres privées et à les tenir en dépôt.

Vient ensuite le *lessivage*, qui a pour but de dissoudre les sels solubles des cendres. En France, il se fait simplement dans de vieux tonneaux portant une ouverture au centre du fond. Dans cette ouverture est engagé un tuyau qui est formé de plusieurs pièces se démontant et s'emmanchant facilement et qui traversant le contenu remonte jusqu'au-dessus de la cuve. On brasse les cendres avec l'eau; puis, on laisse les parties insolubles se déposer et on décante la lessive en enlevant successivement les diverses pièces de tuyau, tant que la couche du bain est encore claire.

Les eaux de lessive sont ensuite soumises à l'*évaporation* dans une série de chaudières. Dans les premières, le liquide en brunissant de plus en plus laisse déposer d'abord les chlorures et les sulfates. Il retient encore en dissolution le carbonate de potasse en raison de sa plus grande solubilité lorsqu'il arrive dans les dernières chaudières. Là l'évaporation continuant, le sel de potasse se dépose et on poursuit jusqu'à siccité. Dans certaines usines, on coule la pâte sur le sol où la dessiccation s'achève sous l'influence de la chaleur acquise, procédé peu hygiénique.

La matière obtenue ainsi renferme encore de l'eau intime et des matières organiques qui la brunissent. Elle a besoin de subir encore une *calcination* qui chasse l'eau et incinère les matières organiques. Cette calcination s'effectue dans des fours représentées par la figure 148.

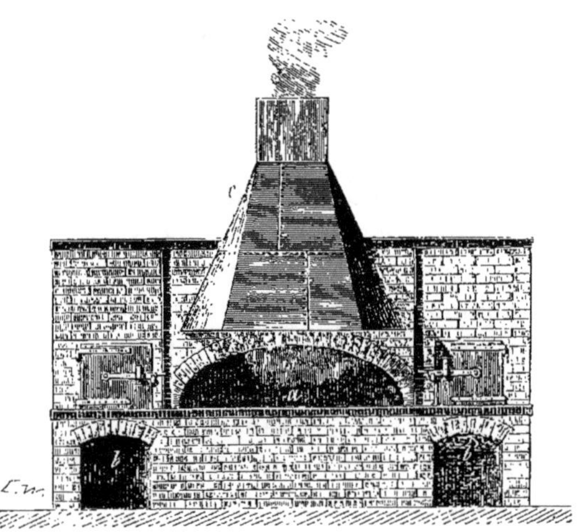

Fig. 148. — Four à potasse.

C'est un four à réverbère à deux foyers latéraux *b'b* et avec une cheminée d'appel *c* placée au-dessus et en avant de l'ouverture. La flamme des foyers qui sont situés en arrière, passe sous la voûte pour sortir en avant et monter dans la cheminée. Le sel est étendu sur la sole *a*. On agite avec des ringards.

2° *Potasse des vinasses.* — Dans les dix-neuf départements où on fabrique beaucoup d'alcool par la distillation du vin, ce genre d'extraction de la potasse était l'objet d'une industrie assez active pour mériter l'attention des hygiénistes, mais aujourd'hui les vinasses sont plutôt employées à la fabrication de l'acide tartrique. Les vinasses ou résidus de la distillation du vin sont en effet riches en bitartrate de potasse. On commençait par faire égoutter les vinasses dans des chausses de laine. On faisait sécher à l'air et on incinérait sur un sol bien battu entouré de briques posées à sec, on obtenait ainsi une excellente potasse connue dans le commerce sous le nom de *cendres gravelées*. Du reste, leur utilisation pour la fabrication de l'acide tartrique n'a nullement changé les conséquences hygiéniques. Il faut toujours dessécher à l'air et calciner. Le bitartrate obtenu est traité par du carbonate de chaux et du tartrate neutre de potasse. On précipite tout l'acide tartrique par du chlore de calcium, sous forme de tartrate de chaux, et il reste dans la dissolution du chlorure de potassium qui est vendu comme mauvaise potasse.

3° *Potasse des mélasses.* — Après avoir laissé fermenter les mélasses de betteraves, on les distille pour en extraire l'alcool formé. Le résidu de cette distillation prend le nom

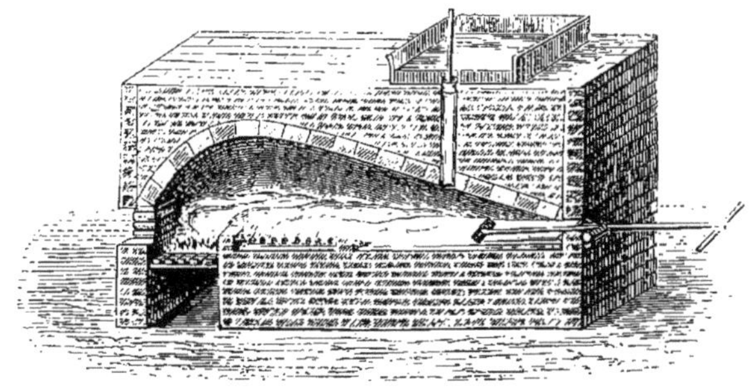

Fig. 149. — Four pour la calcination des vinasses de betteraves.

de *vinasse de mélasse*, et peut donner une assez forte proportion de potasse. Dans ce but, on commence par détruire l'acidité du liquide résiduaire par l'addition de craie ou de calcaire, puis on soumet à l'*évaporation* pendant laquelle la masse doit être remuée par un agitateur à palettes et pendant laquelle il est à noter qu'il se forme un peu de cyanure de potassium dû à l'action de la potasse sur les matières azotées de la vinasse. A l'air ce cyanure se décompose en dégageant de l'ammoniaque qui se répand dans l'atelier. Cette évaporation se fait dans des chaudières en tôle à fond bombé, ou bien encore dans des cuves en bois munies de serpentins en cuivre amenant de la vapeur surchauffée. Lorsque la matière est devenue pâteuse, on la soumet à la *calcination*, opération qui répand des odeurs excessivement désagréables dues à la décomposition des matières organiques. Elle s'effectue ordinairement dans un four à reverbère du modèle de la figure 149.

Le produit de l'évaporation est amené sans main-d'œuvre dans le bac qui surmonte le four. De là, il descend par un conduit vertical traversant la voûte et vient tomber dans un premier compartiment du four où il se concentre et devient pâteux. Un ouvrier le fait passer avec un ringard dans un compartiment plus rapproché du foyer où s'effectue la destruction des matières organiques. Cette partie de l'opération donne lieu à une odeur infecte.

Le *salin* qui résulte de la calcination est soumis au *broyage* à l'aide de cylindres cannelés; puis au *lessivage* dans des cuves où se déposent un grand nombre de substances insolubles ou peu solubles. La dissolution est décantée et évaporée dans des chaudières. C'est là la *cristallisation* qui fournit le produit final et cherché.

4° *Potasse du suint.* — Les eaux qui ont servi au désuintage de la laine des moutons sont recueillies près des éleveurs et des fabricants de drap. Il résulte de là des emmagasinements et des transports de masses liquides infectes sur des points nombreux. Arrivées dans la fabrique de potasse, ces eaux sont évaporées à sec. Le résidu est carbonisé et distillé dans des cornues. Cette distillation dégage des gaz qui sont utilisés comme éclairage. Le résidu charbonneux donne par lessivage une dissolution de carbonate et de sulfate de potasse.

5° *Potasse du feldspath.* — Ce minéral est finement pulvérisé, puis soumis à l'action combinée du *spath-fluor*, de la chaux et de la craie. Il résulte de là une pâte que l'on divise et que l'on moule en briquettes. Celles-ci sont desséchées à l'air, puis calcinées et enfin lessivées à l'eau chaude. La dissolution renferme de la potasse caustique et du carbonate de potasse.

6° *Potasse de varechs.* — En France, on traite chaque année 30,000 tonnes de varechs secs dont on retire d'une part du brome et de l'iode, et d'autre part des sels de potasse. On incinère ces plantes. On lessive les cendres. Les lessives sont évaporées et déposent bientôt du chlorure de potassium et du sulfate de potasse. Les eaux mères qui surnagent retiennent le brome et l'iode. Suivent les opérations ayant pour but la transformation des sels de potasse en carbonate.

Somme toute, la potasse brute fournie par la plupart de ces procédés et méthodes est un mélange de carbonate de potasse, de sulfate de potasse et de chlorure de potassium. C'est même ce dernier sel qui domine la plupart du temps. Lorsqu'on veut en obtenir du carbonate de potasse pur, d'abord, et ensuite de la potasse caustique, on traite par de l'acide sulfurique, d'où du sulfate de potasse qu'on calcine avec de la chaux et du charbon dans des fours à réverbère. Le résultat est du carbonate de potasse facile à séparer par dissolution du sulfate de chaux formé. Il suffit de traiter ce carbonate par de la chaux caustique pour lui enlever son acide carbonique.

Hygiénologie. — Quelle que soit la provenance de la potasse, les ouvriers ont toujours à manipuler ce produit, à subir son action caustique. Les parcelles qui s'engagent dans les voies pulmonaires et digestives peuvent, après avoir exercé leur action irritante sur ces muqueuses, produire par absorption l'affaiblissement et le ralentissement de la contraction cardiaque.

La fabrication de la potasse des plantes donne lieu à un commerce de cendres qui est d'autant plus passible de tous les inconvénients des poussières qu'on n'y apporte aucun soin. L'évaporation de la lessive développe des vapeurs qui rendent indispensable l'emploi de chaudières surmontées de hottes. Nous avons déjà signalé les inconvénients du traitement des varechs (voir page 170). Ceux du traitement des vinasses ne relèvent plus guère aujourd'hui de l'industrie de la potasse. L'utilisation du suint pour l'extraction de la potasse a le grave inconvénient d'avoir pour matière première des eaux toujours très infectes qui sont récoltées par fractions dans des points nombreux et éloignés les uns des autres, qui sont l'objet d'une série d'emmagasinements jusqu'à centralisation définitive. Il faudrait exiger des caisses de transport et des réservoirs en tôle boulonnée. Les buées au moment de l'évaporation ont au plus haut point le même inconvénient. Elles auraient besoin d'être conduites sous un foyer spécial. Malgré tous ces inconvénients, il faut reconnaître qu'il y a là un mode d'utilisation qui sauvegarde les rivières d'une de leur mille causes de contamination.

Quant à la préparation avec les mélasses qui pourrait aussi être très préjudiciable à l'hygiène, il est incontestable qu'elle se trouve très assainie par l'outillage indiqué dans le sommaire.

FABRIQUES DE PRUSSIATE.

1° **Technique industrielle.** — L'industrie moderne a particulièrement fait prendre une grande extension à la fabrication du prussiate jaune de potasse, ou cyanoferrure de potassium.

Le procédé le plus ancien, qui est encore aujourd'hui le plus répandu, consiste dans la calcination d'un mélange de carbonate de potasse, de fer et de matières organiques azotées. Sous l'influence des sollicitations que l'alcali exerce sur les matières organiques en voie de calcination, une partie du carbone et de l'azote de ces dernières donne naissance à du cyanogène. Le reste de l'azote se transforme en ammoniaque qui se dégage. L'excès de carbone s'appropriant l'oxygène de l'alcali met en liberté le potassium qui s'unit au cyanogène. Puis, pendant le refroidissement de la masse, le cyanure de potassium préalablement formé se combine au fer qu'on a ajouté à la masse.

En fait de matières organiques, on n'emploie que des déchets, tels que ongles et sabots de bêtes, cornes défectueuses, rognures de cuir, vieilles chaussures, tendons, nerfs et autres détritus d'abattoir, chiffons non acceptés par les papeteries, poils non utilisables autrement, déchets des fabriques de boutons et de peignes.

Il en résulte certainement une grande économie. Les clous des chaussures rendent même souvent inutile l'addition directe de clous et de rognures de fer-blanc. Mais ce qui profite à l'industrie nuit à l'hygiène. Car l'emmagasinement et le nettoyage de tous ces détritus font naître des causes de putridité et d'irritation.

La première opération consiste dans le *triage*, qui a pour but de répartir dans des tas de mêmes natures, les divers détritus qui se trouvent pêle-mêle dans les chargements, et qui réclament des procédés de nettoyage différents. Cette manipulation répand déjà dans l'air des poussières et des miasmes.

Vient ensuite le *nettoyage*, dans lequel on enlève la graisse en raclant les objets avec un couteau, et la poussière à l'aide de brosses. Cette seconde opération multiplie considérablement les inconvénients précédents. Il peut en outre se produire des blessures avec accidents septicémiques et même charbonneux.

Les matières étant nettoyées, on procède à leur *division*, qui a pour but de mieux assurer l'action de la potasse sur elles. Pour favoriser cette division on les soumet d'abord à la *dessiccation* dans une étuve; puis on les sectionne en morceaux à l'aide de *couperets*. Enfin ces morceaux sont pulvérisés par des meules. Les cornes nécessitent, sous ce rapport, un traitement particulier. On les place dans un courant de vapeur surchauffée qui dissocie et écaille les diverses couches superposées dont elles sont formées. La dessiccation et le traitement par la vapeur exposent aux dangers des températures élevées et des milieux sursaturés, ainsi que des dégagements de gaz ammoniacaux.

Après ces manipulations préliminaires de la matière animale, commence l'opération fondamentale, la *calcination*, qui, en langage industriel s'appelle aussi la *préparation du métal.* On se sert de fours à coupelles. Le carbonate de potasse est d'abord introduit seul, et ce n'est que lorsqu'il est en fusion qu'on y ajoute la matière organique par pelletées un peu espacées. Or à chacune de ces additions, la masse entre en effervescence. Il se dégage des volumes énormes de gaz et de vapeurs qui donnent lieu à une série de petites explosions, et qui produisent des flammes d'une longueur de deux mètres, avec projection d'étincelles dans toutes les directions.

Pendant toute la durée de l'opération, l'ouvrier est tenu d'agiter de temps en temps le contenu du creuset à l'aide d'un *ringard.* Le maniement de cet instrument peut être cause d'accidents. Lorsqu'on le retire, il reste forcément encroûté d'une certaine épaisseur de potasse qui absorbe bien vite l'humidité de l'atmosphère. De là formation d'une grande quantité de vapeurs au moment où on le replonge dans la masse en fusion, et des explosions assez considérables pour projeter hors du creuset une partie de la matière.

Après deux heures et demie de calcination, la matière est coulée, à l'aide d'une cuiller en fer, dans des moules où elle prend par refroidissement la forme de pains. C'est là la *coulée.* Ces pains ont un aspect poreux, une coloration noirâtre tirant légèrement sur le vert, et dégagent des vapeurs d'ammoniaque et d'acide prussique.

En se refroidissant, ces pains deviennent le siège de la combinaison spontanée du fer et du cyanure de potassium. Ils sont ensuite soumis au *broyage*, et le gravier qui en résulte est livré à la *lixiviation.* Dans ce but il est projeté dans une cuve en fer contenant de l'eau froide ; puis on élève la température à 80 degrés. Dans ces conditions, l'eau dissout le prussiate jaune formé. Il se dégage toujours une assez forte quantité d'ammoniaque pendant cette opération.

La lessive est ensuite transvasée dans des chaudières de *concentration* que l'on chauffe avec les gaz qui s'échappent des foyers de calcination. Quand le liquide a atteint une densité de 1,22, on l'abandonne à la *cristallisation* dans une série de cristallisoirs, où le prussiate brut primitivement obtenu se dépouille de plus en plus des impuretés qui masquaient complètement sa couleur jaune naturelle. Dans le dernier cristallisoir on suspend des ficelles qui servent de noyaux d'attraction à des cristaux plus volumineux.

Dans quelques fabriques, particulièrement en Angleterre, on se sert du procédé dit *Gauthier-Bouchard*. Celui-ci emprunte le cyanogène, non plus à des matières animales calcinées, mais aux résidus de l'épuration du gaz d'éclairage. Les composés cyanogénés, qui polluent le gaz avant son épuration, sont fixés par l'hydrate ferrique qui entre dans la composition du mélange épurateur employé par beaucoup de compagnies, notamment par la Compagnie parisienne.

Le mélange saturé par le fait même de son fonctionnement, et additionné de chaux, est soumis à des lixiviations, d'où résulte une liqueur chargée de prussiate de chaux, du sulfocyanate de fer et des sels ammoniacaux. On concentre la lessive pour obtenir des cristaux de prussiate de chaux. Ceux-ci sont placés dans un nouveau bain où l'addition de carbonate de potasse substitue cette dernière base à la chaux. En France ce procédé est appliqué dans l'usine d'Aubervilliers.

Plusieurs autres procédés ont été proposés et réalisés dans les laboratoires, mais ils n'ont pu fournir encore des résultats très satisfaisants sur le terrain industriel.

Aussi convient-il de ne leur accorder ici qu'une simple mention. Tels sont :

Celui de M. Brunnquell, qui consiste à transformer le gaz

ammoniac en gaz des marais et en cyanhydrate d'ammoniaque, en le faisant passer sur du charbon chauffé au rouge, et en traitant le cyanhydrate d'ammoniaque obtenu successivement par du sulfate ferreux et par du carbonate de potasse. Au point de vue de l'hygiène, la caractéristique de ce procédé résiderait dans le dégagement de gaz des marais.

Celui de MM. Possoz et Boissière, qui produirait du cyanogène aux dépens de l'azote de l'air, en le faisant passer à une température rouge, sur un mélange de charbon et de carbonate de potasse.

Celui de M. Gélis qui, par le mélange à froid du sulfure de carbone et du sulfure ammonique, engendre d'abord du sulfo-carbonate d'ammoniaque qui, chauffé à 100 degrés avec du sulfure de potassium, donne du sulfo-cyanate potassique. Ce dernier est ensuite calciné avec du fer. Relativement à l'hygiène, la caractéristique se trouve dans le maniement toujours dangereux du sulfure de carbone, et dans le dégagement d'acide sulfhydrique et de sulfhydrate d'ammoniaque.

Hygiénologie. — Les documents cliniques sont malheureusement très rares en ce qui concerne ce genre d'industrie, ce qui tient, avant tout, à ce que peu de médecins d'usines prennent la peine de tenir un registre de maladies, et à ce que les directeurs croient à tort devoir observer une certaine réserve à ce sujet. Mais les connaissances usuelles suffisent déjà pour permettre d'apprécier la nature et l'étendue du danger. Dans cette appréciation il sera presque exclusivement question du procédé par les détritus de matière animale, non seulement parce qu'il est le plus répandu, mais encore parce qu'il est le plus nuisible.

Ces usines peuvent nuire à l'hygiène publique de trois manières : 1° infecter l'air ambiant par les émanations des matières animales en dépôt ; 2° répandre dans l'atmosphère, suivant un rayon plus ou moins étendu, des vapeurs d'ammoniaque et d'acide prussique ; 3° altérer le sol, les puits et les cours d'eau par des résidus.

Le second de ces modes d'action ne mérite certainement pas d'être pris en très grande considération. La plupart du temps la diffusion dans l'atmosphère est telle que, pour des dégagements aussi peu abondants, il ne saurait y avoir de danger véritable pour le voisinage. Il ne peut y avoir qu'un peu d'incommodité causée par l'odeur d'ammoniaque, et encore très accidentellement, lorsque le vent rabat les vapeurs dans des points restreints.

Le troisième n'est pas plus sérieux ; car aujourd'hui les résidus sont presque complètement utilisés. Ils consistent en des eaux mères appelées *potasse bleue*, et en un dépôt boueux appelé le *noir*. Les eaux mères sont évaporées, et donnent un magma solide qui est formé de carbonate de potasse, de silicate de potasse, de sulfure de potassium et de chlorure de potassium. On utilise la potasse qu'il renferme, en le rejetant dans les cornues de calcination.

Le noir qui renferme du charbon, de la potasse, de la chaux, de la magnésie, du sesquioxyde de fer, de l'alumine, du manganèse, du cuivre, de la silice, de l'acide sulfurique, de l'acide phosphorique, peut être utilisé pour fabriquer de l'alun. Mais on s'en sert plus généralement comme engrais.

Rien n'est donc déversé dans les cours d'eau. Les résidus seraient-ils abandonnés à des ruisseaux ou à l'action entraînante des pluies, que leur composition les laisserait à peu près innocents. Les industriels ont trop d'intérêt à s'en servir, pour ne pas le faire. Il ne faudrait pas toutefois, dans le cas où le fait contraire se produirait, le regarder comme indifférent. Car Bernard et Schlagdenhauffen, ont montré que les cyanures doubles peuvent devenir toxiques quand on renouvelle chaque jour leur introduction.

On doit se montrer beaucoup moins indulgent pour le premier mode. L'accumulation de matières organiques en voie de putréfaction peut répandre au loin des odeurs insupportables et écœurantes. Il y a même plus qu'une question d'incommodité d'après ce que l'on sait de l'influence des milieux putrides sur les maladies miasmatiques. Cette raison est suffisante pour justifier l'isolement des usines.

C'est plus particulièrement pour les ouvriers que la fabrication des prussiates paraît pouvoir présenter des dangers. Non seulement ils sont continuellement en rapport direct avec les foyers d'infection, mais dans les diverses manipulations de ces matières, ils sont exposés à toutes les conséquences des piqûres anatomiques, lymphites, infection purulente et même infection charbonneuse. Le brossage les soumet à des inhalations de poussières de toutes natures, organiques et minérales. De là la possibilité de blépharites, de conjonctivites, de bronchites catarrhales, de pneumonies interstitielles et même de pneumonies infectieuses. Ceux qui pénètrent dans les étuves subissent les conséquences des températures élevées et d'une atmosphère sursaturée de vapeur d'eau surchauffée.

Aux fâcheux effets du travail autour des foyers ardents, l'opération de la calcination joint l'imminence des brûlures toujours graves et douloureuses que produisent les liqueurs caustiques et bouillantes, en raison des projections qu'engendrent l'addition intermittente des matières organiques et l'immersion du ringard. Les dégagements d'ammoniaque et d'acide cyanhydrique peuvent à certains moments, exercer une influence notable sur les personnes qui séjournent dans les ateliers eux-mêmes. Le seul renseignement non intéressé que j'ai pu recueillir relativement à une fabrique de prussiate des environs de Nancy, est celui du maire de la commune où logent la plupart des ouvriers. Il a été frappé de la pâleur constante de ces hommes, du petit nombre d'entre eux qui atteignent un âge avancé, de la fréquence parmi eux des affections cardiaques et pulmonaires. Il est vrai que ce maire faisait observer, en même temps, que ces ouvriers se livraient à la boisson beaucoup plus que les manœuvres des champs. Quoi qu'il en soit, il est évident que c'est à tort qu'on ne s'est préoccupé jusqu'à présent que de l'atteinte à l'hygiène publique.

Les mesures déjà imposées par l'Administration sont :

Relativement à la salubrité publique, le classement de cette industrie dans la première classe, en accordant toutefois la deuxième classe lorsque la calcination a lieu d'une manière préalable et en vases clos; la construction de cheminées de 20 à 30 mètres; l'enlèvement journalier des résidus des lessivages; l'imperméabilisation du sol des ateliers.

Sous le rapport de l'intérêt des ouvriers, la législation actuelle se borne à interdire le travail des enfants.

Les mesures que les conseils d'hygiène doivent s'efforcer d'obtenir pour la salubrité intérieure sont :

1° L'emmagasinement des matières animales dans des locaux, largement ventilés et même surmontés d'une cheminée d'appel;

2° Le triage à l'air libre dans des cours intérieures;

3° La substitution du brossage mécanique au brossage à la main. Il n'existe pas encore de machine appropriée, mais elle serait d'une réalisation facile. En tout cas, cette opération devrait se faire sous des hangars et non dans des réduits presque confinés, comme cela a lieu dans beaucoup de fabriques;

4° La division des os longs à l'aide de couperets à main peut aussi facilement être obtenue par des machines;

5° C'est encore la vapeur qui doit mouvoir les meules chargées du broyage et de plus elles doivent être disposées dans une enveloppe hermétique qui s'oppose à la dispersion des poussières organiques. Cette disposition existe, du reste, dans la plupart des fabriques;

6° Rien ne paraît capable de diminuer les inconvénients des salles où les cornes sont soumises à l'action dissociante de la vapeur d'eau. Mais les ouvriers ne devraient y pénétrer qu'après la cessation des jets de vapeur et l'établissement d'un courant d'air;

7° Dans les usines où la calcination se fait encore dans des chaudières, celles-ci doivent être surmontées de hottes. Mais le système des cornues enclavées dans de la maçonnerie, ou celui des fours à coupelles sont de beaucoup préférables;

8° Le danger des explosions produites par l'immersion du ringard peut être en grande partie évité en maintenant celui-ci, à l'aide d'une chaîne, dans l'atmosphère desséchante du foyer. Mais il est beaucoup mieux encore de remplacer le ringard par des agitateurs mécaniques se mouvant constamment dans la masse en fusion ;

9° Pour la coulée, au lieu de la faire dans des moules à l'aide d'une cuiller, ce qui expose les ouvriers à des douches de vapeurs fortement chargées d'ammoniaque et d'acide prussique, il serait facile d'établir à la partie inférieure des chaudières ou des cornues, un robinet d'écoulement permettant de faire tomber la matière en fusion dans un wagonnet introduit dans un petit tunnel ménagé au-dessous du foyer ;

10° Les chaudières de concentration doivent être munies de hottes ;

11° Comme toujours, on doit recommander aux ouvriers une excessive propreté et de ne jamais prendre leurs repas dans l'usine.

Telles sont les conditions qui s'imposent aux fabriques qui préparent le prussiate avec les matières animales. Mais comme ce sont les émanations de ces dernières, qui jouent le plus grand rôle dans la nocuité de cette industrie, j'estime que l'hygiène doit faire une campagne pour l'adoption de la fabrication, soit à l'aide des résidus de l'épuration du gaz, soit à l'aide de l'azote de l'air, quand on sera arrivé à rendre ce dernier procédé plus pratique. Mais elle doit rejeter la fabrication par le sulfure de carbone, en raison de l'action toxique de ce produit.

Dans quelques fabriques, on produit aussi du *prussiate rouge*, en soumettant le prussiate jaune à un courant de chlore qui enlève à ce dernier une partie de sa potasse. Il est préférable, au point de vue hygiénique, d'employer la voie humide, c'est-à-dire de dissoudre le prussiate jaune dans un bain d'eau traversé par un courant de chlore.

INDUSTRIE DU CELLULOID.

Sommaire technique. — Cette matière est chimiquement constituée par un mélange de *pyroxiline* et de *camphre*. Son nom lui vient de ce que la matière première qui sert à préparer la pyroxiline est un tissu végétal quelconque. Il n'existe encore en France que deux ou trois fabriques de celluloïd ; mais ce genre d'industrie est destiné à prendre un très grand développement, car cette matière commence à être employée dans la confection des objets usuels les plus variés. Non seulement elle peut être coupée, sciée et tournée, comme le bois, mais elle peut être soudée à elle-même et elle devient parfaitement malléable sous l'influence d'une chaleur de 80°. Elle est susceptible de prendre toutes les formes, de devenir une masse très résistante, ou de s'étaler en nappe mince et souple, et de plus elle se nettoie sous l'influence d'un simple lavage. C'est elle qui sert déjà à faire le linge dit *américain*, des dentiers et divers appareils de prothèse, des peignes, des porte-cigares, des porte-monnaies, des tables, des objets de ménage et même des statuettes. Aussi est-elle appelée à jouer un rôle industriel des plus considérables.

Il y a dans la fabrication de ce produit trois grandes phases, parfaitement distinctes : 1° la production de la pyroxyline ; 2° le mélange de celle-ci avec le camphre 3° l'homogénéification et la dessiccation.

1° Pour obtenir la pyroxyline, on se sert soit du coton, soit du papier ordinaire, soit du papier à cigarettes. On traite cette cellulose végétale par un mélange d'acide azotique à 40° et d'acide sulfurique très concentré. On brasse le mélange pendant quelques minutes ; on retire le papier qui se trouve déjà transformé en pyroxyline et on le plonge dans un bain d'eau pour le débarrasser de l'excès d'acide qu'il renferme encore. On le triture dans une pile à papier pour en faire une pâte homogène qu'on blanchit ensuite en l'agitant dans une dissolution de permanganate de potasse et en le soumettant ensuite à l'acide sulfureux qui a le double avantage de contribuer au blanchiment et d'enlever l'excès d'oxyde de manganèse.

2° Pour opérer le mélange avec le camphre, on broie ensemble les deux matières dans un moulin à meules métalliques. Quand le celluloïd est destiné à la confection d'objets colorés, comme par exemple d'imitations de corail, la substance colorante est ajoutée et incorporée en même temps que le camphre. Dans certaines fabriques, on fait aussi intervenir l'alcool méthylique.

3° Pour dessécher le produit obtenu, on l'enveloppe dans plusieurs feuilles de papier buvard et dans une toile, puis on le soumet à l'action d'une presse hydraulique. On recommence l'opération tant que le papier buvard ne reste pas sec.

Sous le nom d'homogénéification on comprend une série d'opérations qui ont pour but de souder et de fusionner ensemble sous forme de feuilles et de blocs, les fragments irréguliers en présence desquels on se trouve à la suite de la dessiccation.

On commence même par rendre ces fragments plus nombreux et plus petits en les brisant à l'aide de cylindres armés de dents. Cette *fragmentation*, qui est suivie d'une *macération* dans de l'alcool, a précisément pour but d'assurer l'action ramollissante de cette substance. Au sortir de la macération, la matière est soumise au *laminage* entre deux cylindres chauffés à 80°. On obtient ainsi des feuilles parfaitement homogènes qu'on peut fusionner entre elles en plus ou moins grand nombre pour former des blocs. Il suffit de les superposer sur le plateau d'une machine hydraulique, dans une boîte à double paroi chauffée par une active circulation d'eau chaude.

La transformation en objets ouvrés constitue, à vrai dire, une industrie distincte, quoique annexée, souvent, à celle de la production ; car les blocs et les feuilles peuvent être livrés à d'autres industriels, comme le fer et les planches sont livrés, par les fonderies et les scieries, aux forgerons, aux menuisiers, aux sculpteurs sur bois, etc.

Hygiénologie. — Ce que l'on doit le plus redouter dans le voisinage de ces usines, ce sont les incendies et les explosions, puisqu'on y prépare une substance qui s'enflamme et brûle à la manière d'un papier nitré, au contact d'un corps incandescent ou chauffé à l'air, à une haute température et qui détone sous l'influence d'une forte pression. L'éventualité de la propagation de l'incendie aux maisons voisines se complique d'une infection de l'atmosphère commune, car le celluloïd brûle en dégageant des vapeurs très intenses dues à la combustion du camphre. Les docteurs Duchesne et Michel (1) avaient exprimé la pensée que les incendies ne pouvaient être que très rares. Mais au moment même où ils l'exprimaient, l'usine de Stains disparaissait sous les flammes.

Les ouvriers peuvent être naturellement les premières victimes des explosions et des incendies. D'ailleurs, si l'incendie d'une usine ou de l'un de ses bâtiments est chose rare et pouvant être arrêtée dès son origine, à chaque instant une fraction de la masse que l'on est en train de manipuler peut prendre feu et occasionner à l'ouvrier des brûlures graves. Il est en outre exposé à des brûlures d'eau bouillante et à des brûlures par le contact des acides nitrique et sulfureux. Aussi presque tous les ouvriers ont-ils sur les mains et les avant-bras et la partie inférieure des bras, des brûlures de teinte jaunâtre, irrégulières, plus ou moins étendues et ne dépassant pas, en général, le troisième degré. Enfin l'atmosphère qu'ils respirent est constamment chargée de vapeurs nitreuses.

La pyroxyline est d'autant moins inflammable qu'elle renferme plus d'eau d'hydratation. Or elle ne peut bien se mélanger avec le camphre qu'autant qu'elle renferme 40 p. 100 d'eau. Il y a donc là une condition industrielle qui crée un élément de sécurité contre les incendies.

C'est au moment où le mélange de pyroxyline et de

(1) *Revue d'hygiène*, 1882, p. 1012.

camphre est soumis à l'action de la presse hydraulique, c'est-à-dire au moment de la dessiccation, que le danger des explosions est le plus grand, parce qu'alors la substance détonnante a perdu son eau d'hydratation. Aussi, faut-il, lorsque la dessiccation paraît suffisante, s'empresser de diminuer la pression et de faire passer un courant d'eau froide à la place du courant d'eau chaude entre les deux parois de la boîte. A Stains, on a adopté, en outre, une disposition qui théoriquement semblerait devoir donner une grande sécurité. On a placé au-dessus de la presse un avertisseur électrique qui est mis en mouvement par un thermomètre dès que celui-ci marque 65°. En outre, on a disposé un réservoir d'eau qui peut déverser automatiquement des torrents d'eau, dès que des flammes naissantes viennent brûler une corde qui tient la soupape fermée et qui est directement exposée à l'action de la matière inflammable. Quoique ces précautions n'aient pas empêché l'incendie signalé plus haut, elles n'en doivent pas moins être vivement conseillées.

Le danger des vapeurs nitreuses n'est peut être pas aussi considérable qu'on pourrait le croire, parce que les acides agissent à froid. Néanmoins il est encore indispensable de surmonter chaque cuve d'une hotte dont l'auvent descende au-dessous du niveau de la bouche des ouvriers. Dans le même but ceux-ci doivent se tenir sur une plateforme élevée régnant le long des cuves.

Pour enlever le papier et le retirer de la cuve, les ouvriers devraient être toujours porteurs de gants en cuir.

Pour que les ouvriers soient moins exposés au contact des acides, il faut pour la transformation que la cellulose soit amenée mécaniquement dans le bassin en verre où doit se faire la réaction. C'est encore mécaniquement que le produit de cette réaction doit être amené dans l'appareil du pilage qui sera une pile à papier ordinaire. Pour le lavage il faut des agitateurs mécaniques et des essoreuses pour la dessiccation. Le broyage sera exécuté dans des moulins à noix, le laminage avec une machine ayant pour organe essentiel des cylindres lamineurs; et il est facile de chauffer ceux-ci par une circulation de vapeur pour que la cuisson se fasse en même temps.

Au point de vue hygiénique, l'intervention de l'alcool méthylique est fâcheuse. Il faut donc préférer le procédé primitif, dit procédé *Stains*.

Pour le travail des enfants, les tableaux d'interdiction ne signalent point les fabriques de celluloïd; mais comme ce travail est défendu pour le collodion, il est évident qu'elles doivent être passibles de la même réglementation.

DISTILLERIES.

Sommaire technique. — Nous avons à considérer à part : les distilleries de marcs de raisins, celles de vin, de bière et de cidre, celles de mélasse, celles de pommes de terre, celles de grains, celles de betteraves et enfin celles d'absinthe et de genièvre.

La *distillation des marcs de raisins* s'effectue en petit chez un certain nombre de propriétaires de vignes à l'aide d'un alambic ordinaire. Toutefois pour que les résidus puissent servir à la nourriture des animaux, on ne les laisse pas en contact avec la surface de chauffe. Dans ce but on place les marcs sur un double fond percé au-dessous duquel est un bain d'eau qui supporte seul l'effort direct du feu. Dans les grandes distilleries industrielles, on emploie des appareils beaucoup plus compliqués, qui ont l'avantage de fonctionner continuellement et de fournir d'emblée des alcools ayant la force suffisante sans le concours de nouvelles distillations.

La *distillation directe du vin, de la bière et du cidre*, s'opère dans des alambics ordinaires.

Il en est de même de la *distillation des mélasses;* mais elle a besoin d'être précédée de la fermentation alcoolique des matières sucrées. Pour cela on les étend d'un peu d'eau, on les place dans des cuves avec de la levure délayée. On mélange intimement, on ferme les cuves et on maintient une température de 25°. Il se fait un dégagement d'acide carbonique considérable. Lorsqu'il paraît terminé, on s'empresse de distiller pour ne pas laisser passer le liquide à la fermentation acide.

La *distillation de la pulpe de pommes de terre* se complique encore d'une autre opération préalable. Il faut que la fécule soit d'abord transformée en sucre à l'aide de diastase ou d'acide sulfurique. On provoque ensuite la fermentation alcoolique avec de la levure et on distille. Il y a donc en plus la reproduction des procédés de saccharification employée dans la fabrication de la bière.

La *distillation des eaux-de-vie de grains* comprend de même la saccharification, la fermentation alcoolique et la distillation proprement dite.

L'*alcool de betteraves* peut avoir deux provenances, une provenance indirecte et accessoire dans les mélasses des fabriques de sucre de betteraves; une provenance directe et spéciale dans les betteraves elles-mêmes, c'est-à-dire qu'il y a des distilleries où l'on ne fabrique que de l'alcool et où l'on utilise tout le sucre renfermé dans les betteraves. Celles-ci sont lavées, râpées, puis exprimées à l'aide de presses hydrauliques. Le jus obtenu est conduit d'abord dans des chaudières à déféquer, puis de là dans des cuves de fermentation où l'on ajoute de l'acide sulfurique et de la levure de bière. Enfin on procède à la distillation.

La *distillation de l'absinthe* s'effectue dans des alambics dont les cucurbites sont chauffées à la fois par de la vapeur circulant dans des tuyaux et par un jet de vapeur venant barboter dans le contenu. On y introduit de l'alcool et un mélange de plantes représentées par de l'absinthe, de l'angélique, du calamus, de la badiane, du dictame de Crète, le tout ayant préalablement macéré pendant huit jours au bain-marie. Après distillation on ajoute de l'essence d'anis et on colore tantôt avec une couleur bleue qu'on obtient en triturant de l'indigo avec de l'acide sulfurique, en saturant par de la chaux et dissolvant dans l'alcool; tantôt avec du jaune obtenu par simple macération de la carthame.

Le *genièvre* se prépare simplement en distillant de l'eau-de-vie de grains ou de betteraves dans un alambic où l'on tient suspendu un nœud de toile claire contenant de la graine de genièvre.

Hygiénologie. — Le dernier classement inscrit dans la troisième classe les distilleries d'extraction et dans la deuxième classe, celles où l'on procède à la rectification de l'alcool extrait. Il y a là une véritable défectuosité, car la rectification est presque toujours un complément indispensable des esprits et les mêmes industriels exécutent les deux opérations. Il est vrai que d'après la réglementation, ils peuvent être tenus de placer leurs ateliers de rectification dans un bâtiment distinct et éloigné. Mais on ferme souvent les yeux sur le rapprochement. D'ailleurs la première distillation crée presque autant d'inconvénients que la rectification. Celle-ci augmente surtout les chances d'incendie. Il serait certainement plus logique de faire de la fabrication des alcools une industrie, non à classement mixte, mais à classement constant avec inscription dans la deuxième classe, peut-être même dans la première. Il est vrai qu'on a eu les mains liées par la nécessité de laisser aux agriculteurs le droit de distiller leur récolte chez eux-mêmes. Mais il serait facile d'imposer la condition aux distilleries en grand.

On n'a pas prêté une attention suffisante aux dangers que les distilleries d'esprits font courir à la salubrité publique par leurs résidus ou *vinasses*. On admet cependant que les vinasses provenant des mélasses et des grains ne peuvent pas nuire, parce qu'elles sont utilisées et non déversées à l'extérieur. Les premières sont en effet employées à la préparation du carbonate de potasse, et les autres à l'alimentation des bestiaux. Mais les vinasses sont toujours noyées dans une certaine quantité de liquide, dont on se débarrasse plus économiquement en la rejetant qu'en l'évaporant. En outre, il est établi que les vaches nourries ainsi sont alcoolisées, produisent un lait et des chairs altérées et détériorent considérablement la santé publique.

Pour les vinasses de betteraves et même de pommes de terre, on ne les utilise jamais. On les laisse s'écouler dans les cours d'eau, dont le poisson meurt, dont l'eau devient impropre à l'alimentation des bestiaux et qui répandent dans l'atmosphère, au loin, des odeurs insupportables. Celle qui prédomine est celle de l'hydrogène sulfuré, parce qu'on se sert, la plupart du temps, pour saccharifier d'acide sulfurique. De là formation de sulfate de chaux qui se transforme en sulfure de chaux, et ce dernier engendre de l'hydrogène sulfuré.

Mais ce qu'il y a de plus grave, c'est la décomposition continue des matières organiques de ces vinasses, d'où résultent des odeurs tout à fait nauséabondes et des miasmes engendrant la fièvre paludéenne et favorisant le développement de toutes les maladies infectieuses.

Pour remédier à ces inconvénients, Wurtz a proposé de ne permettre l'emploi de l'acide sulfurique que quand le cours d'eau a un débit considérable, de substituer, l'acide chlorhydrique à cet acide, de traiter les vinasses par la chaux qui produit un précipité floconneux en entraînant un tiers des matières organiques ; mais l'excès de chaux a le tort de favoriser les fermentations acide et butyrique qui dégagent une odeur repoussante ; il indique aussi d'établir des bassins de dépôt, le dernier étant suivi d'une filtration par le sable ; mieux vaut encore l'épuration par irrigation à travers des terrains argileux, ou bien la concentration préalable des vinasses. Mais ce ne sont là que des palliatifs. Il faudrait imposer, comme en Angleterre, l'incinération complète.

Il importe aussi d'exécuter, dans les meilleures conditions possibles, la fermentation des matières premières qui vicie tout au moins l'air intérieur par de l'acide carbonique et certaines odeurs.

Pour les betteraves elles doivent être nettoyées dans un laveur mécanique et découpées en rondelles, mécaniquement aussi, à l'aide d'un coupe-racines ; puis plongées de préférence dans la cuve de Leplay.

On y met deux tiers d'eau et un tiers de cossettes. La cuve présente en bas un robinet de vidange. A la partie supérieure arrive un tuyau de vapeur pour réchauffer le bain. Les cossettes sont maintenues immergées par un couvercle à claire-voie.

Pour l'orge et le seigle on recourt à la diastase ; pour le maïs et le riz à de l'acide, et alors on crée les dangers dont il vient d'être question.

Pour les pommes de terre, il faut, après les avoir lavées mécaniquement, les cuire par la vapeur dans l'appareil ci-dessous.

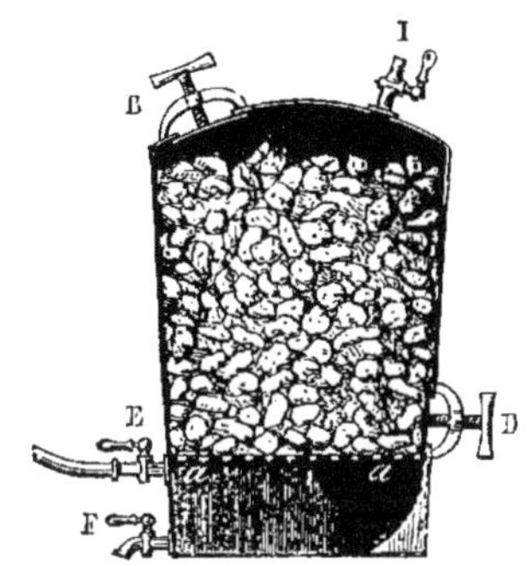

Fig. 150. — Cuisson des pommes de terre à la vapeur.

C'est un cylindre en fonte A dans lequel on introduit la matière par le trou d'homme B. Il est muni d'un faux fond *a a*. On fait arriver de la vapeur par le tuyau E. Le petit robinet I supérieur sert à l'échappement de l'air pendant le chargement.

On extrait les pommes de terre cuites par le trou d'homme latéral D.

On les broye entre deux cylindres qu'on arrose d'un filet d'eau. La bouillie est mise dans un cuvier où l'on ajoute du malt, où on la brasse, puis on traite par l'eau froide à laquelle on ajoute de la levure de bière. Il est un autre procédé qui donne de meilleurs résultats industriels et qui consiste à râper la pomme de terre crue et à la jeter ensuite dans l'eau bouillante. L'hygiène n'a rien de particulier à reprocher à ce procédé.

La distillation a besoin aussi d'une surveillance. Pour l'alcool de vin on peut accepter l'alambic ordinaire, surtout quand il s'agit d'une distillation privée. Elle ne peut que donner une odeur qui entête, mais qui ne s'étend pas au loin et qui n'est produite que pendant quelques jours de l'année. Dans le midi où l'on opère sur une plus large échelle et plus constamment, où il y a une véritable industrie de distillation d'alcool vinique, l'intérêt industriel comme l'intérêt hygiénique exigent un appareil fonction-

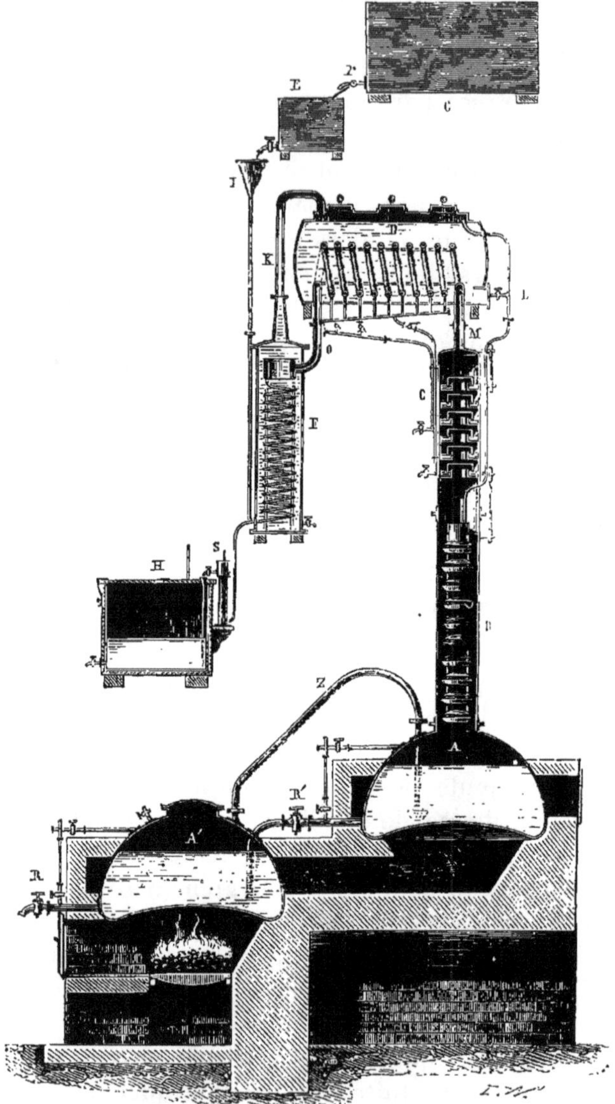

Fig. 151. — Appareil d'Adam.

nant continuellement et sans fuites, l'appareil d'Adam.

Nous n'en indiquerons que les parties principales. La chaudière inférieure A' qui seule est en contact avec le feu est destinée à recevoir des vinasses. Le robinet R sert à les retirer après distillation ; le tube Z conduit l'alcool dégagé de ces vinasses dans la chaudière supérieure A. Du sommet de celle-ci part une colonne verticale en cuivre munie de diaphragmes dans sa partie inférieure B. Ces plateaux sont recouverts d'une couche de vin. D est un condensateur chauffe-vin ; c'est un serpentin dans un vase de cuivre horizontal toujours rempli de vin. F est un autre réfrigérant vertical et serpentin contenant aussi du vin. G est un réservoir supérieur servant à alimenter de vin les autres parties de l'appareil. E est un seau qui reçoit le vin du réservoir, il le transmet dans le tube avec entonnoir I. Le tube K est destiné à faire passer le vin dans le réfrigérant D. Le serpentin du réfrigérant vertical aboutit à l'éprouvette d'essai S, et de là dans le récipient H. On remplit d'abord de vin tout l'appareil par le réservoir et les tubes de communication. La vapeur qui s'échappe de la chaudière inférieure en se condensant dans la colonne, et les réfrigérants cèdent de la chaleur qui fait entrer en ébullition leur contenu, de sorte qu'avec un chauffage restreint on distille à la fois des vinasses et une grande quantité de vin. En outre on peut ajouter continuellement du vin dans le réservoir sans qu'il y ait fuite.

La distillation des esprits de betteraves, de grains et de pommes de terre, est beaucoup plus dangereuse parce qu'elle dégage avec l'alcool des huiles essentielles, des

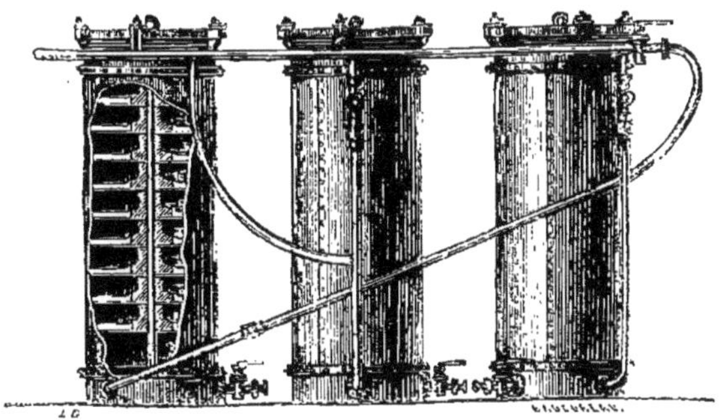

Fig. 152. — Appareil à 3 colonnes de Leplay.

alcools amylique, méthylique, etc., qui exercent sur les centres nerveux une action excessivement funeste. Ces produits engendrent un délire furieux avec tendances criminelles et produisent rapidement la paralysie générale et la déchéance de l'homme. Respirés en vapeurs ces produits peuvent engendrer des accidents sur les ouvriers et même sur les habitants du voisinage. Aussi a-t-on tort d'autoriser les distillateurs privés à se servir d'un alambic ordinaire. On devrait leur imposer l'appareil Leplay.

Il se compose de trois cylindres verticaux communiquant entre eux par le haut, communiquant aussi à leur partie inférieure par un tube muni d'un robinet. D'autres tuyaux les mettent en rapport avec le générateur à vapeur. Ils sont coupés à l'intérieur par des diaphragmes. Il rend l'extraction de l'alcool facile même pour ceux qui n'ont aucune pratique et qui n'ont qu'une intelligence inférieure.

Mais pour les grandes distilleries il faut exiger l'appareil Dubrunfaut ou celui de Savalle. Nous ne décrirons que ce dernier.

A, colonne distillatoire en fonte composée de 25 tronçons munis de regards. B, brise-mousse retournant à la colonne les mousses et les matières entraînées par le courant de vapeur. C, chauffe-vin tubulaire. D, réfrigérant tubulaire à compartiments intérieurs. E, éprouvette graduée pour l'écoulement des flegmes. F, régulateur de chauffage de l'appareil. G, serpentin fournissant une épreuve de l'épuisement des vinasses. H, un second brise-mousse agissant sur les vapeurs sortant du chauffe-vin. Les mousses entraînées retournent à la colonne par le tuyau *s* et les vapeurs d'alcool se rendent au réfrigérant par le tube *t*; *i*, tuyau conduisant les vapeurs de chauffage de la soupape du régulateur à l'appareil; *j*, tuyau de pression de la colonne au régulateur; *kl*, tuyaux conduisant les vapeurs alcooliques de la colonne au brise-mousse et au chauffe-vin; *m*, tuyau d'alimentation des jus fermentés vers le chauffe-vin; *n*, tuyau d'eau froide; 1, soupape de vapeur de chauffage; 2, robinet des jus fermentés; 3, robinet d'eau froide; 4, robinet des vapeurs sortant des vinasses pour se rendre au serpentin d'épreuve; 5, niveau d'eau du soubassement de la colonne; 6, robinet d'eau froide servant le serpentin d'épreuve.

La rectification des alcools est considérée comme beaucoup plus dangereuse que leur extraction. Pour l'alcool de vin, cette appréciation n'est peut être pas justifiée, car elle ne fait qu'augmenter un peu les chances d'incendie, et l'appareil dont on doit faire choix dans ce cas est trop connu, pour avoir besoin d'être reproduit.

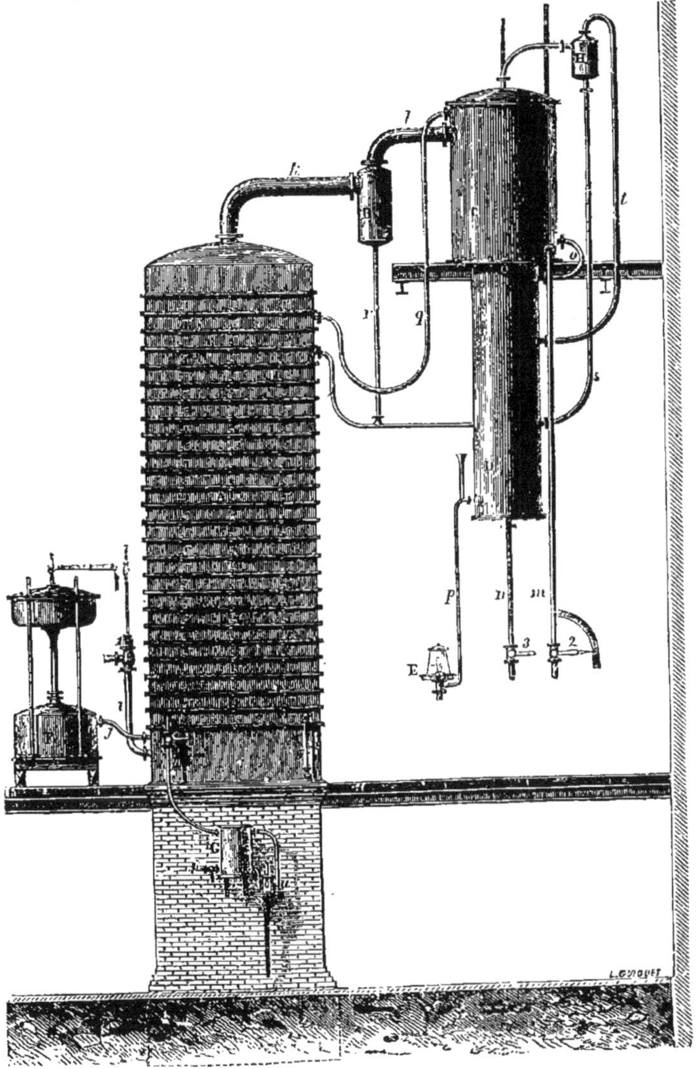

Fig. 153. — Appareil distillatoire de Savalle.

Pour l'alcool de grains, de betteraves, etc., il n'en est plus de même à cause des autres principes pernicieux qu'il renferme et qui lui donnent un mauvais goût. Il faut absolument le faire disparaître, et c'est au détriment de l'atelier et du voisinage qu'on le débarrasse de ces principes. Il faut exiger le rectificateur Dubrunfaut ou celui de Savalle qui ont la même valeur hygiénique. Nous ne reproduirons que le premier.

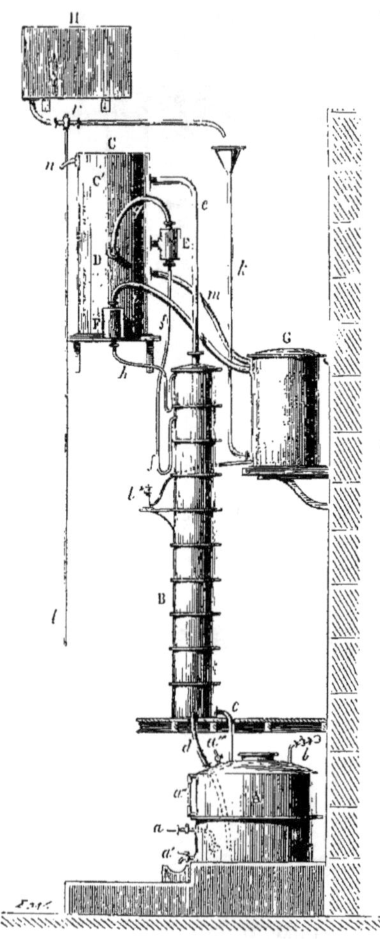

Fig. 154. — Rectificateur Dubrunfaut.

A, chaudière munie d'un tube *a* terminé en pomme d'arrosoir pour l'introduction de la vapeur d'un tube de vidange *a'*, d'un tube indicateur de niveau *a''*, d'un tube à air *a'*, enfin d'un tube robinet *b* communiquant avec le réservoir d'alcool à rectifier et servant à emplir la chaudière.

B, une colonne de rectification composée de dix-huit plateaux communiquant avec la chaudière par le tube *c*. Un autre tube *d* met en communication le fond de la colonne et le liquide qui s'y condense avec la partie inférieure de la chaudière.

C, un réfrigérant dit *chauffe-vin*, contenant deux serpentins C'D superposés. Le tube *e* fait communiquer le haut de la colonne avec le serpentin supérieur qui aboutit lui-même au vase analyseur E. Là, la partie condensée retombe par le tube *f* terminé en siphon renversé sur le troisième plateau supérieur ; la vapeur passe par le tube *g* dans le second serpentin D. Une seconde analyse s'opère dans le vase F. Le liquide repasse sur le premier plateau de la colonne par le tube *h*, et les vapeurs, s'introduisant dans le tube *i*, vont se condenser complètement dans le refrigérant G. L'alcool coule alors dans l'éprouvette *e*, d'où il se rend au réservoir spécial.

H, un réservoir d'eau, alimentant par le tube *k* le réfrigérant G. On règle l'écoulement de l'eau par le robinet *r*, à l'aide d'une tige *t* qui descend à l'étage inférieur. L'eau passe de ce réfrigérant dans le chauffe-vin, au moyen du tube *m*, et s'écoule ensuite par le trop-plein *n*.

Il est une industrie de date récente qui se rattache à celle de la rectification des alcools de betteraves. En mêlant au gaz d'éclairage une certaine quantité d'alcool amylique benziné, on lui communique une lumière beaucoup plus vive, beaucoup plus éclatante. On peut obtenir cet alcool amylique en faisant passer lentement un courant d'air sur des essences de houille et de pétrole, mais il y a intérêt commercial à utiliser dans ce but l'alcool amylique provenant de la rectification des esprits. Cette industrie crée un grand danger d'incendie résultant de la volatilité et de l'inflammabilité des vapeurs qui se dégagent. Il y a en outre l'odeur repoussante de l'alcool amylique et des fumées épaisses.

Le Conseil d'hygiène du Nord (1) estime qu'il faut exiger des matériaux incombustibles, fer et briques, pavement en ciment ; tuyaux de vapeurs et service d'eau en cas d'incendie. Éclairage extérieur ; défense expresse de fumer, fourneaux fumivores, réservoirs métalliques hermétiques pour les produits.

DISTILLERIES DE MATIÈRES GOUDRONNEUSES.

Sommaire technique. — Sous ce titre nous comprendrons les usines où s'effectuent les opérations industrielles ayant pour but d'isoler le goudron et d'en extraire les divers produits qui entrent dans sa composition. Ces derniers sont diverses huiles minérales, la paraffine, la créosote, l'acide phénique, la benzine.

Le goudron peut avoir des provenances essentiellement

(1) Comptes rendus, 1878.

différentes. Il peut provenir : 1° de certaines essences végétales, notamment du pin ; il est dit alors *goudron végétal*; 2° des os calcinés, c'est le *goudron animal;* 3° de la houille, c'est le *goudron de houille.* C'est plus généralement ce dernier qui est employé à la fabrication de ces divers produits de distillation. Comme il fait partie des détritus qu'engendre la fabrication du gaz et du coke, il arrive souvent que cette distillation constitue une industrie annexe des usines à gaz. Mais il existe aussi des distilleries spéciales qui ne font qu'exploiter en grand les résidus de condensation fournis par ces établissements. Isolées ou non, ces distilleries n'en constituent pas moins, au point de vue de l'hygiène, une branche d'industrie tout à fait spéciale.

L'opération initiale a pour but de retirer le goudron des résidus de condensation des usines à gaz. Dans ce but, ceux-ci sont placés dans des cornues chauffées extérieurement. Ces récipients ne présentent qu'une seule ouverture à laquelle est adapté un tuyau horizontal d'un grand diamètre, enveloppé de toiles que l'on humecte constamment d'eau froide, et contenant en outre, suivant son axe, un petit tuyau où circule aussi de l'eau froide. Grâce à cette réfrigération, qui opère à la fois en dehors et en dedans, les parties condensables qui sont avant tout constituées par du goudron, s'accumulent dans le segment déclive, tandis que les gaz continuent leur route. Comme ceux-ci sont très combustibles, on cherche naturellement à les utiliser pour chauffer les cornues. Tantôt on les ramène directement sous elles ; tantôt on les emmagasine dans un gazomètre d'où on les dirige, suivant les besoins, dans le foyer qui chauffe les cornues.

Là se termine la première opération dite la *distillation*, qui se trouve fournir d'une part le combustible qui lui est nécessaire et d'autre part un produit industriel appelé *goudron brut*.

Ce dernier renferme, en dehors du goudron proprement dit, de l'eau ammoniacale et diverses impuretés. De là la nécessité de le soumettre à une opération dite la *séparation.*

Pour la séparation, le goudron brut est chauffé à 100° avec de la vapeur. On le laisse ensuite reposer pendant douze heures. Il se forme trois couches distinctes; l'une inférieure consistant presque exclusivement en eau ammoniacale ; une moyenne constituée par du goudron trouble, de consistance butyreuse et souillée de poussières de charbon, de cendres, etc., une supérieure formée de goudron presque pur. On le sépare par simple décantation. Les eaux ammoniacales qui restent au fond de la cuve sont généralement vendues aux fabriques de soude. Quant au goudron obtenu, il peut avoir deux destinations : ou bien il est livré tel quel au commerce pour divers usages, particulièrement pour servir d'enduit protecteur et conservateur ; ou bien il sert à l'extraction de divers produits industriels qu'il renferme, et qu'on peut désigner sous le nom générique de *produits de distillation du goudron.*

D'une manière générale, la distillation du goudron fournit un résidu et deux catégories d'huiles, distinguées en *huiles légères* et *huiles lourdes*, suivant le degré de température nécessaire pour les dégager du goudron.

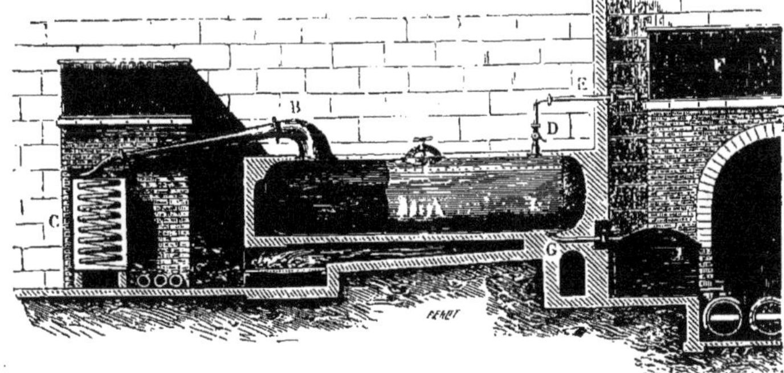

Fig. 155. — Appareil pour la distillation du goudron de houille.

La cornue A est munie dans le haut d'un trou d'homme fermant à la manière des autoclaves. De sa partie antérieure s'élève un tuyau B aboutissant à un serpentin en tôle C plongé dans un refrigérant. De l'autre extrémité part un tube robinet D, dans lequel le tube E amène le goudron du réservoir E. Enfin le tube à robinet G sert à vider la cornue après l'opération.

La distillation du goudron se fait dans l'appareil de la figure 155. Tant que la température de la masse reste au-dessous de 100°, il ne se dégage que du sulfhydrate d'ammoniaque qu'on laisse s'échapper, comme ne pouvant pas être utilisé. Entre 100° et 200° se dégage le mélange des huiles légères dans lequel figure la créosote et l'acide carbolique. A 200 degrés il se produit des soubresauts violents dans les cornues, dus à l'eau d'hydratation de l'acide carbolique et de la créosote. A partir de ce moment, les produits qui continuent à distiller sont les *huiles lourdes* qui renferment beaucoup de paraffine. Ce principe est au contraire presque nul dans les huiles légères, de sorte qu'il est probable que c'est lui qui retarde la distillation, avant tout.

Si la distillation est poussée jusqu'à son dernier terme, le résidu arrive à n'être plus qu'une masse charbonneuse. Mais au moment où on l'arrête généralement, il reste dans les cornues une masse noire, consistante, mais encore gluante qu'on appelle *brai-sec*.

Les huiles qui ont été recueillies les premières, c'est-à-dire les légères, ne peuvent être livrées au commerce pour servir à l'éclairage ou autres usages, qu'après avoir été soumises à une *rectification* par divers traitements successifs qui ont un grand intérêt hygiénique. Elles doivent d'abord être brassées alternativement avec de l'acide sulfurique et avec de la soude. Ce brassage a besoin d'être très énergique, parce que cet acide et cet alcali ne se dissolvent pas dans les huiles de goudron et que pour assurer leur action, il faut au moins obtenir un mélange très intime. Ces deux réactifs concourent à faire disparaître l'odeur et la couleur naturelles de l'huile brute. En outre, l'acide sulfurique, en particulier, la débarrasse des principes basiques, tandis que de son côté la soude a l'avantage d'éliminer les acides et la créosote. Pendant ce traitement, il se dégage dans l'atelier une grande quantité d'acide sulfureux.

Par le repos, il se forme trois couches, l'une inférieure, qui n'est autre que la solution alcaline ayant abandonné l'huile; une moyenne constituée par de la solution alcaline contenant de la créosote et des acides du goudron; enfin une supérieure qui est constituée par une huile alcaline, fluide, peu colorée et d'un goût peu désagréable.

On décante cette dernière, on la mélange avec de l'acide sulfurique, ce qui donne lieu à un nouveau dégagement d'acide sulfureux, en même temps qu'il se dépose un corps résineux. Par le repos, l'acide sulfurique se sépare et se porte à la partie inférieure entraînant avec elle la résine, l'ammoniaque et les bases organiques. Il surnage une couche épaisse d'une huile rouge. On la décante; on la lave à l'eau à plusieurs reprises, puis on soumet à nouvelle distillation dite *rectification*, et on a ainsi obtenu l'huile connue dans le commerce sous le nom d'*huile minérale*.

La couche moyenne est généralement utilisée aussi pour l'extraction de la créosote et du phénol. Pour cela on sature la soude du bain qui la renferme par de l'acide sulfurique. Comme le sulfate de soude formé est très soluble dans l'eau, il est entièrement entraîné par celle-ci dans les couches inférieures, tandis que la créosote, devenue plus légère après cette élimination, vient surnager. On la décante et on la distille pour l'épurer. Sa vaporisation est précédée de celle de l'huile légère qu'elle renferme encore et qu'on peut ainsi séparer.

Les huiles lourdes, celles qui, dans la distillation du goudron, ne se dégagent qu'au delà de la température de 200°, servent à la fabrication de la paraffine, et fournissent secondairement une certaine quantité d'huile légère ou photogène n'ayant pas encore obéi aux premières phases de la distillation. Elles sont placées dans des récipients en plomb ou en fonte, avec 10 p. 100 de solution alcaline et portées à une température de 100°. Autrement dit, elles sont lessivées à chaud, tandis que les huiles légères le sont à froid. Comme pour ces dernières, le lessivage a pour résultat d'enlever la créosote, l'acide phénique et l'hydrogène sulfuré. Ces substances gagnent le fond avec cette solution et les parties huileuses surnagent. On les décante et par le refroidissement il se forme des cristaux d'un éclat nacré qui ne sont autres que la paraffine. On la débarrasse de l'huile qui l'imprègne, soit en la soumettant à une presse hydraulique, successivement à froid et à chaud; soit à l'aide de turbines agissant par rotation, soit en faisant le vide dessous des tamis sur lesquels on la dépose.

Quant au résidu de la distillation du goudron ou *brai-sec*, il est généralement employé à la fabrication des *agglomérés* dont nous nous occuperons spécialement.

L'acide *phénique* s'obtient soit en traitant directement le goudron par un lait de chaux et en décomposant le phénate calcique par un acide, soit en distillant les huiles lourdes entre 150° et 200° et traitant le produit distillé successivement par un alcali et un acide, soit à l'aide des acides sulfoconjugués.

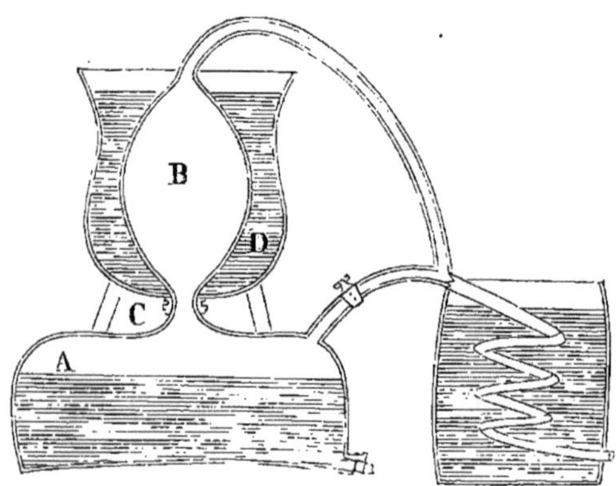

Fig. 156. — Appareil Mansfield pour la benzine.

Il comprend une chaudière A qui est chargée de l'huile épurée. Les vapeurs se rendent par le col C dans le vase B qui est en métal de forme ovoïde, et plongé dans le vase D qui est rempli d'eau froide. De là elles gagnent le serpentin qui plonge dans un bain d'eau froide constamment renouvelée. Le toluène qui se trouve dans l'huile étant plus condensable que la benzine se condense dans le vase B et retombe chaque fois dans la chaudière A. La benzine seule va jusqu'au serpentin.

La *benzine* s'obtient par une distillation ménagée de l'huile légère de houille dite dans le commerce *naphte* n° 0. On la met en contact avec 5 à 10 p. 100 d'acide sulfurique à 66° en l'agitant vivement. On décante une huile et on la lave avec de l'eau pure, puis avec une lessive alcaline faible. Enfin on rectifie par une distillation exécutée dans l'appareil Mansfield.

Hygiénologie. — Cette longue série d'opérations qui sont solidaires les unes des autres et qui, par conséquent, sont toujours exécutées dans la même usine, donnent lieu à des dégagements qui peuvent nuire à la fois aux voisins et à l'hygiène des ouvriers. Si on les rejette le plus largement possible dans l'atmosphère, les ouvriers sont d'autant soulagés, mais ce sont les voisins qui ont à souffrir. Si au contraire, pour satisfaire aux plaintes de ces derniers, on diminue leur déversement extérieur, ce sont les ouvriers qui voient leurs conditions hygiéniques aggravées. Mais les préoccupations que ce genre d'industrie pouvait imposer aux conseils d'hygiène ont singulièrement diminué depuis la découverte de nombreux gisements de pétrole, moyen d'éclairage qui tend de plus en plus à se subtituer à l'huile minérale extraite de la houille.

Elles exhalent d'abord des odeurs tout à fait insupportables qui écœurent et troublent souvent les fonctions digestives. Elles se font sentir surtout au moment où l'on décharge les cornues et où l'on éteint le brai en l'arrosant d'eau.

A l'odeur viennent s'ajouter des effets toxiques et irritants. Car parmi les vapeurs et les gaz exhalés, il se trouve de l'ammoniaque, du sulfhydrate d'ammoniaque, de l'acide sulfhydrique, de la créosote, de l'acide carbolique et de l'acide sulfureux. De là tendance aux conjonctivites, au coryza, aux angines, aux bronchites spasmodiques, aux dyspepsies, à la diarrhée, à la courbature, à la céphalalgie, à des alternatives d'excitation et de prostration. Les ouvriers sont naturellement plus exposés à ces effets. En outre le maniement des bains de soude et d'acide sulfhydrique détermine chez eux des crevasses très douloureuses et de l'engourdissement des mains.

Le danger le plus considérable est encore celui des incendies, en raison de la présence d'énormes quantités de matières excessivement combustibles, qu'on est obligé de porter à des températures élevées.

A côté de ces effets d'ensemble, il y a à tenir compte des effets imputables en particulier à quelques-uns des produits obtenus.

Le contact répété de la paraffine sur les téguments des ouvriers paraît pouvoir déterminer un cancer analogue à celui des ramoneurs. Le fait a été rencontré chez trois ouvriers par Wolkmann (1), et chez deux par Bell (2). Les mêmes auteurs, ainsi qu'Ogston, ont signalé aussi, mais d'une manière plus fréquente, la production d'éruptions et d'ulcérations sur la peau. Les uns ont des boutons qui s'accompagnent de vives démangeaisons, c'est ce que les ouvriers appellent la *gale du goudron;* d'autres ont du psoriasis et même une véritable ichthyose.

La créosote produit des effets qui ont été déjà signalés à la page 249.

Quant à l'acide phénique, il expose d'abord les ouvriers maculés à de véritables brûlures du troisième degré. En outre par sa vaporisation, il détermine un malaise qui peut être la reproduction excessivement réduite de l'intoxication par ingestion accidentelle ou volontaire. Celle-ci engendre chez l'homme des nausées, des vomissements, du stertor, des battements de cœur tumultueux, de la prostration, de la stupeur, du délire, des syncopes, de la stéatose du foie, de la congestion et des infarctus du poumon.

Enfin la benzine, d'après Chevallier, engendre une

(1) *Berlin. klin. Wochens.*, 1874 n° 18, 4 mars.
(2) *Edimburg medic. Journ.*, p. 135 août 1876.
(3) *Edimburg medic. Journ.*, décembre 1871.

ivresse accompagnée de malaise, de céphalalgie et de vertiges. Sur les téguments, elle détermine des fourmillements avec sensation de froid, de sécheresse et de crispation. Perrin attribue ce résultat à l'enlèvement de la matière sébacée par ce dissolvant. En tous cas la répétition journalière de cette immersion finit par produire un tremblement des extrémités supérieures.

Le décret du 31 décembre 1866 a pensé devoir se montrer moins sévère pour les petites exploitations annexées aux usines à gaz que pour les usines spéciales de distillation. Celles-ci ont été placées dans la première classe, et on a accordé aux premières le bénéfice de la deuxième classe. Sans doute les inconvénients des émanations extérieures augmentent un peu avec l'importance des opérations. Mais une usine peu active qui serait mal organisée est plus à craindre, sous ce rapport, qu'une grande usine bien outillée et bien close. D'ailleurs dans les ateliers, c'est-à-dire dans un espace restreint, l'air se trouve assez vicié pour nuire aux ouvriers, même avec un faible roulement de matières.

Les causes de danger étant en grande partie les mêmes pour les ouvriers et pour la salubrité publique, ce sont aussi les mêmes mesures que commandent l'intérêt général et l'intérêt professionnel.

Pour diminuer les chances d'incendie, les tonneaux d'huile ne doivent plus être emmagasinés dans des bâtiments ou sous des hangars. Ils doivent être enterrés, à une certaine distance l'un de l'autre, dans une zone de terre meuble, et retirés isolément au fur et à mesure des besoins.

Il est un autre mode d'emmagasinement peut-être plus coûteux, mais préférable parce qu'il permet d'opérer sans danger les *transvasements* nécessités par le débit commercial. C'est celui que nous avons déjà indiqué pour le pétrole (Voir page 115).

Dans le même but, on doit, pour la distillation, faire adopter la disposition réalisée dans l'usine de Courchelettes (Pas-de-Calais). Les cornues seront disposées dans une galerie spéciale, complètement séparée et distincte de celle des appareils de condensation et de celle donnant accès aux foyers, c'est-à-dire qu'on construira trois galeries parallèles, ne communiquant pas entre elles, et séparées par des murs épais. La galerie moyenne sera destinée aux alambics qui seront enfermés jusqu'à mi-hauteur, dans un massif de maçonnerie se fusionnant avec le mur de séparation. Le foyer de chacune d'elles, situé en dessous dans le massif et le mur, n'aura d'ouverture que dans la galerie située en arrière et en contre-bas. De cette façon le service du chauffage se fera en dehors de la salle de distillation, et on ne risquera plus d'enflammer le contenu des cornues par le maniement du combustible incandescent. D'autre part, les tuyaux de dégagement partant des cornues iront, en traversant le mur opposé, gagner la troisième galerie où seront établis des appareils de condensation. De cette façon, si le contenu des cornues vient à s'enflammer, il n'ira pas, en se déversant, communiquer l'incendie aux huiles déjà condensées ou en voie de condensation. En outre les deux extrémités de la galerie moyenne, seront munies de portes pouvant la fermer hermétiquement. Dans le cas où une cornue viendrait à éclater et à répandre son contenu enflammé dans la galerie, on s'empresserait de fermer les deux portes, et bientôt l'air venant à manquer, l'incendie s'éteindrait de lui-même. On pourrait compléter ce système de précautions en disposant un tube permettant de lancer à volonté, dans la galerie, un jet puissant de vapeur d'eau qui contribuerait à rendre l'air incombúrant.

On pourrait aussi conseiller un autre système plus efficace encore, mais qu'on ne saurait imposer à cause de la forte dépense qu'il entraîne. C'est la substitution au chauffage à feu nu du chauffage à la vapeur, la vapeur étant dirigée non seulement sur la surface externe des cornues, mais encore dans le contenu lui-même. Malheureusement la vapeur ne suffit pas seule pour donner une bonne distillation, il lui faut encore le concours du vide, et pour cela il faut établir une pompe pneumatique agissant sur toutes les cornues.

Quel que soit le procédé adopté, les galeries ne doivent être éclairées que par des becs enchâssés dans les murs et isolés par une vitre épaisse.

L'inconvénient des odeurs désagréables qui se produisent au moment du déchargement des cornues, et de l'extinction des résidus, peut être considérablement diminué par deux procédés. Ou bien on extrait le brai avec une pompe qu'on introduit dans un orifice ménagé à cet effet, et fermant à vis, ou bien on adapte des cornues verticales, se déchargeant par la partie inférieure dans un souterrain muni d'une ouverture conduisant les vapeurs dans une cheminée spéciale.

Pour les gaz nuisibles qui distillent avant les huiles ou en même temps qu'elles, on se contente, dans beaucoup d'usines, d'en débarrasser les ouvriers au détriment de l'extérieur, en les déversant dans l'atmosphère par un tube s'élevant au-dessus du toit, après leur avoir fait, toutefois, traverser plusieurs caisses d'eau où ils abandonnent une portion de leurs parties condensables. Cela ne suffit pas. Il faut, malgré cette condensation préalable, les amener dans un foyer en combustion. En outre, il faut de bons appareils distillatoires et des serpentins bien alimentés d'eau froide.

B. — Industries à classement mixte dans lesquelles le travail des enfants est conditionnel.

VERRERIES ET CRISTALLERIES.

Sommaire technique. — La matière première qui peut offrir quelques variantes suivant les ressources et les habitudes des localités, est en général un mélange de silice, de pierre calcaire, de carbonate de potasse, de sulfate de soude, de charbon de bois, de verre pilé provenant des cassures des fabrications antérieures, auquel on ajoute une certaine quantité d'acide arsénieux destiné à faciliter la fonte. Toutes ces substances ont besoin d'être soumises au *broyage* sous des meules, puis au *blutage*. Une fois tamisées, elles sont mélangées entre elles, puis *frittées*, c'est-à-dire calcinées. Cette incinération doit précéder la fusion pour chasser l'eau d'interposition, et commencer la combinaison des diverses substances réunies.

La *fusion* de la matière première s'effectue dans de grands creusets, placés chacun dans un four où on entretient un foyer intense, et qui présente une large ouverture toujours béante, pour permettre d'y puiser à chaque instant de la matière en fusion, qui n'est autre chose que du verre liquide. Ce sont généralement des enfants qui sont chargés d'aller plonger, dans la masse, de longues cannes de fer qui en sortent portant à leur extrémité une boule de la pâte encore en feu, et d'apporter cette provision à l'ouvrier adulte qui doit la façonner.

Dans la plupart des verreries on emploie des fours qui servent à la fois à la dessiccation des creusets neufs, à la fritte et à la fusion.

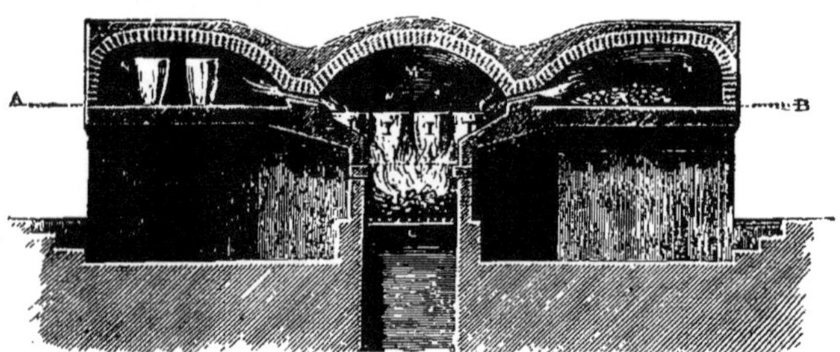

Fig. 157. — Four de verrerie.

Les creusets se dessèchent dans le compartiment A. La fritte se fait dans le compartiment B. Le four M est circulaire. N sont des arches sous lesquelles s'opèrent la dessiccation et la fritte. Le mélange à fondre est dans les creusets III. G est le foyer.

Le façonnage varie naturellement avec la forme et la destination que doivent avoir les objets. L'opération fondamentale consiste dans le *soufflage*. C'est une insufflation d'air expiré dans la petite masse vitrifiée, ce qui y fait naître une cavité qu'on peut développer presque indéfiniment en amincissant de plus en plus la paroi de verre. L'insufflation se fait avec la longue canne creuse en fer. Cette canne est un peu dilatée aux extrémités, et entourée partiellement d'un cylindre de bois qui permet de la manier sans se brûler. Non seulement l'ouvrier souffle de tous ses poumons, mais pour que la masse se répartisse bien, et qu'elle ne se déforme pas sous l'influence de la pesanteur, il doit imprimer en même temps à la masse un mouvement de rotation incessant. Avec une habileté des plus remarquables, il modèle la pièce en imprimant des mouvements variés à la canne, en mettant à profit l'action de la pesanteur, de la force centifruge et de certaines pressions, en retranchant certains points de la masse, ou en y ajoutant de nouveaux fragments de verre en fusion. Beaucoup d'objets plus ou moins ornementés, mais non de premier choix, sont aujourd'hui moulés. Mais ce *moulage* a presque toujours besoin d'être précédé d'un commencement de soufflage, et même souvent l'ouvrier continue de souffler pendant que l'objet est plongé dans le moule.

Dans le commerce, on estime beaucoup plus les pièces de verre dont l'ornementation extérieure a été obtenue non par le moulage, mais par la *taille*. On réalise celle-ci par l'*usure* pour la production des facettes et des grandes lignes, et par le *burinage* pour les dessins et les chiffres.

Dans l'usure simple qui doit être parachevée par un *polissage* général, on se sert de meules verticales en fer, en pierre ou en bois, mues soit par une machine à vapeur, soit simplement par le pied de l'ouvrier qui presse sur une pédale. Un filet d'eau tombe incessamment sur chaque meule. La même pièce est d'abord dégrossie à l'aide de sable répandu sur la meule. Elle est ensuite doucie successivement sur une meule en grès, puis sur une meule en bois. On répand d'abord sur chacune de ces deux meules de la boue de sable ayant déjà servi dans le premier temps de l'opération, ensuite de la poudre d'émeri de plus en plus fine. Pour le polissage, la pièce est passée sur une roue en bois enduite de potée d'étain, et enfin sur une roue de liège ou sur une roue de bois garnie de laine saupoudrée de colcotar ou peroxyde de fer.

Le burinage est effectué par des ouvriers artistes, dont le travail est le même que celui de toute espèce de gravure. La pièce repose sur une tablette rotative qu'on ne met guère en mouvement que pour le tracé des filets.

Dans quelques verreries on grave une partie des pièces à l'acide fluorhydrique, en masquant par du papier ou une pâte, les points qui ne doivent pas être attaqués.

La fabrication des verres de montre nécessite une division circulaire qui place jusqu'à un certain point les ouvriers dans les conditions créées par la taille. On souffle d'abord le verre en sphère énorme et à parois très minces. On casse en segments de sphère sur lesquels une roue-compas trace rapidement des sillons circulaires qui cèdent facilement sous la pression des doigts, et chaque segment se trouve ainsi divisé en plusieurs verres de montre.

Le *verre mousseline* résulte de son côté de procédés particuliers. Les dessins sont obtenus, non plus par gravure, ni par l'acide fluorhydrique, mais à l'aide d'un émail très riche en plomb, qui est plus fusible que le verre. Dans un premier procédé, l'émail est appliqué avec de la gomme sur toute la surface de l'objet. On fait sécher, puis on dispose un papier découpé dont les vides représentent soit le dessin, soit le fond. On frotte avec une brosse qui enlève l'émail au niveau des vides, et on a ainsi, à volonté, soit un dessin opaque sur fond transparent, soit un dessin transparent sur un fond opaque.

Dans un second procédé, on applique sur l'objet une substance visqueuse. On applique un papier qui par ses découpures représente le dessin, puis on introduit dans un tambour où une manivelle projette de la poussière-émail, qui ne se fixe que là où le papier manque. Quel que soit le procédé, il faut soumettre l'objet à la chaleur dans un four pour fondre l'émail.

On doit aussi faire rentrer dans le même genre de travail la *vitrification des étiquettes en émail.* L'émail blanc, réduit en poudre très fine, est broyé à l'aide d'une molette sur une glace avec de l'eau légèrement gommée, et on étend la pâte au moyen d'un pinceau.

Le cristal diffère du verre par la composition de sa pâte. Pour l'obtenir, on mélange du sable, du minium et de la potasse hydratée. Comme malgré tous les soins et malgré un traitement par l'acide chlorhydrique, cette pâte se trouve toujours renfermer un peu de fer qui donne au cristal une teinte verdâtre, on est obligé de lui donner une teinte complémentaire en ajoutant de l'oxyde de nickel ou de l'oxyde de manganèse. Toutes ces matières finement pulvérisées sont ensuite mélangées intimement. Quand on veut obtenir des cristaux colorés, il faut ajouter, pour le cristal opalin, de l'acide arsénieux; pour le cristal vert, du chrome; pour le bleu verdâtre, de l'oxyde noir de cuivre; pour le rougeâtre, du nickel; pour le bleu, du cobalt; pour le violet, du manganèse; pour le gris, du platine; pour le jaune, de l'urane; pour le rose, de l'or.

On introduit le mélange dans des pots réfractaires qui sont eux-mêmes rangés dans des fours.

Le travail du cristal se fait comme celui du verre, tantôt par *soufflage*, tantôt par *moulage*. La décoration du cristal comprend la taille à la roue, qui produit des facettes par usure et la gravure aux acides.

Hygiénologie. — Les dangers sont de trois ordres : 1° ceux qui résultent des rayons calorifiques et lumineux des foyers; 2° ceux qui résultent du développement des poussières et des vapeurs; 3° ceux qui résultent de l'opération du soufflage.

1° La chaleur des foyers détermine des sueurs profuses qui épuisent et anémient les ouvriers. De là aussi une soif très vive et ingestion de grandes quantités de boissons, qui troublent l'appareil digestif et par suite la nutrition. En outre, cette soif intense finit par conduire aux habitudes alcooliques et à toutes leurs conséquences. D'autre part, on est obligé d'établir à l'aide de jours nombreux une ventilation d'air froid très violente; sans cela, il y aurait à chaque instant des asphxyies par la chaleur. Il en résulte que, non seulement certaines parties du corps sont soumises à une chaleur très vive pendant que d'autres sont exposées à un froid intense, mais que la transpiration est évaporée en masse, d'où production de froid sur les parties sous-jacentes. L'ensemble de ces conditions détermine souvent des refroidissements, c'est-à-dire des maladies *a frigore*, telles que bronchites, pneumonies, pleurésies, angines, lumbagos, etc. Il se produit aussi fréquemment des néphrites albumineuses. Mais pour elles, l'étiologie est peut-être complexe, car il y a aussi à tenir compte de l'action des vapeurs plombiques.

La lumière des foyers produit des rétino-choroïdites, des conjonctivites, de la presbytie et même des cataractes. Il fut un temps où on expliquait la presbytie par l'évaporation des humeurs de l'œil et par l'affaissement consécutif des courbures. Mais en réalité, elle provient de ce que l'impression trop intense subie par la rétine détermine une contraction réflexe spasmodique de l'iris et du muscle accommodateur, contraction qui finit par épuiser cet appareil moteur. C'est aussi à la pression à laquelle cette contraction soumet le cristallin qu'il faut attribuer la production de la cataracte.

Tous les ouvriers souffleurs, qui travaillent à proximité des fours, sont exposés à ces effets de la chaleur et de la lumière. Mais ce sont certainement les chauffeurs et les servants qui en souffrent le plus. Une chose étonne, c'est qu'il ne se produise pas plus souvent des brûlures au milieu de ce va-et-vient, dans un espace très restreint, d'enfants et d'ouvriers qui se croisent dans tous les sens, portant de longues cannes chargées de verre rougi par la fusion.

2° Les opérations qui exposent à l'action des poussières

sont : le broyage, le blutage et le mélange des matières premières, le taillage et le polissage, et enfin la préparation du verre mousseline.

Les vapeurs sont produites par la fusion et le maniement du verre fondu. Leur dégagement est particulièrement dangereux au moment du nettoyage et de la démolition des fours.

Les poussières exercent deux sortes d'actions, une action mécanique et une action toxique.

L'action purement mécanique appartient à la silice, à la pierre calcaire, au verre pilé, au charbon de bois, au sable, au peroxyde de fer, employés dans le polissage, aux parcelles qui se détachent des diverses espèces de meules. L'action toxique appartient aux poussières de plomb et d'arsenic. Car on peut négliger l'action chimique ou irritante du carbonate de potasse et du sulfate de soude.

Les vapeurs exercent sous une forme plus pénétrante l'action toxique du plomb et de l'arsenic. Enfin il y a à tenir compte, sur une beaucoup plus petite échelle, de l'action spéciale de l'acide fluorhydrique.

On peut attribuer aux poussières inertes la fréquence des blépharites, des furoncles et de la phthisie caséeuse. On compte dans les verreries quarante phthisies professionnelles, sur mille ouvriers. Les productions caséeuses se rencontrent surtout dans le poumon droit, parce que la bronche droite donne mieux accès aux poussières. On doit encore leur attribuer la production d'une gingivite particulière, avec acidité de la salive, chute des dents et haleine insupportable.

L'intoxication saturnine se manifeste d'autant plus souvent que dans le cas de gingivite, l'acidité de la salive dissout le sel de plomb et favorise son absorption. On la voit se traduire dans cette industrie, non seulement par le liseré de Burton, les coliques, mais encore par la goutte. C'est dans la fabrication du verre mousseline qu'elle est le plus à craindre.

L'intoxication arsenicale ne produit des accidents aigus

qu'exceptionnellement, lors de la démolition des fours. En général, elle se traduit par un certain degré de cachexie, exulcérations aux mains, au cou et au front, des éruptions vésiculeuses ou pustuleuses. Quant aux eczémas, aux érythèmes, aux éruptions lichénoïdes qu'on rencontre très souvent, ils proviennent à la fois de cette action toxique, de la chaleur, des transpirations, de l'action électro-chimique de la lumière et de l'action irritante des poussières.

3° Le soufflage peut engendrer des congestions pulmonaires, des affections organiques du cœur et surtout de l'emphysème, par un mécanisme facile à comprendre. La canne, par son contact souvent rugueux et par le mouvement de rotation qu'on est obligé de lui imprimer, déchire les lèvres, les enflamme. De là irritation chronique avec turgescence du derme muqueux, callosités et gerçures fréquentes aux commissures. Mais, comme pour les grandes pièces, plusieurs ouvriers sont obligés de se remplacer successivement dans le soufflage, le danger le plus considérable est encore la transmission de la syphilis de l'un à l'autre. Dans les verreries, on observe fréquemment des plaques muqueuses et des chancres pustuleux de la bouche.

Les verreries n'intéressent la salubrité publique que par la fumée des fours. Aussi ne sont-elles rangées dans la deuxième classe que quand les fours ne sont point fumivores, et les prescriptions sont exclusivement d'ordre intérieur.

Comme dans la plupart des usines, les soins de propreté, l'usage de vêtements d'atelier et la défense de prendre des repas dans l'intérieur de la fabrique sont des mesures indispensables. On a conseillé en particulier aux ouvriers qui travaillent autour des fours de porter des ceintures de flanelle. Il vaudrait mieux faire adopter une chemise de flanelle, qui, contrairement à ce que l'on croit généralement, tiendrait moins chaud, en isolant mieux du foyer et qui ne laisserait la sueur s'évaporer que lentement. Dans beaucoup de verreries, on fournit aux ouvriers des tisanes variées pour les empêcher de boire de l'eau pure. Cela ne diminue en rien les transpirations ni la fatigue des voies digestives. Mais il y a lieu d'encourager cette habitude, parce qu'elle détourne un peu des consommations alcooliques.

Des améliorations beaucoup plus importantes à obtenir consisteront dans l'emploi de machines à enveloppes hermétiques pour le broyage, le blutage et le mélange des matières premières; d'enveloppes partielles avec ventilation spéciale pour les diverses roues servant au taillage et au polissage; de hottes vitrées pour le maniement de l'acide fluorhydrique et les opérations préliminaires du verre mousseline. Il faut en outre ne laisser nettoyer et réparer les fours qu'après un refroidissement prolongé. Il y aurait peut-être même lieu d'y diriger un jet de vapeur d'eau.

On s'est beaucoup préoccupé de la transmission de la syphilis par le soufflage. On a donné à chaque ouvrier un embout personnel qui doit être adapté à la canne avant de souffler. Mais c'est là une de ces précautions auxquelles la classe ouvrière se prête peu. Il est de beaucoup préférable d'arriver à substituer le soufflage mécanique au soufflage par poumon d'homme. On évitera ainsi non seulement la contagion, mais encore les conséquences des efforts pulmonaires. On se servit d'abord dans ce but de la *pompe robinet*, qui était manœuvrée avec les mains; mais elle ne trouva pas le moindre succès dans la pratique. Vint ensuite le *soufflet Bontemps*, qui lançait l'air au moyen d'un tuyau flexible jusque dans la canne du verrier. Grâce à la flexibilité du tuyau, l'ouvrier pouvait donner à son outil tous les mouvements nécessaires pour le façonnage. Mais la pression donnée par le soufflet n'était point régulière, et de plus il fallait le concours de deux ouvriers, l'un donnant le vent, l'autre façonnant l'objet. Il faut donc conseiller l'ingénieuse disposition réalisée par MM. Appert dans leur verrerie de Clichy, qui satisfait à toutes les exigences de l'art du verrier et qui constitue un des grands progrès de l'hygiène industrielle (1).

Une pompe mise en jeu par le moteur à vapeur de l'usine emmagasine de l'air, sous la pression de trois atmosphères, dans une série de réservoirs, en tôle rivée, rangés en batterie dans le haut de la halle de travail. Des tuyaux de plomb de 26 millimètres de diamètre distribuent l'air à chacun des ouvriers souffleurs qui, en faisant jouer des soupapes, le débitent à leur gré. Comme cette pression

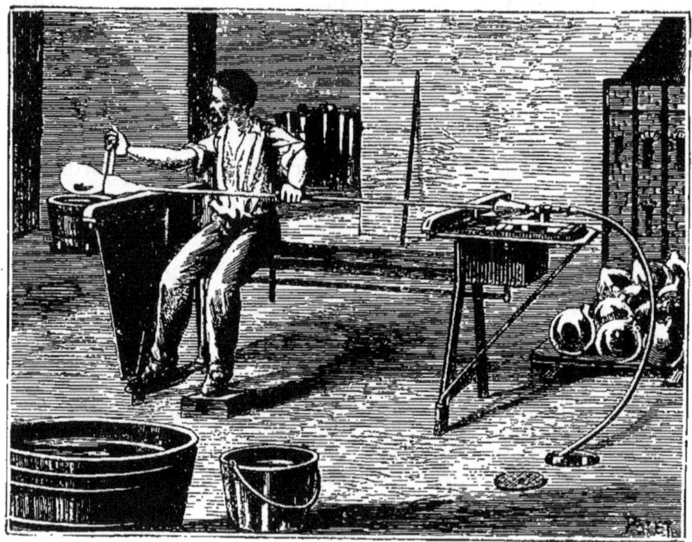

Fig. 158. — Machine Appert.

n'est nécessaire que pour le soufflage des pièces de grandes dimensions et qu'elle serait trop forte pour permettre la confection de petits objets, dans ce dernier cas l'ouvrier détend l'air jusqu'à un cinquième d'atmosphère à l'aide du *régulateur de Pintsch*, qu'il interpose entre le tuyau de débit et le verre; ce régulateur, qui est celui employé pour l'éclairage au gaz des wagons, rend sous une pression plus faible l'air qu'il a reçu à une haute pression.

(1) *Revue d'hygiène*, 1884, p. 469. Béraud.

Au tuyau de plomb ou au régulateur fait suite un tuyau de caoutchouc, qui lui-même aboutit à la canne, et qui par sa flexibilité permet à l'ouvrier d'exécuter tous les mouvements nécessaires à l'opération.

Comme, suivant la nature des objets, le soufflage doit se faire dans des directions différentes, MM. Appert ont imaginé quatre appareils permettant de souffler dans les quatre directions voulues.

Pour les articles de gobeletterie, la canne a besoin d'être maintenue horizontalement ; l'ouvrier est assis sur un banc muni, à ses deux extrémités, de deux guides parallèles et horizontaux sur lesquels la canne roule latéralement, sans quitter l'horizontalité. Un chariot roulant suit en outre la canne dans ses mouvements d'avant en arrière et d'arrière en avant.

Pour les bouteilles, les verres d'éclairage et autres objets qui nécessitent la combinaison du moulage et du soufflage, ce dernier a besoin d'être fait verticalement. On donne cette direction à la canne à l'aide d'un appareil dit à *col de cygne*.

Pour les boules et les ustensiles de chimie, la canne doit être verticale, mais l'air doit arriver de bas en haut. Une autre machine dite à *souffler en l'air*, réalise cette condition.

Enfin pour le soufflage des manchons de verre à vitre, il faut la combinaison de toutes ces directions. On y arrive en enroulant le tube de caoutchouc sur une roue qui peut tourner non seulement autour de son centre, mais encore autour d'un axe vertical représenté par une tige verticale qui sert à le suspendre.

Il est une question plus générale et d'une haute importance hygiénique. Les verreries ne sauraient chômer un seul instant, sans éprouver de grandes pertes qui ruineraient immédiatement l'industrie. Les fours, une fois allumés, doivent chauffer tant qu'ils n'ont pas besoin d'être réparés. De là aussi la nécessité de la continuité du travail des hommes, continuité d'autant plus dangereuse qu'il s'agit souvent d'enfants de dix à douze ans et d'occupations qui altèrent la santé par les transpirations, la chaleur, le soufflage, etc. Aussi des industriels philanthropes ont-ils cherché les moyens de donner aux ouvriers des temps de repos journaliers et même un jour complet de repos par semaine. L'organisation d'escouades serait un moyen simple, mais impraticable, si on veut que l'ouvrier gagne suffisamment sa vie. Le véritable nœud de la question consiste à pouvoir suspendre le travail pour tout le monde pendant un jour par semaine. Cela est encore possible pour les cristalleries, parce que le cristal est facilement fusible et qu'on peut à volonté l'accumuler dans les creusets pour les moments de grand travail ou en restreindre la production en vue d'un chômage. Mais pour le verre il paraît impossible d'obtenir plus d'une demi-journée par semaine. On peut jusqu'à un certain point presser la fonte du samedi ainsi que le façonnage du verre pendant la nuit suivante pour terminer les opérations le dimanche à onze heures. Et encore il ne faut pas se dissimuler qu'il en résulte une perte notable pour le fabricant, et même une détérioration du matériel et des matériaux. Il ne faut pas songer non plus au *tirage à four mort*, qui consiste à entretenir un petit feu pendant le jour de repos, afin d'éviter un refroidissement complet des fours. On a calculé que ce feu économique dépense encore par an pour 2,000 francs de charbon.

En 1872 (1), une commission du conseil de salubrité publique a pensé devoir formuler des prescriptions particulières pour la fabrication du verre mousseline. Il faut interdire le procédé qui consiste à délayer dans de la gomme l'émail pulvérisé, à badigeonner la totalité du verre avec le vernis, puis à enlever celui-ci, après dessiccation, avec une brosse à travers les vides en dessin d'une plaque en cuivre. L'ouvrier est ainsi dans un nuage épais de poussières plombiques. Il faut n'admettre que les procédés dans

(1) *Annales d'hygiène*, 2e série, t. XXXVIII, p. 227.

lesquels il n'y pas à enlever le vernis et qui ne forcent celui-ci à s'appliquer que là où il doit rester, et encore il faut défendre l'usage de l'*appareil à ailes* et ne permettre que celui de l'*appareil à soufflet.*

Le premier consiste, en effet, en une caisse dans laquelle l'ouvrier soulève la poussière d'émail à l'aide d'une manivelle qui met en mouvement des ailes intérieures, mais où il ne doit introduire les verres, masqués préalablement par du tulle dans les points où l'émail ne doit pas se déposer, que lorsque les nuages ont déjà été soulevés et avant qu'ils ne retombent. Or, à ce moment, il reçoit lui-même une partie du nuage.

Dans le second, la poussière est lancée par un soufflet, et cela après l'introduction des verres dans la caisse. Toutefois on ne doit procéder à une nouvelle introduction qu'après avoir laissé aux premières poussières le temps de se déposer.

Le travail des enfants est interdit là où se dégagent des poussières, là où on emploie des matières toxiques, et surtout dans le polissage.

MANUFACTURES DE GLACES.

Sommaire technique. — Comme opération préliminaire, il y a d'abord la *préparation des creusets*, pour lesquels on emploie de la terre de Champagne. On calcine celle-ci en partie, on la broie sous des meules en fonte, on la mélange dans des pétrins munis d'agitateurs ; on pétrit ensuite aux pieds, on moule, on fait sécher pendant six mois, puis on cuit au four.

Il y a en outre la *préparation de la pâte,* qui s'effectue comme dans les verreries et qui comprend généralement du sable blanc, du sulfate de soude, du charbon, du carbonate de chaux et de l'acide arsénieux.

Ces préliminaires effectués, on procède à la *fusion* pendant laquelle on est obligé de retirer plusieurs fois les creusets pour les recharger, parce qu'en fondant la pâte on éprouve un retrait. Vient ensuite l'*affinage*, qui a pour but de débarrasser la pâte fondue des bulles de gaz qui la font mousser. Autrefois on affinait toujours en transvasant la pâte avec une poche dans une cuvette placée à côté du creuset. Aujourd'hui on a généralement recours à une ébullition tumultueuse qui volatilise ce qui doit être chassé. La pâte affinée est *coulée* sur une table de fonte saupoudrée de sable. Des règles circonscrivent l'espace où la coulée doit être maintenue, suivant les dimensions qu'on se propose de donner à la glace. Un ouvrier, appelé *rangeur*, écrème d'une main agile et hardie les défauts apparents. On passe au *rouleau*, et des ouvriers poussent avec des pelles la glace dans la *carcaise*, où elle va se recuire et se refroidir lentement. Trois jours après on *équarrit* à l'aide de diamants ou de petites roulettes d'acier trempées au mercure. On pratique le *doucissage* en la frottant avec du sablede plus en plus fin ; puis le *savonnage*, en frottant deux glaces l'une contre l'autre, avec interposition d'émeri de plus en plus fin, le *polissage*, avec du coaltar.

Il reste la *mise en tain*, qui est parfois exécutée sur place, et d'autres fois dans d'autres usines spécialement affectées à ce genre d'opération. Elle a pour but de couvrir une des faces de la glace d'une couche de mercure qui réfléchisse bien la lumière sans altérer les couleurs propres de l'objet réfléchi. Le mercure ne peut pas être employé seul à cause de sa grande fluidité. Il a besoin d'être fixé par de l'étain. L'étamage s'exécute sur une pierre bien plane et pouvant effectuer un mouvement de bascule sur un axe transversal. On y étend une feuille d'étain, on lisse cette feuille avec des brosses de crin doux afin d'en faire disparaître le moindre pli ; on verse dessus une petite quantité de mercure dont on la frotte avec des rouleaux de lisières de drap ; puis on en verse une couche de 4 à 5 millimètres. On fait arriver par glissement sur cette couche la glace qu'on recouvre d'une pièce de flanelle et de poids. Cette pression favorise son contact avec l'amalgame et aide à l'expulsion du mercure en excès. On facilite encore cette expulsion en donnant une légère inclinaison à la pierre. On laisse la glace s'égoutter ainsi pendant vingt-quatre heures, puis on la porte sur un égouttoir en bois, où on la laisse pendant huit à quinze jours en l'inclinant de jour en jour, jusqu'à lui donner une position verticale.

Hygiénologie. — De même que les verreries, les manufactures de glaces sont considérées comme ne pouvant compromettre le bien-être et la sécurité du voisinage que par la fumée et les causes d'incendie. Comme on emploie à peu près toujours des fours Siemens, réputés fumivores, et comme dans ces conditions l'administration accorde les bénéfices de la troisième classe, il en résulte que le classement dans la deuxième n'est plus qu'une mesure théorique invitant les industriels à employer des fours fumivores.

L'hygiène n'a donc en réalité qu'à se préoccuper de l'intérieur. Il est rare aujourd'hui que les diverses opérations ayant pour but de préparer les creusets et la pâte ne soient point exécutées par des moyens mécaniques, et on n'a plus qu'à exprimer le désir de voir adopter des isolateurs hermétiques pour les moulins, les blutoirs et les pétrins. La fusion ayant besoin d'être surveillée par des ouvriers qui fixent la masse incandescente à travers de petites ouvertures, il est nécessaire de leur imposer le port de lunettes colorées. Il ne faut plus d'affinage s'effectuant par transvasement à l'aide de poches à main. L'ébullition tumultueuse est préférable, puisqu'avec les fours Siemens les gaz sont entraînés dans la cheminée loin des ouvriers. Il faut aussi stimuler les ingénieurs industriels pour qu'ils trouvent le moyen de recharger les creusets sans les retirer, et de changer le mode de fixation des glaces pour le polissage. D'habitude on scelle d'abord la glace sur la table qu'on humecte d'eau et qu'on saupoudre de plâtre. Des ouvriers montent sur la glace et appuient avec leurs pieds. A ce moment il se dégage une buée considérable de poussière de plâtre. Enfin pour le coulage, à ce moment où il faut de l'habileté, de la précision, de la rapidité et de la discipline, il faut que les dispositions prises facilitent la tâche des ouvriers et les mettent à l'abri des efforts musculaires et des accidents de brûlures. Pour cela il faut que les creusets puissent être saisis et transportés avec de petits chariots à cornes, puis être accrochés à la tenaille d'une forte grue mobile qui les élèvera, les transportera rapidement jusque sur la table où ils videront leur contenu par inclinaison.

C'est incontestablement l'absorption des vapeurs mercurielles dans l'atelier d'étamage qui constitue le grand danger professionnel des manufactures de glaces. On a indiqué à ce sujet un certain nombre de mesures palliatives qui sont tellement connues qu'il suffira de les énumérer pour

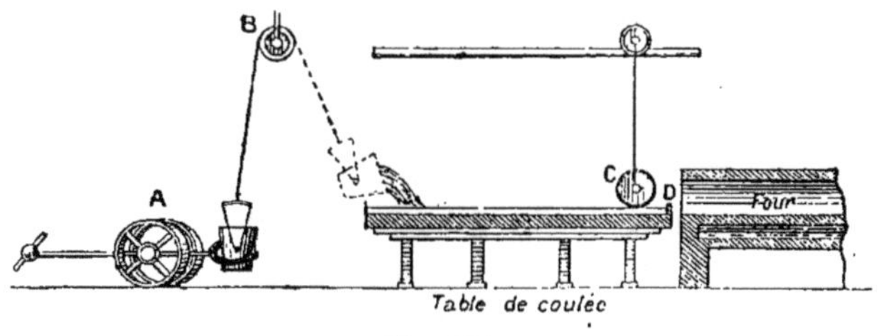

Fig. 159.

A, voiture à fourche ; B, poulie mobile en tous sens ; C, rouleau niveleur ; D, règle limitant la courbée.

en rappeler la valeur. Ce sont : 1° interdire absolument le travail des enfants dont l'âge donne trop de prise aux intoxications ; 2° ne faire travailler les ouvriers qu'un petit nombre d'heures et faire suspendre le travail à tout ouvrier ayant un commencement de salivation ; 3° donner de grandes proportions aux ateliers et en tenir toutes les fenêtres ouvertes ; 4° défendre de chercher à extraire le mercure et l'étain des balayures ; 5° frotter le mercure sur l'étain à l'aide de rouleaux de drap fixés à l'extrémité de bâtons de 1^{m},20 de longueur ; 6° fermer avec un couvercle-entonnoir les seaux qui doivent recueillir le mercure d'égouttage ; 7° ne jamais battre à la main les toiles placées au-dessus de ces seaux pour purifier le mercure qui s'y rend, mais opérer le nettoyage à l'aide d'un agitateur dans un vase clos.

En outre de ces prescriptions classiques, Meyer a recommandé de neutraliser les effets des vapeurs mercurielles en répandant tous les soirs sur le sol de l'atelier un demi-litre d'ammoniaque qui se trouvera saturer l'atmosphère pour la journée du lendemain.

Mais l'hygiène doit appeler de tous ses vœux l'application d'une mesure beaucoup plus radicale, c'est celle de l'*argenture* des glaces, c'est-à-dire la substitution de l'argent au mercure. Parmi les procédés proposés pour réduire sur la glace du nitrate d'argent, le plus favorable paraît être celui de Petit-Jean. Il consiste à dissoudre l'azotate dans de l'ammoniaque, à filtrer cette solution, à y ajouter de l'eau distillée et de l'acide tartrique, qui peut être remplacé par de l'essence de cassis ou de girofle; à répandre ce mélange sur la glace reposant sur une table chauffée par un courant de vapeur ou par une circulation d'eau chaude; à sécher et à enduire la couche d'argent réduit soit avec de l'huile au minium, soit avec un vernis bitumineux, soit avec du cuivre galvanique. Comme on reproche à ces glaces d'offrir une blancheur un peu pâle ou jaunâtre, on peut, suivant le conseil de Lenoir, laver l'argenture avec une dissolution de cyanure double de mercure et de potassium. On a des résultats industriels parfaits. Il est vrai qu'on fait alors intervenir de nouveau un sel mercuriel; mais les effets toxiques sont tout à fait nuls, en présence de ceux que produit le mercure métallique.

Une dernière remarque : l'administration qui, par crainte de la fumée, range les ateliers de fusion dans la deuxième classe, accorde toujours la troisième aux ateliers d'étamage. C'est peu justifié, car le danger ne menace pas seulement les ouvriers. Les vapeurs de mercure ont un grand pouvoir de diffusion, et la nécessité de tenir les fenêtres ouvertes leur fait franchir les limites de l'usine. D'autre part, les balayures et les eaux de lavage sont loin d'être innocentes pour la voie publique.

L'interdiction ne porte que sur l'opération de l'étamage.

MANUFACTURES DE TABAC.

Sommaire technique. — Les opérations exécutées dans ces manufactures sont de deux ordres : 1° celles qui ont pour but le traitement et la préparation des feuilles de tabac; 2° celles qui ont pour but la confection du tabac, c'est-à-dire de lui donner les diverses formes sous lesquelles il entre dans la consommation.

1° *Opérations de préparation.* — Dans la première qui est dite *époulardage*, les ouvriers ont à ouvrir les ballots d'importation, à délier les manoques, à séparer les feuilles, les secouer et les étaler. La seconde, dite *triage*, a pour but de grouper les feuilles suivant leurs aptitudes à telle ou telle destination, vient ensuite l'*écôtage* ou enlèvement des grosses côtes des feuilles, qui est complété par l'*écabochage* ou section des grosses têtes formées par le pétiole; enfin le *mouillage*, qui consiste à arroser les feuilles avec une solution de chlorure de sodium au dixième, afin d'empêcher la putréfaction, d'éloigner les insectes et de rendre les feuilles plus souples et plus maniables.

2° Les *opérations de confection* diffèrent suivant la destination du tabac préparé par le traitement précédent.

Le *tabac à fumer* est l'objet de quatre opérations spéciales, le hachage, la torréfaction, le séchage et la mise en paquets. Le *hachage*, qui longtemps s'est fait à mains d'hommes ; la *torréfaction* qui vise deux buts, empêcher la fermentation en tuant les ferments par la chaleur, et friser les filaments de tabac. La température ne doit pas dépasser 60°, afin de conserver au tabac son arome. Pendant longtemps on a obtenu ce résultat en étendant d'abord le tabac durant quelques minutes sur des tables formées par des tuyaux juxtaposés dans lesquels circulait de la vapeur, puis en projetant rapidement le tabac sur des plaques rougies. Le *séchage*, qui s'effectue dans des étuves à

16° ou 20°, où le tabac est étalé sur des claies superposées. L'*empaquetage*, qui comprend la pesée et le tassement du tabac, ainsi que le collage de l'enveloppe.

Le *tabac à chiquer* comprend aussi quatre opérations spéciales, le filage, le rolage, le pressage et le ficelage. Le *filage* consiste à tordre les feuilles de tabac en une corde et à recouvrir celle-ci d'une feuille de tabac étalée qui s'appelle robe. Le *rolage* consiste à enrouler autour d'une bobine une quantité déterminée de la corde de tabac obtenue. Le *pressage* a pour but de consolider le rouleau et d'en exprimer le jus par pression. Celle-ci est exercée à l'aide d'une presse hydraulique. Le *ficelage* consiste à fixer les spires par un fil de plomb.

Le *tabac à priser* nécessite encore quatre opérations, le découpage, la fermentation en masse, le moulinage, la fermentation en cases. Le *découpage*, qui a pour but de diviser grossièrement les feuilles sortant du mouillage, est effectué par une roue armée de couteaux et sous laquelle une toile sans fin amène constammment de nouvelles quantités de tabac. Pour la *fermentation en masse*, le tabac ainsi divisé est disposé en tas considérables dans une salle en bois de chêne où l'on ne laisse de libre que de très petits passages pour le service des ouvriers. Il importe en effet qu'il reste peu de place pour l'air, qui ne doit pas intervenir dans le genre de fermentation cherchée et qui aurait l'inconvénient de faire naître de l'acide acétique. Il faut, comme pour la fermentation de la bière, un levain, c'est-à-dire qu'on place au centre de chaque tas un peu de tabac provenant d'une fermentation antérieure. Quand les conditions sont convenables, il se dégage du carbonate d'ammoniaque et de la nicotine, et l'acidité du tabac disparaît. L'opération a besoin d'être prolongée pendant douze à quinze mois. Naturellement la température tend à s'élever et peut même aller jusqu'à carboniser la masse. Il faut donc une surveillance de tous les instants qui crée des dangers pour les ouvriers qui y sont préposés. Ils ont à aller consulter un thermomètre dans un cylindre enfoncé au centre de la masse, et si la carbonisation menace, ils doivent aussitôt pratiquer des tranchées pour refroidir les tas. Le *moulinage*, qui doit réduire en poudre le tabac fermenté. Le tabac pulvérisé est ensuite tamisé. La *fermentation en cases*, qui s'obtient par le séjour, pendant sept à huit mois, de la poudre de tabac dans des cellules complètement fermées. La température doit être de 40°, et les ouvriers en surveillent les oscillations avec un thermomètre contenu dans un cylindre enfoncé dans la masse.

Hygiénologie. — Longtemps on a pu considérer le travail dans les manufactures de tabac comme très nuisible, et on s'est accordé à l'accuser de produire :

Chez les débutants, de la céphalalgie, des nausées, de l'inappétence, de l'embarras gastrique, de la diarrhée, de l'insomnie, un état congestif du cerveau avec névropathie générale, de l'angoisse précordiale, tous symptômes qui disparaissaient en général par suite de l'établissement d'une certaine tolérance, mais qui forçaient quelques ouvriers à changer de profession ;

Chez les anciens, même acclimatés, une altération du teint qui devenait gris et terne, des troubles de la menstruation, des avortements fréquents et la mort des nourrissons par méningite.

Aujourd'hui ce tableau a cessé d'être vrai, du moins dans les manufactures françaises, grâce à des dispositions et à un outillage qui peuvent parfaitement faire défaut dans les pays où le monopole n'existe pas.

On s'est toutefois préoccupé en France, dans ces dernières années, des effets fâcheux exercés par le travail dans les manufactures sur la menstruation, la grossesse et le produit de la conception, surtout à la suite des communications faites par MM. Decaisne et Delaunay à la Société de médecine publique. Plusieurs membres se sont associés à ce cri d'alarme, poussé déjà antérieurement par Kostial. Mais la plupart des enquêtes et des documents que cette discussion a fait naître, prouvent tout au moins que le danger a été considérablement exagéré. Entre autres, il résulte des recherches du docteur Ygonin (1) qui a fait porter son examen sur sept cent cinquante ouvrières, que les avortements ne sont nullement plus fréquents dans les manufactures, et que ceux qu'il a constatés avaient été dus à d'autres causes accidentelles parfaitement appréciables ; de celles du docteur Piasecki, du Havre (2), que le tabac ne saurait être considéré comme un emménagogue, qu'il n'exerce de mauvaise influence ni sur la grossesse ni sur la santé générale des ouvrières, qu'il ne fait point monter la moyenne des avortements ni celle de la mortalité des nouveau-nés ; de celles du docteur Joire, de Lille (3), et de celles de Poisson, de Nantes (4), qu'aucune des imputations lancées n'est justifiée. Il ressort donc de là que l'intérêt démographique d'une nation n'exige nullement que les femmes soient exclues du travail dans les manufactures.

Si les dangers d'intoxication ont été rendus presque négligeables par l'établissement d'une bonne ventilation et l'emploi d'appareils clos, si la substitution de la vapeur à la main-d'œuvre a considérablement diminué la fatigue pour les gros ouvrages, il n'en reste pas moins dans certaines opérations des sources d'altération pour la santé des ouvriers. Ainsi l'attitude courbée, que les cigarières sont obligées de tenir, entrave, dans de certaines limites, la respiration, la circulation, la digestion et la nutrition générale. Le même mouvement, sans cesse répété, pour rouler les cigares, détermine parfois une véritable crampe des écrivains qui peut même aboutir à la déformation de la main et de l'avant-bras. Ce résultat est encore plus à craindre, d'après Torino (5) dans le roulage des cigarettes qui ont un diamètre moindre. Dans ce cas les articulations carpo-métacarpiennes deviennent excessivement douloureuses. Le pouce et l'index ne peuvent plus se rapprocher. Le petit doigt reste dans l'extension forcée et il y

(1) *Lyon médical*, 1880, p. 397.
(2) *Revue d'hygiène*, 1881 p. 910.
(3) *Annales d'hygiène*, 3e série, t. VII, p. 219.
(4) *Annales d'hygiène*, 1881 3e série, t. VI, p. 385.
(5) *Revue clinique médico chirurgicale*, décembre 1884, p. 108.

a une crampe douloureuse des court et long abducteurs ainsi que du long extenseur du pouce.

Les cigarières ont aussi, pour la plupart, une très mauvaise habitude qui leur nuit en même temps qu'aux consommateurs. Elles mouillent le bout des cigares entre leurs lèvres pour l'arrondir. Elles s'exposent ainsi bénévolement à l'intoxication du chiqueur. En outre il est arrivé quelquefois aussi que le cigare a servi d'agent de transmission de la syphilis.

Malgré la ventilation générale, le triage, l'époulardage et l'emmagasinage exposent encore à une certaine inhalation de poussières minérales et végétales qui, en dehors d'une légère action toxique, peuvent concourir à la production de bronchites, d'emphysème, de coryza, de blépharite, d'angine granuleuse et même de pneumonie caséeuse.

Il est dans la fabrication du tabac à priser une opération qui malgré tout est restée très dangereuse : c'est celle qui consiste à démolir les amas de tabac fermenté. Il se produit à ce moment, et cela d'une manière inévitable, de véritables douches de gaz et de vapeurs, dont la composition n'est pas encore bien connue, mais où dominent l'acide acétique, l'ammoniaque, l'acétate d'ammoniaque, l'acétate de nicotine, des acides formique et butyrique. Leur action irritante, mitigée dans la poudre, n'en enflamme pas moins la pituitaire et provoque l'éternuement.

Il ne faut pas oublier toutefois que la pathologie des manufactures ne peut se maintenir ainsi réduite que par l'observation des mesures qu'il nous reste à formuler.

En France les manufactures de tabac sont exploitées par l'État lui-même. Mais le gouvernement, plus encore que les industriels, doit être tenu de respecter la salubrité publique et la santé des employés. Un premier devoir de l'État serait de ne plus placer les manufactures au centre même des villes. Elles devraient en être éloignées d'au moins 2 kilomètres. Les ouvriers y gagneraient eux-mêmes, soit par le fait d'un exercice salutaire, soit par la nécessité de se loger dans la banlieue. Il faudrait aussi diminuer le plus possible les ouvertures sur la voie publique. La manufacture doit encore avoir, prête à fonctionner, une pompe à incendie, car les séchoirs et la torréfaction rendent toujours imminents des accidents de ce genre. Mais la salubrité publique réclame surtout que les matières résiduaires soient mises hors d'état de nuire. Les eaux ne doivent être rejetées ni sur la voie publique ni même dans les cours d'eau. Elles doivent être tenues en réserve pour être vendues aux éleveurs comme remède contre la gale, quitte à accepter les frais d'une évaporation, si on veut éviter un trop grand encombrement. Quant aux côtes et aux têtes, ainsi que les poussières, on n'a pas encore trouvé d'autres moyens d'utilisation que de les réduire en cendres qui peuvent servir d'engrais, et cette opération ne s'exécute qu'en donnant une odeur, qui est non seulement très désagréable, mais qui offre tous les dangers de la fumée de tabac. Aussi dans le classement administratif, l'opération de l'incinération se trouve-t-elle rangée séparément dans la première classe. On a même recommandé de faire cette calcination à plusieurs kilomètres de toute habitation. Mais ce n'est pas toujours possible dans les contrées bien peuplées. D'ailleurs, le vent peut transporter au loin ces vapeurs pénétrantes. Le mieux est encore de pratiquer l'incinération dans la manufacture elle-même, mais dans des locaux bien fermés, et en forçant la fumée à traverser le foyer.

L'intérêt des ouvriers exige que partout dans l'intérieur de l'usine, il soit établi une bonne ventilation aspiratrice pour extraire les émanations et les poussières. Dans les manufactures de France on a adopté un système de ventilation, où la propulsion mécanique se trouve combinée avec un appel par la chaleur. Un ventilateur circulaire chasse l'air pris à l'extérieur dans des tuyaux rampant sous le plancher, et débouchant dans des manchons qui entourent les fourneaux. L'air ainsi chauffé se répand par des ventouses dans les ateliers, et déplace constamment les anciennes couches qui s'échappent par des bouches de sortie ou d'extraction ménagées à la partie inférieure des murs. Il est surtout indispensable d'adopter les appareils capables de rendre ces émanations aussi nulles que possible. Entre autres, la torréfaction sur les tables et les plaques rougies ne doit plus être tolérée, elle doit toujours être faite avec le torréfacteur Rolland. Voici, du reste, la représentation, avec légende, de ce torréfacteur.

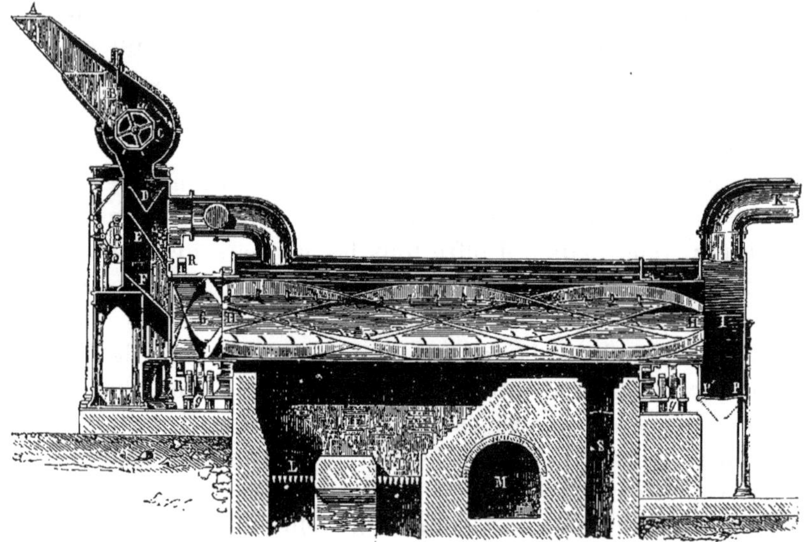

Fig. 160. — Torréfacteur de Rolland.

H H est un grand cylindre horizontal, tournant sur des galets *gg* et armé à l'intérieur de lames hélicoïdales garnies sur leurs bords de petites fourchettes. LL sont deux foyers contigus qui chauffent le cylindre à 120°. Le tabac est introduit par la trémie A B qui est munie d'un distributeur à palettes C et de deux soupapes DE. Il arrive sur le plan incliné F, entre dans le cylindre, est entraîné par l'autre bout par le fait de la rotation. Il sort en I où se trouve une soupape à contrepoids PP'. Pendant la traversée les fourchettes le soulèvent, le divisent et l'empêchent de se pelotonner. Par la trémie pénètre un courant d'air chauffé par la chaleur de la maçonnerie. Il entraîne les vapeurs dans le tuyau K, qui les conduit dans la cheminée.

Le séchage ne doit plus se faire dans des étuves ordinaires, mais dans des cylindres rotatifs parfaitement clos. L'air qui se charge de vapeurs et de poussières en traversant ces cylindres, doit être aspiré par un ventilateur mécanique qui le refoule ensuite dans une chambre où les poussières se déposent, et de là dans la cheminée.

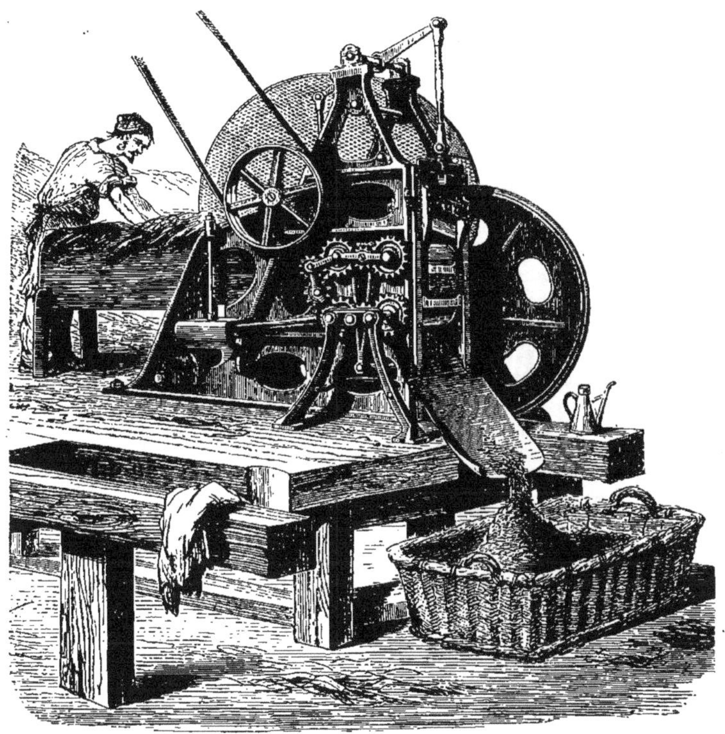

Fig. 161. — Machine à hacher le tabac.

Le hachage, si fatigant autrefois, doit s'exécuter à l'aide d'une machine qui condense le tabac, et le fait progresser en masse très serrée sous un couteau exécutant un mouvement de va-et-vient. La figure 161 représente cette machine.

Il existe aussi aujourd'hui des machines qui roulent le

papier à cigarettes, le collent et le chargent de tabac. L'ouvrière n'a plus qu'à distribuer celui-ci à la machine.

D'autres qui empaquettent le tabac, ce qui supprime un travail excessivement fatigant, d'autant plus que l'ouvrière est payée à la pièce.

D'autres qui trient les paquets en les pesant et en rejetant ceux qui n'ont pas exactement le poids voulu, ce qui supprime encore un autre genre de main-d'œuvre.

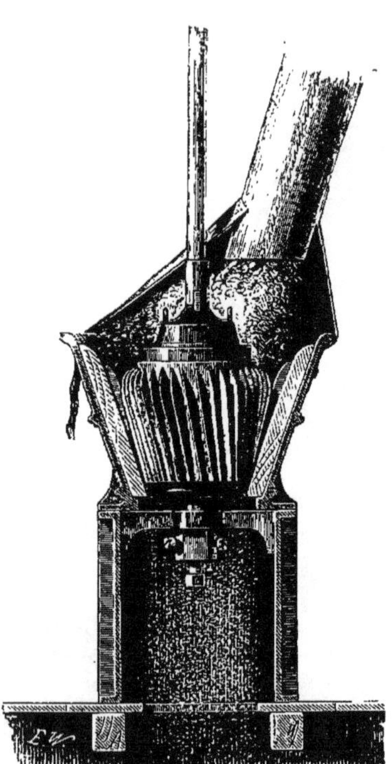

Fig. 162. — Pulvérisation du tabac à priser.

Ces machines sont très compliquées, celles des cigarettes surtout. Mais il nous suffit d'en connaître le but et les résultats. Le mécanisme en lui-même importe peu à l'hygiéniste.

Ce sont là de grands progrès, mais il en reste à faire. Il reste à trouver le moyen de faire l'époulardage par des machines à enveloppes hermétiques, et le triage se ferait ensuite à la main avec moins d'inconvénients. *A priori*, le problème ne paraît pas insoluble, et il faut insister auprès des ingénieurs pour qu'ils trouvent la solution. Dans la fabrication du tabac à priser, la vidange des cases de fermentation pourrait se faire par une trémie placée sous le plancher. La démolition des tas de la première fermentation devrait aussi se faire par une trappe, et après qu'on aurait démasqué l'orifice inférieur d'une cheminée fermée pendant la durée de la fermentation. Ces améliorations seraient facilement appliquées aux chambres adoptées. En attendant, il importe d'établir des relais d'ouvriers pour ce genre de travail. La pulvérisation du tabac fermenté doit être, de son côté, obtenue avec l'appareil, fig. 162. Le comité de salubrité publique a été enfin bien inspiré en interdisant le travail des enfants dans les locaux où l'on démolit les masses.

En France toutes ces recommandations sont inutiles, parce que le gouvernement, qui a le monopole de la fabrication du tabac, s'empresse d'appliquer toutes les innovations favorables à l'industrie et à l'hygiène. Mais elles sont indispensables dans les nombreux pays où cette fabrication est laissée à l'industrie privée.

FABRIQUES DE NOIR ANIMAL.

Sommaire technique. — Le noir animal se prépare avec des os d'animaux qu'on carbonise par une calcination incomplète. On peut employer deux procédés de calcination essentiellement différents au point de vue de l'hygiène.

Dans l'un, le plus primitif, les os sont calcinés dans des fours et les produits volatils, ainsi que les gaz, ne sont utilisés que comme combustibles. Dans le second, la calcination se fait par distillation dans des cornues, et les produits volatils sont recueillis et utilisés comme produits chimiques.

Ce dernier procédé constitue incontestablement un grand progrès industriel, puisqu'il tire le meilleur parti de tout. Aussi le premier n'est plus guère employé que dans les raffineries, où l'on n'a qu'un but, se procurer la quantité de noir animal nécessaire à la clarification du sucre produit.

La *calcination simple* se fait dans des pots réfractaires qu'on empile dans un four. La décomposition des matières grasses donne naissance à des produits gazeux qui s'enflamment, et qui concourent à fournir du calorique pour la calcination :

Pour la *calcination par distillation*, on se sert d'un appareil représenté par la figure 163.

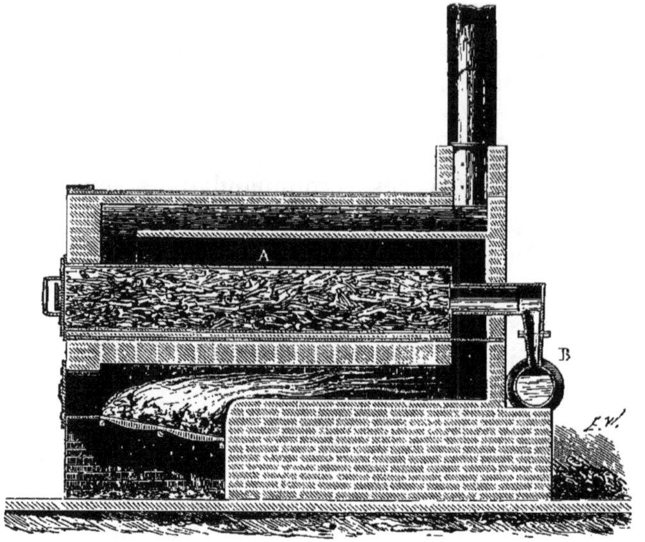

Fig. 163. Appareil pour la distillation des os.

A, cylindre ou cornue chargée d'os. L'extrémité postérieure de chaque cylindre est terminée par une tubulure qui conduit les produits de distillation dans le récipient B, où se liquéfient les vapeurs les plus condensables. De ce récipient les produits gazeux se rendent dans des tuyaux condenseurs entourés d'eau froide.

Les deux méthodes comportent des opérations communes. Les os doivent d'abord être concassés, pour rendre leur introduction plus facile et mieux assurer l'action du feu. Il faut ensuite les débarrasser de la plus grande partie de la graisse qui les entoure et les imprègne, et qui en isolant les matières albuminoïdes, rendraient leur calcination plus lente. A cet effet on les soumet à une décoction prolongée dans des chaudières pleines d'eau. La graisse rompt les cellules adipeuses et vient surnager. On peut la recueillir et l'employer à tous les usages des graisses grossières.

Dans les deux cas aussi, lorsque la calcination est terminée, il faut procéder au *défournement*, et refroidir les os incandescents dans des étouffoirs. Les os sont enfin portés au moulin pour être broyés, réduits en poudre et être blutés.

Dans les usines spéciales qui emploient toutes aujourd'hui la distillation, les produits de la condensation sont diversement utilisés pour la fabrication de goudron animal, d'huiles de goudron, de sels ammoniacaux, d'engrais, etc. De là des opérations variées et compliquées.

Dans les raffineries, toutes ces opérations consécutives sont supprimées, puisqu'elles n'y auraient pas leur raison d'être, et puisque l'emploi de la calcination simple n'en fournit pas les éléments. Mais on y pratique une opération très importante au point de vue de l'hygiène, c'est la *revivification du noir animal*. Le noir animal ne peut servir qu'une seule fois à la purification du sucre, et pour éviter une fabrication trop coûteuse, on cherche à ramener dans son état primitif celui qui a déjà servi. Pour cela on le met en tas et on le laisse fermenter pendant une vingtaine de jours. Cette fermentation a pour résultat de transformer le sucre dont s'est chargé le charbon d'abord en alcool et ensuite en vinaigre. L'acide acétique ainsi formé a l'avantage de dissoudre le carbonate de chaux qui entache aussi le charbon. On lave ensuite à grande eau pour entraîner ces matières étrangères solubles.

En se servant d'eau tiède, on peut se dispenser de prolonger autant la fermentation, et réduire sa durée à huit jours. Comme le vinaigre ne suffit pas pour dissoudre tout le carbonate de chaux, surtout quand on a clarifié des sucres indigènes, il est bon de faire un second lavage avec de l'acide chlorhydrique très étendu. Enfin on calcine pour détruire toutes les matières organiques. On se sert d'un fourneau surmonté d'un espace où le noir se sèche d'abord, puis on le fait descendre dans deux conduits que le foyer chauffe directement, et la poudre retombe d'elle-même dans des étouffoirs. Grâce à tout ce système qui reste clos, on sent moins les émanations.

Hygiénologie. — Le danger extérieur le plus apparent, celui dont le public, qui ne juge que par ses sens, se plaint exclusivement, ce sont les odeurs infectes que ces usines répandent autour d'elles, et qui, sous l'influence de certains vents, sont souvent portées très loin. Elles sont dues à la fois à des amoncellements dans les cours et sous des hangars, d'os couverts encore de parties molles en putréfaction, et aux gaz et vapeurs qui se dégagent des fours et des cheminées. Au point de vue purement sensoriel, il n'y a pas là seulement un désagrément considérable pour les voisins. Il en résulte souvent pour eux des nausées, une perte d'appétit, des dyspepsies, et une détérioration de l'économie par alimentation insuffisante. Plusieurs des principes volatils dégagés, notamment l'ammoniaque, sont doués de propriétés irritantes. De là aussi parfois de la toux, du larmoiement. Mais le danger le plus sérieux est encore celui qui se cache. C'est l'action pathogène des miasmes. Il y a là tout au moins un milieu putrescible favorable à la pullulation de microbes spécifiques. Les eaux de lavage peuvent venir contaminer, au même titre, les cours d'eau.

Les ouvriers sont naturellement exposés à tous les dangers qui précèdent beaucoup plus que les voisins. Pour eux, il y a en outre danger d'infection septique par inoculation, lorsqu'ils se piquent avec les os ou se blessent avec les couperets ayant divisé ceux-ci. Aussi ont-ils souvent des panaris, des lymphites, des engorgements ganglionnaires. Leurs fièvres présentent un caractère plus grave. On comprend aussi qu'ils soient exposés au charbon. D'autre part la division des os, lorsqu'elle se fait avec des couperets à la main, donne lieu à des ampoules, des callosités et des efforts musculaires. Enfin les chauffeurs sont naturellement exposés aux inconvénients des hautes températures avec des courants d'air froid.

L'odeur est naturellement beaucoup plus intense et s'étend dans un bien plus grand rayon, lorsque la calcination est simple, que lorsqu'elle se fait avec distillation. Aussi l'application exclusive de ce dernier procédé serait-elle déjà un véritable moyen d'assainissement. Mais on n'est en droit ni d'empêcher les raffineries de préparer elles-mêmes le noir dont elles ont besoin, ni de les forcer à utiliser par des opérations compliquées leurs émanations à la fabrication de produits chimiques dont elles n'ont que faire. On peut du moins les engager et même les obliger à assurer la combustion complète de tous ces produits volatils, et de s'en servir comme générateurs de calorique ou de lumière. Plusieurs voies peuvent être suivies pour atteindre ce but.

Darcet a conseillé le premier de conduire ces vapeurs dans une chambre recevant par des ouvertures convenablement ménagées une grande quantité d'air afin d'activer la combustion. Les gaz ainsi enflammés seraient amenés sous les chaudières à dégraissage. L'idée était bonne en principe, mais portait avec elle des causes d'insuccès sur le terrain pratique. Car les gaz ne peuvent brûler parfaitement, qu'autant qu'ils ont été préalablement débarrassés des huiles qui les imprègnent. Il est donc indispensable, avant de les faire brûler, de leur faire traverser des condensateurs. Pour cela on peut interposer sur leur passage deux ou trois bains d'eau, mais le dépouillement est bien plus complet si l'on se sert de condensateurs analogues à ceux des usines à gaz, c'est-à-dire des colonnes de coke, dans lesquelles de l'eau descend pendant que les gaz montent. Il est vrai qu'il se produit ainsi des eaux ammoniacales encombrantes, qui ne peuvent servir qu'à la fabrication du chlorhydrate d'ammoniaque. Mais si les raffineries ne veulent pas les utiliser elles-mêmes, elles peuvent les livrer à des fabriques de produits chimiques. Quant au gaz ainsi dépouillé, il peut être employé soit au chauffage des fours ou des chaudières, soit à l'éclairage de l'usine après avoir été emmagasiné dans un gazomètre.

Dans toutes les usines, même dans celles où la distillation est appliquée de la manière la plus parfaite, il se dégage au moment du défournement des bouffées odorantes très pénibles pour les ouvriers et pour les voisins. Pour éviter cela, il serait bon d'imposer aux usines en voie de création l'emploi de l'appareil Brisson (fig. 164).

Un fourneau A en maçonnerie est surplombé de chaque côté par une construction M dans laquelle se trouve disposée verticalement une rangée de cornues B en terre réfractaire, d'une capacité moyenne de 2 hectolitres. Elles sont séparées entre elles par un espace libre qui permet aux flammes de la colonne centrale de les lécher sur toute leur surface. On les charge par en haut en enlevant le couvercle C, et à ce moment l'opération n'étant pas en train, il n'y a point de dégagement. Quand la calcination est terminée, il suffit de presser sur le bras de levier E; l'opercule inférieur D bascule et le produit tombe de lui-même et rapidement dans les étouffoirs que l'on place en dessous. Cet appareil fournit une économie de combustible qui couvre bien vite les frais d'installation.

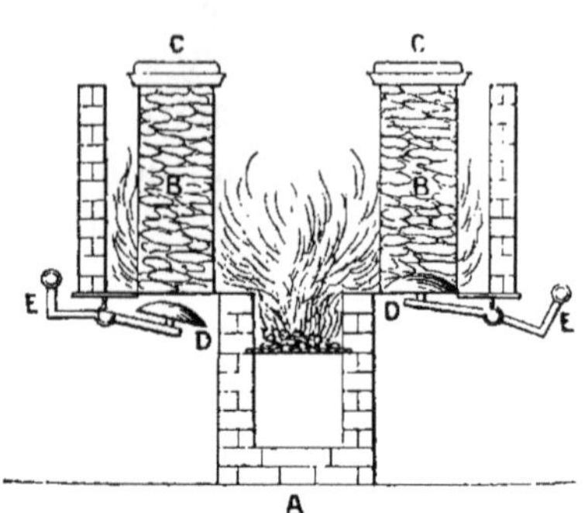

Fig. 164. — Appareil Brisson.

Une disposition analogue est employée fréquemment en Angleterre. Elle n'en diffère qu'en ce que les cornues sont à plusieurs compartiments dont le supérieur est seul chauffé par la flamme; on fait tomber le charbon successivement et à une grande distance dans les compartiments inférieurs et il se refroidit peu à peu, avant d'arriver à l'extérieur.

Comme les eaux de lavage sont susceptibles de fumer la terre, elles doivent être utilisées par irrigation, au lieu d'être déversées dans les cours d'eau.

Enfin des couperets mécaniques doivent être substitués à la main de l'homme.

L'administration a jugé équitable d'établir une distinction entre les fabriques où les gaz sont brûlés et celles où ils ne le sont pas. Elle accorde aux premières le bénéfice de la seconde classe, mais elle ne s'est peut-être pas montrée assez sévère en n'interdisant aux enfants que le travail du broyage.

FOURS A CHAUX.

Sommaire technique. — La chaux, employée couramment dans les constructions, s'obtient avec le carbonate de chaux de la roche dite *calcaire* ou *pierre à chaux.* On soumet cette pierre à la *cuisson*, qui a pour but de lui enlever l'eau et l'acide carbonique qu'elle renferme. Les

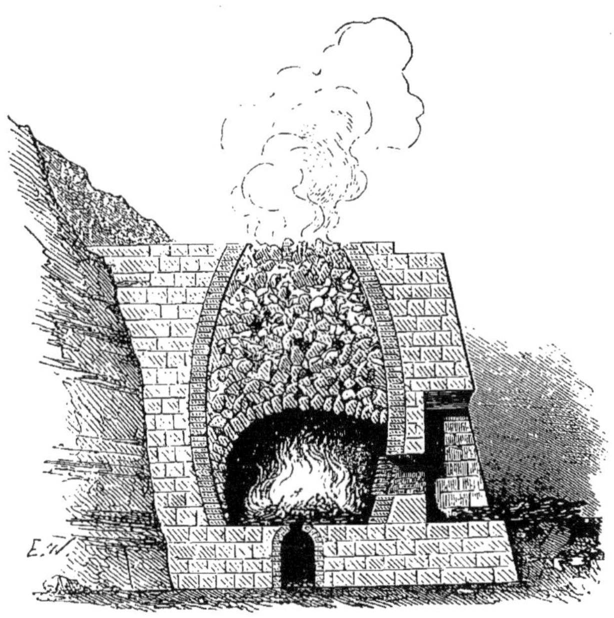

Fig. 165. — Four à chaux au bois.

fours à chaux sont de deux espèces : les *fours à feu intermittent* et les *fours à feu continu.* Dans les premiers, on cuit, chaque fois, une charge complète, puis on arrête le feu et on laisse refroidir, avant de retirer la chaux. Dans les seconds le four n'est jamais vide et est constamment en activité. On retire de temps en temps par le bas la chaux déjà suffisamment cuite et on introduit par le hau une quantité de pierre calcaire égale à celle retirée. Chaque couche descend ainsi peu à peu de la partie supérieure à la partie inférieure.

Dans certains points de la Belgique, on ne construit même pas de four proprement dit, on se contente de disposer une aire de sol battu, de creuser un fossé où l'on place le combustible qui doit commencer le feu. On fait ensuite au-dessus un échafaudage de couches alternatives de calcaire et de combustible. C'est là la cuisson *en tas* que l'hygiène doit réprouver. Parmi les fours à feu intermittent, il y a deux types qui sont plus particulièrement adoptés en France, suivant que le combustible est du bois ou de la houille.

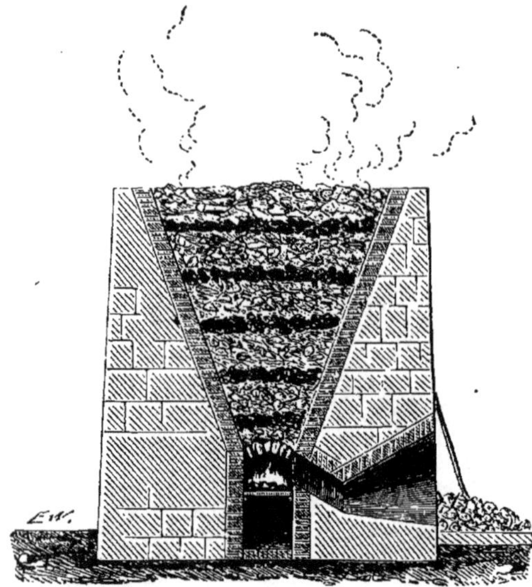

Fig. 166. — Four à chaux à la houille.

Le four à *cuisson au bois* est le plus simple de tous. On l'appelle aussi *four de campagne*. Il consiste en un trou de forme ovoïde, creusé dans le sol ou le flanc d'une colline, et revêtu de briques réfractaires. Et encore on supprime souvent ce revêtement lorsque la terre est compacte. On laisse une ouverture assez large à la partie supérieure pour le dégagement de la vapeur et de la fumée. On met en bas une couche de grosses pierres calcaires disposée en voûte sous laquelle le bois brûle. Au-dessus on met de la pierre de plus en plus menue.

Le four à *cuisson à la houille* a besoin d'une véritable

construction en briques réfractaires. Il a la forme d'un cône tronqué et renversé. On le remplit avec des couches alternatives de houille et de pierres calcaires.

Les fours à feu continu sont toujours chauffés à la houille. Le type le plus parfait est celui de Simonneau.

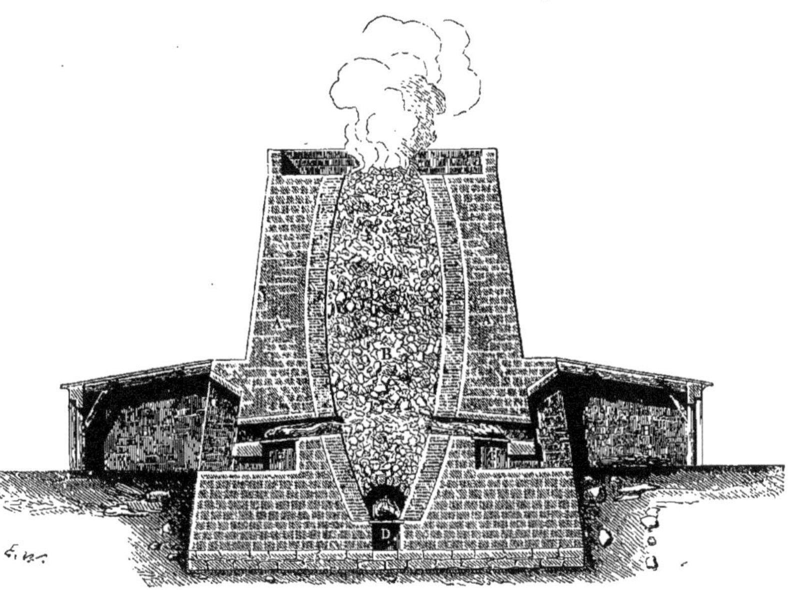

Fig. 167. — Four Simonneau.

Il comprend un massif en maçonnerie A A; B est la cavité du four; CC', chauffes avec grilles et cendriers, ayant leurs ouvertures dans les chambres H H; D, foyer avec grille pour le défournement de la chaux. Cette ouverture reste fermée pendant la cuisson.

Hygiénologie. — On reproche particulièrement aux fours à chaux de répandre de la fumée, des buées de vapeur d'eau d'une odeur assez pénétrante, et enfin d'effrayer souvent les chevaux par la flamme des foyers. Chevalier (1) a signalé, depuis, les dangers qu'ils peuvent aussi faire courir à la végétation, et en particulier l'odeur et la

(1) *Annales d'hygiène*, 1862, 2e série, t. XVIII.

saveur désagréables qu'ils peuvent communiquer aux raisins des vignes voisines. Il attribue ces effets à la cuisson de la pierre au moyen de la houille, d'où résulteraient des vapeurs chargées de produits pyrogénés et carbonés, de l'acide sulfureux provenant d'une combustion partielle des sulfures de la houille, de l'acide carbonique résultant de la transformation du carbonate de chaux, de produits de l'incinération des matières organiques incrustées dans la pierre calcaire. Il y aurait lieu de tenir compte aussi des poussières provenant du maniement des pierres et de la chaux.

Delcominète (1) a confirmé ces faits. Il a même pu extraire du phénol en nature du vin récolté. Même en restant à l'extérieur, les produits empyreumatiques déposés se mélangent au vin par le fait du pressurage et du cuvage, et ils trouvent dans l'alcool formé un puissant dissolvant.

Pour remédier à ces inconvénients, on se contente généralement de prescrire une installation loin des centres habités, à une certaine distance des routes fréquentées et avec des ouvertures de foyers non tournées du côté de ces routes. Toutefois la réglementation officielle a pensé devoir établir une distinction entre les *fours permanents,* c'est-à-dire ceux qui servent à une fabrication commerciale ou constante, et les *fours temporaires,* c'est-à-dire ceux qui sont établis momentanément pour fournir exclusivement aux besoins d'une construction, sans frais de transport. Elle accorde à ces derniers le bénéfice de la troisième classe. Il y a déjà de ce chef une tolérance peut-être trop bienveillante. Du reste, même pour les fours éloignés, mais destinés à une large production, on devrait exiger l'emploi, soit du four de Simonneau, soit de celui de Bidemann, qui a la même organisation que le précédent, mais qui devient fumivore si l'on y brûle du poussier de coke et de la houille maigre.

Il est un dernier danger public dont il est temps de se

(1) *Revue d'hygiène*, 1879, p. 698.

préoccuper. Les fours de campagne servent souvent d'asile aux ouvriers qui désirent faire une sieste à l'ombre ou à la chaleur, suivant la saison, ou à des vagabonds. Souvent ces imprudents ont été trouvés asphyxiés par l'acide carbonique. A cet égard, on devrait exiger autour des fours une clôture élevée ou une fermeture résistante à l'entrée du four.

L'hygiène des ouvriers n'a pas été jusqu'alors prise en considération, probablement parce qu'ils sont peu nombreux pour chaque four. Il est cependant évident qu'en chargeant et déchargeant les fours, ils absorbent beaucoup de poussières irritant à la fois les muqueuses pulmonaire, oculaire et nasale. On a même observé des rhinites dues à l'action caustique de la chaux. Ils doivent aussi respirer toutes les émanations énumérées plus haut, lors du défournement.

Les poussières sont surtout à craindre là où on pulvérise et tamise la chaux. C'est avec raison que la loi interdit l'emploi des enfants pour ce travail. Dans l'intérêt des adultes, on devrait aussi exiger des broyeurs et des blutoirs avec enveloppe hermétique.

Le travail des enfants est interdit dans le local du broyage et du tamisage.

FOURS A PLATRE.

Sommaire technique. — Le plâtre industriel se prépare avec le *gypse*, qui est formé par du sulfate de chaux hydraté. On commence par le déshydrater par la *cuisson*, qui peut s'effectuer dans des fours *ouverts* ou *fermés*. Les premiers, dont une des formes est représentée dans la figure 168, présentent une grille pour le charbon de terre. Au-dessus est une voûte à jours en briques réfractaires ou formée avec de grosses pierres de gypse. Le reste de la matière première est massé au-dessus. Ces fours ouverts ont l'inconvénient de chauffer irrégulièrement, de produire dans la couche inférieure trop chauffée du sulfure de calcium qui dégage de l'hydrogène sulfuré au moment du gâchage. Les seconds réalisent une cuisson plus régulière et en même temps une économie de combustible. Un type est représenté dans la figure 169. Il est démontré aujourd'hui que, pour fabriquer le plâtre, il ne faut pas une grande chaleur comme celle que donnent les fours ouverts. Une simple dessiccation à 100° suffit. C'est tout justement la température des chambres. De plus la chaleur est beaucoup plus régulière et donne de meilleurs produits.

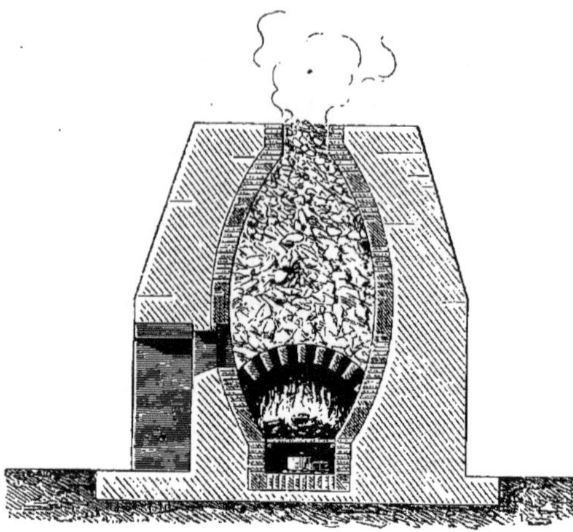

Fig. 168. — Four à plâtre.

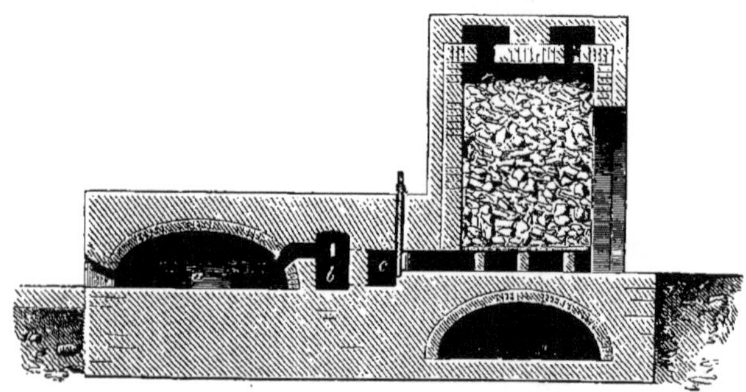

Fig. 169. — Four à plâtre de Paris.

La houille brûle dans des fours à coke *a a a*. Les flammes arrivent par les conduits *b b c c c* à la partie inférieure de grandes chambres *f f f*.

Il y a donc déjà une économie de combustible. En outre, grâce aux fours à coke, la combustion de la houille donne en même temps un autre produit industriel.

Après la cuisson vient le *broyage*, qui se fait, soit avec des moulins à pilons, soit avec des meules verticales, soit avec des moulins analogues aux moulins à farine. Il est expédié en cet état dans des tonneaux. Au moment de l'emploi, la poudre ainsi fabriquée a besoin d'être *gâchée* avec de l'eau, puis coulée.

On fait du plâtre, acquérant une très grande dureté, en plongeant le gypse cuit dans une solution d'alun ou de borax et le soumettant, après cette immersion, à une nouvelle cuisson.

Hygiénologie. — La cuisson par elle-même donne lieu seulement à quelques dégagements de vapeur d'eau, d'une petite quantité d'acide carbonique et parfois d'acide sulfureux. Vu les faibles proportions de ces dégagements, c'est plutôt la valeur industrielle des diverses espèces de fours que leur valeur hygiénique qui doit dicter le choix. Néanmoins, il est certain qu'à notre point de vue, ce sont les fours fermés et munis d'une haute cheminée qu'on doit préférer.

Les poussières plutôt que les dégagements de gaz ont conduit à ranger cette industrie dans la deuxième classe d'autant plus que le plâtre est toujours livré au commerce sous forme de poudre, tout en accordant la troisième classe aux fours qui ne fonctionnent pas plus d'un mois. C'est tout justement parce que la poussière est ici le véritable ennemi, que l'hygiène des ouvriers se trouve être plus compromise que la salubrité publique. On observe chez eux, en effet, les diverses altérations constatées chez les plâtriers, c'est-à-dire chez ceux qui sont chargés d'appliquer le plâtre dans les constructions : érythème et eczéma des bourses, ulcérations des mains, blépharite ciliaire, conjonctivite, taches de la cornée, coryza chronique, granulations du pharynx et du larynx, catarrhe des bronches, cyrrhose pulmonaire et concrétions calcaires dans les poumons. Ici, comme dans toutes les circonstances analogues, on devrait exiger des moulins et des blutoirs à enveloppes hermétiques.

Les conditions du travail des enfants sont les mêmes que pour les fours à chaux.

EXTRACTION ET RAFFINAGE DU SOUFRE.

Sommaire technique. — Le soufre peut être extrait, suivant les ressources géologiques des contrées, de minerai où il se trouve à l'état natif, de minerai où il se trouve à l'état de sulfure, c'est-à-dire de pyrites.

Le soufre se trouve à l'état natif dans les terrains volcaniques de la Sicile, de l'Italie, de l'Islande, de la Nouvelle-Zélande, dans des terrains tertiaires de la Croatie, de la Silésie, de la Pologne, de l'Espagne, de la Mésopotamie, de l'Égypte, de la Tunisie, de la Chine, du Japon. Le soufre natif est extrait par trois procédés différents : par *simple fusion*, par *distillation* et par *dissolution*.

La fusion consiste, comme pour le minerai de fer, à faire fondre par la chaleur le soufre qui sous cette forme liquide peut s'écouler et se séparer de sa gangue non fusible. C'est le soufre qui se sert à lui-même de combustible, ce qui diminue considérablement le rendement. La fusion se fait sans fours et par le système des meules. C'est incontestablement un grave inconvénient pour la salubrité publique. Les frais d'installation sont peu considérables. On creuse simplement une excavation circulaire, qu'on ne maçonne que jusqu'à la hauteur de 5 mètres. Le sol est incliné pour faciliter l'écoulement du soufre fondu, vers une ouverture conduisant à un compartiment maçonné où doit s'accumuler le produit. Le minerai est disposé en une masse qui s'élève bien au-dessus des murs et de la terre et qui prend en haut la forme d'un dôme. On ménage de distance en distance des puits dans lesquels on projette du combustible incandescent destiné à enflammer le soufre. On couvre le tout d'un peu de terre, à travers laquelle les vapeurs se dégagent dans l'atmosphère.

La *distillation* exige plus de chaleur, puisque le soufre doit devenir non seulement liquide, mais gazeux ; mais elle utilise tout le soufre contenu dans le minerai. On dispose dans un fourneau en briques des pots en terre réfractaire, qu'on ferme à leur partie supérieure après les avoir remplis de minerai. Immédiatement au-dessous de leur col part un tuyau aboutissant à un réservoir extérieur où, par l'abaissement de la température, la vapeur de soufre se liquéfie, et un robinet inférieur permet de retirer le soufre liquide qu'un nouveau refroidissement solidifie.

La *dissolution* s'obtient en plaçant le minerai dans des cylindres en fonte qu'on fait traverser par du sulfure de carbone, qui sort saturé de soufre dissous par lui. Mais ce procédé est rarement employé.

L'*extraction du soufre des pyrites* n'est qu'une conséquence accessoire mais utilisée de l'extraction des métaux de ces sulfures. Le soufre entre en fusion beaucoup plus tôt que le fer ou le cuivre dont l'obtention est le but principal de l'industrie, de sorte que pour séparer le premier des autres, il suffit que le traitement par la chaleur se fasse en deux temps. Dans un premier temps, qui prend le nom de *grillage des pyrites*, le minerai est grillé à l'air libre à une température qui fond le soufre, mais ne peut pas encore fondre les métaux. Bien que ce grillage se fasse au contact de l'air, tout le soufre n'est pas brûlé, une partie reste à l'état liquide et se dépose sur la sole du gril, et on peut le retirer comme sous-produit. Le minerai débarrassé du soufre passe aux fours, où une température plus élevée fond le métal.

Tous ces procédés d'extraction ne donnent que ce qu'on nomme le *soufre brut*, qui renferme encore beaucoup de parties terreuses le rendant impropre à la plupart des usages industriels. Le *raffinage* a pour but de le purifier en le débarrassant de ces particules étrangères.

L'opération s'obtient par une simple distillation du soufre brut, celui-ci est placé dans des cylindres que lèche la flamme d'un foyer. Les vapeurs produites sont conduites dans une chambre de condensation, munie à sa partie supérieure d'une soupape de sûreté, et à sa partie inférieure d'une ouverture d'écoulement.

Les habitudes commerciales exigent que le soufre raffiné soit moulé sous forme de petits cylindres, connus sous le nom de *soufre* en *canons*. Il suffit de couler le soufre liquéfié dans des moules multiples, c'est-à-dire dans une rangée de creux cylindriques ménagés dans une pièce de bois s'ouvrant en deux valves.

Dans bien des circonstances le soufre a besoin d'être employé sous forme de poudre, et il y a dans le commerce deux espèces de poudre : celle qui a pris naturellement cette forme, sous l'influence de la sublimation, et celle qui a été obtenue par trituration de morceaux de soufre dans des moulins.

Hygiénologie. — Les dangers extérieurs sont de trois espèces, le danger d'incendie, le danger d'explosion et celui de la diffusion du gaz acide sulfureux dans l'atmosphère ambiante de l'usine. Grâce à la combustibilité du soufre, cette industrie peut engendrer des incendies violents qu'il n'est pas toujours possible de limiter aux bâtiments d'exploitation. Les chambres de condensation pour le raffinage du soufre brut peuvent de leur côté devenir le centre d'une explosion dont les débris sont parfois lancés à de grandes distances. Les émanations sulfureuses que les meules déchargent en toute liberté dans l'atmosphère, celles mêmes que répandent les usines mal outillées et mal soignées, nuisent considérablement à la végétation et peuvent provoquer, sous une moindre échelle, chez les voisins, des symptômes identiques à ceux que nous constaterons chez les ouvriers. Non seulement les ouvriers sont les premières victimes des incendies et des explosions, mais ils sont constamment et directement exposés à l'action de l'acide sulfureux et des poussières de soufre. On observe chez eux une perte de l'appétit, des douleurs d'estomac et d'intestin, de la céphalalgie, des conjonctivites, de l'oppression, de la toux quinteuse, des maux de gorge, du catarrhe pulmonaire et des pneumonies. En dehors des symptômes qui précèdent, Pécholier (1) a signalé chez les ouvriers employés à triturer le soufre une rougeur uniforme et une sécheresse particulière de la peau, surtout sur les parties habituellement découvertes, de l'insomnie et une excitation générale. C'est particulièrement chez eux que se produisent des ophthalmies analogues à celles signalées par Bouisson chez les vignerons pendant le soufrage de la vigne.

On a l'habitude de prescrire officiellement :

1° Contre l'incendie, de construire les ateliers en matériaux incombustibles, de disposer les foyers en dehors des ateliers, d'éloigner l'atelier des machines du magasin des matières premières, d'éclairer les ateliers à l'aide d'un verre dormant, enfin de faire déboucher dans l'atelier un tuyau de vapeur dont on puisse manœuvrer le robinet de l'extérieur, afin d'être armé pour lancer un jet capable d'éteindre un incendie naissant ;

2° Contre les explosions, de munir de soupapes de sûreté les chambres de condensation ;

3° Contre les émanations sulfureuses, de ventiler énergiquement l'atelier, de chasser le gaz acide sulfureux des chambres de condensation à l'aide d'un ventilateur spécial et puissant avant d'y laisser pénétrer les ouvriers, de placer les chaudières de fusion sous des hottes très larges, d'élever la cheminée de 40 mètres, de fermer les ouvertures sur la voie publique, d'employer des appareils dits par décantation, afin d'opérer la pulvérisation et le blutage du soufre dans des appareils clos.

A côté de ces prescriptions indispensables, il faut, pour la condensation du soufre raffiné, recommander de veiller avec le plus grand soin à la marche des opérations, afin de maintenir une production de vapeur de soufre constante, et de laisser le dépôt s'effectuer complètement avant d'ouvrir aucun orifice. Il est bon aussi de purger l'air des chambres, avant d'y pénétrer, en y faisant brûler du charbon. Enfin, il n'est nullement secondaire de surmonter les

(1) *Annales d'hygiène*, 1864, 2e série, t. XXII, p. 448.

soupapes des chambres d'un tuyau muni d'un ventilateur lançant les vapeurs dans un appareil de condensation. L'hygiéniste doit même porter son attention sur le choix de l'appareil distillatoire pour le raffinage. Il ne faut plus tolérer aujourd'hui les anciennes chaudières connues sous le nom d'*appareil Michel,* car ces chaudières sont bientôt en partie remplies par les matières terreuses que le soufre abandonne en se sublimant et ont besoin d'être nettoyées fréquemment, opération qui expose les ouvriers à un abondant dégagement d'acide sulfureux. Il faut que la distillation se fasse dans des cornues parfaitement closes, que leur fonctionnement soit précédé de celui d'un *réchauffeur*, c'est-à-dire d'un récipient où le soufre fond pour couler ensuite dans les cornues de sublimation, après avoir laissé dans le premier les matières terreuses, et enfin qu'un registre permette de fermer à volonté toute communication entre la chambre de sublimation et l'appareil distillatoire. On doit même, pour réaliser ces conditions, aussi bien que possible, conseiller l'*appareil Déjardin* que l'État impose à ses raffineries de Marseille. Cet appareil est aussi appelé *appareil Michel* perfectionné.

Il se compose de deux cylindres en fonte A, fermés à une de leurs extrémités par un obturateur amovible. A l'autre extrémité, le cylindre se continue avec un autre cylindre courbé. Sous chaque cylindre il y a un foyer P. La flamme et la fumée avant de se rendre dans la grande cheminée d'évacuation circule par les carneaux D autour de la chaudière C. Celle-ci contient du soufre brut. La fusion se prépare et le soufre commence déjà à s'y épurer. Elle est munie d'un robinet *b*, de sorte que le soufre fondu peut passer de la chaudière dans la cornue. Par son prolongement incurvé la cornue communique avec une chambre voûtée R en briques. Un registre, tenu par une tige articulée, permet d'ouvrir ou de fermer l'embouchure du cylindre. A l'un des bouts de la chambre est une porte pour l'entrée de l'ouvrier. Dans le bas est une petite embrasure G close par une plaque en fonte, percée d'un trou obstrué à volonté par une tige. On fait sortir par ce trou le soufre liquide qui s'écoule dans une chaudière E posée sur un foyer.

Pour le nettoyage de la cornue on ferme par la valve la communication avec la chambre, on dévisse l'opercule et on fait tomber les résidus dans la citerne.

Avec cet appareil, on peut obtenir à volonté soit du soufre en canons, soit du soufre sublimé. Dans le premier cas il faut une plus forte température. Près de la chaudière E est un baquet tournant I divisé par des cloisons en huit cases et contenant au milieu de l'eau des moules M. Un enfant retire d'avance un des moules, vide l'eau, et

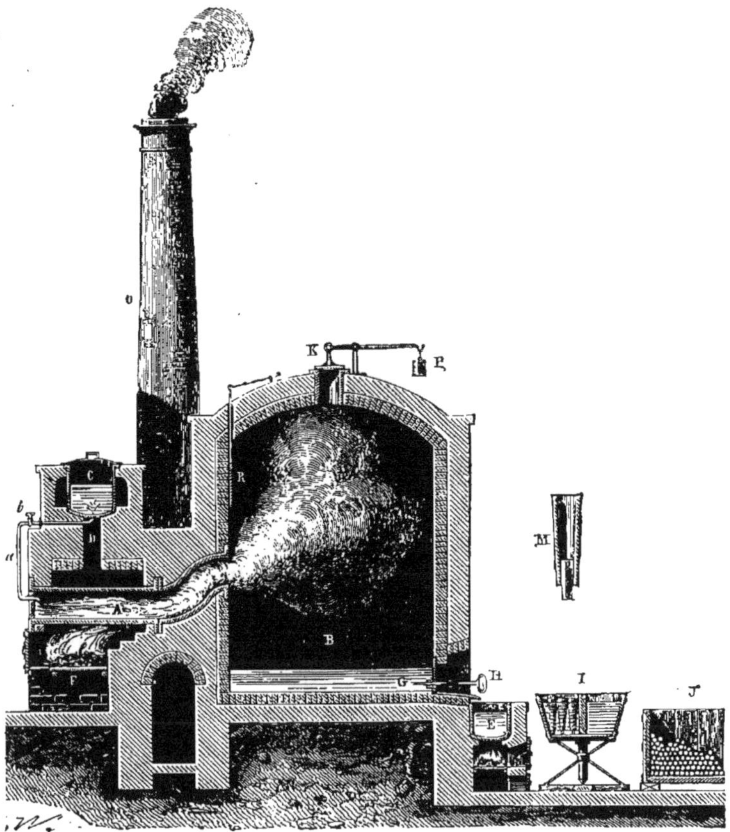

Fig. 170. — Appareil Michel perfectionné.

le présente à un ouvrier qui le remplit, au moyen d'une cuiller, de soufre puisé dans la chaudière. L'enfant remet dans le baquet, et lorsque la solidification est obtenue, il fait sortir le canon en frappant le moule.

Dans le second cas on fait arriver les vapeurs de soufre avec moins de rapidité. Elles se condensent alors en prenant et conservant la forme pulvérulente.

Dans l'extraction du soufre par le grillage des pyrites, il y a des procédés à recommander pour éviter la diffusion des vapeurs, mais ils trouvent une place plus naturelle dans les industries où ce grillage est opéré habituellement (Voir la fabrication de l'acide sulfurique et l'extraction du cuivre).

Le travail des enfants n'est interdit que dans les locaux du broyage et du blutage, si les poussières se dégagent librement (Décret, 14 mai 1875).

CHAPELLERIE.

Sommaire technique. — Pour les chapeaux, deux matières premières peuvent être employées, la laine de mouton et les poils de lièvre ou de lapin. Les opérations sont de deux ordres, les opérations préparatoires et les opérations de confection. Les secondes sont les mêmes quelle que soit la matière première. Les opérations préparatoires diffèrent seules avec celle-ci.

Pour les chapeaux de feutres de laine, elles consistent successivement dans le *désuintage*, le *lavage*, l'*épaillage chimique*, qui est une immersion dans un bain acidulé d'acide sulfurique, un *second lavage* et l'*essorage*.

Pour les chapeaux de feutre de poils, elles consistent dans le *mouillage*, l'*ouverture* ou *étendage* des peaux, le *dégalage* ou frottement avec une petite carde à main qui régularise et nettoie les poils, le *battage*, qui en chasse les poussières; dans le *sécretage*, opération la plus dangereuse de toutes, qui s'exécute encore aujourd'hui à la main et mérite par conséquent ici une description complète. La peau est étalée sur une table. Les ouvriers trempent dans une solution de nitrate de mercure une brosse circulaire qu'ils tiennent par une poignée centrale et ils frictionnent vigoureusement les peaux dans tous les sens. Généralement les ouvriers préparent eux-mêmes la solution de nitrate de mercure en dissolvant 8 parties de mercure dans 64 parties d'eau forte, avec addition de 4 parties d'arsenic et de 4 parties de sublimé corrosif. L'opération est complétée par un séchage à l'étuve ; le *coupage* des poils qu'on substitue aujourd'hui à l'arrachement qui enlevait aussi les bulbes, lesquels rendent le feutrage plus difficile, le *soufflage* qui a pour but de nettoyer les poils par un courant d'air enlevant toutes les poussières qui les imprègnent, l'*arçonnage*, qui a pour but d'agiter les poils et de les mélanger intimement, en les soumettant par tas aux vibrations d'une corde tendue sur un arc et frottée par l'ouvrier à l'aide d'un fuseau ; enfin la *teinture*, qui s'obtient généralement avec un mélange de campêche, de noix de galle, de sulfate de fer et de vert-de-gris.

Les opérations communes, dites de confection sont : le *bastissage*, qui dispose et enchevêtre la laine ou les poils en une nappe moulée sur un cône ; le *sémoussage*, qui donne un commencement de feutrage produit par la pression et la friction en présence de l'humidité et de la chaleur. L'humidité est fournie par un linge mouillé placé sur le moule ou forme conique, et la chaleur par un chauffage intérieur à la vapeur. Le cône est animé d'un mouvement de rotation et l'ouvrier le frappe avec une calotte en bois ; le *caillotage*, dans lequel on travaille le feutre naissant par un frottement avec des surfaces plus dures ; le *foulage*, qui parachève le tissu par une pression plus énergique encore et plus répétée. Jusque dans ces derniers temps, le foulage a toujours consisté à plonger plusieurs fois le feutre dans une chaudière chauffée à 80° et contenant de l'eau acidulée par de l'acide sulfurique et à le frotter vigoureusement, entre les immersions, avec un rouleau en bois sur un plan incliné ; le *dressage de foule*, qui a pour but de donner au feutre la forme voulue ; le *pressage*, qui a pour but d'effacer les empreintes laissées par les outils du dressage ; le *ponçage*, qui a pour but d'enlever les poils qui ressortent de la surface du feutre et qui s'obtient en frottant la surface du chapeau avec de la pierre ponce et du papier d'émeri collé sur des morceaux de bois de forme convenable ; l'*apprêt*, qui se donne en trempant le chapeau dans une dissolution alcoolique de gomme laque; le *dressage d'appropriage*, qui perfectionne la forme ébauchée par le premier dressage et altérée par les opérations subséquentes; le *passage au fer chaud*, qui donne le lustre.

Hygiénologie. — Toutes ces opérations exposent les ouvriers à des dangers de différentes natures et tous sérieux. Au moment du nettoyage ils absorbent des poussières minérales qui irritent mécaniquement la peau et les muqueuses et infiltrent le poumon, ainsi que des particules organiques en voie de putréfaction qui favorisent le développement des maladies miasmatiques. En préparant le mélange nécessaire au sécretage, ils reçoivent des torrents de vapeurs hypoazotiques qui provoquent une violente irritation des voies pulmonaires. Pendant l'éjarrage et surtout pendant l'arçonnage, ils sont dans un nuage de fragments de poils, de poussières mercurielles et arsenicales, d'où un métis d'hydrargyrisme et d'arsenicisme, qui se traduit par l'amaigrissement, la teinte plombée de la peau, de la soif, de l'anorexie, de la stomatite, de l'asthme, du tremblement, des ulcérations et des éruptions cutanées, la fréquence de l'avortement et des enfants morts-nés. Le foulage les plonge dans une atmosphère de vapeurs très acides qui contribuent à excorier les mains et à irriter les muqueuses, mais qui, en outre, produit une inflammation aiguë des gencives indépendante de la stomatite mercurielle, et amenant plus particulièrement la carie et la chute des dents.

Enfin, l'emploi de l'alcool méthylique dans l'apprêt des chapeaux détermine des coryzas et des conjonctivites très douloureux, une céphalalgie violente, des étourdissements et de l'agitation frisant l'ébriété.

Le plus grand danger de cette industrie est l'emploi du nitrate de mercure pour le sécrétage. Aussi s'est-on évertué à remplacer cet agent chimique d'une manière quelconque. Guichardière a obtenu de très bons feutres avec l'acide sulfurique, mais ce procédé ne réussit qu'avec certains poils. Morel a obtenu aussi de bons résultats en exposant les poils sur les solives d'une étable pendant plusieurs semaines, mais cela n'aboutit à un bon feutrage qu'avec les poils de lapin. Desfossés et Molard ont eu recours à la chaux et à la soude, mais les résultats sont défectueux. Le résultat est encore plus mauvais avec un mélange de soufre d'Alicante et de chaux vive. Il est meilleur, mais encore insuffisant avec le sulfure sulfuré de calcium étendu d'eau légèrement acidulée par de l'acide chlorhydrique. M. Maumey a pensé sauvegarder l'hygiène, en chargeant une machine de faire agir le nitrate de mercure ; mais en réalité elle pulvérise cette substance, qui se répand dans l'atmospère de l'atelier sous une forme encore plus nuisible pour les ouvriers. Toutefois il ne me paraît pas impossible de l'enfermer dans une enveloppe hermétique avec aspiration. La solution deviendrait ainsi satisfaisante. Ajoutons, d'autre part, qu'un médecin a pu de son côté prévenir l'empoisonnement par le mercure dans un établissement par un procédé ingénieux : à la suite de recherches microscopiques sur l'effet subi par les poils, il a constaté que le véritable agent du sécrétage était l'acide hypoazotique développé à l'état naissant par le contact de l'azotate de mercure avec la matière organique. Il eut donc l'idée de remplacer la solution mercurielle par une matière neutre non azotée telle que mélasse, sucre ou dextrine, qui produisent aussi l'acide hypoazotique aux dépens de l'acide azotique.

Le coupage ne doit plus se faire à la main, au moyen d'un couteau que l'ouvrier promène sur la peau, car celui-ci se trouve alors dans un nuage de poussières de nitrate et est encore plus exposé que pendant le sécrétage. Il faut exiger l'emploi d'une machine essentiellement formée d'un cylindre armé de lames en spirales à laquelle la peau est régulièrement présentée par deux cylindres cannelés. Cette coupeuse devra être surmontée d'une cheminée d'échappement. Il serait mieux encore de l'entourer d'une enveloppe isolatrice.

Le soufflage ne peut être obtenu que mécaniquement. C'est reconnu par tous les industriels, et il n'y a pour eux de problème que le choix parmi les diverses machines imaginées à ce sujet. Tout ce que l'hygiéniste doit retenir, c'est que la machine souffleuse a besoin d'être construite de façon à battre les poils dans un milieu confiné et vigoureusement ventilé et entraîner tout ce qui voltige dans des chambres parfaitement closes.

Quoique, après le soufflage, le maniement des poils soit devenu moins dangereux, il n'en est pas moins prudent de faire adopter le bastissage mécanique, car en dehors de la dépense musculaire il y a toujours à considérer les inconvénients de l'introduction dans les voies pulmonaires de fragments de poils, quand bien même ceux-ci ne porteraient plus de traces de nitrate ou d'autres poussières. Il est sous ce rapport une bastisseuse américaine qui donne de très bons résultats. Les poils sont amenés par une toile sans fin vers des hérissons et des brosses circulaires qui produisent un véritable arçonnage, divisent les poils et les lancent sur un cône en rotation dans lequel un ventilateur fait un vide relatif et force les poils à mieux adhérer sur lui. Enfin une pluie d'eau bouillante tombe sur ce cône et amalgame pour ainsi dire les poils entre eux.

On en arrive aussi à réaliser un sémoussage mécanique. En effet, le feutrage peut s'obtenir, en grande partie et dans d'excellentes conditions par un soufflage mécanique des poils. Une ventilation énergique refoule, tasse et intrique les poils dans une gaine horizontale en bois. Les poils sortent mélangés à l'extrémité de ce canal par une cheminée verticale qui débouche dans une première caisse suivie de trois autres. La dernière seule est ouverte à sa partie supérieure pour laisser écouler l'air, après qu'il a déposé les poils dans les caisses. Cette ouverture est du reste munie d'un grillage qui retient encore les parcelles trop volumineuses. Mais malgré les succès obtenus dans certaines usines, l'opération se fait encore presque partout à main d'homme. Ce n'est pas très regrettable, car l'état d'humidité de la nappe de poil la rend peu dangereuse.

Le caillotage et le foulage sont devenus partout l'œuvre

de machines. L'hygiène, qui du reste n'est intéressée ici qu'au point de vue de la dépense musculaire, n'a plus rien à désirer. On se sert plus particulièrement de fouleuses à cône qui préparent déjà la forme à obtenir. Le feutre reposant sur un cône est frappé d'une manière rythmique et frotté par un second cône venant s'emboîter sur le premier. Il existe aussi des machines qui sont adoptées à peu près par tous les industriels et qui diminuent la main-d'œuvre pour le dressage, le pressage, l'apprêt, le dressage d'appropriage, telles que le *tirant à triple effet*, qui fait le fond du chapeau ou rosette et qui est composé d'ailettes s'écartant lorsque l'ouvrier presse sur une pédale ; la *machine pour terminer la tension du fond*, dont les segments s'écartent tout en conservant la forme d'un plateau ; la *machine à abattre les bords* en une seule fois ; la *presse pour l'apprêtage*, la *presse pour dressage d'appropriage* et la *machine pour mettre en tournure :* toutes machines qu'il n'y a pas lieu de représenter et de décrire ici, vu que si elles amoindrissent la dépense musculaire, elles ont avant tout pour résultat de produire plus vite et plus régulièrement. Mais il est une des opérations finales qui mérite toute l'attention des hygiénistes, c'est le ponçage qui donne lieu à un notable dégagement de poussières organiques et minérales.

On se sert aujourd'hui de ponceuses qui facilitent le travail de l'ouvrière en faisant tourner plus ou moins rapidement le cône sur lequel est emboîté le chapeau. Il est indispensable de placer au-dessous de ce tour un ventilateur aspirant les poussières et les rejetant dans un canal. Relativement à la salubrité publique qui n'est menacée du reste que par les buées des anciens ateliers de foulage et par les eaux résiduaires qui sont à la fois chargées de matières organiques et de matières tinctoriales, l'administration prescrit une élévation suffisante de la cheminée surmontant les bassins à foulage et le déversement des eaux résiduaires dans les égouts par des canaux souterrains. Les conseils d'hygiène ne doivent pas profiter de la latitude qui leur est accordée, de tolérer le déversement à ciel ouvert, mais nocturne.

Le travail des enfants est interdit là où l'on applique les vernis et là où le traitement des poils dégage de la poussière.

INDUSTRIES DU CRIN.

Sommaire technique. — Commercialement, on désigne sous le nom de crins des matières premières essentiellement différentes : le tissu pileux de la queue du cheval et du bœuf, la soie du porc et du sanglier, et même plusieurs tissus végétaux. La destination varie aussi : tantôt le crin sert à la confection des matelas, tantôt à faire des brosses, des cordages et même des tissus. Il y a à considérer les opérations de préparation du crin et celles de la confection des objets dont il forme l'élément caractéristique.

Opérations d'apprêtage. — Pour les crins d'origine animale, il arrive la plupart du temps que les poils de la peau du ventre et des côtés sont expédiés à la fabrique encore adhérents à des fragments d'épiderme dont il faut commencer par les débarrasser. Dans bien des industries on procède par voie de putréfaction. Les poils sont disposés par couches superposées, on les arrose avec de l'eau et on les couvre de paille. Il s'établit une fermentation putride qui au bout de douze à quinze jours réalise la séparation (1). Celle-ci obtenue, on procède : 1° au *triage*, qui a pour but de faire des catégories suivant la longueur des poils; 2° au *lavage à grande eau* et au *séchage* à l'étuve ou à l'essoreuse ; 3° au *battage*, qui s'applique seulement aux crins courts et a pour but de les débarrasser de la poussière ; ou bien au *peignage*, qui remplit le même but pour les crins longs ; 4° au *dégraissage*, par de l'eau chaude ; 5° au *filage*, s'il s'agit de crins longs et d'un usage exigeant un faisceau en corde ; ou au *bouillage* dans de grandes chaudières d'eau, s'il s'agit d'obtenir ce qu'on appelle du *crin*

(1) *Henke's Zeitschrift et Canstadt's Jahresbericht*, 1863, t. VII, p. 30.

frisé ; 6° à la *teinture*, qui s'obtient par une macération de douze heures dans de l'eau de chaux et ensuite par une immersion dans une décoction de bois de campêche et de sulfate de fer; 7° au *rinçage* et au *séchage* à l'étuve.

Pour le crin végétal, les opérations d'apprêtage diffèrent suivant l'espèce végétale employée. Celui qui porte particulièrement le nom de *crin végétal* d'Afrique provient du palmier nain d'Algérie. Après la récolte, on forme des bottes qu'on soumet au *peignage*, consistant dans la lacération des feuilles à l'aide d'une carde à main afin de les diviser en filaments. Vient ensuite le *séchage* qui se fait simplement au soleil. La *zostère* ou *mousse d'Amérique*, plante marine qui peut être employée pour la garniture des meubles et la confection des matelas, demande le même genre de manipulation. La *caragate musciforme* ou *mousse espagnole*, qui couvre beaucoup d'arbres dans les deux Amériques, nécessite un *rouissage* dans de l'eau croupissante d'une durée de quinze jours, un *séchage* et un *cardage*. L'*alfa,* qui aujourd'hui fait dans l'industrie agricole africaine une grande concurrence au palmier nain, entraîne cependant une main-d'œuvre peut être plus considérable. Signalons encore, pour compléter cette énumération avec MM. Duchesne et Michel (1), le *crin des forêts* employé surtout en Allemagne; la *pépitre*, d'origine exotique; le *chanvre de Tampico* provenant de l'*agave americana ;* la *fibre de coco ;* enfin le *varech* et l'*étoupe*.

Opérations de confection. — Une seule mérite d'être signalée, c'est celle qui a pour but la fabrication des brosses. En général, on complète l'apprêtage des soies et des crins par un lavage au savon vert dans de grandes chaudières, puis par *un soufrage* dans un but de blanchiment. On forme des faisceaux de même longueur qu'on appelle des *carottes.* D'autre part, on prépare des plaques de bois, appelées *pattes*, qu'on perce de part en part au foret de trous convenablement espacés. Au moment d'agencer ces deux élé-

(1) *Annales d'hygiène*, 1882, t. VIII, p. 320.

ments différents de la brosse, l'ouvrier délie la carotte, la frotte entre ses mains pour en chasser la poussière, la divise en petits pinceaux ; place successivement ceux-ci en travers sur un trou, et dans une ficelle formant boucle. En tirant celle-ci il engage le faisceau plié en deux dans le trou. La même ficelle est engagée en boucle dans le trou suivant, ainsi de suite, de telle sorte que tous les faisceaux se trouvent fixés par une seule et même ficelle et en même temps doublés par le ploiement. On coule par-dessus de la pâte de colle forte. Enfin on coupe avec des ciseaux tous les poils pour les niveler.

Hygiénologie. — Dans le travail du crin animal, les inconvénients proviennent : pour la salubrité publique, des odeurs putrides, des poussières de l'écoulement des eaux, de macérations et parfois de l'incinération des déchets ; pour les ouvriers, de toutes les causes précédentes auxquels ils sont exposés d'une manière beaucoup plus directe, du travail musculaire, de la manipulation de la teinture, de la surveillance des étuves et enfin des maladies contagieuses dont le crin peut apporter les germes.

Les ouvriers sont fréquemment atteints de furoncles et d'anthrax. Il paraît qu'en dehors de tout contage, la poussière du crin peut produire la mort par pure septicémie, Huraid a rapporté le fait d'un homme qui mourut pour s'être servi d'un mouchoir dans lequel il avait conservé longtemps les crins d'une jument, et cela sans présenter les symptômes de la pustule maligne ou de la morve. En tout cas, les poussières de cette industrie ont la propriété de provoquer une toux très fatigante. Ce sont surtout les femmes employées au triage qui éprouvent cet effet. Comme conséquences du mouvement professionnel, on constate aussi chez ces dernières des durillons de la main droite, situés particulièrement à la première et à la deuxième phalange de l'annulaire, à la première phalange du petit doigt et à la ligne de jonction du carpe et du métacarpe.

Le filage de son côté produit dans la main gauche du fileur des durillons nombreux et une usure de l'extrémité des doigts médiaux. Le peignage à la main détermine à la main autour de laquelle le crin est enroulé une bande rouge et du gonflement. Le genre de station nécessité par cette opération engendre de l'œdème des jambes, surtout de la gauche.

Mais le danger le plus grand est celui de la transmission de la pustule maligne. Rousseau a donné une observation qui donne à penser que la morve peut être aussi contractée par le travail du crin.

Enfin on a rencontré parmi les ouvriers plusieurs cas d'intoxication saturnine parce que, pour le crin de cheval, on emploie souvent, au lieu de la teinture dont nous avons donné la composition, de la litharge (1).

La première condition pour atténuer l'odeur et les effets pathologiques de la putréfaction est de ne plus tolérer la séparation des fragments d'épiderme par la voie humide, c'est-à-dire par la fermentation, et d'exiger que le résultat soit obtenu par l'action de la vapeur d'eau en vase couvert et par un battage mécanique avec enveloppe hermétique. Rien que cette amélioration suffit pour sauver, de ce côté, la salubrité publique, car cette fermentation développe, seule, des émanations ammoniacales et infectes capables de se propager au loin.

Les eaux de bouillage et de teinture dégagent aussi des odeurs putrides, surtout pendant qu'elles sont chaudes. L'hygiène intérieure exige qu'on en débarrasse l'usine le plus tôt possible; mais leur déversement ne doit être permis que par des canaux souterrains. L'incinération des déchets est aussi une grande cause d'infection extérieure. Quoique accidentelle, elle ne devrait être permise qu'avec des fours fumivores et une cheminée très élevée. Dans ces conditions, elle est certainement préférable à l'inhumation qui reproduit les inconvénients des puisards.

L'indication la plus pressante pour l'hygiène des ouvriers est de diminuer les chances de pustule maligne. On peut

(1) Hitzig, *Studien über blewer Giftung* in *Annales d'hygiène*.

déjà y arriver par un bon choix de provenance des matières premières. Ainsi les provenances d'Allemagne et de Russie exposent beaucoup plus que celles d'Amérique et celles de France. L'industrie a besoin, il est vrai, d'une grande latitude pour ses achats. Mais on devrait exiger, tout au moins pour les crins de Russie et d'Allemagne, un lavage préalable et même une désinfection à l'étuve. D'autre part pour ce danger comme pour tous les autres, il y a avantage à diminuer de plus en plus la main-d'œuvre.

Rien ne serait plus facile que d'appliquer aux crins avant même le triage, les batteries que nous décrirons pour le nettoyage de la laine. On diminuerait ainsi largement l'action pernicieuse des poussières. Maintenant qu'il existe une machine à peigner, on peut aussi la doter d'une ventilation partielle et aspiratrice. Pour les buées des chaudières, on peut disposer celles-ci sous des hottes vitrées. Quant aux lésions dues au mouvement professionnel, les trieuses pourraient éviter les ampoules et les durillons en mettant des gants, les fileurs en s'armant de manicles et de doigtiers. Mais le meilleur remède est la substitution des machines à la main d'homme. C'est déja fait pour le peignage. Espérons qu'on arrivera aussi à rendre le filage mécanique.

Dans la confection des brosses, il serait facile de déshabituer les ouvriers de frotter les carottes dans leurs mains pour les débarrasser de la nouvelle poussière acquise. Ce nettoyage serait bien plus sûrement obtenu par une nouvelle mise en batteuse. Dans la confection des tissus de crins, le mécanisme reste le même que pour tout tissage; il faut seulement l'intervention d'une pince particulière sans intérêt hygiénique.

En ce qui concerne la préparation du crin végétal, le peignage, qui a surtout pour but de dilacérer les feuilles du palmier en filaments, est très fatigant et expose aussi à des poussières quand il est fait avec une simple carde à main. Aussi tend-on à se servir de plus en plus d'un tambour tournant rapidement sur son axe et hérissé de pointes; malheureusement ce peignage mécanique donne lieu à de fréquents accidents traumatiques. L'ouvrier obligé de présenter les bottes de feuilles à la bouche du tambour, se laisse souvent prendre les doigts. La barre dite *garde-main* qu'on a annexée au tambour ne protège pas suffisamment. Il vaudrait mieux que les bottes fussent présentées à l'aide d'une pince. Viry conseille aussi de prendre certaines précautions pour empêcher les oscillations du tambour et de donner beaucoup de temps de repos, afin que l'attention de l'ouvrier ne soit pas usée par la fatigue.

Enfin je ne puis que m'associer aux vœux exprimés par Drouineau et par Vallin, pour que le cardage des matelas des particuliers ne soit plus toléré ni dans les rues ni dans les cours des habitations, et qu'on exige que l'opération soit toujours confiée à des industriels spéciaux traitant le crin à la vapeur.

Le travail des enfants est interdit dans les locaux où il y a des poussières.

C. — Industries à classement mixte dans lesquelles le travail des enfants est complètement autorisé.

FONDERIES DE SUIF.

Sommaire technique. — Les fonderies de suif ont pour but d'extraire la graisse des animaux, des mailles conjonctives et des cellules adipeuses qui les renferment, c'est certainement l'industrie la plus répandue, parce que partout où il y a un abattoir et même une simple tuerie, on cherche à tirer parti des tissus non comestibles, et parce que la graisse animale trouve un grand nombre d'applications industrielles et commerciales. Le moyen principal d'isoler la graisse de son contenant, le seul qui aujourd'hui encore soit employé dans les petites localités, même sans le moindre correctif, est la *fusion par la chaleur* à 100 degrés. Sous l'influence de cette température, la graisse se liquéfie, se dilate, fait éclater les cellules, et conquiert ainsi sa liberté. Il en résulte d'abord la production d'un liquide laiteux, puis, l'eau s'évaporant, la masse liquide devient plus claire. On continue à chauffer jusqu'à ce que les membranes aient perdu leur eau, se racornissent et ne donnent plus de graisse. On laisse un peu refroidir et on coule à travers des tamis dans des moules. Les résidus membraneux sont employés comme engrais.

Quand le suif est destiné à la fabrication des chandelles, il est nécessaire qu'il soit préalablement durci. Dans les petites fonderies on se contente de le plonger dans de l'urine putréfiée. Dans les usines d'une certaine importance, on le soumet à l'action de l'acide sulfurique ou du sucrate de plomb.

Hygiénologie. — Les fonderies répandent une odeur excessivement nauséabonde et pénible à supporter. Il est probable aussi qu'il ne s'agit pas seulement d'une simple incommodité et que les effets pathologiques de ces émanations, quoique peu connus et peu intenses, n'en sont pas moins réels. L'acroléine, entre autres parties constituantes de ces émanations, irrite vivement les muqueuses conjonctive, pituitaire, pharyngienne et pulmonaire. Il est des personnes qui ne peuvent passer dans le voisinage d'une fonderie en activité, sans être prises de larmoiement et d'un accès de toux quinteuse. L'éloignement des fonderies ne sauvegarde évidemment que la salubrité publique, et encore incomplètement, car certains vents peuvent faire retentir leurs effets au loin. Quant aux ouvriers, il est évident que le véritable but est d'arriver à supprimer les émanations elles-mêmes. Non seulement on aura ainsi assaini les fonderies, mais on aura rendu possible leur installation à proximité des lieux habités.

On a d'abord songé à broyer les tissus entre des meules avant de les plonger dans la chaudière. On permet ainsi à l'opération de la fusion d'être moins longue et de s'effectuer à une température moins élevée. Mais en pratique on a constaté que les émanations n'étaient point atténuées d'une manière bien sensible.

On a conseillé de remplacer le chauffage à feu nu par le

chauffage à la vapeur, soit en faisant circuler cette dernière à l'extérieur de la chaudière, soit en la faisant arriver dans la masse. Mais on y gagne seulement de ne pas exposer la matière en fusion à s'enflammer. On n'en doit pas moins prescrire ce mode de chauffage, au point de vue du danger d'incendie. Son adoption suffit même pour faire passer les fonderies de la première dans la deuxième classe.

Une certaine amélioration se trouve réalisée par l'emploi de la méthode dite *de d'Arcet*. Elle consiste à combiner l'action de l'acide sulfurique avec celle de la chaleur. L'acide produit à la fois une décomposition chimique et une désagrégation des cellules. Le mélange de graisse, d'acide sulfurique et d'eau, a encore besoin d'être soumis à une ébullition de deux heures et demie.

On peut mettre sur le même rang la méthode Lefébure, qui a toutefois sur la précédente l'avantage de ne pas donner lieu à un fort dégagement d'acide pendant la fusion. Les matières animales sont macérées à froid pendant trois jours, dans de l'acide sulfurique, de l'acide azotique ou de l'acide chlorhydrique. Les matières sont ensuite retirées pour être fondues dans les chaudières uniquement avec de l'eau pure.

M. Evrard a indiqué un procédé qui a été considéré, par beaucoup de chimistes et d'industriels, comme très heureux. Il consiste à remplacer l'acide sulfurique par des alcalins qui ramollissent et dissolvent même les tissus conjonctifs. Les chaudières ne donneraient alors qu'une légère odeur comparable à celle du bouillon de viande chaud.

Ces trois procédés donnent déjà de bons résultats, même avec des chaudières découvertes et chauffées à feu nu. Mais l'atténuation des odeurs est encore plus considérable si on se sert de chaudières fermées et chauffées à la vapeur. Il convient donc de recommander de compléter la méthode de d'Arcet par l'emploi de la chaudière close dite *appareil de Fouché*.

C'est une chaudière dont le couvercle équilibré peut être fixé solidement par des écrous et est muni d'une soupape de sûreté, ainsi que d'un trou d'homme, permettant au besoin d'opérer le brassage de l'extérieur. Sur le fond de la chaudière repose un serpentin, concentrique où circule de la vapeur. Dans le voisinage de la soupape de sûreté, un tuyau part du couvercle et est destiné à conduire les émanations dans un condensateur. De la partie supérieure de celui-ci part un autre tuyau qui conduit à la cheminée les gaz qui n'ont pas cédé à la condensation.

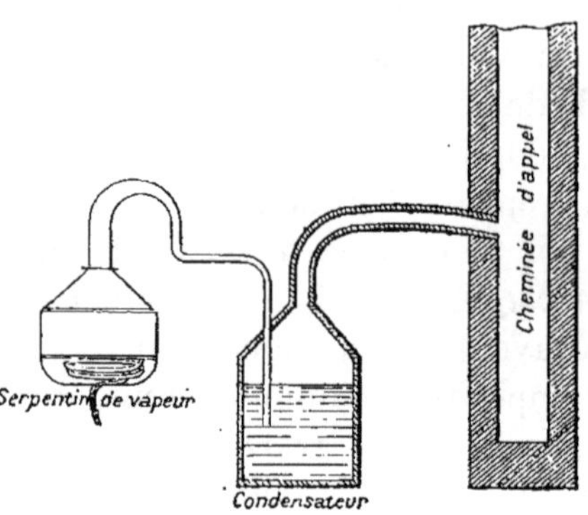

Fig. 171. — Appareil de Fouché.

Dans ces conditions d'installation et de fonctionnement, les fonderies de suif sont déjà parfaitement acceptables. Mais les odeurs sont encore loin d'être supprimées. Aussi les hygiénistes doivent-ils suivre avec le plus grand intérêt les efforts qui sont tentés pour obtenir une atténuation plus complète et se tenir prêts à en vulgariser l'application. Ces tentatives ont surtout porté sur des dispositifs permettant de brûler les émanations ayant échappé à la condensation, ou même de remplacer celle-ci par une combustion totale. Le dispositif qui donne les meilleurs résultats est certainement celui établi par Foucou. Les vapeurs qui s'accumulent entre le couvercle de la chaudière et la masse en fusion, trouvent une issue dans une ouverture qui leur donne accès dans un conduit ou carneau aboutissant à une cheminée d'appel qui non seulement les attire, mais les force à traverser un foyer spécial où elles sont brûlées. Il est un autre procédé installé par M. Price, à Londres, qu'on peut aussi imiter. Au milieu du couvercle de la chaudière existe une ouverture quadrangulaire, pourvue d'une fermeture à eau et permettant le service de la cuve. D'un autre point du couvercle part un tube en U dont une branche traverse le sol de l'atelier et débouche dans une conduite aboutissant à la Tamise. Un peu au-dessus du point d'abouchement est branché un tuyau amenant une pluie d'eau froide lancée par une pompe foulante. Cette pluie réalise une condensation parfaite (1).

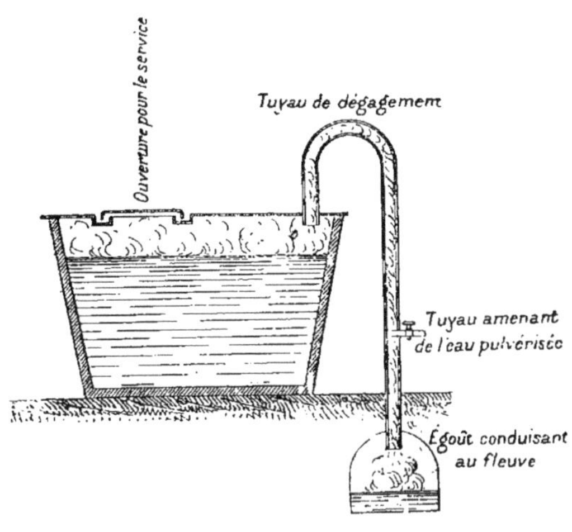

Fig. 172. — Appareil Price.

Un nouveau moyen vient d'être proposé par Stein et mérite d'être étudié. Il prétend ôter toute odeur en recouvrant simplement la chaudière avec un grillage chargé de quelques centimètres de noir et de chaux éteinte.

Il faut aussi se préoccuper des émanations, aussi désagréables et souvent plus dangereuses, qui résultent de la putréfaction des matières animales, soit dans les salles où l'on emmagasine les matières premières, soit dans des tonneaux où reposent les eaux-mères où le suif fondu se coagule. Pour le premier cas, on a proposé de clore parfaitement les magasins et de les surmonter d'un tuyau se rendant au foyer ou dans la cheminée. Le résultat ne saurait être satisfaisant parce que, dans le va-et-vient continuel des ouvriers, les portes sont ouvertes à chaque instant. Divers essais semblent indiquer qu'il est préférable de passer les matières à l'eau phéniquée. Mais il est probable qu'on ne fait ainsi que substituer une odeur à une autre et que les effets miasmatiques ne sont point conjurés. Il est probable qu'il en est de même aussi du procédé indiqué pour les

(1) Freycinet, *loc. cit.*, p. 283.

eaux-mères et qui consiste à enduire les tonneaux avec du goudron ou du coaltar saponiné. Néanmoins, au point de vue des sensations olfactives, il y a lieu de tenir compte de ces conseils.

FABRIQUES DE BOUGIES.

Sommaire technique. — Les opérations nécessaires à la fabrication des bougies stéariques sont : 1° la *saponification*, qui consiste à soumettre le suif à l'action de la chaux qui s'empare des acides gras et élimine la glycérine ; 2° la *pulvérisation* des savons de chaux obtenus ; 3° la *décomposition* ou *mise en liberté* des *acides gras*, qui s'obtient en traitant la poudre de savon par l'acide sulfurique, lequel s'empare de la chaux ; 4° le *lavage* à l'eau légèrement acidulée et ensuite à l'eau pure, des acides mis en liberté ; 5° le *moulage* et la *cristallisation* des acides lavés ; 6° le *découpage* des *masses cristallines ;* 7° le *pressage à froid* des masses cristallines, qui chasse la plus grande partie de l'acide oléique ; 8° leur *pressage à chaud*, qui achève d'expulser cet acide ; 9° l'*épuration* ou nouveau lavage à l'eau acidulée et à l'eau pure des acides solidifiés par le pressage ; 10° la *fonte* et *moulage* des *bougies ;* 11° le *blanchiment* des *bougies ;* 12° le *polissage* des *bougies ;* 13° leur *mise en paquets.*

Hygiénologie. — Un premier inconvénient résulte des émanations putrides provenant des matières organiques employées. Il importe donc d'opérer sur des substances grasses de bonne qualité et non en voie d'altération, de ne pas s'approvisionner au delà du roulement à petite échéance de la fabrication, de les déposer dans des magasins bien ventilés et situés au-dessus des ateliers. Il est bon aussi qu'elles puissent arriver directement et sans transport par main-d'œuvre dans les appareils de saponification, à l'aide d'un tuyau.

Pour éviter l'imprégnation des planchers et du sol de toute l'usine par les matières grasses qui tombent çà et là des appareils dans les usines les mieux tenues, que les ouvriers répandent ensuite partout en marchant et qui se pourrissent rapidement, il convient de saupoudrer le sol avec de la sciure de bois qu'on renouvelle fréquemment. L'industriel a intérêt à le faire, puisqu'il peut récupérer cette graisse perdue, en traitant le magma par pression et par le sulfure de carbone. Dans le même but, il convient de recueillir les éclaboussures provenant des presses en entourant celles-ci de rigoles métalliques conduisant leur contenu dans un réservoir.

Quant aux opérations elles-mêmes, elles peuvent nuire : 1° les unes en produisant des buées nauséabondes et irritantes qui sont formées de principes gras plus ou moins carbonisés, d'acides gras volatilisés et d'acroléine qui déterminent non seulement un écœurement insupportable, mais du larmoiement, du coryza, des angines et des bronchites spasmodiques ; 2° d'autres, en produisant des vapeurs d'acide sulfurique ou d'acide sulfureux ; 3° d'autres, en nécessitant des efforts musculaires ; 4° d'autres, en répandant de la vapeur d'eau ; 5° toutes enfin, en créant des dangers d'incendie. Il y a peut-être lieu aussi de tenir compte de l'action de l'acide stéarique lui-même ; certaines observations tendraient à prouver que l'aspect maladif et pâle des ouvriers serait surtout dû à l'inhalation d'acide stéarique très divisé qui est entraîné mécaniquement par les vapeurs se dégageant des chaudières (1).

Le véritable assainissement de ces fabriques consiste avant tout dans un bon choix de méthodes et d'appareils.

Des découvertes plus ou moins modernes permettent d'obtenir la saponification par des procédés différents de celui indiqué dans le sommaire technique et consistant dans le traitement du suif par la chaux, procédés qui peuvent présenter des avantages industriels plus ou moins démontrés, mais sur lesquels l'hygiène ne peut pas toujours porter un jugement favorable.

(1) *Jahresb. de Virchow et Hirsch*, 1868, 1-371.

Ainsi, dans certaines usines d'Angleterre, on est arrivé à séparer les acides gras de la glycérine en traitant le suif par de la vapeur d'eau surchauffée. Il y a ainsi économie de temps, puisqu'il n'y a plus à décomposer le savon et que les acides gras sont libres d'emblée ; mais il faut une température élevée qui expose à des explosions et pour peu qu'on dépasse 315 degrés, il se produit une grande quantité d'acroléine dont les vapeurs sont excessivement irritantes. Hygiéniquement, c'est à condamner. Les mêmes reproches peuvent être adressés à la séparation des acides gras par l'action de l'eau sous pression, d'autant plus qu'il faut ici une température plus élevée encore. Du reste, ce procédé a été déjà abandonné par l'industrie.

Un procédé qui prend un développement considérable et qui, par suite, mérite un jugement plus motivé. est celui de la *saponification* par l'acide sulfurique. Il repose sur la propriété qu'a cet acide de déplacer la glycérine comme les alcalis, en engendrant des composés dits : *acides sulfo-gras*. Quand la réaction sulfurique est obtenue, on décompose les acides sulfo-gras simplement par l'action de la chaleur en les faisant bouillir dans de l'eau. Les acides gras, séparés ainsi de l'acide sulfurique, viennent surnager. On les enlève, on les lave et on les soumet à la distillation.

L'avantage industriel est considérable, puisque cette méthode permet de fabriquer de l'acide stéarique avec des matières grasses qui, par leur nature ou leur état d'impureté, ne prêtent pas à la saponification calcaire. Grâce à elle, on peut utiliser ainsi l'huile de palme, l'huile de cocos, la graisse d'os, les déchets des abattoirs, des cuisines, des fabriques de savons et de draps, des filatures, etc. Malheureusement, cet avantage est déjà une fort mauvaise recommandation pour l'hygiène, car, non seulement elle fait séjourner dans l'usine des matières d'une putrescibilité beaucoup plus dangereuse que celle du suif des fonderies, mais elle nécessite des opérations préliminaires d'épuration, c'est-à-dire une première fusion, un lavage à la vapeur et à l'eau acidulée, puis une dessiccation pendant laquelle l'ouvrier bat la masse avec une pelle. Pendant l'acidification, il y a à redouter la manipulation et les buées de l'acide sulfurique et surtout un dégagement considérable d'acide sulfureux qui se forme par l'action de l'acide sulfurique sur une partie de la glycérine. La distillation peut, lorsqu'elle est mal conduite, dégager des produits empyreumatiques irritants au détriment des matières grasses. En tout cas, elle donne lieu toujours à la production de matières goudronneuses et à des dangers d'incendie. Somme toute, c'est loin d'être un progrès pour la salubrité, tant extérieure qu'intérieure. Mais la tolérance s'impose devant les droits qu'a l'industrie à s'engager dans des voies de plus en plus fertiles.

Toutefois les conseils d'hygiène doivent ne pas cacher leur préférence pour le procédé primitif de la saponification calcaire, se montrer beaucoup plus sévères pour les fabriques qui veulent recourir à l'acidification, et exiger, dans le choix des appareils et le *modus faciendi*, tous les palliatifs connus.

Une mesure plus heureuse consisterait dans la substitution à l'acide sulfurique du chlorure de zinc qui a aussi la propriété de déplacer la glycérine, mais qui peut être transporté avec beaucoup plus de facilité et sans danger, dans des tonneaux. En outre, avec lui, le dégagement d'acide sulfurique n'existe plus. Jusqu'à présent, il n'a été employé que dans les États de l'Amérique du Sud, où il n'a pas de valeur. Mais on doit faire observer qu'il peut être régénéré et que par conséquent il pourrait devenir avantageux même en Europe.

En tout cas, dans les usines à distillation pour les opérations d'épuration des matières grasses altérées, la fusion et la dessiccation seront obtenues par le chauffage à la vapeur et avec les meilleurs systèmes adoptés dans les fonderies. La masse, au lieu d'être frappée avec la pelle, le sera par un agitateur mécanique. Pour l'acidification on se servira de l'acidificateur à agitateur hélicoïdal de Droux. Il se compose d'un vase demi-cylindrique en fonte surmonté d'une hausse mobile, sur laquelle est adaptée une hotte conduisant au dehors les vapeurs produites pendant la réaction. Un arbre muni de lames hélicoïdales y produit l'agitation nécessaire. La vapeur y est amenée près du fond. L'acide sulfurique arrive par un tuyau en plomb qui le distribue à plusieurs niveaux. Pour la distillation il faut renoncer aux chaudières en fonte qui ne chauffent pas également et les remplacer par des chaudières en cuivre. On doit surtout les munir d'injecteurs de vapeur produisant un vide partiel. Grâce à ce vide, on peut distiller à une température plus basse, opérer plus rapidement, produire moins de goudron et diminuer les chances d'incendie, puisque les fuites de l'appareil ne peuvent plus se faire de dedans au dehors, mais au contraire de dehors en dedans (1). Comme l'opération de la distillation est coûteuse, à Lyon, on ne le fait porter que sur les bas produits de la masse. C'est là un procédé qui n'a qu'un intérêt purement industriel. Quoi qu'il en soit, malgré toutes les précautions prises, le décret de 1866 a eu raison d'enlever aux usines qui emploient la distillation le bénéfice de la deuxième classe et de leur imposer la première.

La saponification par la chaux reste encore aujourd'hui le procédé par excellence, au point de vue hygiénique. Il est peut-être aussi le meilleur au point de vue du résultat industriel. Car s'il ne permet pas d'utiliser toute espèce de matières grasses, il a incontestablement le mérite de fournir un produit stéarique de meilleure qualité. En France et en Allemagne, on tend à faire de l'éclectisme industriel en mariant les deux manières de procéder. La chaux s'approprie la meilleure qualité de stéarine et l'acide sulfurique utilise les matières premières de second ordre.

La saponification calcaire n'a du reste certaines qualités hygiéniques qu'à la condition qu'on adopte le meilleur des trois procédés qui lui sont applicables : 1° en vase ouvert, 2° en vase clos à une pression moyenne ; 3° en vase clos à

(1) *Nouveau traité de chimie industrielle*, de Wagner et Gautier, t. II, p. 669.

haute pression. Industriellement, ces procédés se distinguent avant tout par la quantité de chaux nécessaire. En vase clos il faut moins de ce réactif qu'en vase ouvert, et plus la pression est haute, moins il en faut. En outre, avec le procédé primitif, la glycérine reste perdue en combinaison avec l'eau, tandis qu'avec les deux autres elle se trouve isolée et utilisable. Enfin ces derniers peuvent aussi réaliser une économie de combustible. Ce sont ces avantages qui peuvent, seuls, tenter les industriels. Mais il y a, à côté de cela, des avantages hygiéniques, qui font aux conseils d'hygiène un devoir d'user de tous leurs moyens d'action pour arriver à la suppression de l'ancien procédé.

Il consiste en effet à faire fondre le suif dans des bassins

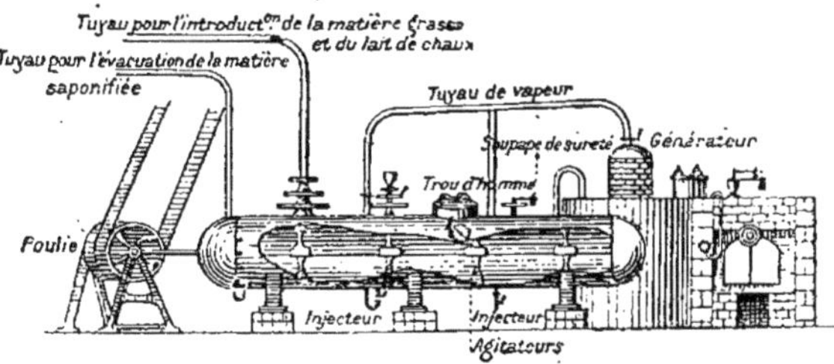

Fig. 173. — Appareil de Droux pour saponification.

ouverts, dont le fond est muni d'un serpentin à vapeur percé de trous, à projeter directement un lait de chaux sur le suif en fusion et à agiter constamment la masse avec un râble. Dans ces conditions, il se dégage des torrents de buées nauséabondes et très irritantes qui, malgré les hottes les mieux installées, remplissent l'atelier. Les ouvriers en souffrent d'autant plus qu'ils restent penchés sur les bassins pour manœuvrer le râble. Avec les autoclaves ces buées peuvent rester emprisonnées, tout en se rendant dans une cheminée de haute élévation. On peut même leur faire traverser un foyer où, tout en se détruisant, elles contribueront au chauffage nécessaire à d'autres opérations. En outre on peut, sans main-d'œuvre, faire arriver les matières premières dans l'appareil par des monte-jus et extraire les produits par la pression de la vapeur. Enfin, un agitateur mécanique intérieur vient supprimer un travail manuel pénible et dangereux. Ces avantages se trouvent surtout réalisés dans le procédé à haute pression et avec l'autoclave de Milly, perfectionné par Droux, le seul qu'il nous importe par conséquent de représenter ici. Cet appareil, qui avait reçu primitivement une forme cylindrique, est plus avantageux sous la forme sphérique qui le fait mieux résister à la pression de la vapeur.

L'intervention de la pression ne fait que diminuer la quantité de chaux nécessaire pour obtenir la séparation et avec les trois procédés des acides gras, il y a toujours à compléter la mise en liberté d'une plus ou moins grande quantité de savon de chaux et par conséquent à traiter ultérieurement le produit par l'acide sulfurique. Ce n'est donc pas la manipulation de cet acide que supprime l'adoption du procédé par la chaux. Ce qui le rend réellement plus hygiénique, c'est que cet acide ne rencontre pas, comme dans la distillation, de la glycérine provoquant un grand dégagement d'acide sulfureux. La manière dont on opère la décomposition du savon de chaux laisse beaucoup à désirer dans la plupart des usines. On le brasse avec l'acide pendant trois heures dans des cuves chauffées à la vapeur. Malgré les hottes, les ouvriers brasseurs restent exposés directement aux buées acides. Il me semble qu'il serait facile d'opérer dans des appareils clos munis d'agitateurs mécaniques.

Quelle que soit la méthode employée, les acides gras, une fois isolés dans leur ensemble, ont besoin de l'être ensuite entre eux afin d'obtenir de l'acide stéarique débarrassé autant que possible de l'acide oléique qui l'accompagne dans la masse obtenue. Cette séparation s'obtient facilement, parce que l'acide stéarique cristallise à une température à laquelle l'acide oléique reste encore liquide. Les cristaux formés, on les débarrasse des acides restés liquides par une double pression, l'une faite à froid, l'autre à chaud. Celle-ci épure le produit cherché, en le débarrassant de la portion d'acide oléique ayant éprouvé un commencement de solidification. Dans ces opérations de séparation, il importe de diminuer la main-d'œuvre au double point de vue de la fatigue et de la maculation des ouvriers. Ainsi pour la cristallisation qui s'effectue dans de petits moules étagés sur un bâti, on doit la disposer de façon à ce que la matière grasse puisse arriver d'elle-même par une rigole dans les moules supérieurs et remplir ensuite par débordement tous ceux situés en dessous. Il faut d'autre part employer des moules en tôle émaillée et non des moules en cuivre, qui, même émaillés, donnnent naissance à des coulées de sels gras de cuivre, capables d'exercer une action toxique. Le pressage à froid sera effectué par des presses hydrauliques où la matière plus ou moins solidifiée sera enfermée dans une série de sacs de laine, entassés les uns au-dessus des autres et séparés entre eux par des plaques de fer. On s'arrangera pour que l'huile exprimée ne se répande pas partout et s'engage en totalité par des entonnoirs dans un réservoir. L'industriel y a du reste intérêt, puisqu'on utilise cette huile pour la fabrication du savon, pour le graissage des laines et du cuir.

Le pressage à chaud ne s'obtiendra plus comme autrefois en séparant les tourteaux par des plaques de fonte alternativement retirées et plongées dans de l'eau bouillante. On peut éviter cette main-d'œuvre en se servant de plaques creuses dans lesquelles ont fait arriver de la vapeur sur place. Du reste, toutes ces améliorations sont admises partout aujourd'hui. La figure 174 reproduit l'appareil adopté pour le pressage à chaud. Les pains d'acides gras y sont placés verticalement dans des sacs de crin séparés par des plaques de fer creuses chauffées au moyen d'un courant de vapeur.

Quant aux opérations de confection des bougies, elles ont peu d'intérêt hygiénique. Elles se rapportent à deux buts principaux, la *préparation* des mèches et le moulage des bougies. Les mèches sont tressées mécaniquement et plongées dans une solution d'acide borique destinée à assurer leur incinération régulière. Il n'y a ici ni inconvénient manuel, ni danger toxique. Le moulage qui consiste à couler l'acide stéarique dans des moules autour de mèches qui en occupent l'axe, et à le laisser refroidir ensuite, ne saurait avoir que l'inconvénient d'exiger une certaine main-d'œuvre et une dépense de temps. Voici en effet l'appareil primitif de moulage qui, du reste, est encore employé dans beaucoup de fabriques. On peut diminuer la main-d'œuvre et obtenir un meilleur rendement en employant l'appareil

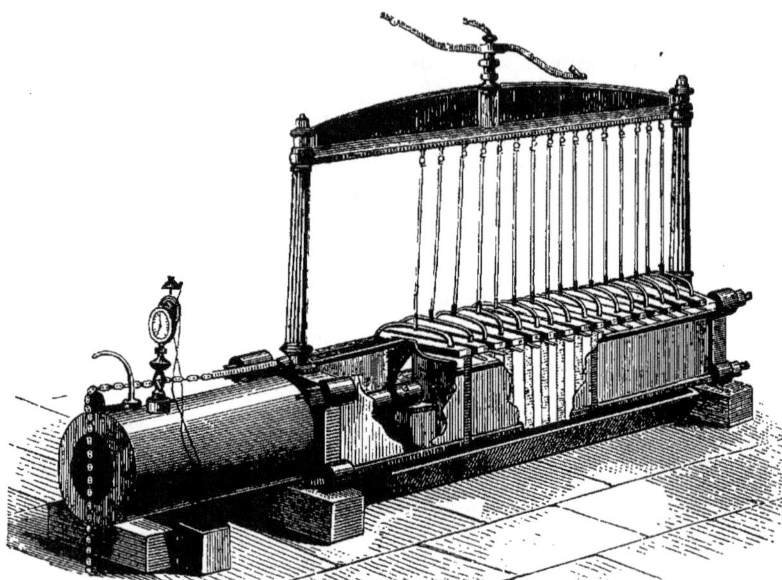

Fig. 174. — Appareil pour le pressage à chaud.

à marche continue de Kendall perfectionné par Cahouet et Morane. Les mèches sont enroulées, en grande longueur, autour de bobines situées en bas de l'appareil. En retirant les bougies déjà faites, on amène une nouvelle portion dans l'axe du moule. Une pince coupe la mèche au-dessous de la bougie sortante, tout en maintenant tendue dans l'axe du moule la portion de mèche encore attenante à la bobine. On coule l'acide dans une cavité qui surmonte les ouvertures supérieures des moules. Un cadre peut être déplacé par un charriot mû par une manivelle et servir à extraire les bougies de toutes les séries de moules. Autrefois, cet appareil était transporté sur rail, d'abord dans une étuve

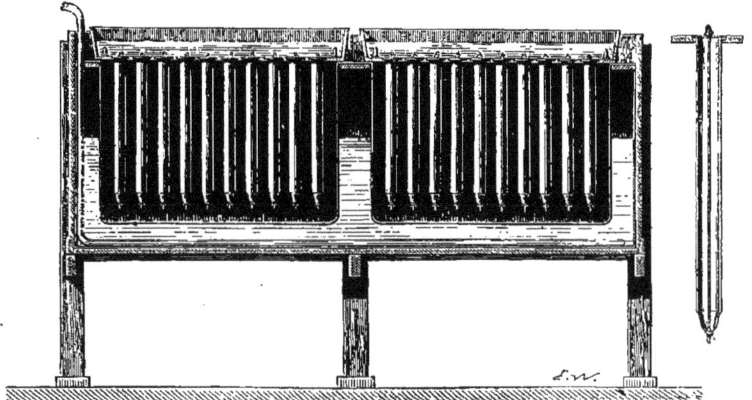

Fig. 175. — Moulage des bougies.

pour chauffer les moules, puis dans un local de refroidissement. Aujourd'hui tout peut se faire sans déplacement. Les moules sont chauffés par une arrivée de vapeur, puis re-

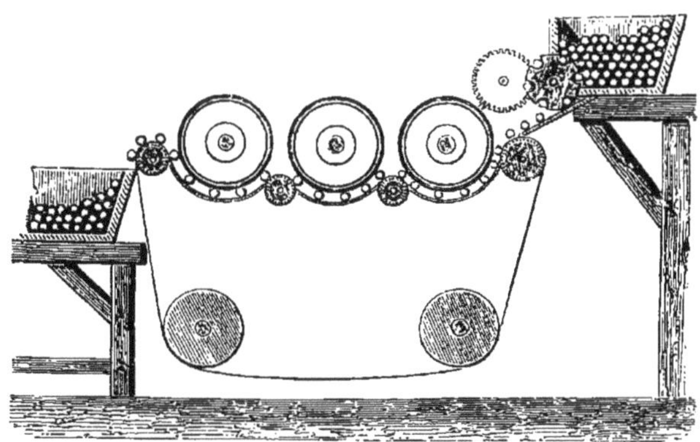

Fig. 176. — Polissage des bougies.

froidis par de l'air froid lancé par un ventilateur, ou bien chauffés et refroidis par des courants alternatifs d'eau chaude et d'eau froide.

Le blanchiment des bougies qui consiste à les tenir exposées à l'air et au soleil intéresse encore moins l'hygiène. Disons seulement qu'une économie de main-d'œuvre peut être réalisée en les faisant amener par une toile sans fin sur l'aire où s'effectue le blanchiment. Le polissage ne doit plus se faire par frictions à la main. Les bougies, après avoir été plongées dans une dissolution faible de carbonate de soude, seront livrées à l'appareil ci-dessus qui les fait passer sous des cylindres garnis de drap; ceux-ci par leurs mouvements de va-et-vient, en tournant sur leurs axes, les soumettent à des frictions répétées.

Enfin il y a à tenir compte au point de vue de la salubrité publique de l'écoulement des eaux de lavage acides. Il doit se faire par des canaux souterrains et il conviendrait d'exiger leur neutralisation préalable.

USINES A GAZ.

Sommaire technique. — La matière première dont on extrait le gaz varie suivant les ressources locales et les facilités des transactions commerciales. On s'adresse soit à la houille, soit au bois, soit au pétrole. Mais c'est la houille qui est, de beaucoup, la plus employée et c'est elle seule que nous envisagerons dans notre description générale. Nous nous contenterons de signaler ensuite les particularités que nécessite, dans la technique commune, la nature des autres matières.

Il suffit de soumettre la houille à la chaleur pour qu'il s'en dégage une masse gazeuse qui constitue ce qu'on peut

Le gaz dégagé des cornues *cc* passe par le tuyau T, arrive dans le barillet B où il se dépouille d'une partie de son ammoniaque et des matières bitumineuses. Il se rend ensuite dans le jeu d'orgue D qui lui enlève encore des mêmes matières. De la caisse à compartiments L celles-ci se rendent par le tube H dans la fosse Q. Le gaz continuant sa route par le tuyau J traverse le condenseur à coke OO, sortant ensuite par le tuyau K′ il se rend dans l'épurateur chimique M, d'où il arrive enfin par le tuyau L′ se mettre en réserve dans le gazomètre G.

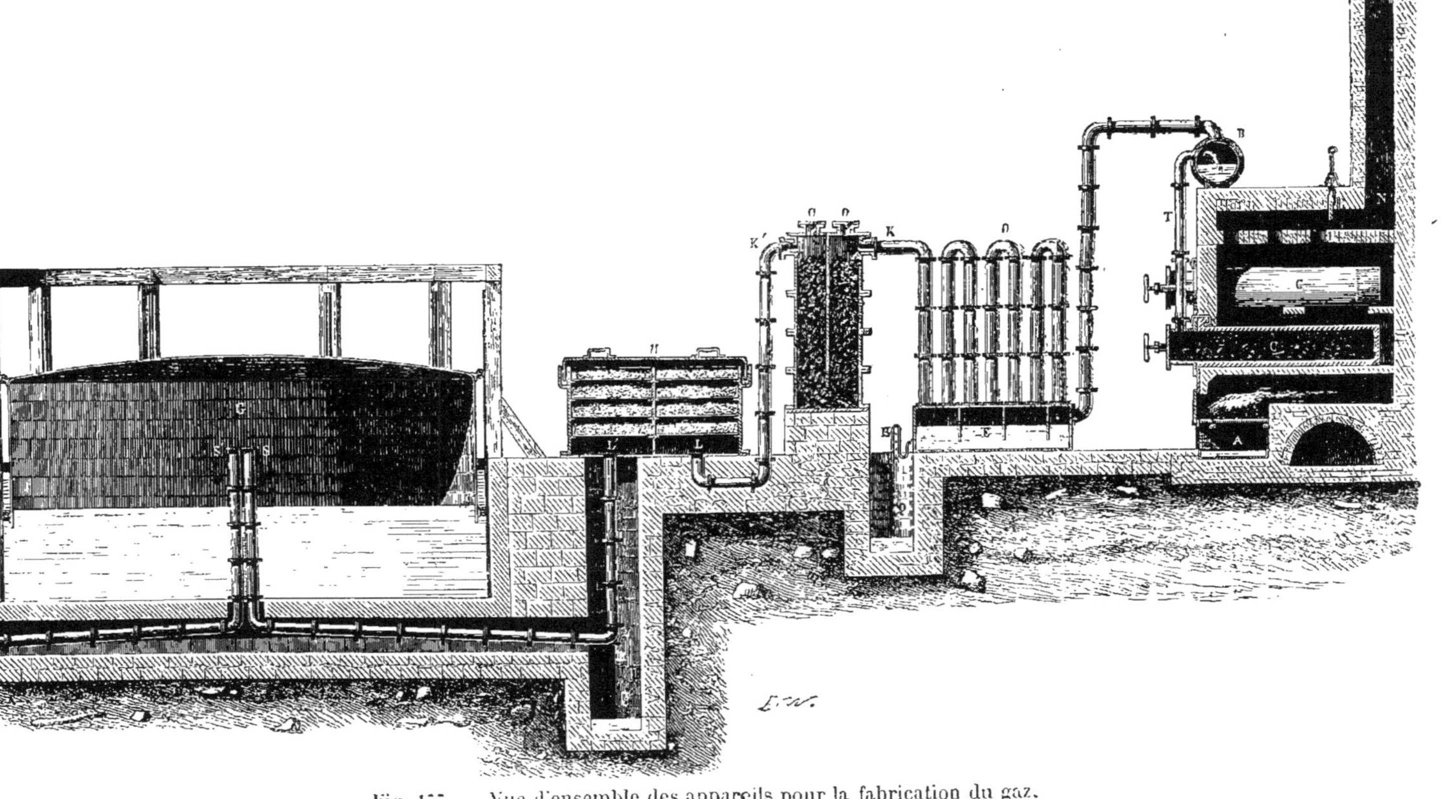

Fig. 177. — Vue d'ensemble des appareils pour la fabrication du gaz.

appeler le gaz brut et qui, après épuration, pourra être livré à l'éclairage. Dans la pratique, la fabrication du gaz d'éclairage comprend quatre opérations distinctes : 1° la distillation de la houille ; 2° l'épuration physique du gaz ; 3° l'épuration chimique ; 4° l'emmagasinement du gaz épuré.

La figure 177 donne une idée de l'ensemble des appareils et opérations.

1° La *distillation* de la houille s'opère dans des cornues en terre, de forme cylindrique et recouvertes à leur intérieur d'un enduit argileux. A leur extrémité antérieure, elles sont prolongées par un segment de fonte qui est appelé *tête* ou *embouchure* et qu'on peut fermer facilement avec un couvercle ou tampon en fer. C'est par cette ouverture que s'opère le chargement et l'enlèvement des matières premières et résiduaires. Les cornues sont disposées horizontalement et parallèlement, au nombre de cinq à sept dans un même foyer. La houille est introduite à l'aide d'une longue cuillère en tôle, ayant la forme d'un demi-cylindre. En la retournant, la charge se trouve par le fait déposée dans la cornue. Après quatre heures de distillation, la masse est regardée comme ayant fourni ce qu'on peut lui demander. L'ouvrier enlève de nouveau le tampon pour défourner, c'est-à-dire pour enlever le résidu qui n'est autre que du coke, encore incandescent et flambant. Il l'attire au dehors avec un ringard et le fait tomber dans des brouettes en fer ou *chariots*. Il le transporte à l'aide de ce véhicule dans la cour, l'étale et l'éteint avec de l'eau.

Quant aux gaz et vapeurs que la chaleur a fait dégager de la houille, ils s'engagent dans un tuyau vertical que chaque cornue porte à sa partie antérieure qui déborde la façade du four. Près de son extrémité supérieure qui est complètement fermée, ce tuyau reçoit un embranchement horizontal ou plutôt, prenant deux directions obliques, en sens inverse et aboutissant, après un court trajet, à un autre tube vertical qui vient plonger dans un bain d'eau contenu dans une caisse en fonte, appelée *barillet*. Cette caisse règne le long des foyers et se trouve être un déversoir commun pour le gaz provenant de toutes les cornues. Le barillet qui commence déjà l'épuration physique en retenant dans son eau une certaine quantité de goudron et d'ammoniaque, joue en outre le rôle de fermeture hydraulique entre les véritables appareils d'épuration et les cornues de distillation. Sans l'eau qu'il renferme, la masse gazeuze qui a déjà traversé refluerait dans l'atelier, au moment où l'ouvrier ouvre les cornues.

2° L'*épuration physique* a pour but de parachever l'œuvre commencée dans la barillet, c'est-à-dire de condenser par le refroidissement les principes qui, sans être combinés chimiquement au gaz, ne le rendent pas moins impropre à l'éclairage, goudron, ammoniaque, huiles essentielles, etc.

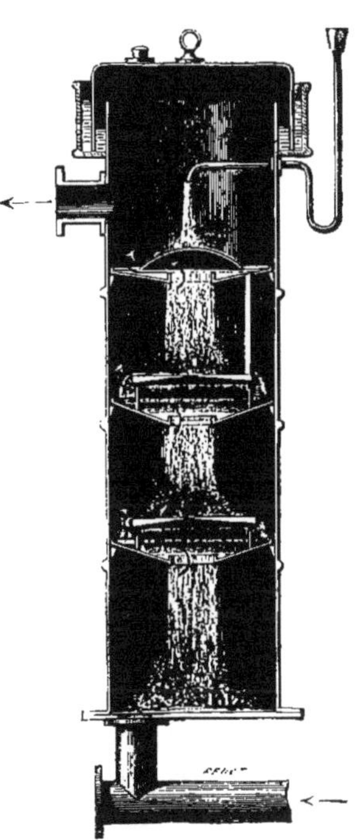
Fig. 178. — Condenseur à cascade.

Les appareils qui servent à produire cette condensation sont de trois ordres : le *jeu d'orgue*, le *laveur simple* et le *laveur à coke*.

Le *jeu d'orgue* consiste en une série de tuyaux accouplés deux à deux et plongeant par leur extrémité inférieure dans une caisse commune, qui contient de l'eau et qui est divisée en compartiments par des cloisons incomplètes. Le gaz qui, au sortir du barillet, est obligé de parcourir tout ce système et de traverser l'eau à chaque instant pour passer d'un tuyau dans l'autre en passant par-dessous les diaphragmes éprouve forcément un refroidissement qui condense les matières désignées plus haut et en sature le bain de la caisse.

Le *laveur simple* reproduit le mode d'action du barillet,

en assurant mieux le contact de l'eau et du gaz et en rendant l'eau courante. Le plus efficace consiste en une série de plaques perforées, disposées les unes au-dessus des autres et sur lesquelles on fait arriver de l'eau qui circule en sens inverse du gaz. La difficulté que le gaz éprouve à traverser tous ces petits trous prolonge le contact.

Le *laveur à coke* consiste en un réservoir vertical en tôle qu'on remplit de coke très divisé, ou de fragments de pierres. De l'eau, amenée à la partie supérieure par un tuyau se terminant par un plateau-arrosoir, filtre constamment à travers la colonne de coke pour s'écouler à la partie inférieure. Le gaz déversé au fond par un tuyau béant monte au contraire pour s'engager dans un autre tube qui, commençant au-dessus du niveau de la colonne de coke, vient en descendant et en se recourbant le conduire, soit dans un autre laveur, soit dans les appareils d'épuration chimique.

En général, pour rendre l'épuration physique aussi complète que possible ; on combine au moins plusieurs laveurs à coke avec le jeu d'orgue. On interpose même souvent des laveurs simples.

Depuis un certain nombre d'années, on place entre le barillet et les épurateurs un *extracteur* afin d'assurer la marche du gaz à travers l'ensemble des appareils. Il agit en aspirant le gaz dans le barillet et les cornues pour le refouler vers les épurateurs. L'industrie y gagne en ce que cette extraction diminue les dépôts de graphite à l'intérieur des cornues et augmente le rendement en gaz et en goudron. L'hygiène y gagne en ce qu'il y a moins de danger de ruptures, de fuites et de re-

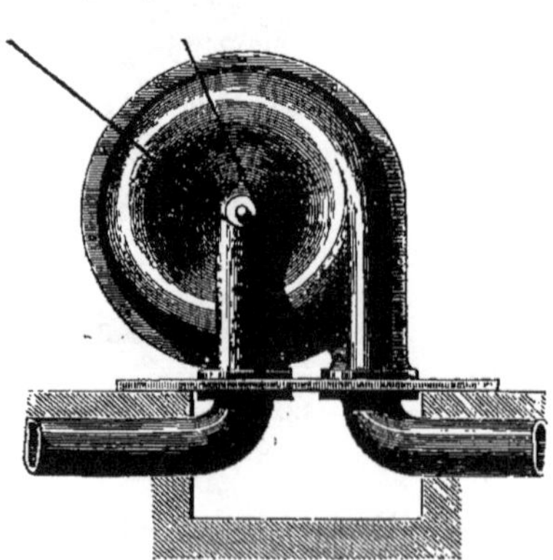

Fig. 179. — Pompe rotative.

foulement du gaz dans l'atelier par l'ouverture des cornues. On a inventé un grand nombre d'extracteurs. Les plus usités sont les *extracteurs à cloches*. Chaque cloche plongeant dans l'eau se soulève et s'abaisse alternativement. En s'élevant elle attire du gaz et en s'abaissant elle le refoule. Il suffit de disposer des soupapes convenablement pour extraire et refouler dans les deux directions voulues. Mais par économie de place on tend à remplacer cet extracteur par la pompe rotative représentée par la figure 179.

3° *Épuration chimique.* — L'épuration physique ne débarrasse le gaz que de l'ammoniaque et du goudron. L'épuration chimique a pour but de le débarrasser de l'acide carbonique, de l'acide sulfhydrique, du sulfure de carbone et enfin de l'ammoniaque qui se trouve être resté en combinaison avec quelques-uns de ces acides.

On emploie aujourd'hui, pour obtenir ce résultat, la chaux éteinte, le plâtre, l'acide sulfurique et des mélanges à base d'oxyde de fer. La meilleure combinaison est celle dite *mélange de Laming*, qui est formée de peroxyde de fer, de sulfate et de carbonate de chaux. Le peroxyde de fer s'empare de l'hydrogène sulfuré. Le sulfate de chaux forme avec le carbonate d'ammoniaque du carbonate de chaux et du sulfate d'ammoniaque. La chaux fixe les acides libres et le cyanogène.

Le mélange de Laming est disposé sur des claies superposées dans une caisse rectangulaire en fonte, que peut fermer un couvercle mobile en tôle qu'on lève et abaisse à volonté à l'aide de chaînes et d'un petit treuil. Le gaz arrive à la partie inférieure d'un des compartiments de la caisse par un tuyau, traverse la série de couches du mélange, en se réfléchissant au-dessus de la cloison, et sort par un tuyau s'ouvrant à la

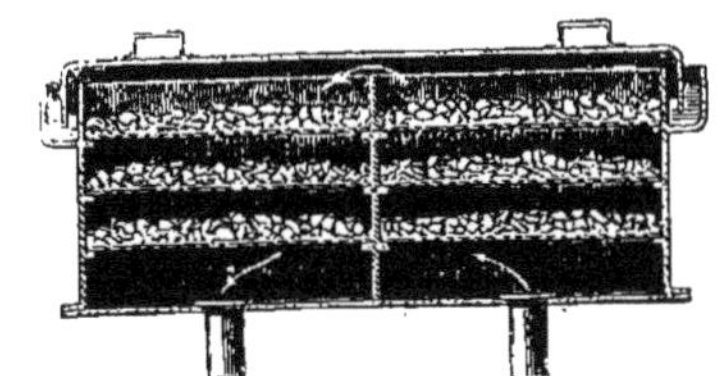

Fig. 180. — Coupe de l'épurateur à la chaux.

partie inférieure du second compartiment pour se rendre dans le gazomètre.

Le mélange de Laming a la propriété très économique de pouvoir être revivifié par une simple exposition à l'air. Cela suffit pour lui rendre son activité primitive. On le retire donc de la caisse et on l'étale sur le sol d'une salle particulière où des ouvriers doivent de temps en temps le retourner avec des râteaux.

4° *L'emmagasinement* du gaz se fait dans d'immenses cloches de tôle renversées sur un bain d'eau, qu'on appelle *gazomètres*. Leur mécanisme est trop connu pour avoir besoin d'être indiqué ici.

Hygiénologie. — Les ouvriers qui sont employés aux cornues n'ont pas la même pathologie que ceux qui travaillent à l'épuration.

Pour les premiers, l'étiologie commune résulte de la combinaison des températures extrêmes qu'ils subissent, des poussières de houille et de coke qui les pénètrent, des efforts musculaires qu'ils sont obligés de faire, enfin des gaz et vapeurs qu'ils inhalent accidentellement. Sous l'influence d'une ou de plusieurs de ces causes, ils sont fréquemment atteints d'angines, de bronchites et de pneumonies qui tiennent encore plus à l'action des poussières qu'aux transitions brusques résultant du transport du coke dans la cour. Presque tous, quand ils succombent, pour une cause ou pour une autre, ont le tissu pulmonaire infiltré d'une matière noire. C'est encore particulièrement à la poussière qu'il faut attribuer les orgelets, les blépharites, les furoncles, les otites furonculeuses. Tous ces accidents se montrent plus fréquemment quand, dans l'usine, on emploie de la houille grasse. Ils sont plus souvent encore atteints de lumbago et de sciatique, qu'on attribue à tort au froid et qui sont plutôt le résultat de la contusion des nerfs par la contraction des plans musculaires. Il y a peut-être lieu de tenir aussi un certain compte de l'action de l'oxyde de carbone sur le système nerveux. Ce gaz, l'acide carbonique, l'hydrogène carboné, l'acide sulfureux et tous les autres produits qui peuvent refouler vers l'atelier, sont en outre responsables des vertiges, des céphalalgies qui se produisent fréquemment. Ces effets se remarquent surtout au moment où l'on enlève les tampons. On observe même dans ce cas des faits d'asphyxie complète. L'état de transpiration dans lequel se trouvent presque toujours les ouvriers les épuise et contribue avec l'oxyde de carbone à déterminer une véritable anémie. Forcés de boire beaucoup, ils sont sujets à des troubles digestifs. Enfin on a vu des explosions se produire au moment de l'ouverture des tampons.

Ce qui n'est qu'accidentel pour les ouvriers de la distillation devient le fait constant et prédominant pour ceux des épurateurs. Malgré toutes les précautions, ces appareils laissent toujours échapper des gaz qui les parcourent. Les ouvriers sont en outre obligés de soulever le couvercle des caisses, d'en sortir le mélange de Laming, de l'étaler et de le remuer pour le revivifier. Au moment de l'ouverture, c'est une bouffée intense qui les enveloppe. Dans la salle de revivification, l'atmosphère est continuellement saturée par des émanations où l'odorat reconnaît lui-même des hydrocarbures et de l'ammoniaque. J'ai soumis un grand nombre de cobayes à la douche gazeuse qui s'échappe des caisses, au moment où on les ouvre. La plupart sont morts très rapidement, et même quelques-uns presque instantanément. Tous ont présenté à l'autopsie une congestion pulmonaire générale, avec des points d'hépatisation et des noyaux d'apoplexie pulmonaire, et une altération du sang se traduisant par la production instantanée de nombreux cristaux sanguins dans tous les organes. Il n'est mort aucun de ceux qui ont été simplement logés dans la salle de revivification et dans l'atelier d'épuration, mais loin des caisses. La plupart de ceux qui ont été sacrifiés après un an de séjour ont présenté une pneumonie interstitielle, plus ou moins générale. Un certain nombre ont offert de petites masses de noyaux embryonnaires, rappelant tout à fait la structure des tubercules miliaires. Sans doute on n'a jamais signalé d'effets semblables chez les ouvriers, parce que ceux-ci détournent instinctivement la tête au moment où ils ouvrent les caisses et parce que quand ils viennent, dans leur vieillesse, mourir chez eux ou dans un hôpital, ils ont déjà quitté la profession depuis longtemps et le médecin qui les assiste n'a nullement l'attention attirée sur la possibilité de lésions professionnelles. Mais ces expériences indiquent du moins ce qui pourrait arriver accidentellement. En tout cas ils ont souvent de la toux spasmodique, des vomissements, du catarrhe aigu de l'estomac, de la fièvre, de l'abattement et de l'anémie. Ils ont aussi des éruptions papulo-pustuleuses que Layet n'hésite pas à attribuer à l'action des vapeurs hydro-carburées.

Un certain nombre d'ouvriers ont été frappés d'asphyxie pendant le curage des gazomètres. On n'a pas encore pu préciser d'une manière positive la cause chimique de ces accidents. On ne peut pas accuser l'hydrogène carboné, car il ne resterait pas au fond; mais on a autant de droit d'incriminer l'acide sulfhydrique que l'acide carbonique du sol ou quelque hydrocarbure volatil.

Comme ce sont les ouvriers des usines à gaz qui sont eux-mêmes chargés de l'installation des conduites de distribution dans la ville, ils rencontrent dans cette nouvelle mission de nombreuses occasions de dangers. Non seulement ils sont plus particulièrement exposés à des explosions, mais pour nettoyer les tuyaux ou les dégorger, ils ont la mauvaise habitude de souffler dedans ou d'aspirer. On a vu en résulter deux espèces d'accidents, les asphyxies par le gaz qu'ils introduisaient dans leur bouche, et des intoxications saturnines dues à l'absorption de la céruse, dont les tuyaux sont parfois revêtus à l'intérieur.

Les usines bien installées et bien surveillées ne peuvent nuire à la salubrité publique que par des fuites accidentelles dues à une détérioration du gazomètre ou par la non-utilisation ou la non-neutralisation des résidus de fabrication. Un gazomètre qui perdrait peut infiltrer le sol dans un très grand rayon, et le gaz peut aller sourdre à travers les planchers d'habitations même très éloignées, et déterminer des intoxications mortelles ou chroniques. En outre il détruit la végétation. Il est certain aussi que si on abandonnait sur le sol, et si on livrait aux rivières le mélange de Laming devenu impropre à l'épuration et tous les produits de condensation, il en résulterait de graves inconvénients. Mais, comme nous allons le voir, ceux-ci peuvent être facilement évités et le sont partout.

Le décret du 9 février 1867 prescrit pour les usines à gaz une distance de 30 mètres de toute habitation, une clôture par un mur d'enceinte ou une cloison en planches très solide et haute de 3 mètres au moins, l'emploi de matériaux incombustibles pour la construction des ateliers et des bâtiments y attenant, des ouvertures de ventilation larges et nombreuses, des appareils de condensation et d'épuration placés au centre de l'usine, en plein air ou dans des bâtiments bien ventilés, l'emmagasinement des eaux ammoniacales et des goudrons, dans des citernes bien étanches et parfaitement closes, l'enlèvement et le transport journalier des matières épurantes dans un endroit désigné par la municipalité. Il autorise le traitement et l'utilisation industrielle des eaux de condensation dans l'usine même, mais dans la partie centrale et à la condition qu'il soit bien établi qu'il n'en résulte aucune incommodité pour les habitants du voisinage. Il exige en outre que les eaux perdues soient écoulées de façon à ne point nuire pendant leur trajet. Il ne permet l'emploi du goudron comme combustible dans les fourneaux qu'après démonstration de non production d'odeurs. Pour les gazomètres, il exige une étanchéité complète du bassin qui, à cet effet, doit être construit en pierres ou en briques, à bain de mortier hydraulique en tôle ou en fonte, afin de prévenir l'infiltration du sol par le gaz. La cloche devra être maintenue entre des montants bien solides, afin qu'en s'inclinant accidentellement elle ne laisse pas échapper le gaz dans l'atmosphère. Son ascension sera limitée par des traverses, de façon à ce que, même à sa plus grande élévation possible, elle plonge encore de 30 centimètres dans le bain d'eau.

Toutes ces prescriptions sont parfaites, mais elles peuvent être complétées par certaines dispositions et certains procédés qui les rendront plus efficaces et qui en outre contribueront plus particulièrement à améliorer les conditions des ouvriers. Ainsi il faut recommander aux ouvriers d'ouvrir les cornues en deux temps, de desserrer d'abord un peu les tampons et d'allumer la petite quantité de gaz qui s'échappe déjà, avant de les enlever complètement. Ils éviteront ainsi les explosions, les brûlures et l'inhalation de gaz délétères.

A ceux qui sont chargés de déboucher les tuyaux, on recommandera de remplacer l'emploi de la bouche par des appareils aspirateurs.

Aux chefs d'usine il faut conseiller avec insistance, sinon imposer, l'interposition d'extracteurs entre les appareils de distillation et ceux d'épuration. En assurant ainsi la marche régulière du gaz, on évite aux cornues une trop forte pression qui pourrait produire des fissures et des fuites ; on empêche le refoulement des gaz dans l'atelier au moment de l'ouverture des cornues. Enfin dans l'ensemble des appareils, le gaz ne pouvant se mettre en stagnation nulle part, on diminue les chances de pertes.

Le coke des laveurs est bientôt imprégné d'ammoniaque, d'acide sulfhydrique et d'autres impuretés, et il ne peut plus servir qu'après avoir été désinfecté par aération. Il ne faut plus tolérer une désinfection de ce genre se faisant par simple étalage dans une cour. On doit vulgariser le système appliqué en Angleterre par M. Man. Il consiste à injecter, par un petit orifice ménagé à la partie supérieure du laveur, de la vapeur d'eau empruntée à la chaudière. L'impulsion produite par ce jet fait affluer de l'air qui parcourt la colonne de coke de haut en bas, et sort par un tuyau placé à la porte inférieure. Ce tuyau le conduit dans une caisse contenant de l'oxyde de fer et il s'échappe définitivement dans l'atmosphère par un tuyau prolongé au-dessus des toits.

Une disposition favorable pour l'hygiène de l'atmosphère

des salles d'épuration est que le couvercle en tôle s'engage dans une gorge hydraulique qui en opère la fermeture étanche. Il faut donner à cette gorge, et par conséquent au niveau de l'eau qu'elle contient, une hauteur supérieure à la pression maximum qui doit exister dans les appareils.

Avant d'ouvrir les caisses d'épuration chimique, on ferait bien aussi d'employer un moyen appliqué par l'industriel précédent. Il fait cesser la communication de l'extracteur avec les cornues et il en établit une avec une caisse spéciale contenant de l'oxyde de fer. Faisant manœuvrer la pompe en sens inverse, il aspire du gaz épuré contenu dans le gazomètre, le fait repasser dans les caisses épuratrices et arriver ensuite à la caisse spéciale. Le gaz balaye ainsi les émanations impures accumulées dans les caisses, s'en débarrasse en traversant la caisse spéciale d'oxyde de fer et peut être renvoyé au gazomètre aussi pur qu'auparavant. Après ce balayage les ouvriers peuvent laisser les caisses ouvertes sans inconvénient et renouveler le mélange épurateur.

Il vient un moment où les matières d'épuration, notamment la chaux, sont devenues tout à fait hors de service. Au lieu de les accumuler dans les cours et de les transporter sur des tombereaux découverts au lieu indiqué par la municipalité, il vaudrait mieux les mélanger avec les cendres du foyer qui absorbent les odeurs. Le tout est conservé dans des couloirs ventilés de bas en haut, pour être vendu comme engrais au fur et à mesure des demandes des cultivateurs (1).

La chaux épuisée peut aussi être employée dans le tannage des peaux pour le pelainage. Le mélange de Laming de son côté peut fournir du soufre pour la préparation de l'acide sulfurique. Les eaux de condensation peuvent servir à l'extraction du sulfate d'ammoniaque. Le goudron a de nombreux débouchés d'utilisation que nous avons indiqués dans un autre article.

(1) Freycinet, *loc. cit.*, p. 258 et 259.

Il reste à trouver un moyen pratique de débarrasser le gaz de son oxyde de carbone. On rendra ainsi un immense service non seulement aux ouvriers, mais à tout le monde, puisque l'éclairage au gaz est à peu près général. D'après les expériences de Layet, il suffirait de le faire barboter dans du chlorure de cuivre. Malheureusement le procédé serait coûteux et l'industriel n'a point d'intérêt commercial à enlever l'oxyde de carbone.

FABRICATION DU COKE.

Sommaire technique. — Le coke donnant moins de fumée, moins de poussière et moins d'odeur que la houille, il s'en fait une consommation considérable, à laquelle les fabriques de gaz ne sauraient suffire. Aussi, existe-t-il des établissements qui ont pour objectif la production du coke lui-même.

Dans ces fabriques, l'opération initiale est un *criblage* qui a pour but de débarrasser la houille du poussier non utilisable qui l'accompagne. On procède ensuite à un *broyage* dans des moulins, afin d'obtenir des morceaux aussi égaux que possible. Ces morceaux passent au *lavage* dans des fosses où des ouvriers dirigent la houille avec des râteaux. Vient enfin la *carbonisation* qui peut se faire *en meules*, comme pour le bois, soit dans des *fours* dont on a créé des types très variés, mais qui se rapportent à deux méthodes essentiellement différentes au point de vue hygiénique, comme au point de vue industriel. Dans l'une les matières volatiles de la houille ne sont point utilisées et sont abandonnées à l'atmosphère. Dans l'autre ils sont pour ainsi dire usés dans un rendement utile. Tantôt on utilise la chaleur des gaz en leur faisant chauffer les chaudières d'une autre industrie mariée, dans ce but, à celle du coke. Tantôt on emploie cette chaleur à chauffer l'air des tuyères de hauts fourneaux, tantôt on utilise la chaleur entraînée par les gaz en la faisant contribuer à la carbonisation d'autres masses de houille. Complétons ce sommaire en représentant le dispositif généralement adopté pour la combustion en four.

La figure 181 représente les fours adoptés au Creusot, à Saint-Étienne et à Anzin. Les fours sont réunis par grou-

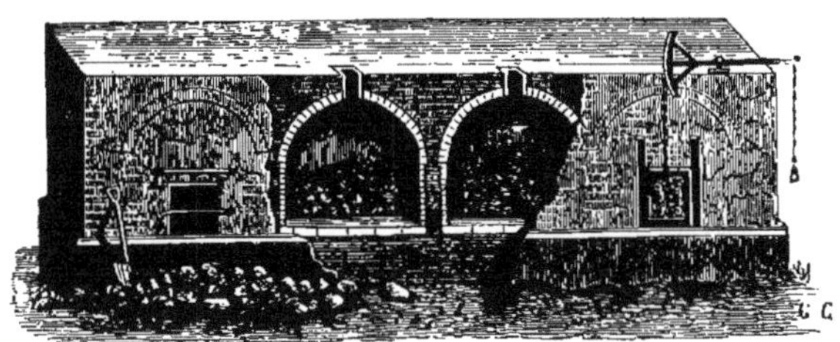

Fig. 181. — Four à coke.

pes de douze ou de vingt-quatre, dans un même massif de maçonnerie. Ils sont surmontés d'une voûte cintrée et fermés aux deux extrémités par des portes en fonte.

Hygiénologie. — Ce qui rend dangereux le voisinage des usines à coke, c'est l'énorme quantité d'acide carbonique, d'oxyde de carbone, de parcelles de charbon et de produits goudronnés qu'elles déversent dans l'atmosphère. C'est donc dans ce sens que doivent être dirigées les mesures de salubrité publique. Malheureusement toutes celles qui ont été prises jusqu'à présent ont pour but d'éviter une perte de calorique et non la pollution de l'atmosphère. On s'est contenté de créer des dispositifs qui forçaient ces gaz encore enflammés à passer sous la sole des fours et à ne sortir qu'après avoir contribué à chauffer celle-ci. Tout ce que l'hygiène y gagne, c'est que la fumée sort moins chargée de parcelles de houille, qui ont achevé de se brûler en partie pendant ce trajet. Il est regrettable qu'on ne puisse sans quelques frais, qui sont perdus au point de vue industriel, faire traverser à cette fumée un condensateur à eau, puis un lait de chaux et peut-être même de l'oxychlorure de cuivre, afin de fixer l'acide carbonique et l'oxyde de carbone. Toutefois l'amélioration obtenue par la combustion plus complète de la fumée a paru, en France, suffisante pour accorder le bénéfice de la deuxième classe aux usines munies de fours fumivores.

Pour les ouvriers, le danger de cette industrie résidant surtout dans les poussières et celles-ci se dégageant surtout pendant le triage qui a pour but de débarrasser la houille de ses parties schisteuses et pyriteuses, il est évident qu'il y a intérêt à rendre cette opération à peu près mécanique. Le but peut être atteint par la machine Bérard, dont nous ne décrirons et reproduirons que les grands traits. Les wagonnets amènent directement la houille de la mine dans une trémie qui la verse sur des grilles superposées,

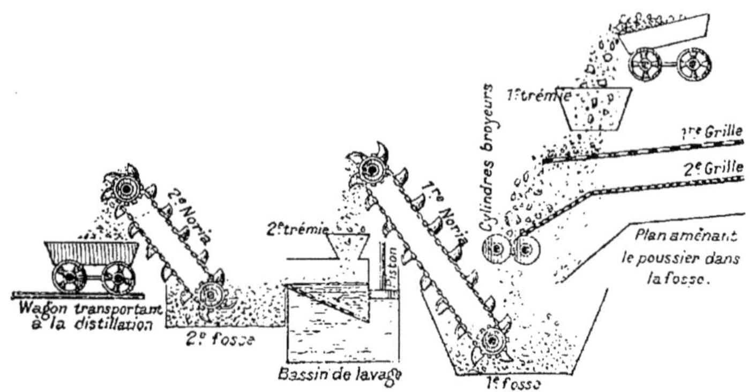

Fig. 182. — Machine Bérard.

offrant des trous de plus en plus petits et animées de secousses. Le poussier qui passe à travers toutes les grilles tombe directement dans une fosse. Les morceaux qui n'ont pas traversé sont conduits par la pente même des grilles entre des cylindres broyeurs et arrivent ensuite dans la même fosse. Une noria élève le contenu de la fosse et le déverse, fraction par fraction, sur une autre grille reposant sur la masse liquide d'un bassin d'eau. Un piston refoule l'eau au-dessus de la grille. Cette eau lave la houille et redescend lorsque le piston se relève. La houille la suit dans son retrait ; mais comme les schistes et les pyrites sont plus denses, elles retombent les premières, tendant ainsi à se concentrer dans les couches inférieures. C'est ainsi qu'il se fait un triage spontané basé sur la différence de densité des parties à séparer. Les couches supérieures formées de houille pure tombent de la grille dans une autre fosse où une seconde noria en charge des wagons qui la conduisent aux fours de distillation. Il n'y a plus de véritable main-d'œuvre qu'à un seul moment. Parmi les gros morceaux qui ne traversent pas la première grille, il en est qui apparaissent purs. Des ouvriers les choisissent et les mettent de côté sans les faire passer par le reste de l'appareil. Les autres sont lancés vers les broyeurs.

Quant à la carbonisation, elle ne devrait jamais se faire à l'air libre et toujours dans des fours sur le choix desquels l'hygiène n'a pas à se prononcer.

Le chargement et le défournement soumettent les ouvriers à un travail d'autant plus pénible que la plupart des fours sont longs et étroits. Cette condition prolonge le temps pendant lequel les ouvriers sont obligés de rester en face de cette fournaise béante pour retirer et briser des morceaux de coke encore rouges. Aux inconvénients de la chaleur vient se joindre un danger beaucoup plus considérable dû au refoulement des émanations gazeuses. Pour abréger cette opération il faut conseiller l'emploi d'un instrument permettant de retirer le coke en masse. Tel est entre autres un instrument appelé *ancre*. Il est formé de deux tiges portant à l'une de leurs extrémités une large plaque pliée dans son milieu à angle droit et pouvant être réunie à volonté à leur autre extrémité par une entretoise et une chaîne. Elles sont introduites l'une après l'autre, de façon à ce que leurs plaques emboîtent la face postérieure de la masse de coke. Au moment du défournement, on réunit extérieurement les deux tiges et on tire avec la chaîne.

Un instrument plus parfait, mais plus coûteux, est le *repoussoir à coke* de *Hirschbach*, qui est employé par la Compagnie de l'Est. Il consiste en une plaque mobile ayant les proportions de la section du four et qu'on peut faire progresser d'une extrémité à l'autre, à l'aide d'une crémaillère mise en mouvement par une manivelle extérieure. Quatre hommes suffisent pour le défournement de 4,000 kilogrammes.

FABRIQUE DE COMBUSTIBLES AGGLOMÉRÉS ARTIFICIELS.

Technique. — Le but industriel est d'utiliser les poussières et les déchets combustibles, en les agglomérant sous forme de petites briquettes, ce qui les rend plus maniables et plus propres à devenir des objets de commerce. On utilise ainsi, tantôt le menu de paille, surtout en Russie, où la culture est presque la seule industrie; tantôt la tannée, ce qui se fait dans presque toutes les tanneries; tantôt la sciure de bois, dans les régions où il y a beaucoup de scieries; tantôt les déchets gras de diverses industries; tantôt la tourbe dans les pays marécageux; tantôt enfin et sur une beaucoup plus grande échelle, le menu de coke et de houille. L'agglomération de ces divers débris et poussières peut s'obtenir de deux manières, par *compression simple* ou à l'aide d'un *ciment*.

La compression n'est plus guère appliquée qu'aux briquettes de tourbe et de tannée.

Le premier ciment employé a été la terre glaise. On s'en sert encore pour agglomérer la paille et la sciure de bois, dans plusieurs pays. Pour les agglomérés de coke et de houille, on s'est naturellement adressé au goudron, dont la production relevait du même ordre d'industrie et qui, de plus, avait l'avantage d'être très combustible lui-même. Mais comme ce liant ne donne pas une solidité suffisante et comme sa combustion dégage des odeurs désagréables, on le remplace généralement par le *brai*, ou résidu de la distillation des huiles de houille; certains industriels emploient du *brai gras*, c'est-à-dire du goudron débarrassé seulement de 25 p. 100 de matières volatiles. D'autres se servent du *brai sec*, c'est-à-dire du goudron débarrassé de toutes ses parties volatiles par une température de 300 degrés.

Les procédés de fabrication varient avec la nature du ciment employé.

Si le ciment consiste en du goudron brut, le mélange peut se faire à froid. L'appareil employé consiste en une auge demi-cylindrique et disposée horizontalement. Une pompe sert à y verser le goudron, pendant que le menu est répandu par une noria. Dans l'intérieur de l'auge se meut un arbre muni, dans toute sa longueur, de bras de fer qui brassent le mélange, et portant vers l'extrémité de sortie de l'auge une hélice en tôle destinée à pousser la pâte produite dans la machine agglomérante. Si le ciment est du brai gras, il devient nécessaire de chauffer le charbon et le brai, afin que celui-ci soit maintenu liquide pendant la malaxation. Autrefois on chauffait à feu nu et on disposait un foyer sous l'auge. Aujourd'hui, dans les fabriques d'une certaine importance du moins, on chauffe à la vapeur qu'on verse directement dans la pâte quand le charbon est sec, et qu'on fait circuler dans les parois quand le charbon est humide.

Si le brai employé est sec, il faut le broyer avant de le livrer au malaxage. Ce broyage s'opère dans un broyeur conique ressemblant à un gigantesque moulin à café.

L'*agglomération* ou *moulage* des *briquettes* se fait par compression. On peut indifféremment se servir de machines assez variées : 1° de machines à piston et moules fermés ; 2° de machines à piston et moules ouverts ; 3° de machines à roues tangentielles. D'une manière générale, avec les premières machines, la pâte est placée dans des moules fermés, mais à parois mobiles. La pression est exercée à travers la paroi supérieure, soit par une presse hydraulique, soit par un piston mû par la vapeur. Avec les secondes, le piston agit directement sur la pâte dans l'intérieur du cylindre ou tube à paroi résistante, mais ouvert à ses deux extrémités. De la nouvelle pâte arrive incessamment en dessous du piston, afin de combler le vide qui se fait par le tassement progressif des premières portions introduites. A l'extrémité inférieure du tube la pâte sort, fortement condensée en formant une briquette sans fin qu'un couteau divise ensuite. Enfin, dans la troisième méthode, tantôt la machine consiste en deux roues, dont l'une est armée de moules creux dans lesquels la pâte s'introduit et dont l'autre est armée de dents qui, par la rotation, viennent s'engager successivement dans un moule correspondant et exercer une pression sur le contenu; tantôt en deux cylindres laminoirs qui donnent naissance à une bande d'agglomérés sans fin qui est successivement fractionnée par un couteau.

Hygiénologie. — Dans le hangar où se fait le broyage du brai, l'atmosphère est obscurcie par une fine poussière qui se ramollit au contact de la peau et de la sueur, détermine un enduit gluant qui s'engage dans les glandes sébacées et sudoripares.

D'autre part, les ouvriers qui chargent dans des wagons les briquettes à peine moulées et encore chaudes sont exposés à des vapeurs âcres et irritantes.

Sous l'influence de ces conditions, il se produit très souvent une mélanodermie spéciale. Presque tous les ouvriers présentent une coloration bronzée, luisante et uniforme. Il y a, en outre, un certain degré d'épaississement de la peau.

Les granulations de brai s'infiltrent dans les cellules épithéliales et adipeuses. Des fragments entiers s'engagent même jusque dans le tissu sous-cutané. Il se produit aussi des pustules qui s'indurent sous forme de tubercules, en fournissant une suppuration fétide et qui laissent des cicatrices nacrées, indélébiles, des verrues, des anthrax, du prurigo, du psoriasis. Il se développe parfois sur le scrotum des cancroïdes qui sont des épithéliomes papillaires.

Beaucoup d'ouvriers se plaignent d'éprouver de vives douleurs à la face. On observe la production d'ophthalmies, d'amblyopie, d'héméralopie, de photophobie, des incrustations du conduit auditif externe et même de l'otite externe suppurée, du coryza, des tubercules ulcérés des fosses nasales, des troubles gastro-entéro-hépatiques, de l'hypertrophie du foie même, de la toux, avec expectoration noire et des râles abondants, de la dypsnée, des douleurs vagues à la base de la poitrine, de l'emphysème, de la mélanose pulmonaire, des pneumonies caséeuses. Le tout s'accompagne d'une grande faiblesse et d'émaciation.

Les ouvriers doivent prendre la précaution de porter des lunettes avec cage latérale qui protégeront l'appareil de la vision contre les poussières et de maintenir dans leurs oreilles des tampons de coton fréquemment renouvelés. Ils feront bien, en outre, de pratiquer des injections d'eau savonneuse dans le conduit auditif. Ils devront s'astreindre à des ablutions et à des bains fréquents et porter des vêtements non béants. Mais c'est surtout par de bonnes installations et un bon outillage qu'il convient de lutter à la fois contre les poussières, les vapeurs irritantes et la fatigue musculaire. Il semble résulter cependant de la description donnée par Manouvrier (1), à qui nous devons le meilleur mémoire spécial sur ce sujet, que, même dans une compagnie aussi importante que celle d'Anzin, les dispositions laissent à désirer. Des canaux d'écoulement relient l'usine à coke à celle d'agglomérés. Le brai arrive, chaud et fumant, et s'accumule dans des bassins à ciel ouvert, où il se refroidit au contact de l'air. Des ouvriers sont chargés de favoriser le refroidissement en remuant la masse. De là des vapeurs excessivement âcres et irritantes qui se dégagent à profusion dans l'atmosphère de la cour et que les ouvriers inspirent directement. Que la solidification soit obtenue dans l'usine à coke ou dans celle d'agglomérés, peu importe pour l'hygiène, puisque dans l'un et l'autre cas il y aura toujours des ouvriers compromis. Mais dans l'une ou l'autre usine, ne serait-il pas possible de favoriser le refroidissement par une circulation d'eau froide autour des bassins et de surmonter ceux-ci de hottes avec cheminées élevées? Au moment où le brai, solidifié par le froid, est extrait des bassins et disposé en tas dans la cour par les ouvriers, l'exhalation continue encore sous l'influence de la chaleur

(1) *Annales d'hygiène*, 2e série, t. XLV, p. 459.

solaire. Pourquoi ne pas établir ces tas sous des hangars avec cheminées d'appel?

Le broyage du brai est effectué dans des caves dont l'atmosphère est complètement obscurcie par la poussière. Pourquoi ne pas établir le broyeur sous des hangars, ou mieux, pourquoi ne pas employer des broyeurs avec enveloppes hermétiques et ventilation partielle? En tout cas, il faut au moins appliquer aux caves le moyen indiqué par Manouvrier. Il consiste à faire projeter de l'eau pulvérisée par des pommes d'arrosoirs adaptées au plafond de la cave.

Pour les autres opérations, il n'y a plus à exprimer à Anzin, comme dans toutes les grandes usines, que quelques vœux correctifs.

Quand le brai est gras, on est obligé, pendant le malaxage, de chauffer les matières, c'est-à-dire le mélange de charbon et de brai. Il convient non seulement d'exiger une agitation purement mécanique, à l'aide d'un arbre muni de bras de fer, mais aussi d'interdire le chauffage à feu nu et de le remplacer par un chauffage à la vapeur qui, étant plus régulier, donne moins lieu à ces torrents de buées surprenant les ouvriers. C'est ce qui, du reste, se fait à peu près partout aujourd'hui; mais pour hâter l'opération lorsque la houille est sèche, on fait arriver directement des jets de vapeur dans la masse. Ce n'est que quand elle est humide qu'on se contente de faire circuler la vapeur autour de l'auge, sous une double enveloppe, afin de ne pas provoquer par la vaporisation de l'eau des projections dangereuses. Ce dernier mode devrait seul être admis. Car la sécheresse d'un même filon de houille n'est pas constante sur tous ses points.

C'est à l'industrie qu'il appartient avant tout de faire un choix parmi les trois méthodes indiquées dans la technique et les différentes machines afférentes à chacune de ces méthodes. Mais l'hygiène est en droit de demander qu'on s'attache : 1° à employer des appareils aussi clos et répandant aussi peu de poussière que possible; 2° à diminuer la main-d'œuvre, autant que faire se peut, pour exposer un moins grand nombre d'ouvriers ; 3° enfin, dans le même but, à faire exécuter les transports par des pompes, des norias et des wagons fermés. Quelques observations de détail méritent cependant d'être faites. Parmi les machines à pistons à moules fermés, il en est, comme celle de Maisais, qui nécessitent, par économie de temps, d'agir sur un moule considérable donnant une masse aglomérée de 465 kilogrammes, qu'on est obligé de diviser ensuite avec un marteau. De là un dégagement de poussières. Il est indispensable de leur adapter le chariot de Middleton. Plusieurs petits moules sont placés sur une plaque circulaire qui, en tournant, vient placer successivement chacun d'eux sous le coup du piston. La machine de Revollier qu'on tend à adopter aujourd'hui en France, à côté d'autres avantages, remplit le même but, à l'aide d'un chariot qui est animé d'un mouvement rectiligne au lieu d'un mouvement circulaire et sur lequel les petits moules sont disposés en ligne.

Cet inconvénient n'existe pas avec les machines à moules ouverts, celles à cylindres ou roues tangentielles, puisque ou la bande sans fin d'agglomérés est sectionnée mécaniquement par un couteau avant dessiccation, ou bien les briquettes n'ont que la dimension voulue. Mais elles entraînent à peu près toutes un autre inconvénient qui intéresse plus encore le consommateur que l'ouvrier. La machine à moules ouverts ne fonctionne bien qu'avec de la houille très sèche mélangée avec du goudron qui donne lieu à d'abondantes fumées irritantes pendant la combustion. Il en est de même avec les machines à roues tangentielles. De plus, leur produit s'écaille facilement en dondant de la poussière nuisible pour les consommateurs et pour ceux qui sont chargés de la manipulation commerciale.

Charbon moulé de Paris. — Il est une industrie née à Paris, qui n'est qu'une application particulière de la précédente. Elle a pour but d'agglomérer des menus de charbons de bois, de façon à simuler les cylindres habituels du charbon de meules. Le menu charbon utilisé consiste en poussier de charbon de bois et de tourbe, qu'on recueille en balayant les usines et les magasins, et en celui qu'on obtient par la carbonisation des brindilles et menues branches des forêts, des genêts, des bruyères et du tan épuisé.

Le charbon des deux provenances est humecté d'eau et broyé dans la machine représentée par la figure 183. Le broyage est continué avec du goudron de houille.

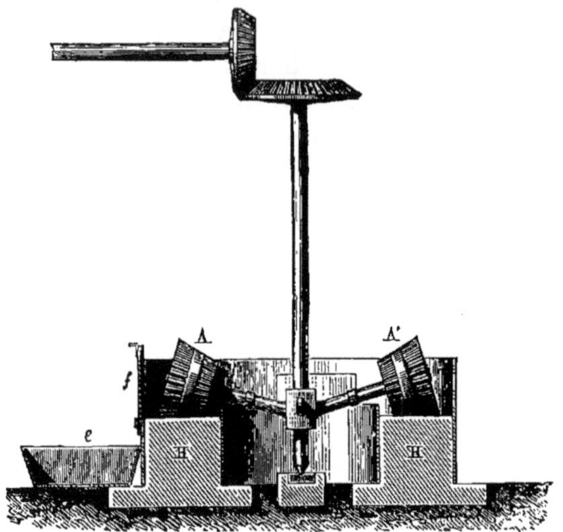

Fig. 183. — Machine à broyer le charbon.

C'est une auge circulaire HH où se meuvent deux meules coniques cannelées A A'. Un socle de charrue O, suivant la trace des meules, laboure et renouvelle la surface du charbon, un racloir M qu'on abaisse fait sortir la pâte par la porte *f* et tomber dans le récipient *e*.

Le moulage s'obtient à l'aide de la machine dé la figure 184

A est un sommier en bois qui se lève et s'abaisse alternativement à l'aide des tiges II' qui sont elles-mêmes actionnées par un mécanisme non représenté. H et H' sont les montants sur lesquels glisse le sommier; à ce dernier sont fixés des pistons en fer, les uns *bd* fouleurs, les autres *ace* débourreurs. On verse la pâte dans les entonnoirs *fff* percés dans la pièce de fonte EE. Cette pièce est animée d'un mouvement horizontal de va-et-vient, reçu d'une excentrique mue par une roue d'angle K et par un pignon L. Grâce à ce mouvement, quand les pistons fouleurs se relèvent, la pièce présente sous l'entonnoir une deuxième cavité vide. La plaque fixe MM est percée

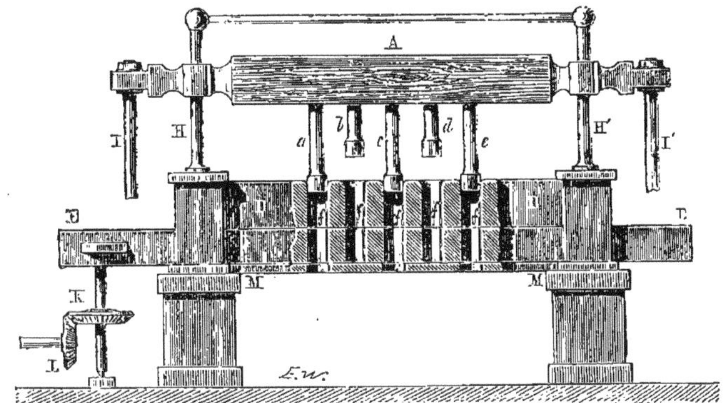

Fig. 184. — Machine à mouler le charbon.

de trous correspondants aux pistons débourreurs qui chassent les charbons moulés à travers ces trous dans des paniers.

Après le moulage, il faut une nouvelle carbonisation qui s'effectue dans des caisses métalliques superposées dans la chambre d'un four.

Cette industrie présente les mêmes inconvénients que les précédentes et est passible des mêmes mesures. Par le fait de la seconde carbonisation, il y a surtout à craindre les dégagements d'oxyde de carbone ; disons toutefois que l'outillage adopté atténue déjà beaucoup les dangers.

EXPLOITATION DE LA TOURBE.

Sommaire technique. — Les matières végétales en se décomposant par fermentation abandonnent à l'atmosphère une masse gazeuse où domine l'hydrogène protocarboné ou gaz des marais, et laissent un résidu solide très riche en carbone et par conséquent très combustible. Lorsque cette décomposition s'opère à l'air, le résidu constitue l'humus favorable à la culture. Lorsqu'elle se fait sous l'eau, le résidu prend un aspect différent et constitue la tourbe employée comme combustible. La tourbe se trouve naturellement dans les marais, mais surtout là où la végétation est recouverte d'une couche d'eau peu profonde et stagnante. C'est cette dernière condition qui crée les véritables tourbières.

Les méthodes anciennes d'exploitation des tourbières consistent :

1° A creuser un grand canal de dessèchement qui soutire les eaux du champ à exploiter; à découper, après dessèchement, de petits lots de tourbe avec la bêche; à enlever le gazon et la tourbe superficielle qui n'a pas de valeur et qui doit servir à recouvrir le sol après l'enlèvement de la véritable couche de tourbe utilisable. Chaque lot nécessite le concours de trois ouvriers, l'un enfonce sa bêche verticalement pour découper dans ce sens des briquettes; le second enfonce horizontalement son instrument pour détacher les briquettes du sol ; le troisième les charge et les transporte sur une brouette. Les briquettes sont ensuite superposées en une sorte de muraille à claire-voie afin de favoriser la dessiccation par la filtration de l'air. Puis des femmes les réunissent en tas serrés où la dessiccation se complète.

2° A employer l'*extraction à la drague* lorsque le marais ne peut pas être desséché, c'est-à-dire à retirer la vase semi-liquide du fond du marais à l'aide de seaux, ou mieux à l'aide de poches écumoires armées d'un linge qui, en ne retenant que la boue et laissant écouler l'eau au fur et à mesure, rendent le travail beaucoup moins pénible; à étaler cette boue sur la berge, et à piétiner pour la tasser et aider mécaniquement à la dessiccation; et enfin à couper en briquettes cette couche lorsqu'elle est devenue plus consistante.

De même que la houille et le bois, c'est-à-dire comme tout combustible d'origine végétale, la tourbe renferme énormément de charbon, mais contient en même temps d'autres éléments qui, par leur combustion ou leur dégagement sous l'influence de la chaleur, engendrent une buée de produits toxiques, irritants et d'une odeur difficile à supporter. Aussi cherche-t-on souvent à la réduire, presque en totalité, à l'état de véritable charbon, c'est-à-dire à la débarrasser de ces éléments à effets désagréables, par une combustion préalable moins lente que celle qui dans la nature a amené le tissu végétal à l'état de tourbe, mais moins complète et moins active que celle qui doit l'utiliser comme combustible, ou pour mieux dire, par une véritable distillation; cette carbonisation s'effectue soit en *meules*, ou tas qu'on allume après avoir mis un revêtement de mousse et de terre laissant seulement quelques points découverts pour l'échappement de la fumée; soit dans des fours maçonnés surmontés d'une cheminée, soit enfin dans des cylindres en tôle dans lesquels on fait arriver de la vapeur surchauffée dans des tuyaux portés au rouge et arrivant avec une pression de quatre atmosphères.

En Belgique, en Hollande, en Allemagne et même dans le Nord de la France, on pousse la combustion jusqu'à l'incinération et on utilise les cendres comme engrais pour les fourrages artificiels. On se sert d'une grille de fer sous laquelle on place du bois qu'on enflamme; on recouvre la grille de tourbes sèches et par dessus on met des tourbes humides.

Hygiénologie. — Le danger principal, tant pour la salubrité publique que pour les ouvriers, consistant dans les émanations paludéennes, il importe d'abréger la durée des opérations par l'emploi de machines, d'autant plus que celles-ci diminuent la main-d'œuvre, et par suite les causes de fatigues, ainsi que le nombre des ouvriers exposés aux miasmes. Dans ce but il ne faut plus permettre l'exploitation de la tourbe qu'à la grande industrie, c'est-à-dire à des compagnies ou des industriels assez puissants pour être outillés convenablement.

Le champ d'extraction sera d'abord sillonné de tranchées profondes pour le dessécher. Ces canaux doivent être creusés par des charrues mises en mouvement par une locomobile. Ce moteur mettra ensuite en action des charrues qui détacheront la couche de tourbe. Celle-ci ne sera plus desséchée par l'exposition de l'air, mais par la chaleur artificielle dans des fours spéciaux, dont il existe déjà une assez grande variété, mais dont le plus perfectionné permet d'amener la tourbe dans des chariots glissant sur des rails dans une chambre chauffée par la circulation de gaz enflammés, qu'on peut même emprunter à des hauts fourneaux, s'il en existe dans le voisinage.

Quand la tourbe sera arrivée au degré de dessiccation voulu, elle sera découpée mécaniquement en petits morceaux. Les morceaux seront ensuite fusionnés en pâte et laminés en passant entre deux cylindres compresseurs; puis la bande obtenue sera découpée en briquettes en passant sous des scies circulaires. Un complément de dessiccation sera enfin donné dans l'étuve.

Par cet emploi de machines qui diminuent la durée de l'opération et le nombre de bras nécessaires, on se trouvera donner satisfaction à la fois aux indications motivées et par le danger d'intoxication paludéenne et par celui de l'excès de fatigue, à l'hygiène ouvrière et à l'hygiène publique. Toutefois il reste une mesure complémentaire à prendre, pour ne pas laisser les vides résultant de l'exploitation des tourbières, devenir des surfaces marécageuses infectes, c'est de remblayer au fur et à mesure les entailles qui ont atteint les limites inférieures de la couche de tourbe.

L'État n'a pas eu évidemment à classer les tourbières, pas plus que les mines, puisqu'elles se trouvent là où la nature les a formées. Le classement ne pouvait porter directement que sur la carbonisation de la tourbe, dont le siège peut être choisi ou déplacé et qui dégage une fumée nuisible. On a placé avec raison dans la première classe la carbonisation en meules, et dans la deuxième la carbonisation en four ou en vase clos. Mais il y a lieu de demander ou que les gaz de dégagement soient ramenés dans le foyer, comme cela se pratique dans les environs de Paris, ou que ces produits de distillation soient amenés dans un récipient de condensation.

DES SELS AMMONIACAUX ET DE L'AMMONIAQUE.

Sommaire technique. — Les matières premières qui peuvent servir à la production de l'ammoniaque sont : 1° la houille ; 2° les os, la corne et autres tissus animaux ; 3° l'urine. Il en résulte que l'industrie de l'ammoniaque n'a point d'existence spéciale et indépendante, du moins en ce qui concerne la fabrication des *eaux ammoniacales brutes*. Sous ce rapport elle devient forcément comme une fonction annexe et secondaire d'industries différentes, telles que les usines à gaz, les fabriques de noir animal ainsi que celles de prussiate et l'exploitation des vidanges. Les liqueurs ammoniacales de ces trois provenances ont besoin naturellement de divers traitements pour être épurées et pour procurer de l'ammoniaque et les sels ammoniacaux du commerce. Tantôt ces traitements sont exécutés dans l'usine où l'eau ammoniacale a pris naissance, tantôt l'industrie capitale préfère ne pas utiliser elle-même ce produit secondaire pour elle, et le cède à d'autres industriels qui font leur but principal de la fabrication des sels ammoniacaux.

Production d'ammoniaque dans les usines à gaz. — L'ammoniaque se trouve en assez grande proportion dans la masse gazeuse que dégage la distillation de la houille dans les cornues. Cette ammoniaque est retenue en partie par l'eau des laveurs qui servent à l'épuration physique du gaz, et par le mélange de Laming qui sert à son épuration chimique. Dans l'eau des laveurs l'ammoniaque est accompagnée de plusieurs autres produits, notamment par des matières goudronneuses. La séparation s'effectue par distillation. C'est en Angleterre qu'on utilise le plus complètement les richesses ammoniacales provenant de l'épuration du gaz. Tantôt on ajoute à l'eau même qui va parcourir les laveurs de l'acide sulfurique qui, par affinité, dépouille mieux le gaz de l'ammoniaque qui l'accompagne et engendre de suite du sulfate d'ammoniaque. Tantôt on fait passer le gaz à travers les résidus de la préparation du chlore, de façon à attirer et à fixer l'ammoniaque sous forme de chlorhydrate. Le mélange de Laming y est aussi mis à profit. Par son sulfate de chaux, ce mélange retient l'ammoniaque du gaz qui le traverse, sous forme de sulfate d'ammoniaque. Mais pendant la revivification de ce mélange, la chaleur qui se développe répand dans l'air l'ammoniaque primitivement fixée, et la perte industrielle se complique d'une mauvaise condition hygiénique pour les ouvriers. En Angleterre on recueille ces émanations et on fixe l'ammoniaque en les faisant arriver dans l'acide sulfurique étendu.

En France, on se contente d'exploiter les eaux de lavage. On commence, pour diminuer les frais de transport, par concentrer les eaux ammoniacales par une distillation analogue à celle employée pour la rectification de l'alcool. Trois chaudières closes sont mises en communication entre elles par des tuyaux de dégagement cintrés. Toutes trois contiennent les mêmes eaux ammoniacales. Mais les vapeurs de la première, passant à travers le liquide de la seconde, en sortent plus chargées d'ammoniaque; et la vapeur qui sort de la troisième l'est encore davantage. Autrement dit, par ce procédé les vapeurs ammoniacales des trois chaudières se trouvent être concentrées dans un même espace. Le tube de sortie de la dernière chaudière conduit ces vapeurs réunies dans les serpentins de deux réfrigérateurs placés l'un au-dessus de l'autre. Elles arrivent condensées dans un récipient final contenant, soit de l'acide sulfurique, soit de l'acide chlorhydrique. On a ainsi une dissolution assez concentrée soit de sulfate, soit de chlorhydrate d'ammoniaque. C'est cette dissolution lente qu'on expédie aux usines spéciales.

Production d'ammoniaque dans les fabriques de noir animal et de prussiates. — Dans ces deux espèces de fabriques, la calcination des matières animales donne lieu à un dégagement de matières goudronneuses et ammoniacales si la calcination se fait en vases clos, de manière à condenser dans un récipient ces émanations, on obtient un liquide noirâtre, connu autrefois sous le nom de *corne de cerf*, formé principalement de carbonate d'ammoniaque qui peut trouver les mêmes emplois consécutifs que les eaux ammoniacales des usines à gaz.

Production d'ammoniaque dans les établissements de vidanges. — Dans les bassins où on fait déposer les matières fécales, il se forme bientôt, à la surface des parties solides, une couche de liquide appelée *eaux vannes*, qui est constituée avant tout par la séparation spontanée des urines. L'urée de ces eaux vannes abandonnées à elles-mêmes pendant deux ou trois semaines se transforme spontanément en carbonate d'ammoniaque, et dès lors le liquide peut servir à la production des sels ammoniacaux.

On exploite rarement les résidus ammoniacaux que peuvent fournir les fabriques de noir animal et de prussiate de potasse. Les véritables sources de l'industrie ammoniacale sont les eaux d'épuration du gaz et les eaux vannes des engrais. Peu d'usines à gaz exploitent elles-mêmes les eaux ammoniacales. La plupart ne font que les concentrer et elles les livrent, telles quelles, soit aux fabriques de soude qui se servent du procédé Solway, soit aux établissements qui fabriquent des produits chimiques avec les vidanges. Ce sont donc ces derniers qui représentent les industries spéciales de produits ammoniacaux, et pour eux les envois des usines à gaz ne constituent qu'un apport secondaire. Pour ces raisons, l'industrie ammoniacale doit être considérée comme étant, avant tout, un dérivé de celle des engrais.

Comme opérations propres à ces usines, il y a d'abord la préparation des eaux ammoniacales, à l'aide des vidanges, qui consiste en la mise en dépôt dans des réservoirs, pour que la séparation des matières solides et des eaux vannes ainsi que la fermentation de celles-ci s'effectuent, et dans la concentration de la liqueur ainsi obtenue. C'est en opérant ensuite sur ces eaux ammoniacales brutes, ainsi que sur celles qui proviennent des usines à gaz, qu'on prépare les divers produits ammoniacaux du commerce. Suivant les circonstances, on prépare le *chlorhydrate d'ammoniaque*, soit en concentrant simplement dans des chaudières en fonte rectangulaires les eaux de lavage des gaz qui arrivent avec addition préalable d'acide chlorhydrique, soit en traitant par cet acide les eaux ammoniacales qui ne renferment encore que du carbonate d'ammoniaque, et concentrant ensuite comme précédemment. Les liqueurs concentrées sont coulées dans des réservoirs de cristallisation. Les cristaux recueillis sont *grillés* sur des plaques de fonte, afin de chasser diverses substances étrangères plus volatiles que le sel ammoniac. Après ce grillage, les cristaux sont encore purifiés par *sublimation*. Celle-ci se fait soit dans des chaudières hémisphériques en fonte, soit dans des vases en grès. Sous l'influence de la chaleur, le chlorhydrate se volatilise et vient se condenser sur la face interne du couvercle et sur les parois curvilignes de la partie supérieure du vase.

Le *sulfate d'ammoniaque* se prépare soit en concentrant les eaux de lavage du gaz qui ont déjà reçu de l'acide sulfurique, soit en traitant par du sulfate de chaux les eaux vannes et les eaux de lavage qui, en vertu de leur origine même, renferment du carbonate d'ammoniaque. La liqueur est ensuite évaporée à siccité. Le résidu est grillé légèrement, redissous dans l'eau et abandonné à la cristallisation.

Dans l'industrie on n'extrait pas directement le *carbonate d'ammoniaque* des eaux ammoniacales où il se trouve cependant naturellement, parce qu'on l'obtiendrait entaché de matières goudronneuses dont il serait difficile et onéreux de le débarrasser. Généralement, c'est avec le chlorhydrate d'ammoniaque qu'on le prépare. Pour cela on distille ce sel sur de la craie. Par double décomposition il se produit du chlorure de calcium qui reste dans les cornues et du carbonate d'ammoniaque qui se volatilise et va se condenser dans un réfrigérant ou dans des chambres.

Autrefois l'*ammoniaqne* était obtenue en décomposant par de la chaux caustique un sel ammoniacal cristallisé. Aujourd'hui on prépar cette substance en distillant les eaux ammoniacales sur de la chaux parfaitement éteinte.

Hygiénologie. — Ces usines nuisent surtout par la raison que, pour les eaux ammoniacales provenant des vidanges, elles doivent procéder à leur préparation *ab ovo*, c'est-à-dire recevoir les vidanges, les faire séjourner dans des bassins de décantation pour permettre à la séparation des eaux vannes de s'effectuer. Ces bassins répandent au loin, non seulement de l'hydrogène sulfuré, mais de l'indol, du scatol, des alcools sulfurés, des cyanures et des isocyanures de la série grasse dont l'odeur est bien plus désagréable encore. Les deux dernières substances ont en outre un effet toxique des plus puissants. Enfin le danger le plus considérable est surtout dans les germes morbides que ces dépôts peuvent verser à profusion dans l'air et dans le sol. C'est le milieu le plus favorable à la pullulation des germes. C'est le véhicule attitré de la plupart des microbes spécifiques. Il est donc indispensable qu'on ajoute immédiatement aux matières des désinfectants, tels que des sels métalliques ou des cendres de Picardie. Les bassins doivent être en maçonnerie parfaitement étanche et cimentée, ou mieux encore en tôle, revêtus d'un couvercle et surmontés d'une cheminée d'appel. On a indiqué de disposer dans ces cheminées des plateaux garnis de charbon imprégné de sulfate de fer ou d'acide sulfurique, afin d'absorber et décomposer le gaz. Mais le résultat est loin d'être satisfaisant. On a aussi pris des dispositifs ramenant les gaz dans les foyers des générateurs. Mais Girard fait observer avec raison que les cheminées de ces générateurs sont généralement très élevées et douées d'un trop fort tirage, de sorte que les gaz putrides sont entraînés trop vite pour pouvoir être brûlés et sont même lancés sous forme d'une vapeur globulaire qui, comme les brouillards, ne se prête pas à la diffusion et est souvent transportée au loin par les vents. Il préférerait que ces vapeurs fussent lancées par un ventilateur dans un foyer spécial mieux aménagé pour leur combustion. Le procédé proposé par Pabst serait certainement supérieur encore. Il consisterait à faire passer les émanations des bassins dans une colonne de coke arrosé d'eau froide qui retiendrait l'eau et les produits ammoniacaux. De là, elles traverseraient une seconde colonne avec cascades d'acide sulfurique nitreux, et enfin une troisième contenant de l'acide sulfurique et du sulfate de fer. Tous les principes chimiques et miasmatiques nuisibles seraient ainsi retenus. Du reste, il y aurait peut-être lieu de supprimer la décantation et par suite les dépôts, en distillant d'emblée la masse des vidanges pour l'extraction de l'ammoniaque.

Quant à la fabrication des sels ammoniacaux proprement dits, l'action nuisible relève exclusivement du dégagement de vapeurs ammoniacales qui donnent lieu à une odeur âcre et irritante, et qui peuvent même enflammer les muqueuses oculaire, pituitaire et bronchique. D'une manière générale, il faut que tous les appareils et récipients soient métalliques et hermétiquement clos. Les vases en fonte sont particulièrement indiqués parce qu'ils peuvent être réunis sans le concours d'un lut toujours peu fidèle, on devrait même se servir exclusivement de l'appareil Mallet qui permet d'obtenir à volonté tous les sels ammoniacaux et qui est d'autant plus facilement accepté qu'il constitue un progrès industriel.

A et B deux chaudières étagées sur un fourneau ordinaire. L'inférieure A repose seule sur le foyer. La supérieure B n'est chauffée que par la chaleur perdue et par les vapeurs premières. Le tuyau courbe *c* les met en communication pour la transmission de la vapeur. Un autre tube de communication à robinet *d* les réunit en bas et permet de faire passer les liquides de B en A. On introduit dans les chaudières d'abord les eaux ammoniacales, puis un lait de chaux. Il en résulte la mise en liberté de l'ammoniaque et la formation de carbonate de chaux, de sulfure, de cyanure, de sulfo-cyanure et de chlorure de calcium, qui restent dans l'eau. Les eaux ammoniacales arrivent par le tuyau à robinet *h* du réfrigérant D complètement clos et recevant de l'eau du réservoir E par le tube à entonnoir *g*. Le lait de chaux est introduit par l'ouverture *e*; *aa'* sont des agitateurs manœuvrés de temps en temps par un ouvrier. Le trou d'homme *b* sert au nettoyage des vases. Le gaz ammoniac qui sort de la chaudière A vient barboter dans la chaudière B et se réunir à celui qui se dégage de cette dernière. De là il passe dans le laveur *c*, arrive dans le serpentin D, puis dans celui du réfrigérant FU, arrive dans le vase G. Une pompe R le conduit avec l'eau condensée dans le laveur C.

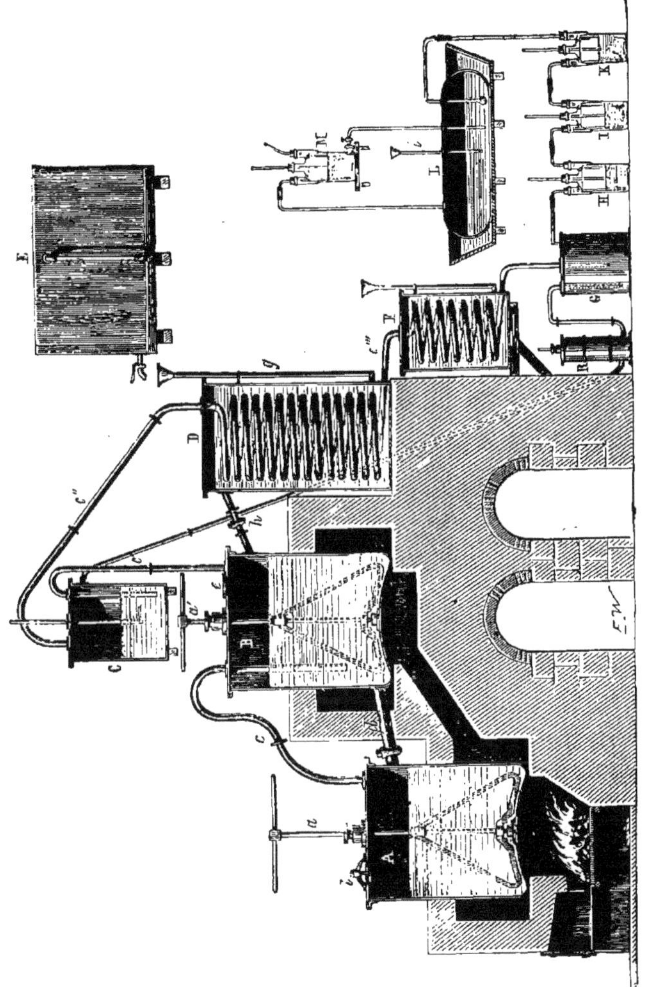

Fig. 185. — Appareil Mallet pour l'extraction de l'ammoniaque.

Quant au gaz non condensé, il s'échappe du vase G èt passe dans un appareil de Wolf. Le flacon H contient de l'huile d'olives qui retient les carbures d'hydrogène. Le flacon I renferme de la lessive de soude qui retient les matières odorantes.

Le flacon K ne contient que de l'eau pure. De ce flacon laveur le gaz passe dans un grand cylindre en plomb L contenant de l'eau ou des acides suivant qu'on veut obtenir de l'ammoniaque liquide ou un sel ammoniacal; ce cylindre est refroidi par un courant d'eau continu. Il porte un tube à entonnoir *i* pour l'introduction de l'eau ou des acides et un autre tube qui conduit l'excès de gaz dans le flacon M contenant de l'eau.

Si on veut du chlorhydrate d'ammoniaque, on l'obtient avec l'appareil Mallet en mettant de l'acide chlorhydrique dans le cylindre L. On évapore et il cristallise, mais on lui donne, après, la forme hémisphérique par sublimation dans des vases divisés en deux compartiments par un diaphragme incomplet. La condensation s'opère dans le compartiment

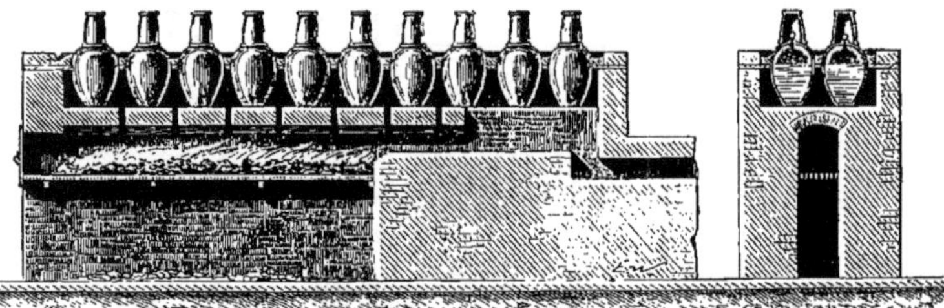

Fig. 186. — Appareil pour la fabrication du sel ammoniac en pains.

supérieur. On place une série de ces pots sur une voûte qui les protège contre l'action trop directe du feu. Le foyer communique avec un canal qui conduit les produits de la combustion sous des chaudières d'évaporation. La flamme ne peut venir lécher la partie inférieure des vases que par les trous dont la voûte est percée. La partie supérieure est préservée de la flamme par une plaque de fonte percée de trous d'où émerge cette partie supérieure.

Les eaux résiduaires des industries exploitant les eaux vannes contaminent notablement les rivières. Dupré (1) a constaté que, même après épuration par la chaleur et la chaux, elles renferment encore des germes, et qu'en tout cas elles constituent un champ favorable à leur pullulation.

(1) *Annales d'hygiène*, t. XIV, 3e série, p. 247.

EXTRACTION DES HUILES ANIMALES

Sommaire technique. — Elles sont de deux ordres, les unes proviennent des abatis d'animaux terrestres et prennent le nom générique d'*huiles de pied de bœuf*. Les autres sont retirées des poissons et prennent le nom générique d'*huiles de poisson*.

Les huiles du premier ordre s'extrayent en faisant bouillir dans de l'eau les abatis jusqu'à ce qu'ils soient parfaitement cuits. On enlève l'huile qui nage sur l'eau ; on la jette à part dans l'eau bouillante ; on laisse reposer pendant vingt-quatre heures pour que les substances étrangères les plus grossières se déposent d'elles-mêmes. On soutire l'huile et on la soumet deux ou trois fois au même traitement.

L'huile de poisson s'extrait du lard épais qui existe sous la peau de certains poissons, particulièrement des cétacés et des phoques. On coupe ce lard en morceaux et on le jette dans des chaudières contenant seulement un peu d'eau pour empêcher l'huile d'être brûlée. Par la chaleur, l'huile se sépare des lardons ; on la recueille et on la coule sur un châssis à treillage. On la fait passer dans plusieurs bains d'eau pour la purifier.

Sur les côtes de la Baltique, on fabrique de l'huile animale avec les harengs. On fait bouillir ces animaux dans de l'eau, pendant cinq à six heures, en agitant constamment. Quand les poissons sont réduits en bouillie, on laisse refroidir, on retire l'huile qui vient surnager et on la filtre.

L'huile de foie de morue et de squale, qui appartient au commerce pharmaceutique, s'obtient par la putréfaction préalable des foies entassés dans des tonneaux. On les fait ensuite bouillir dans de l'eau.

Hygiénologie. — Le poisson, même quand il est relativement frais, exhale une odeur nauséabonde. Du reste, par le fait même du changement de milieu et par la nature des tissus des poissons, il entre rapidement en putréfaction.

De là des odeurs malsaines qui se dégagent à torrents au moment de la cuisson. C'est donc avec raison que la fabrication de l'huile de poisson est toujours rangée dans la première classe. Une pareille industrie doit être constamment maintenue aussi loin que possible des lieux habités. Mais l'administration s'est montrée moins bien inspirée en établissant une distinction pour l'huile de pied de bœuf. Elle accorde la deuxième classe quand les abatis sont employés frais. Mais ce n'est guère que dans les abattoirs qu'on pourrait prétendre opérer dans de pareilles conditions, et encore il est bien reconnu que là même on accumule les matériaux, pour ne les traiter qu'à certains jours. D'ailleurs il est difficile de fixer le moment de la putréfaction même apparente et, au fond, elle commence immédiatement après la mort. En outre, l'extraction donne lieu à des émanations âcres et écœurantes, souvent même à un dégagement d'acroléine. Aussi les réclamations du public font que bientôt ces industries sont obligées de s'éloigner. Il vaudrait mieux que l'éloignement fût d'emblée obligatoire. La réglementation présente en outre une autre lacune. Elle est muette sur le travail des enfants. Il est évident que ce genre d'industrie peut leur nuire à plusieurs titres.

Même avec l'éloignement, il faut veiller à ce que les dépôts de débris d'animaux soient utilisés autant que possible par un roulement actif. — On se contente de les mettre sous des hangars qui par leur large ventilation atténuent les inconvénients des odeurs putrides et des miasmes dans l'intérieur de l'usine, mais au détriment de l'atmosphère générale. Il est certains vents qui colportent ces miasmes à une grande distance. Mieux vaudrait exiger des magasins clos avec cheminée d'appel conduisant les émanations sous les foyers.

On se contente d'exiger de larges hottes au-dessus des chaudières; mais pourquoi ne pas exiger les appareils de coction dont il a été question pour les fonderies de suif? Quant aux eaux résiduaires, on ne doit jamais les faire écouler autrement que par des canaux souterrains et étanches. Pour éviter l'imprégnation du sol, les ateliers et les cours doivent être dallés. Pour la fabrication de l'huile de foie de morue, il semble qu'il serait facile de désagréger les tissus autrement que par la putréfaction à l'aide d'agents chimiques.

Pour la mise en dépôt comme pour la consommation des huiles de poisson, il serait utile de trouver un moyen d'épuration capable de leur enlever l'odeur infecte qu'elles conservent toujours. Malheureusement tous les essais des chimistes sont restés sans résultat, et quand on voit dans le commerce des huiles soi-disant épurées, il y a fraude, car on s'est contenté de diminuer l'odeur en les coupant avec des huiles végétales. Il y a sous ce rapport bien des progrès à réaliser.

Les huiles sont assez combustibles et par conséquent augmentent les chances d'incendie. Il ne faut pas oublier surtout qu'elles sont susceptibles d'une inflammation spontanée par suite d'une absorption lente mais considérable d'oxygène. Il y a donc lieu d'imposer les mesures applicables aux substances inflammables.

FABRICATION DE L'ACIDE PYROLIGNEUX OU DISTILLATION DU BOIS

Sommaire technique. — C'est là une industrie qui procure simultanément différents produits commerciaux. Quand on se contente, comme les charbonniers, de brûler le bois lentement en meule, on ne retire que du charbon de bois et les produits volatils que dégage le bois en combustion lente se perdent dans l'atmosphère. Quand, au contraire, on distille le bois en vase clos, comme on le fait pour la houille dans la fabrication du gaz, non seulement on obtient comme résidu solide une plus grande quantité de charbon, mais les principes volatils peuvent être recueillis par condensation et être utilisés. Les produits dégagés par la distillation sont de deux ordres : 1° des gaz non condensables, mais combustibles pour la plupart; ce sont de l'hydrogène bicarboné, de l'hydrogène protocarboné, de l'oxyde de carbone, de l'hydrogène et de l'acide carbonique; 2° des vapeurs liquéfiables, qui sont de l'eau, de l'acide pyroligneux ou acide acétique, du goudron, de la benzine, du toluène, de la créosote, de l'alcool méthylique, des acides formique, butyrique, valérianique, caproïque, etc.

Le mélange gazeux est plus riche en hydrogène bicarboné que le gaz d'éclairage. Aussi a-t-on cherché à l'utiliser à la place de ce dernier. En Allemagne, on consomme beaucoup de ce gaz de bois, mais en France on l'utilise comme combustible dans l'usine même, en le ramenant sous les chaudières, et on n'utilise comme produits commerciaux principaux que le charbon et l'acide pyroligneux, et accessoirement, le goudron.

En France, cette distillation s'exécute généralement avec l'appareil suivant :

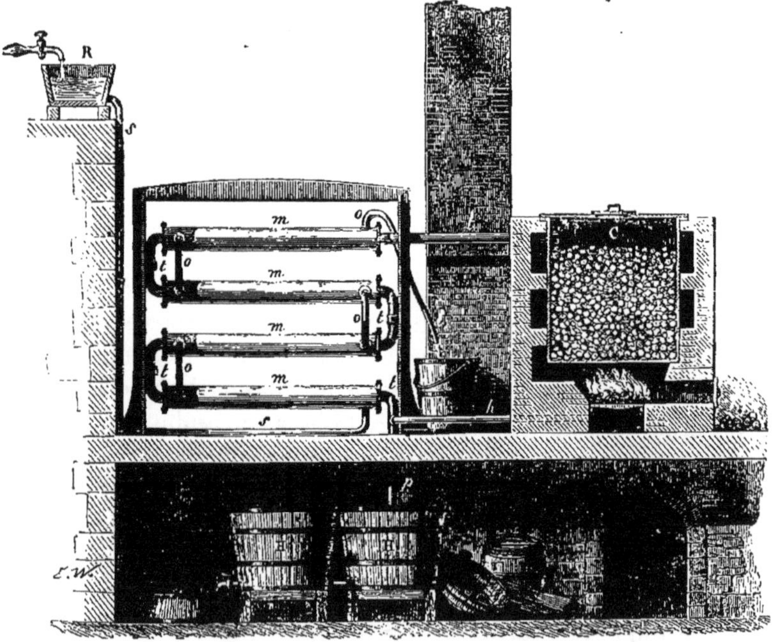

Fig. 187. — Appareil pour la distillation du bois.

Le bois en bûchettes est placé dans la caisse en fonte *c* qui repose dans un fourneau à grille. Le conduit *t* amène les produits de la distillation dans le réfrigerant, qui se compose de quatre tuyaux horizontaux, réunis par les tuyaux *ttt* enveloppés de manchons en tôle *mmm* dans lesquels circule de l'eau froide. Celle-ci est fournie par le réservoir R, arrive par le tube *ss* dans le manchon inférieur, puis dans les supérieurs par les tubes *oo*, et s'échappe échauffée par le tube *o'*. Les liquides condensés tombent par le conduit *p* dans le réservoir H. Le conduit *h* mène les produits purement gazeux et inflammables sous le foyer, de telle sorte qu'une fois la distillation en train, il n'y a plus besoin d'autre combustible.

Le goudron tombe au fond du bain acide qui forme la masse principale. On sépare par décantation. Mais la solution brute d'acide est d'un rouge brun et dégage une forte odeur empyreumatique. Pour épurer cet acide pyroligneux, on le distille d'abord dans un alambic en tôle, ce qui le débarrasse du goudron et de sa couleur brune, mais qui lui laisse encore une odeur désagréable due à l'alcool méthylique et à des carbures légers. On le sature avec de la chaux éteinte, puis par de la craie. Il se forme de l'acétate de chaux qu'on traite par du sulfate de soude. On obtient du sulfate de chaux qui se dépose et de l'acétate de soude dissous qu'on décante. On fait cristalliser deux fois. Pour décolorer ces cristaux, on procède à ce qu'on appelle la *fritte*. C'est une torréfaction qui se fait avec les plus grands ménagements dans des chaudières plates, où il faut continuellement agiter la masse avec des ringards pour éviter une action trop forte et trop partielle de la chaleur. Cette torréfaction a pour but de volatiliser le goudron qui entache les cristaux. Enfin, pour rendre libre l'acide acétique, on traite les cristaux d'acétate de soude par de l'acide sulfurique.

Hygiénologie. — La carbonisation du bois en meule donne évidemment à l'atmosphère le maximum de fumée de gaz et de produits volatils empyreumatiques ou acides. Mais ces inconvénients importent peu pour la salubrité publique, parce que forcément cette opération s'effectue dans le voisinage des bois et loin de toute habitation et parce que les produits de la combustion sont immédiatement et largement diffusés dans une atmosphère complètement libre.

Avec la distillation, il semble que les inconvénients devraient être en partie conjurés, puisque les produits odorants et irritants sont condensés, recueillis et utilisés. Il n'en est rien ; malgré les soins apportés à la construction des appareils et aux opérations, il règne toujours dans l'intérieur de l'usine une odeur désagréable qui irrite la gorge, les bronches, les conjonctives, qui agace même le système nerveux et qui résulte des fuites inévitables d'alcool méthylique, de créosote, de goudron, d'acide acétique, etc. A certains moments et sous certains vents, ces effets franchissent même les murs de l'usine. Pour l'extérieur, c'est la cheminée qui cause les inconvénients les plus constants, car elle donne, malgré tout, issue à une fumée épaisse et odorante. Le classement de 1866 a cru pouvoir établir une distinction bien inutile. Il ne maintient la distillation du bois dans la deuxième classe que si les gaz ne sont pas brûlés, et il accorde la troisième, quand les gaz sont brûlés. Aucun distillateur ne consentirait aujourd'hui à perdre cette masse gazeuse si combustible et si éclairante. Tous l'amènent sous le foyer quand ils n'en font point commerce comme gaz d'éclairage. Malheureusement, cette combustion n'empêche pas la fumée de la cheminée d'être épaisse et encore chargée de principes empyreumatiques. Quant aux odeurs qui se dégagent des récipients et appareils, c'est surtout dans la rectification et au moment de la fritte que le fait se produit d'une manière notable. Aussi, le règlement impose-t-il la deuxième classe à la rectification ; mais c'est encore là une décision bien irréfléchie. L'industriel qui distille du bois purifie aussi son acide pyroligneux, et il ne sort de l'usine que dans un état commercial. Il serait mieux de ne pas admettre de distinctions qui conduiraient forcément à des tolérances fâcheuses et de placer toujours l'industrie dans son ensemble, qu'on brûle les gaz ou non, dans une seule et même classe ; la deuxième et même la première ne serait pas un abus. Il faudrait peut-être plus de soins dans le lutage des appareils, faire les décantations et surtout la fritte sous des hottes aboutissant à la cheminée d'appel.

AMIDONNERIES.

Sommaire technique. — Le but à atteindre étant de séparer l'amidon du gluten qui l'accompagne dans la farine, on a eu recours à la fermentation putride qui détruit la matière azotée en la rendant soluble, et qui respecte la matière amylacée. On fait donc macérer la farine dans l'eau pendant près d'un mois. Pour hâter la putréfaction, on y ajoute un peu des macérations précédentes qui jouent le rôle de ferment. Quand la fermentation est accomplie, l'amidon s'est précipité et les eaux-mères se trouvent renfermer de l'acétate d'ammoniaque, du phosphate de chaux, de la dextrine, des matières azotées et du gluten devenus solubles, de l'acide sulfhydrique, des acides carbonique, acétique et lactique. La couche d'amidon est recueillie après décantation ; on la lave et on la tamise plusieurs fois ; on la laisse égoutter dans des caisses percées de trous ou dans des paniers. Il reste une masse appelée *pain* qu'on sèche d'abord à l'air libre, puis à l'étuve. Sous l'influence de la dessiccation, le pain se fendille spontanément en aiguilles qui sont livrées telles quelles au commerce. D'autres fois les pains sont broyés et blutés pour être vendus en poudre. Très souvent on emploie des sons au lieu de farine ; alors, après la macération, il faut lixivier le résidu solide sur un tamis. L'eau versée entraîne l'amidon et les parcelles de son restent sur le tamis. Celles-ci sont utilisées pour l'alimentation des animaux.

Hygiénologie. — Ce qui peut rendre réellement dangereuses les amidonneries, c'est l'emploi de la fermentation pour désagréger la trame celluleuse qui emprisonne l'amidon. Non seulement le mélange d'acétate d'ammoniaque, d'acides sulfhydrique, acétique, lactique et butyrique, donne une résultante d'effluves nauséabondes, écœurantes, excessivement pénibles à supporter ; mais les eaux résiduaires vont créer sur tout leur parcours des foyers fébrigènes, plus dangereux encore que ceux qu'engendre le rouissage du chanvre. Il y avait là un motif plus que suffisant pour faire placer les amidonneries dans la première classe. Le rôle des hygiénistes est donc aujourd'hui d'y faire renoncer et de généraliser l'emploi des procédés plus modernes dits par *extraction mécanique*. Les industriels ne peuvent qu'y gagner au point de vue du rendement et même des facilités d'exploitation, car avec cette modification opératoire les amidonneries sont admises dans la deuxième classe.

Pour réaliser cette extraction mécanique, il suffit d'hydrater le blé, de le broyer ensuite entre des cylindres,

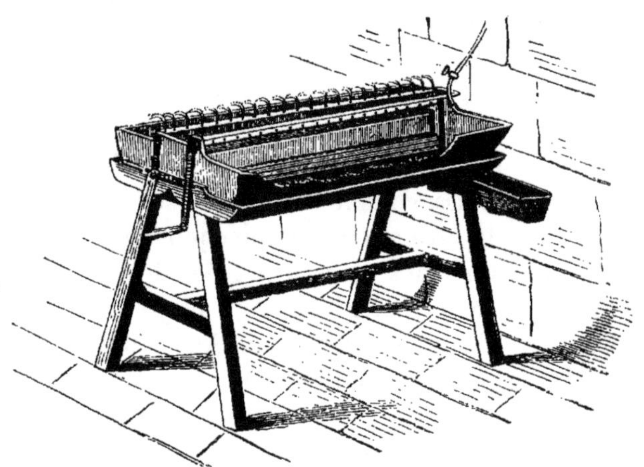

Fig. 188. — Amidonnière Martin.

puis sous des meules verticales en pierre dure, tournant dans une auge circulaire, garnie à la partie inférieure d'un tamis en toile métallique que traverse l'amidon entraîné par un courant d'eau continu. Quand on opère, non plus sur le grain, mais sur la farine du froment, on fait d'abord avec celle-ci une pâte semblable à celle du pain, mais sans addition de levain et de sel. On soumet ensuite cette pâte à l'*amidonnière de Martin*, représentée par la figure 188.

Un tuyau verse des filets d'eau sur un cylindre cannelé qui malaxe la pâte contre des tamis métalliques ou de soie. Le gluten reste sur ces derniers et l'eau entraîne l'amidon dans l'auge.

Avec ce procédé les amidonneries ne sont pas tout à fait innocentes pour la salubrité publique. Car il faut toujours rejeter les eaux de décantation de l'amidon qui renferment encore une assez forte proportion de matières organiques, et leur déversement dans les cours d'eau à ciel ouvert reproduit les mêmes inconvénients sur une moindre échelle, voilà tout. Aussi faut-il chercher à les utiliser, soit pour l'agriculture par irrigation des champs, soit pour la nourriture des animaux. Dans ce dernier cas, on est naturellement obligé d'emmagasiner ces eaux dans des citernes. Il importe que celles-ci soient étanches et surmontées de cheminées d'aérage. Le contenu doit être extrait à l'aide de pompes et transporté dans les diverses étables, plus particulièrement pendant la nuit et en vases clos. Il ne faut aussi permettre ce genre d'utilisation que pour une clientèle extérieure et ne jamais l'utiliser sur place par l'annexion de vastes porcheries qui multiplieraient dans un même point l'intensité du foyer d'infection. En vue des eaux de nettoyage des ateliers, il convient d'exiger le pavage ou le bitumage des cours et des locaux, afin de ne pas transformer le sol en un fumier permanent. Toutes ces obligations s'imposent d'une manière plus absolue encore pour les usines où on a recours à la fermentation.

Il est enfin une condition fâcheuse qui toutefois est plus intérieure qu'extérieure, c'est celle des poussières qui sont surtout abondantes dans les séchoirs et dans les lieux où on concasse les pains obtenus. On doit demander, sous ce rapport, une large aération des étuves avant d'y laisser pénétrer les ouvriers ; mais on ne peut qu'applaudir à l'application du système de la ventilation partielle dans les points où s'opère le concassage.

FILATURES ET TISSAGES.

Les *filatures* ont pour objectif de disposer en fils la matière première fournie par la nature. Le tissage a pour objet d'enchevêtrer ces fils de façon à en former une nappe continue, c'est-à-dire une étoffe.

Ces deux genres d'opérations sont en général associés dans une même fabrique et se retrouvent associés dans plusieurs espèces d'industries qui diffèrent entre elles par la nature de la matière première employée et par le genre de produit final.

La matière première peut être les filaments du coton et le produit final, les étoffes dites *cotonnades* (calicot, madapolam, etc.).

Elle peut consister dans des franges d'épiderme de linon, de chanvre, et le produit final est de la *toile proprement dite.*

Elle peut être constituée par la laine ou poils de certains animaux et le produit final est du *drap* ou de la *flanelle.* Enfin, elle peut être fournie par les cocons de vers à soie, et le produit final est naturellement une *étoffe de soie.*

De là autant d'usines distinctes, fabriques de drap, de calicot, de toile, de flanelle et de soieries.

Pour ces différentes industries, la plupart des opérations sont, sinon identiques, du moins analogues. Il y a donc lieu d'en formuler la nature dans une technique commune, sauf à signaler ultérieurement les particularités afférentes à chacune d'elles. Il convient en outre d'indiquer préalablement les dangers et les mesures qui leur sont aussi communs.

Technique générale. — Les opérations communes à toutes ces industries appartiennent les unes aux ateliers de filature, les autres aux ateliers de tissage.

Opérations de filature. — Toute filature comprend des opérations préliminaires qui visent le déballage, le nettoyage et le triage de la matière première et qui varient avec la nature de celle-ci. Nous les indiquerons à leurs places respectives.

Une fois préparée, la matière est soumise : 1° au *cardage*, qui consiste à la travailler avec des surfaces hérissées de pointes pour démêler les fibres, les dénouer, les isoler les unes des autres, les redresser et les paralléliser; 2° à l'*étirage sans torsion*, qui a pour but d'échelonner les fibres naturelles et de les disposer par rubans ou mèches; 3° à l'*étirage avec torsion*, qui consolide les rubans et leur donne plus de cohésion; 4° au *filage*, qui transforme le ruban en fil par un étirage et une torsion plus complets et plus intenses; 5° au *vaporisage*, qui consiste à soumettre les fils à l'action de la vapeur, pour fixer la torsion et empêcher les vrilles de se former pendant le dévidage; 6° au *dévidage*, qui, en faisant passer le fil d'une broche sur une autre, le finit de plus en plus.

Enfin, dans toute espèce de filature il est une septième opération qui est nécessitée, de temps en temps, par celle du cardage : c'est l'*aiguisage des cardes*, qui a pour but de rendre aux aiguilles le morfil que le travail leur fait perdre.

Opérations de tissage. — Elles comprennent : 1° le *bobinage* qui transporte le fil de la broche sur une bobine cylindrique munie de deux plateaux à ses extrémités pour en contenir la plus grande quantité possible; 2° l'*ourdissage* qui réunit un certain nombre de fils parallèlement les uns aux autres en une nappe appelée *chaîne;* 3° le *tissage* proprement dit qui consiste à enchevêtrer, dans les fils longitudinaux de la chaîne, d'autres disposés transversalement et constituant par leur ensemble ce qu'on appelle la *trame*.

Hygiénologie commune. — Toutes ces opérations développent des poussières dont les unes sont de nature organique et fournies par la dissociation de la matière première elle-même, d'autres de nature salino-terreuse et dues aux impuretés de cette matière, d'autres enfin de nature métallique et provenant des instruments, notamment pendant l'aiguisage des cardes. Ces poussières exposent, comme toujours, aux blépharites, aux angines, aux bronchites et aux pneumonies caséeuses. Toutes aussi imposent aux ouvriers de la fatigue musculaire, ainsi que des attitudes capables de déformer l'appareil locomoteur et de troubler le fonctionnement des viscères. La plupart enfin entraînent les inconvénients des milieux humides et chauds. Pour parer à tous ces dangers, il convient de satisfaire le plus possible à deux grandes indications : 1° remplacer la main-d'œuvre par des machines qui, non seulement économisent, suppriment même souvent la dépense musculaire, mais évitent en outre à l'ouvrier un contact trop intime avec les foyers de poussières ; 2° adopter de bonnes méthodes de ventilation.

Sous ce rapport on peut dire que le but est en grande partie atteint et qu'ici l'hygiéniste n'a plus qu'à constater les bienfaits de la mécanique industrielle et à acquérir une connaissance superficielle des machines qu'il doit approuver.

Longtemps le cardage s'est opéré simplement à la main à l'aide de deux plaques en bois garnies de pointes, dont l'une était fixée et l'autre maniée par l'ouvrier à l'aide d'une poignée. Aujourd'hui ce procédé primitif n'est plus employé que par les matelassières. Dans toutes les filatures, le cardage est devenu une opération exclusivement mécanique. On a construit à cet effet des machines, dites *cardes*, plus ou moins perfectionnées au point de vue de la commodité et du rendement industriel. Nous n'avons pas ici à entrer dans de grands détails descriptifs et surtout à établir la comparaison entre les divers mécanismes imaginés. Nous devons seulement indiquer par un schéma les organes essentiels que doit présenter toute espèce de carde. Ils consistent en : 1° un grand tambour offrant un diamètre de 1 mètre, exécutant 120 à 130 tours par minute ; il est armé de pointes ; 2° un cylindre beaucoup plus petit tournant en sens inverse, armé aussi de pointes et dont l'office est de

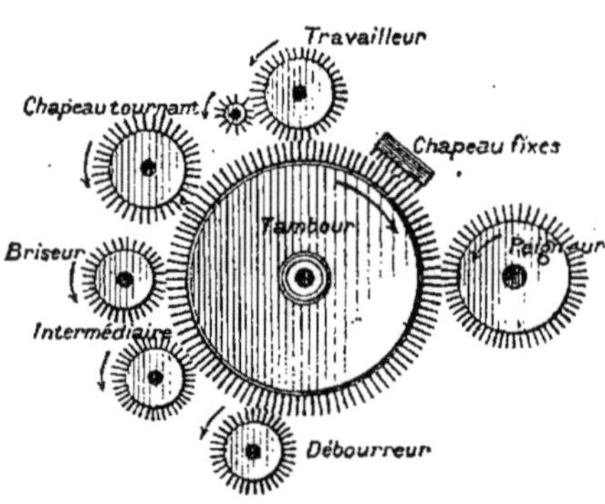

Fig. 189. — Schéma de carde.

désagréger, c'est le *briseur;* 3° d'une barre fixe armée de pointes, c'est le *chapeau;* 4° d'un cylindre plus petit que le briseur, ne faisant que 10 tours par minute, c'est le *travailleur;* 5° d'un cylindre plus petit encore, exécutant 300 tours, c'est le *nettoyeur;* 6° d'un cylindre beaucoup plus grand, opposé au briseur, et n'exécutant que 12 tours, c'est le *peigneur;* 7° d'un cylindre petit ne faisant qu'un tour en quatre-vingts minutes, c'est le *chapeau tournant;* 8° d'un cylindre petit appelé *débourreur;* 9° enfin de deux autres cylindres appelés *intermédiaires.*

Grâce aux différences de diamètre, de situation, de vitesse, de sens de la rotation, et de disposition des pointes, ces organes remplissent assez bien les divers rôles indiqués par leurs désignations, et le résultat total répond parfaitement au but cherché. Sous le rapport industriel, c'est déjà un immense progrès, mais sous le rapport hygiénique, la carde mécanique réduite à ses parties propres laisse encore à désirer, car elle ne fait que supprimer le travail manuel et ne plus nécessiter que l'ouvrier reste la tête penchée sur le foyer même du dégagement des poussières. Mais elle n'empêche pas celles-ci de venir se répandre en grande quantité dans l'atmosphère de l'atelier. Il est donc indispensable de leur adapter le système d'enveloppe hermétique avec ventilation partielle dont il a été question dans les généralités (page 38). C'est surtout pour le cardage que ce grand principe d'hygiène industrielle devient indispensable.

L'hygiène voudrait certainement que ces détritus fussent noyés par de l'eau, avant que l'ouvrier y pénètre pour en extraire les matériaux qui s'y sont accumulés. Mais comme les industriels n'adoptent généralement cette disposition coûteuse que pour pouvoir utiliser des parcelles de matière première, autrefois perdues, ils se contentent d'arrêter les machines quelques heures avant l'entrée de l'ouvrier. Une bonne innovation est l'adaptation de *débourreuses Dennery* aux cardeuses. Ces machines soulèvent les chapeaux à carde, passent au-dessus, en arrachent la bourre, la roulent et l'entraînent au dehors.

L'étirage sans torsion est toujours obtenu mécaniquement à l'aide de deux paires de cylindres. Chaque paire comprend deux cylindres superposés dont l'inférieur est cannelé et le supérieur garni de drap; ce dernier tourne deux fois plus vite que le premier. C'est en définitive un laminage qui allonge le ruban, en vertu de l'inégalité de vitesse des deux paires.

Le filage est devenu aussi partout une affaire mécanique. Comme parties essentielles, le *métier à filer* comprend trois paires de cylindres lamineurs qui achèvent d'étirer et de consolider les rubans. Il les livre à un banc de broches inclinées qui sont animées d'un mouvement de rotation. Ce banc de broches est placé sur des roues emboîtant des rails, ce qui lui permet de s'approcher et de s'éloigner alternativement des cylindres livreurs, afin que les fils soient constamment tendus. Les cylindres livrent d'une manière intermittente. Pendant qu'ils livrent, le banc s'éloigne, pendant leur repos le banc se rapproche.

Cette machine laisse toutefois subsister certains inconvénients et en crée même. Les fileurs sont, en effet, constamment debout, et prennent en général l'habitude, sans nécessité appréciable cependant, d'appuyer fortement la plante du pied. De là un épaississement de l'épiderme plantaire et une vive hyperesthésie de cette région; parfois même ils ont un phlegmon du talon. Ils ont à chaque instant à exécuter certains mouvements avec le membre abdominal droit, qui y engendrent à la longue des douleurs musculaires, particulièrement dans les muscles jumeaux, et des névralgies des nerfs sciatique et crural. L'enfant qui ordinairement est chargé de repousser le banc de broches vers la partie immobile de la machine, est exposé à des arthrites du genou; mais aujourd'hui on obtient mécaniquement le retour du banc de broche.

Le vaporisage peut aussi s'effectuer sans mettre en cause l'hygiène des ouvriers. Il suffit de faire arriver la vapeur dans une étuve en tôle, séparée en plusieurs compartiments par des diaphragmes percés de trous sur lesquels on place des boîtes en fer-blanc contenant les bobines.

L'aiguisage s'obtient partout maintenant en soumettant les organes des cardes à un cylindre en émeri mis en mouvement par la vapeur comme toutes les autres machines. Il est facile de munir aussi ces aiguiseurs d'une enveloppe avec une ventilation qui a besoin d'être d'autant plus puissante qu'aux poussières du tissu viennent s'ajouter des poussières d'acier et d'émeri.

L'ourdissage mécanique s'obtient avec une machine comprenant un râtelier sur lequel on accroche trois cents ou cinq cents bobines, un tambour horizontal mû par la transmission qui entraîne par friction un rouleau sur lequel les fils s'enroulent en nappe; enfin un peigne ou râteau placé entre le râtelier et le tambour pour maintenir les fils à la distance voulue l'un de l'autre.

Quant au tissage proprement dit, il est inutile de décrire ici l'admirable invention de Jacquard. Faisons seulement remarquer que dans les grandes fabriques de tissage la mise en mouvement des principaux organes devient facilement l'œuvre de la vapeur et qu'on voit ainsi disparaître la grande fatigue et les déformations, conséquences inévitables du maniement des métiers de tisserand en chambre. Malheureusement l'intervention de la vapeur ne fait qu'atténuer les inconvénients du tissage en supprimant l'impulsion à donner aux parties principales du métier. Mais le tisseur n'en doit pas moins rester penché sur ce dernier, et subir sur le creux épigastrique une pression et même des chocs qui le prédisposent aux crampes d'estomac, aux gastralgies et à une perturbation des fonctions digestives, ainsi qu'à une gêne de respiration.

Il est une autre cause d'accident due au lancement de la navette qui, parfois, abandonne le métier et va frapper au loin un ouvrier voisin. Le danger peut toutefois être en partie conjuré par l'établissement d'un bouclier en treillage.

On a parlé (1) d'intoxication saturnine due à la pous-

(1) Schuler, *Sanitary Record*, 15 juillet 1885.

sière répandue par les poids en plomb du métier. Mais le fait se rencontre peu ou pas dans les filatures modernes, où l'emploi du plomb entre peu dans la construction du métier.

Enfin, sans en préciser les conséquences, on blâme toutefois avec raison l'habitude qu'ont les ouvriers de sucer les fils en vidant par aspiration la navette des filaments qu'elle retient.

A la suite de ces considérations générales, il convient d'examiner à part les divers espèces de filatures et de tissage, parce que chacune d'elles présente des particularités assez importantes, tant au point de vue technique qu'au point de vue hygiénique.

FABRIQUES DE COTONNADES.

Technique particulière. — Pour diminuer les frais de transport, le coton est dépouillé sur place de la coque qui l'entoure, et il arrive dans les filatures en ballots comprimés et pénétrés de poussières de toute nature. De là la nécessité de deux opérations préliminaires, dites l'une l'*ouvrage*, qui a pour but de dissocier et de dilater pour ainsi dire la masse cotonneuse, l'autre le *battage*, qui a pour but de le nettoyer. Vient ensuite le *cardage*, qui s'exécute dans les conditions indiquées dans la technique générale; le *peignage*, qui soumet le coton à des pointes plus longues et moins serrées, a pour résultat particulier d'éliminer de la masse les fibres qui n'atteignent pas une longueur donnée et peut être exécuté par des organes annexés aux cardes; l'*étirage*, qui pour le coton a besoin d'être exécuté successivement de deux manières, *sans torsion* d'abord, et *avec torsion* ensuite, et suppose par conséquent le passage par deux ordres de machines; le *filage*, le *vaporisage* et le *dévidage*, qui correspondent ici à la description déjà donnée.

Le tissage du coton nécessite une opération supplémentaire qui prend place entre l'ourdissage et le tissage proprement dit, c'est le *parage* qui a pour but d'imprégner la chaîne d'un empois ou enduit destiné à coucher le duvet qui fait saillie tout autour du fil, à donner à celui-ci plus de résistance et une surface plus polie. L'empois est généralement préparé avec de la fécule de pomme de terre, de la gomme, du sulfate de zinc ou de cuivre et de la glycérine dans des chaudières chauffées, soit à feu nu, soit à la vapeur. Enfin, le tissu est soumis à un mouillage à la vapeur, séché sur des essoreuses et métré.

Hygiénologie. — Avant l'emploi des machines à enveloppes hermétiques, les poussières pouvaient jusqu'à un certain point s'étendre un peu en dehors de l'usine. Mais aujourd'hui leur action extérieure se borne à des inconvénients supportables et atténuables, ceux de la fumée et du bruit. Le danger intérieur quoique considérablement amoindri par les perfectionnements modernes n'en est pas moins sérieux. Quatre circonstances nuisent aux ouvriers : les poussières qui ne sont pas encore entièrement supprimées, l'humidité et la chaleur, le mouvement professionnel et les machines.

Les poussières sont ici de trois ordres, terreuses, métalliques et cotonneuses. Ce sont ces dernières qui donnent un certain cachet particulier à leurs effets. Ces filaments, à cause de leur légèreté, s'engagent plus volontiers dans les voies respiratoires avec l'air inspiré. Le mucus les immobilise plus facilement sur certains points de la muqueuse, notamment au niveau des cordes vocales qui, lors de la parole ou du chant, viennent offrir comme un écran à la colonne d'air aspirée. Par leur souplesse, leurs aspérités imperceptibles, ces filaments agissent par un chatouillement incessant qui agace les centres nerveux et met en jeu leurs représailles réflexes. De là, une toux quinteuse analogue à celle de la coqueluche. Les poussières terreuses dont le coton est toujours imprégné peuvent, comme d'habitude, engendrer à la longue des bronchites catarrhales. Elles peuvent aussi s'engager dans le tissu pulmonaire et y provoquer une pneumonie interstitielle chronique, susceptible d'aboutir à de la sclérose pulmonaire ou à de la pneumonie caséeuse.

Ces accidents sont encore plus à craindre avec les poussières métalliques dont l'incrustation est beaucoup plus assurée et auxquelles sont particulièrement exposés les ouvriers employés à l'aiguisage des cardes.

A part ces derniers, on peut dire que les fileurs et les tisseurs sont infiniment moins exposés à ces accidents pulmonaires, aujourd'hui qu'autrefois. L'observation du passé avait fait admettre à tort l'existence d'une *phtisie cotonneuse*. L'industrie du coton irrite seulement les voies pulmonaires comme toutes celles qui développent des poussières pénétrantes. En réalité, le coton n'a qu'un effet spécial surajouté, c'est la toux *quinteuse par titillation*.

Une affection que la titillation par le coton produit plus souvent et à un plus haut degré que les poussières ordinaires, est l'angine glanduleuse. Il en est de même du coryza qui revêt un caractère analogue à celui du coryza produit par le foin. Les filaments de coton contribuent avec les autres poussières à déterminer des furoncles en s'engageant dans les glandes sébacées. Ils engendrent plus particulièrement des érythèmes et de l'urticaire, en raison même de l'excitation des papilles nerveuses par leur chatouillement. Les poussières des filatures de coton déterminent encore fréquemment des conjonctivites et surtout des blépharites. Tous ces accidents se montraient autrefois à un très haut degré et frappaient la grande majorité des ouvriers, ce qui avait fait regarder cette industrie comme excessivement dangereuse. A ces effets des poussières, venaient se joindre toutes les conséquences d'une grande fatigue musculaire et des attitudes vicieuses.

Heureusement, aujourd'hui, le travail dans les filatures se trouve considérablement assaini, grâce à l'emploi presque général de machines et de procédés que nous devons signaler succinctement ici, pour en faire ressortir les avantages hygiéniques et pour être à même de pousser dans la voie du progrès quelques petits industriels retardataires.

Dans les filatures proprement dites, le coton des ballots était autrefois d'abord dissocié à l'aide des doigts, à la manière de la laine des matelas, et ensuite battu vigoureusement à l'aide de baguettes. C'était certainement le travail qui exposait le plus aux poussières et qui en tout cas donnait le maximum de poussières minérales, c'est-à-dire les plus pénétrantes.

Il doit se faire toujours à l'aide du *batteur de Dobson* ou d'un équivalent. Cette machine agit sur le coton de deux manières à la fois : en le frappant à l'aide d'un volant ou batte, et en aspirant à travers une toile métallique la poussière et les corps étrangers légers qui le salissent. Si on

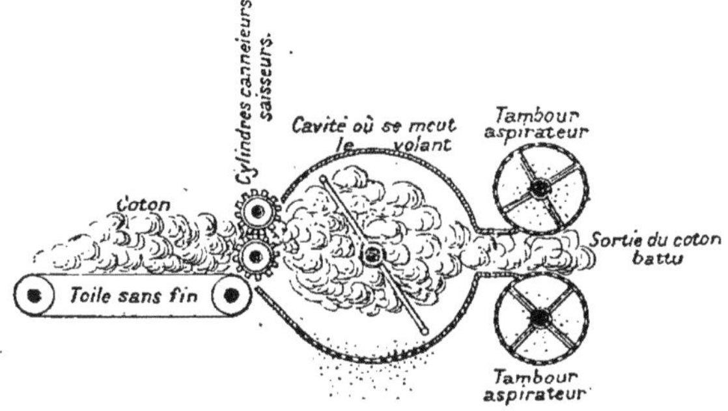

Fig. 190. — Batteur Dobson pour le battage du coton.

s'en tient à l'indication schématique des organes essentiels de cette machine massive et compliquée, on peut dire qu'elle consiste en une toile sans fin sur laquelle le coton est déposé et charrié; de deux cylindres cannelés qui saisissent entre eux le coton présenté par la toile et le lancent dans une cavité où tourne un volant qui vient le frapper de ses ailes, cavité qui en outre présente à sa partie inférieure une grille par laquelle s'échappent les poussières lourdes détachées par le battage ; d'une seconde cavité qui est réunie à la précédente par un couloir, de deux tambours en toile métallique au centre desquels se produit une énergique aspiration et qui fonctionnent dans la seconde cavité. Cette aspiration tout en faisant progresser le coton entre les deux tambours le dépouille de ses poussières légères qui, traversant la toile métallique, sont entraînées au dehors. L'hygiène exige que cette poussière soit emmagasinée dans un espace clos, ce que la disposition de cette machine rend très facile, du reste. Il suffit d'encadrer la batteuse-ouvreuse dans une enveloppe hermétique, mais il ne faut pas se contenter comme cela a lieu dans bien des filatures de laisser la poussière se déposer sur le plancher de cette enveloppe et de la retirer pendant le repos de la machine. La cavité doit communiquer par un tuyau avec une cave de dépôt. Le volant joue même alors le rôle de ventilateur d'expulsion pour l'atmosphère circonscrite de la machine.

Par ces batteuses mécaniques on réalise à la fois l'économie d'une plus grande production presque sans main-d'œuvre, une sauvegarde contre le danger des poussières et enfin la suppression de ces callosités, de ces ampoules, de ces rétractions de l'aponévrose palmaire, de ces vives douleurs musculaires des bras qu'on observait si fréquemment au temps du battage à la main. Toutefois il faut reconnaître que, sous le rapport du traumatisme, les machines à battre sont excessivement dangereuses. On doit les isoler le plus possible des ouvriers, et adopter des dispositions pour empêcher l'ouverture des couvercles pendant la marche, ou la mise en train inopinée au moment du nettoyage.

Le cardage, l'étirage et le filage se trouvent notablement assainis par les appareils correspondants que nous avons décrits dans la technique commune. Il est toutefois une circonstance particulière pour le coton qui a besoin d'être humecté pendant les deux dernières opérations. Il en résulte que pendant leur rotation les bobines projettent une véritable pluie sur les ouvriers. Il est facile d'atténuer les inconvénients de cette pluie, en garnissant chaque rangée d'un tablier en bois qui se relève et s'abaisse alternativement.

Pour l'encollage et le séchage, il ne faut plus autoriser le simple courant d'air chaud lancé du dehors au dedans à travers les fils, car non seulement l'atmosphère générale de l'atelier se trouve trop chaude, mais en outre elle se trouve chargée des émanations putrides et septiques de la colle. Il faut exiger l'usage de tambours chauffés à la vapeur à deux atmosphères de pression, sur lequel s'enroulent les chaînes de coton. En outre ces tambours, ainsi que les baquets de trempage doivent être placés sous une hotte communiquant avec une cheminée. Enfin, dans le même dispositif, l'application du parage est faite par des cylindres armés de brosses. Le métrage qui se faisait autrefois à la main était certainement très fatigant. Aujourd'hui il peut être réalisé par des mesureurs mécaniques qui donnent en outre plus de célérité et de rigueur.

Il est une condition générale des ateliers qui malheureusement est inévitable. Pour que le rendement soit meilleur et pour éviter les ruptures, il faut que l'atmosphère des ateliers soit maintenue à une température élevée et à un fort degré de saturation aqueuse. Il en résulte pour l'ensemble des ouvriers une cause de grand malaise, de l'anémie et divers troubles des voies digestives.

FABRIQUES DE DRAPS.

Sommaire technique. — Par le fait même de son origine animale, la laine nécessite un traitement préliminaire distinct de celui que nous avons vu appliquer au coton. Elle doit, avant tout, être soumise à un *lavage* qui se fait sur l'animal vivant lui-même, ou après le tondage. Le *lavage à dos* se fait au mois de juin en frottant vigoureusement l'animal plongé dans un cours d'eau. Le *lavage après tondage* se fait en tout temps dans de simples baquets.

Après ce lavage à froid viennent le *séchage*, souvent par simple étalage à l'air, le *triage* pour assortir les laines suivant leurs qualités. On bat ensuite les laines sur des claies pour en faire sortir les poussières et les saletés. On ôte à la main les pailles, les ordures; puis au moyen d'une fourchette en fer, on éparpille et on ouvre la laine.

Vient après le *désuintage* qui n'est au fond qu'un *lavage à chaud* s'effectuant dans des cuviers contenant de l'eau à 45°. Les laines, après dix-huit ou vingt heures, abandonnent à l'eau leur suint. Cette dissolution de suint constitue une espèce de savon capable d'enlever à la laine une partie de la graisse qui l'entache. Dans ce but on porte le bain à 75°, et on y plonge plusieurs fois la laine, à l'aide d'un bâton. On la retire avec une fourche et on la fait égoutter dans des paniers.

On achève de dépouiller la laine de sa graisse par le *dégraissage*. Cette opération s'effectuait autrefois partout et s'effectue encore aujourd'hui dans beaucoup d'usines, de la manière suivante : On soumet à plusieurs reprises les laines, dans des chaudières chauffées à 55°, à l'action d'un bain d'urine putréfiée et de cristaux de soude. Entre les mises en bains, elles sont lavées à l'eau froide. Ajoutons du reste que les procédés varient beaucoup suivant les habitudes locales et les provenances des laines. Je me contenterai de donner la liste des nombreuses substances qui ont pu être ou sont encore employées pour le désuintage, ce sont :

L'acide sulfurique.
— nitrique.
— chlorhydrique.
— acétique.
— oxalique.
— chromique.
— picrique.
La potasse.
La soude.
L'ammoniaque.
Le chlore.
Le chlorure de chaux.
— d'étain.
Le nitrate d'alumine.
Le nitrate de cuivre.
— de plomb.
L'alun.
Le chromate de potasse.
Le bichromate de potasse.
Le bioxalate de potasse.
L'arséniate de potasse.
L'arsénite de potasse.
L'alcool.
La benzine.
La térébenthine.
Le fiel de bœuf.
Les terres grasses absorbantes.
Le sulfure de carbone.

Après un nouveau séchage, la laine est blanchie au soufre et mise en *teinture*.

C'est alors seulement que peut commencer la série non interrompue des opérations qui transforment la laine en fils, puis en tissu. Ce sont :

Le *battage* et le *louvetage* qui ont pour but de débarrasser la laine de toutes les poussières et impuretés qu'elle porte encore, et de lui rendre l'élasticité que les opérations préliminaires lui ont fait perdre. C'est un travail qui correspond au *battage* et à l'*ouvrage* du coton.

Le *graissage*, opération spéciale aux filatures de laine qui consiste à lubréfier la laine avec de l'huile végétale, dans le but de neutraliser l'effet des aspérités des poils, et de faciliter le glissement des fibres au filage.

Viennent ensuite, exactement comme pour le coton, le *cardage*, l'*étirage*, le *filage*, le *bobinage*, l'*ourdissage* et le *tissage*.

Hygiénologie. — La façon dont se fait le lavage à dos en France est réellement déplorable. Il s'exécute en effet dans des mares d'eau, attenant à la ferme, ce qui dégage des effluves paludéennes dangereuses. On devrait au moins l'effectuer, comme en Angleterre dans des cours d'eau, en assurant un nettoyage complet à l'aide de plusieurs ouvriers échelonnés au travers de la rivière et se passant successivement les moutons. Encore y a-t-il pour ces hommes l'inconvénient d'une immersion prolongée. Aussi vaut-il mieux, sous tous les rapports, le lavage après tondage.

Il est aussi à considérer que le lavage à dos concourt à développer chez les moutons la cachexie aqueuse qui compromet les ressources alimentaires de la région.

Le nettoyage grossier qui se fait à la ferme, surtout le battage sur la claie, développe des poussières très dangereuses. Les éleveurs devraient être forcés d'employer des machines closes. On prétend même avoir vu le charbon et la pustule maligne être communiqués ainsi. En cas d'écorchures, la chose est parfaitement possible. Il est certain d'autre part, que ce travail occasionne fréquemment des furoncles. Les mêmes inconvénients sont créés par le triage.

Bell (1) a signalé sous le nom de *maladie des trieurs de*

(1) *The Lancet*, 1880, p. 871.

laine, des bronchites chroniques, des phthisies par inhalations de poussières, des pneumonies septiques et le charbon. Suivant Eddison (1), l'infection charbonneuse peut présenter quatre formes : la fièvre splénique, la pustule maligne, la fièvre splénique avec pustule maligne secondaire, la pustule maligne avec fièvre splénique secondaire. Toutes ces formes seraient engendrées par le *Bacillus anthracis*.

Malheureusement ici, la main de l'homme reste inévitable, mais on devrait faire passer les laines à l'étuve avant toute opération.

Le désuintage est incontestablement une opération sale et dégoûtante qui expose les ouvriers à des affections prurigineuses et à des inflammations érysipélateuses. Mais il faut le dire, cela tient à ce que les ouvriers trempent leurs mains dans le bain, ce qu'ils pourraient parfaitement éviter en se servant avec soin de bâtons. Des hottes doivent être placées au-dessus des cuves.

Le dégraissage peut faire naître des dangers sérieux d'intoxication, par l'emploi de la plupart des substances inscrites dans le tableau précédent.

Les ouvriers qui, par nécessité ou par négligence, trempent constamment leurs mains dans ces bains irritants, ont l'épiderme des mains épaissi, blanchi et crevassé, de l'insensibilité cutanée et de l'engourdissement musculaire dans les bras et les mains; ils ont fréquemment des furoncles, des érysipèles et des éruptions prurigineuses.

L'emploi des arséniates produit des accidents cutanés particuliers qui se rencontrent, du reste, dans toutes les professions nécessitant la manipulation de l'arsenic. Ce sont de l'érythème siégeant ordinairement au pli de l'aine, à l'aisselle et autour des articulations du coude et du genou ; des vésicules qui, lorsqu'elles sont confluentes, sont considérées comme de l'eczéma et qui, lorsqu'elles sont disséminées, en imposent souvent pour la gale ; des ulcé-

(1) *Annales d'hygiène*, 1881, p. 219.

rations des extrémités des doigts et des orteils qui sont souvent prises pour des rhagades; des papules qui siègent surtout au cou et au visage, donnent lieu à de vives démangeaisons, et engendrent des ulcérations lorsqu'on les écorche; enfin des pustules se terminant par des croûtes sous lesquelles il se creuse des ulcérations alternativement découvertes ou masquées par des croûtes de nouvelle formation. Ces ulcérations ont une grande analogie avec les ulcères syphilitiques. Elles sont irrégulières, taillées à pic, et reposant sur une base indurée. Les seuls signes différentiels, c'est que l'induration n'a pas la résistance élastique qu'elle présente dans le cas de syphilis et que la matière sécrétée a un aspect melliforme.

Il est aussi à noter que ces substances corrosives alcalines ou acides ne pourraient être déversées en nature dans les cours d'eau qu'en les dépeuplant, qu'en attaquant les matières métalliques et pierreuses, ainsi que les linges qu'elles rencontreraient sur leur passage.

De son côté, l'emploi de l'urine putréfiée est à la fois désagréable et malsain.

L'opération devrait se faire exclusivement avec un bain de soude additionné de savon.

Après toutes ces immersions, la laine a besoin d'être séchée, ce qui répand dans le séchoir des vapeurs malsaines et parfois nauséabondes. On devrait adopter partout le mode de séchage indiqué par Freycinet (1). Une immense caisse a pour couvercle une claie sur laquelle la laine est étendue. Un ventilateur agissant sur l'intérieur de la caisse entraîne les vapeurs, pendant qu'un courant d'air chaud arrive d'en haut sur la claie.

Le soufrage peut nuire par l'acide sulfureux, et la teinture expose tout au moins aux inconvénients de l'humidité. Mais aujourd'hui les filatures proprement dites se sont débarrassées de ces deux dernières opérations, et même, pour la plupart, de toutes les opérations préliminaires en les con-

(1) *Traité d'assainissement industriel*, 159.

fiant aux usines de blanchiment et d'apprêts, de telle sorte qu'elles reçoivent les laines lavées, triées, désuintées, dégraissées, blanchies et teintes. Les dangers du soufrage et de la teinture, ainsi que ceux des autres traitements ont changé seulement de théâtre. Nous nous occuperons du soufrage et de la teinture dans l'étude de ces industries annexes.

Les opérations, proprement dites, de filature et de tissage de la laine ont sur celles du coton l'avantage de développer moins de poussières en raison de l'huile dont on enduit les poils. Par contre ces poussières sont plus souvent formées de matières animales putrescibles. Ici encore ce qui peut le mieux assainir les ateliers, c'est l'emploi de machines, et surtout de machines à ventilation partielle. C'est là du reste une condition que l'intérêt industriel lui-même a fait adopter à peu près partout, sauf la ventilation.

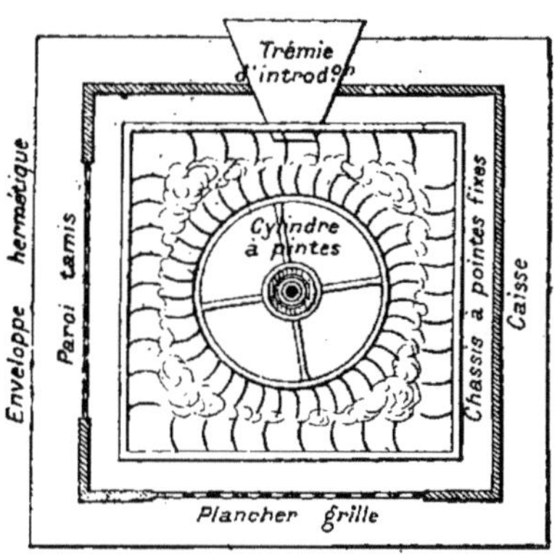

Fig. 191. — Batteuse de laine.

Le battage et le louvetage se font actuellement avec des machines analogues à celle de la figure 191.

Le même genre de machine sert pour les deux opérations seulement, pour le battage les dents sont moins serrées et le mouvement est moins rapide.

Le cardage s'opère à l'aide de machines qui, pour les grands traits de leur mécanisme, sont analogues aux cardes du coton. Elles n'en diffèrent que par la disposition de leurs cylindres et par la nature de leurs armures, qui sont pour quelques-uns des lames d'acier au lieu de pointes.

Le peignage qui en particulier est appliqué aux laines longues pour la fabrication des flanelles et autres étoffes moelleuses, s'est longtemps effectué exclusivement à la main. L'ouvrier a à sa disposition deux peignes portant deux à trois rangs de dents d'acier, un fourneau où il fait chauffer ces peignes et un poteau où il les accroche. Après le chauffage, qu'il répète à chaque instant, il tient un des peignes sur ses genoux de la main gauche, et la main droite agit avec l'autre peigne sur la laine interposée. Il va sans dire qu'en dehors de la fatigue manuelle, il est exposé aux gaz de la combustion, aux émanations graisseuses et ammoniacales de la laine, ainsi qu'aux poussières de celle-ci. Aussi a-t-on cherché de bonne heure à réaliser un peignage mécanique qui s'obtient à l'aide de deux roues armées de dents de peigne et pouvant être non seulement mises en rotation, mais encore se rapprocher et s'éloigner.

Pour les autres opérations communes, les machines diffèrent des machines correspondantes des filatures de coton, plutôt en vertu d'errements établis que par nécessité. Du reste ces différences ne sont pas assez marquées pour rendre utiles des descriptions, d'autant qu'il n'y a là aucun intérêt hygiénique.

FABRIQUES DE LINGE.

Sommaire technique. — Le fil du linge peut provenir soit du chanvre, soit du lin. Les opérations sont de trois ordres : les préparations agricoles, la filature et le tissage. Les premières sont tout à fait spéciales à ce genre d'industrie et ont pour but de préparer la matière végétale aux opérations réellement manufacturières. Elles s'exécutent sur le lieu de culture même, par les soins de chaque propriétaire en particulier, la division du travail restant en rapport avec la division de la propriété. De là la désignation d'agricole. Pour le chanvre, elles sont au nombre de trois, le *rouissage*, le *teillage* et le *broyage*. Le rouissage a pour but d'enlever la matière gommo-résineuse qui dans l'état de nature soude ensemble les fibres de la tige, et de désagréger celle-ci. Il s'effectue en faisant macérer le lin et le chanvre dans une eau courante ou sta gnante, pendant un temps qui dépend de la température ambiante, mais qui est toujours long. Le teillage a pour but de faire tomber les chenevottes ; le broyage de briser les tiges et de séparer les parties ligneuses.

Pour le lin, les opérations sont identiques dans leur but, mais, à part le rouissage, elles prennent des noms différents. Ainsi le broyage prend le nom de *macquage* et le *teillage*, celui d'*écangage*. Toutefois il y a une nouvelle opération complémentaire, le *peignage*, qui se pratique en effet avec une espèce de peigne.

Les opérations manufacturières s'écartent peu du programme général. Comme les fibres de chanvre et de lin sont longues, elles doivent être peignées et non cardées ; toutefois les étoupes ou déchets du peignage qu'on tient naturellement à utiliser ont besoin, elles, du cardage ; de telle sorte que dans les filatures les deux opérations se trouvent être exécutées.

Hygiénologie. — Le rouissage crée des dangers considérables pour la salubrité publique. Il surcharge les cours d'eau de matières organiques qui les transforment en marais ou foyers de putréfaction végétale, et cela dans un très grand rayon. De là des fièvres intermittentes et la création d'un milieu très favorable à toutes les fermentations pathologiques. Lorsque les eaux renferment beaucoup de sulfates, le danger s'aggrave, parce que les produits du rouissage décomposent ces sulfates et donnent lieu à un dégagement considérable d'acide sulfhydrique. D'après Boucher (1), le rouissage altère l'eau au point de la rendre nuisible et impropre à la boisson. L'eau de rouissage altère même l'eau pure à laquelle elle est mêlée en faible proportion avec les eaux vives et courantes.

Le danger du rouissage dépend beaucoup du procédé employé, sous l'influence de la routine ou des ressources de la localité. La macération dans de simples mares d'eau stagnantes, comme cela se pratique souvent en France, est

(1) *Annales d'hygiène*, 1864, 2e série, t. XXII.

certainement le procédé le plus nuisible. La macération dans des routoirs, c'est-à-dire dans des bassins entourés de murs et disposés de façon que la masse de l'eau se renouvelle lentement au moyen d'un faible courant ayant entrée par un bout et s'échappant par l'autre extrémité, est déjà meilleure. Boucher prétend même que les routoirs n'altèrent en rien l'air.

Le danger diminue beaucoup lorsque le rouissage se fait dans des cours d'eau, et il diminue d'autant plus que la rivière est plus importante. Il devient presque nul lorsqu'il est fait à la rosée sur le pré ; malheureusement ce procédé ne convient que pour les produits textiles de faible valeur.

La salubrité publique se trouve tellement compromise par le rouissage, que parmi les pratiques agricoles il n'en est aucune qui réclame autant une sage réglementation. Celle-ci n'existe point en réalité. Chaque région, chaque localité même, reste à peu près libre de suivre ses traditions. Aussi est-il du devoir des conseils d'hygiène de renouveler incessamment près de l'administration préfectorale les vœux qui leur semblent nécessaires, ou tout au moins réalisables. Tant que la préparation du chanvre et du lin resteront à la charge de la culture privée et qu'elles ne seront pas entrées complètement dans le domaine de la grande industrie, il faudra par des conseils, des instructions officielles et par des conférences, et même en saisissant toutes les occasions de dresser des procès-verbaux, s'efforcer de répandre l'usage du rouissage par le sereinage en pleins champs.

Quand on ne se sentira pas en mesure d'interdire le rouissage en eau stagnante, il faudra exiger le renouvellement fréquent de cette eau. Mais il faudra organiser à ce sujet une surveillance rigoureuse, car les cultivateurs seront toujours enclins à enfreindre la prescription, vu que l'opération est d'autant plus rapide que l'eau est plus corrompue. D'ailleurs ils peuvent presque toujours se retrancher derrière la difficulté de se procurer de l'eau, de sorte que la suppression du procédé doit être le véritable objectif des hygiénistes. Même pour le rouissage en eau courante, il faudra profiter de toutes les plaintes des riverains et des pêcheurs pour arriver à le rendre difficile et onéreux, et à faire adopter partout le sereinage. On a proposé, comme moyen d'atténuation, d'érusser la plante avant de l'immerger, c'est-à-dire de la dépouiller de ses feuilles. La putréfaction est alors, en effet, beaucoup moindre. Mais il y aurait là une main-d'œuvre qu'on ne saurait imposer à l'agriculture déjà en souffrance. Somme toute, le rouissage en plein champ reste donc la seule solution pratique dans la culture privée. Mais mieux vaut encore en arriver à borner le rôle de celle-ci à la récolte et rattacher à l'industrie elle-même les opérations préliminaires à la filature. Là on se trouvera mieux armé pour imposer les mesures nécessaires. Là, seulement aussi, des perfectionnements plus ou moins onéreux peuvent être réalisés.

Plusieurs usines ont déjà fait de louables efforts dans ce sens. Si le dernier mot n'est pas encore trouvé, il faut du moins encourager les industriels et les engager à imiter ce qui a été déjà fait. On avait d'abord espéré pouvoir débarrasser la plante de ses parties adhésives par un simple lavage à l'eau de chaux ou de soude. Mais il a été reconnu que ces lessives alcalines altéraient les propriétés naturelles des fibres. Cette voie chimique doit donc être abandonnée complètement.

Un procédé assez heureux consiste à faire la macération dans de l'eau chaude. Le résultat cherché ne demande plus qu'une dizaine de jours, au lieu de trois mois. En outre il se produit alors une fermentation acide sans odeur fétide ni émanations nuisibles. Enfin, comme on peut utiliser la vapeur des machines, il n'y a qu'une première mise de fonds pour la construction des bassins. Mais il ne faut pas que la température soit trop élevée, car si l'opération devient plus rapide encore, les fibres perdent de leur résistance.

Il est un procédé plus radical, qui supprime le rouissage et qui le remplace par une simple dessiccation, mais qui n'est applicable qu'au chanvre destiné à la fabrication des cordes et des toiles grossières. Les plantes sont maintenues droites pour que les courants d'air les parcourent plus facilement, dans une étuve où la température est tour à tour élevée et abaissée. Ainsi préparés par des variations du calorique, les tissus se prêtent parfaitement au teillage ou broyage mécanique, mais les substances adhésives restent.

Une méthode éclectique, encore à l'étude, paraît pouvoir tout concilier et s'appliquer à toutes les qualités de toile. Les opérations seraient renversées. Le but du teillage précéderait celui du rouissage. Les tiges seraient de suite broyées en passant entre des séries de cylindres à cannelures de plus en plus fines. Une autre machine opérerait ensuite un raclage. Ainsi divisé, le tissu pourrait être débarrassé de ses parties adhésives par une simple immersion dans une lessive faiblement alcaline qui serait incapable d'altérer les fibres.

Les opérations agricoles d'ordre mécanique demandent aussi à être modifiées ; car elles sont fatigantes et répandent des poussières irritantes, d'où la série habituelle d'affections : blépharites, conjonctivites, coryza, bronchites avec toux spasmodique, bronchorrhées et pneumonies interstitielles.

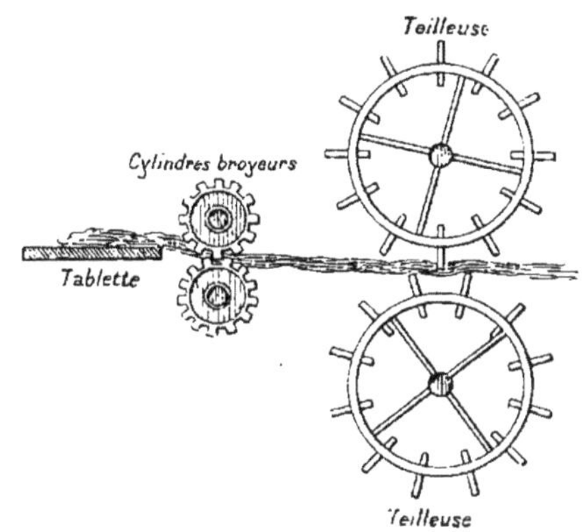

Fig. 192. — Broyeuse teilleuse de Silger.

Dans les campagnes, le teillage et le broyage se font à l'aide de deux instruments grossiers qui sont connus de tout le monde. Il serait à désirer que ces deux opérations fussent pratiquées dans les filatures elles-mêmes, où l'on peut faire la dépense d'une machine qui les réalise simultanément et presque sans main-d'œuvre. C'est la *broyeuse teilleuse de Sitger*, qui comprend une tablette sur laquelle on dépose le chanvre ou le lin, deux cylindres cannelés en fonte dits *broyeurs*, qui brisent les tiges, et deux cylindres à lames de fer, dits teilleurs qui râclent les fibres. La machine devrait en outre être enfermée sous enveloppe.

Les fileurs de chanvre présentent particulièrement certains accidents dus à la mauvaise habitude qu'ils ont de se servir de la salive pour mouiller et façonner le fil. C'est une inflammation spéciale de la langue et même de toute la bouche. L'irritation qui en résulte est d'autant plus grande que la filasse de chanvre est toujours imprégnée de matières âcres et irritantes. La substitution des machines au filage individuel a toutefois atténué énormément cet inconvénient.

Leloir (1) a signalé chez les fileurs de chanvre et de lin un eczéma qui occupe surtout la région palmaire, mais qui peut envahir toute la main ; tantôt cette dermite est vésiculeuse, tantôt vésiculo-pustuleuse ; tantôt lichénoïde et sèche. Quelquefois l'affection se produit aux pieds chez les ouvriers qui marchent pieds nus dans l'atelier. Elle est surtout produite par l'immersion des mains dans l'eau où on a humecté le chanvre, et elle se manifeste surtout dans les usines où cette eau n'est pas suffisamment renouvelée.

Dans les filatures de lin on observe assez fréquemment des plaies dues aux peignes. D'après Guermonprez (2), les pointes des peigneuses peuvent agir à la manière des instruments tranchants et contondants. D'autres fois elles déterminent des plaies par ratissage. La plupart du temps, il reste dans la blessure des fragments de pointes qu'on peut facilement extraire, soit sur le moment, soit après la période inflammatoire. L'amputation ne peut être mise en question que quand les os et les articulations sont fortement intéressés.

(1) *Annales de demtologie et syphiliographie*, mars 1885.
(2) *Annales d'hygiène*, 3e série, t. XII, nº 2, p. 133.

La figure 193 donne une idée de la machine peigneuse adoptée, et fait comprendre combien elle est dangereuse. Il faut évidemment arriver à l'enfermer.

Le filage du lin exige une humectation active. La projection des bobines est très nourrie ; les ateliers sont saturés de vapeurs chaudes et nauséabondes. C'est là que gît avant tout le danger intérieur, le danger extérieur provenant du rouissage et du teillage.

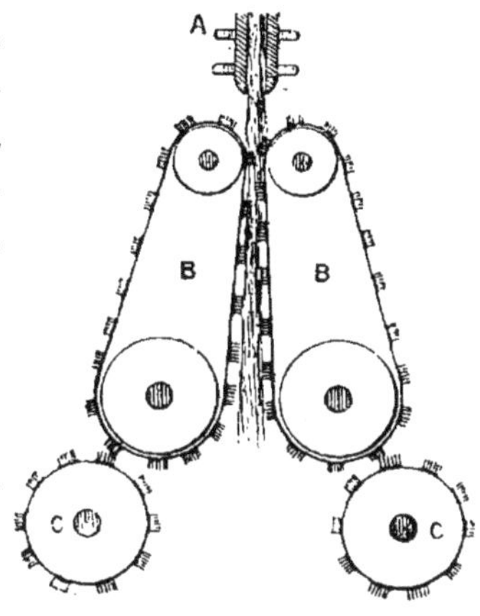

Fig. 193. — Peigneuse pour le lin.

A, presse maintenant le faisceau de fibres. — B, toiles sans fin armées de peignes agissant sur le faisceau de fibres. — C, cylindres débarrassant les peignes de la bourre.

Il est facile d'atténuer les inconvénients de la projection, en disposant devant chaque rangée de bobines une devanture mobile en bois ou en tôle, et en munissant les ouvrières d'un tablier imperméable, ou waterproof. Malheureusement, dans la plupart des usines françaises, on néglige de recourir à ces précautions, cependant si simples. Il importe donc d'imposer cette condition : quant aux inconvénients beaucoup plus sérieux de la saturation de l'atmosphère des ateliers par de la vapeur chaude, il n'y a pas à songer à les atténuer par une ventilation générale, car ce milieu humide et chaud est indispensable à la bonne qualité des fils produits. Il est toutefois deux procédés capables de donner satisfaction à la fois à l'hygiène et à l'industrie.

Le premier consiste à faire arriver par la partie supérieure de l'atelier de l'air chaud qui rabat la vapeur et la maintient au niveau des bobines et au-dessous de la partie supérieure du corps des ouvrières.

Le second consiste à remplacer le milieu humide constant par une *détrempe*, préalable et rapide, à l'eau froide, sous l'influence d'une pression élevée. A cet effet, les bobines sont introduites dans un cylindre vertical, appelé *compresseur*, qui est en communication avec une pompe hydraulique. A l'aide de cette pompe, on donne d'abord une pression de 5 atmosphères. On la ramène ensuite à zéro pour la porter enfin à 8 atmosphères. Cette opération ne dure pas plus d'un quart d'heure et rend le fil parfaitement filable à l'air sec.

Toutefois, comme beaucoup d'industriels prétendent que le résultat est inférieur à celui obtenu dans les ateliers humides, on ne peut imposer que le correctif représenté par le premier procédé.

FILATURES DE SOIE.

Sommaire technique. — Quelques usines s'occupent elles-mêmes de l'élevage du ver à soie et de la production des cocons. Les salles d'élevage ont reçu le nom de *magnaneries*. Mais la plupart du temps les filatures s'approvisionnent de cocons près des propriétaires éleveurs ou près d'intermédiaires entre la production et l'utilisation. Les magnaneries sont des chambres où l'on entretient une température de 15 à 18 degrés. C'est à cette température que les œufs éclosent. Les larves qui en sortent sont placées sur des claies garnies de feuilles de mûrier que l'on renouvelle plusieurs fois par jour ; au bout d'un mois, ces larves se retirent elles-mêmes dans de petites niches de bruyères mises à leur portée, elles s'entourent d'une coque de fils qu'elles sécrètent et se transforment en chrysalides.

Le cocon est entouré, comme on sait, d'une atmosphère de filaments courts, hérissés et enchevêtrés qui constituent ce qu'on appelle le *frison*. Cette bourre doit être détachée, non pour être rejetée comme déchet, mais parce que les procédés de filage ne sont pas les mêmes pour elle et pour les cocons proprement dits.

Pour séparer ces deux parties, les ouvrières jettent les cocons bruts dans une bassine d'eau bouillante. Elles les agitent avec des balais après lesquels la bourre s'attache.

Pour le filage de la bourre, on l'extrait des branches du balai et on la fait macérer longtemps dans l'eau froide qui lui enlève l'enduit gommeux dont elle est revêtue naturellement. On la fait ensuite sécher, et dès lors elle est traitée tout comme le coton, la laine et le chanvre ; c'est-à-dire soit individuellement à l'aide d'un rouet, soit en grand à l'aide de machines batteuses, cardeuses et peigneuses.

Le cocon qui, lui, peut fournir un fil naturel et continu, est filé autrement. L'ouvrière détache les bouts de trois fils naturels qu'elle associe dans le dévidage pour former le fil commercial. Dans ce but, elle les fait concentrer dans la filière d'un tour ; souvent c'est la même ouvrière qui tourne la manivelle, qui surveille la formation du fil et le rattache, lorsqu'il vient à se rompre. Cependant bon nombre se font aider par un enfant qui est chargé de faire marcher le tour. Lorsque ce travail, au lieu d'être individuel et de se faire en chambre, est exécuté dans un atelier, le moteur peut être général et obtenu soit avec un cours d'eau, soit avec la vapeur. Pendant ce filage, les cocons doivent rester plongés dans la bassine.

Après ce filage initial, la soie, dite alors *grège*, n'est tissable qu'après une série d'opérations qui, elles, ne peuvent s'exécuter que dans des ateliers. Cette partie de l'œuvre appartient donc forcément à la grande industrie. A plusieurs reprises, le fil doit passer d'une bobine sur une autre ; cette combinaison répétée de dévidage et de filage, qui donne de plus en plus de corps et de résistance et de fini au fil commercial, a reçu le nom de *moulinage*. Pour compléter la fusion des éléments du fil et le rendre plus dense, on le soumet ensuite à la *torsion*. Pendant cette opération, les fils tendent à s'emmêler dans la lutte de leur grande élasticité, contre la force de torsion. Pour parer à cet inconvénient, on est obligé de soumettre préalablement la soie à la vapeur.

Quant au tissage proprement dit et aux opérations de teinture, elles sont les mêmes que pour les autres tissus.

Hygiénologie. — Les magnaneries, malgré tous les soins de propreté qu'on peut leur donner et qui sont du reste très souvent négligés, développent une odeur repoussante et malsaine. C'est donc avec raison que Gintrac, de Bordeaux a entrepris de supprimer ces établissements et de les remplacer par la *culture en plein air*. Les vers à soie sont simplement distribués sur des haies taillées *ad hoc*. On répand sur ces haies des feuilles de mûrier fraîches et renouvelées quatre fois par jour. Un filet couvrant tout suffit pour protéger les vers contre les oiseaux. Dans les contrées où se fait l'élevage, la température atmosphérique est toujours suffisante ; du reste Gintrac a constaté que les intempéries des saisons ne nuisent pas aux résultats. Le dévidage des cocons est certainement l'opération la plus dangereuse de l'industrie de la soie. Les ateliers où il s'exécute sont infectés par de très mauvaises odeurs qui proviennent des amoncellements de chrysalides autour de toutes les ouvrières, et surtout de l'eau chaude où les cocons sont préalablement trempés, et qui se putréfie rapidement. Ce bain, du reste, altère aussi la main que les ouvrières sont obligées d'y plonger à chaque instant. L'épiderme des doigts se gonfle, se ramollit, se soulève pour former des phlyctènes ou même des tournioles, particulièrement autour des ongles.

Potton (1) a décrit sous le nom de *mal de vers* ou de *bassine*, une altération plus sérieuse de la main des dévideuses. Au début, il se produit des plaques érythémateuses intenses entre les doigts qui s'accompagnent de tuméfaction et de douleurs cuisantes. En même temps, des marbrures brunâtres se dessinent sur toute la région ; les mouvements deviennent de plus en plus pénibles par suite du gonflement progressif. Bientôt il se forme des vésicules, parfois même des bulles. La sérosité qui remplit les unes et les autres s'épaissit et se trouble ; les vésicules se crèvent et il en résulte un soulagement pendant plusieurs

(1) *Annales d'hygiène*, 1853, t. LIX.

jours. Les choses peuvent en rester là, mais généralement les vésicules sont remplacées par des pustules qui, abondantes surtout sur le pouce, l'indicateur et le médius, peuvent s'étendre à toute la main. De là nouvelles souffrances et nouvelle impossibilité de mouvoir la main ; les pustules se crèvent à leur tour, ce qui ramène le calme. Chez quelques sujets, l'inflammation prend un plus haut degré d'intensité. Il se produit un œdème inflammatoire

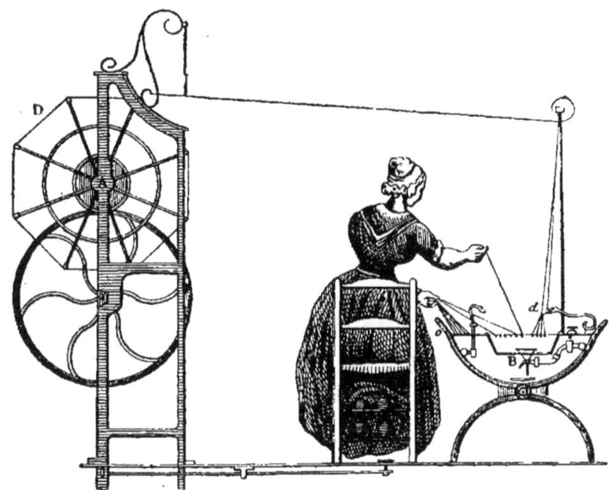

Fig. 194. — Tour pour le dévidage des cocons.

B est le bassine à eau chaude ; s, une filière destinée au passage des brins que l'eau a détachés du cocon ; D, le dévidoir qui, animé d'une rotation continue autour de son axe A, attire le fil.

qui peut envahir la plus grande partie du bras, des lymphites et une série de petits phlegmons circonscrits. Dans ce cas il y a des symptômes généraux : frissons, céphalalgie, insomnie, dégoût, vomissements. Le rétablissement est à peu près la règle générale. Du reste, les ouvrières qui ont déjà été atteintes ne le sont plus ou ne le sont que faiblement. Duffours et Melchion (1) attribuent ces effets

(1) *Ann. univ. di medic. Milano*, t. CLX, 1857.

non à l'altération de certains cocons, mais à une cause inhérente aux cocons les plus normaux et consistant probablement dans la sécrétion qui enduit les fils de soie.

Dans un autre ordre d'idées, Layet (1) indique que l'attitude inclinée sur la bassine amène des obliquités du bassin de la femme, de la congestion utérine, des métrorrhagies et des avortements.

Pour améliorer les conditions du travail des dévideuses, il est indispensable d'adapter quelques perfectionnements au *tour* qui est adopté aujourd'hui pour l'opération et que représente la figure 194.

Pour rendre moins fréquente et moins douloureuse l'éruption, que l'immersion dans l'eau chaude et chargée des principes solubles du cocon développe sur les doigts des dévideuses, il faut placer près de chacune d'elle une aiguière d'eau froide où elle peut à chaque instant laver et rafraîchir ses doigts.

Pour diminuer les miasmes odorants et malsains qui infectent les ateliers de dévidage, il faut que l'ouvrière puisse facilement et fréquemment renouveler elle-même l'eau de la bassine où elle opère, et qu'elle puisse se débarrasser des chrysalides. Dans ce but elle doit avoir à sa disposition trois robinets, l'un de sortie pour l'élimination du bain déjà sali, un d'alimentation pour remplacer par de l'eau froide le liquide évacué, un troisième amenant la vapeur qui doit échauffer cette eau froide. Enfin les chrysalides, au lieu d'être entassées sur la table ou sur le sol, doivent être jetées dans un godet, à jour, traversé constamment par un courant d'eau.

Quant aux opérations subséquentes depuis l'intervention des machines, elles nuisent à peu près exclusivement par l'humidité qu'exige le travail et celle surtout qui résulte des sous-sols consacrés à certains ateliers.

(1) *Hygiène des professions*, p. 490.

FABRIQUES D'APPRÊTS

Sommaire technique. — On désigne sous ce nom les opérations qui ont pour but de parachever les tissus. Longtemps elles se sont faites dans les fabriques de tissage correspondantes. Il en est encore ainsi dans beaucoup de fabriques isolées. Mais dans certaines contrées la production des tissus a pris un tel développement qu'il s'est établi des fabriques particulières et indépendantes se chargeant de l'apprêt de tous les tissages des environs et que cette opération est devenue ainsi une industrie distincte.

Généralement aussi aujourd'hui les mêmes usines se chargent du *blanchiment* des fils et des tissus.

Nous avons donc à donner la technique du *blanchiment* et celle des *apprêts proprement dits*.

Opérations de blanchiment. — Elles diffèrent suivant la nature des fils et des tissus.

Pour les fils de coton, on les fait d'abord bouillir dans de l'eau pour en extraire les parties solubles. On les lave ensuite à grande eau. C'est là ce qu'on appelle le *dégorgeage*. On fait bouillir dans une lessive de soude. On rince et on tord. De là, les fils passent dans un bain de chlorure de chaux, suivi d'un séchage en plein air. Après un lavage à l'eau courante, on les met dans un bain d'acide sulfurique. On lave et on tord de nouveau et on passe dans une cuve d'eau contenant un peu de bleu de Prusse. On termine par un séchage appelé *étendage*, parce que les écheveaux sont suspendus sur des perches.

Pour les fils de lin et de chanvre on les soumet d'abord à une longue *macération* dans des lessives de soude, on les fait dégorger dans de l'eau courante et on les tord. Puis on les place dans des bains de chlorure de chaux; après quoi nouveau dégorgement, passage au bain acide, lavage et séchage.

Pour la laine, le blanchiment doit être précédé du lavage à dos ou après tonsure, du désuintage et du dégraissage dont il a été question à propos des filatures de laine. Il consiste essentiellement dans un *soufrage*, c'est-à-dire un traitement par l'acide sulfureux. Vient peu après le *désoufrage* qui s'obtient par un lavage à l'eau chaude ; puis l'immersion dans de l'eau de savon et enfin l'azurage par de l'acétate d'indigo.

Pour la soie, il y a trois espèces de blanchiment, celui des soies *dites cuites*, celui des soies dites *souples* et celui des soies fermes.

Dans le blanchiment des *soies cuites* on procède d'abord au *dégommage* en les plongeant dans un bain de savon. Après un premier dégorgeage, on tord et on opère le *décreusage* en plongeant la soie enfermée dans des sacs de toile dans une dissolution bouillante de savon. Après un second dégorgement on passe à l'acide sulfurique, on lave et on sèche.

Dans le blanchiment des *soies souples* qui sont destinées aux articles légers et à bon marché, on les passe pendant dix minutes à l'eau régale. On lave à grande eau, on passe à l'acide sulfureux, puis dans un bain de bicarbonate de soude et enfin dans un bain d'eau bouillante.

Dans le blanchiment des soies fermes, on se contente d'un bain dans l'eau tiède, d'un soufrage et d'un azurage.

Pour blanchir les toiles de coton on les lave et on les dégorge. On les soumet à l'ébullition dans un bain de chaux, opération qui s'appelle *débouillage à la chaux ;* on les passe ensuite dans un bain d'acide chlorhydrique ; on lessive au carbonate de soude ; on donne un bain de chlorure de chaux, c'est le *chlorage ;* on passe à l'acide sulfurique, c'est le *vitriolage ;* on essore et on sèche.

Le tableau suivant donne une idée des nombreuses opérations nécessaires au blanchiment du linge.

1° Macération.
2° Dégorgeage.
3° Lessivage à la soude caustique.
4° Dégorgeage.
5° Exposition sur le pré.
6° Vitriolage.
7° Nouvelle lessive.
8° Bain de chlorure.
9° Bain acide.
10° Lessivage à la soude.
11° Dégorgeage.
12° Exposition sur le pré.
13° Vitriolage.
14° Débouillissage au savon noir.
15° Dégorgeage.
16° Apprêt, séchage et cylindrage.

Pour les draps, on les dégraisse avec des cristaux ds soude, on les savonne et les soumet à plusieurs baine alcalins.

Pour les étoffes de soie, on les plonge successivement dans des bains de savon, de soude, et d'acide sulfurique. Entre chaque bain on dégorge dans l'eau.

Opérations d'apprêts proprement dits. — Elles diffèrent suivant qu'il s'agit des tissus de matières végétales ou animales.

Pour les tissus végétaux, c'est-à-dire les toiles, on les plonge dans un empois composé d'amidon, d'alun et d'azur de cobalt. Cet apprêt a pour but de donner aux toiles plus de fermeté et une plus grande apparence de blancheur.

Les toiles de coton, calicots et croisés qui sont destinés à la teinture et à l'impression doivent subir, même avant le blanchiment, une opération appelée *grillage* ou *flambage* qui a pour but de brûler le duvet qui hérisse le coton et lui ôte son éclat.

Toutes les espèces de cotonnades sont souvent soumises au *vaporisage* qui consiste à diriger des jets de vapeur sur l'étoffe, afin de gonfler les fibres et de donner plus de grain à l'étoffe. Le *séchage* vient compléter l'opération précédente. Il doit se faire avec tension du tissu pour qu'il ne se retire point

Pour le drap, les opérations d'apprêts sont multiples et pratiquées soit en totalité, soit partiellement, suivant les cas; ce sont : le *tondage* qui a pour but de raser le duvet, au lieu de le brûler; le *lainage*, qui a pour but au contraire de faire ressortir le poil et qui consiste à le frotter avec des chardons naturels; le *foulonnage*, qui a pour but de donner plus de corps au tissu en feutrant les fibres et qui consiste à frapper avec une masse pesante; le *pressage*, qui consiste à soumettre à une forte pression le tissu préalablement plié et avec interposition de lames de zinc entre chaque pièce; le *lustrage*, qui doit lisser l'étoffe et lui donner du brillant et qui s'obtient par une série de frottements avec pression; l'*humectage*, qui précède toutes les opérations désignées ci-dessus et qui a pour but d'assurer leur réussite; le *décatissage*, qui n'est qu'un vaporisage appliqué au drap et qui a pour but d'assurer la conservation de son lustre; enfin le *séchage*.

Hygiénologie. — Les opérations de blanchiment exposent à un assez grand nombre d'inconvénients: fatigue musculaire, forte humidité, vapeurs aqueuses chaudes, contact constant avec des substances caustiques ou toxiques, telles que soude, acides sulfurique et chlorhydrique, chaux, buées chargées de ces mêmes substances qui pénètrent ainsi dans les voies pulmonaires, dégagements de chlore et d'acide sulfureux. Les effets de ces diverses substances nous sont déjà connus (voir aux *Généralités*).

Pour atténuer ces inconvénients, il convient surtout de recourir à une bonne installation et à de bons appareils.

Le lavage et le dégorgeage des fils doivent être exécutés à l'aide de la machine indiquée dans les *Généralités* (fig. 32). Leur torsion qui s'exécutait autrefois à main d'homme, doit être obtenue à l'aide de la machine suivante:

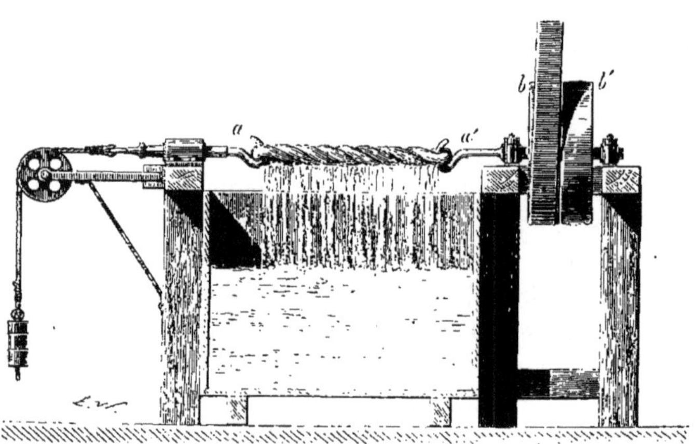

Fig. 195. — Machine à tordre.

aa' sont deux crochets placés au-dessus d'un bassin. Le crochet *a'* est animé d'un mouvement de rotation communiqué par la poulie *b*. Le crochet *a* est, lui, animé d'un mouvement de va-et-vient dans le sens horizontal. C'est une poulie fixe sur laquelle un mécanisme fait tomber la courroie lorsque la torsion est suffisante.

Le séchage se fera avec une essoreuse.

Pour le soufrage de la laine on emploie ordinairement une chambre disposée comme celle de la figure :

La chambre AA est munie en haut d'une trappe *b*, qu'on peut ouvrir ou fermer à volonté ; *c*, une porte pour l'introduction des ouvriers ; *dd*, deux petites ouvertures ménagées aux angles pour l'introduction des terrines à soufre; *eece*, perches sur lesquelles l'on dispose les laines.

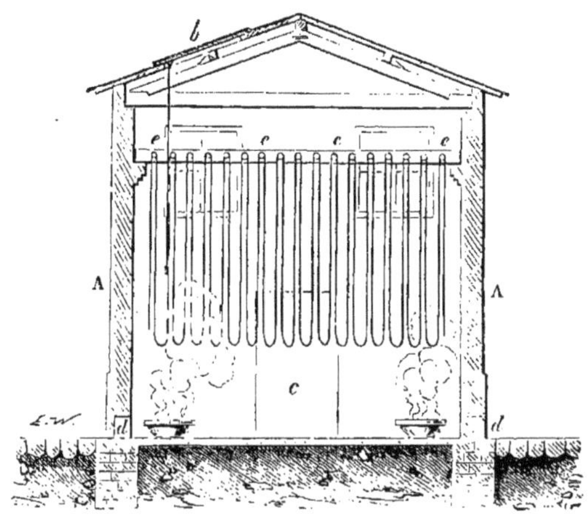

Fig. 196. — Chambre pour le soufrage des laines.

Au bout de 24 heures on ouvre toutes les portes et la trappe pour établir un courant d'air qui chasse l'acide sulfureux avant l'entrée des ouvriers. Mais cette simple trappe laisse l'acide sulfureux se rabattre dans l'atmosphère ambiante du soufroir. Il y aurait lieu de la remplacer par une cheminée munie à sa naissance d'un opercule qu'on pourrait manœuvrer de l'extérieur et ne conduisant l'air en dehors qu'après l'avoir fait circuler soit sur des oxydes métalliques, soit sur des schistes alunifères qui fixeront l'acide sulfureux.

Il est une habitude regrettable. En hiver pour sécher la laine avant de la retirer, on remplace les terrines de soufre par des réchauds chargés de braise allumée. Il se fait là un dégagement d'oxyde de carbone qui peut être dangereux, surtout en l'absence de cheminée.

Comme le souffrage par combustion du soufre donne une

laine qui jaunit assez vite sous l'influence de l'air, on se sert beaucoup aujourd'hui d'une solution de sulfite de soude additionnée d'acide chlorhydrique. Il faudrait exiger l'établissement de hottes au-dessus des cuves.

Comme le débouillage à la chaux se fait forcément en vase clos, sans quoi les toiles s'altéreraient, il en résulte un avantage hygiénique incontestable, mais il y a aussi intérêt à ce que ces vases soient chauffés à la vapeur, ce qui se réalise dans l'appareil de la figure 197.

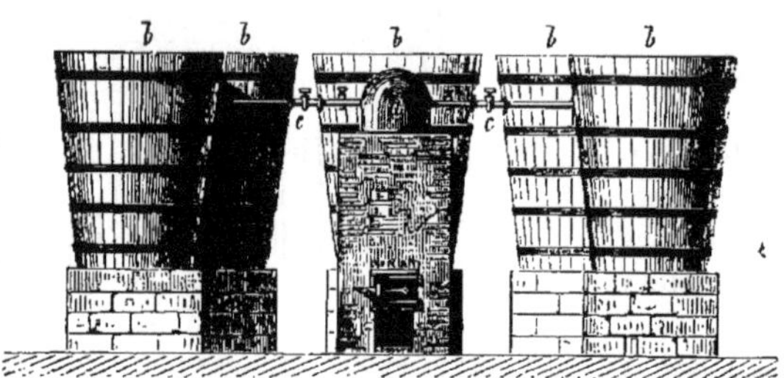

Fig. 197. — Appareil pour le débouillage à la vapeur.

Les cuviers sont disposés autour d'un générateur. Les appareils de lessivage ont été indiqués à l'article *Buanderies.*

L'appareil adopté pour le chlorage demande pour complément hygiénique une hotte bien ventilée. Il consiste en un simple cuvier surmonté d'un tourniquet sur lequel on enroule les toiles et qui par sa rotation fait passer successivement dans le bain toute la pièce.

Quant au séchage, il y a intérêt à remplacer les anciens séchoirs par un jeu de tambours où circule de la vapeur, qui sont placés sous une hotte puissante (voir la figure 31 des *Généralités*).

Pour le dégraissage des étoffes de laine, il convient d'employer une machine, dite à immersion (voir fig. 25, page 51).

Parmi les opérations d'apprêts, la plus intéressante au point vue de l'hygiène est celle du grillage ou flambage,

Longtemps on a pratiqué exclusivement le *grillage à la plaque* qui, du reste, est encore employé dans les fabriques d'indiennes. On fait passer rapidement les toiles au-dessus d'une plaque de cuivre chauffée au rouge, mais aujourd'hui on pratique surtout le *grillage au gaz* qui a tout d'abord été réalisé à l'aide de l'appareil Samuel Hall (fig. 198).

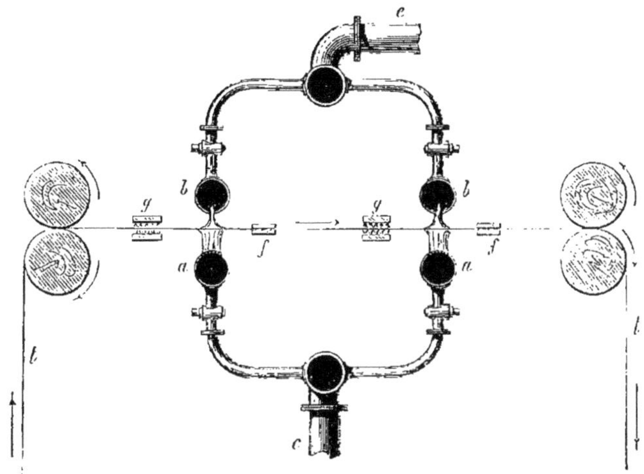

Fig. 198. — Appareil de Samuel Hall pour le gazage.

Deux paires de tubes *aa* en cuivre sont percés d'une multitude de petits trous à leur partie supérieure. Ils sont placés horizontalement sous d'autres tubes à larges ouvertures *bb*, et munis d'un ventilateur. Les tubes *aa* reçoivent le gaz du réservoir *c* qui va former de petits jets de feu par les petits trous. Les produits de la combustion s'engagent dans les ouvertures *bb*, d'autant plus qu'ils sont attirés par le ventilateur. La toile *tt* passe à travers les flammes. Avant, elle glisse entre les brosses *gg*, qui relèvent les filaments à griller ; et après elle passe entre les frottoirs *ff* qui éteignent les étincelles que la toile peut entraîner.

M. Tulpin a apporté à cet appareil des perfectionnements qui ont pour but de griller à volonté deux fois ou quatre fois le même côté, mais qui n'ont aucun intérêt hygiénique.

Toutefois, même avec les appareils les plus modernes, les

ateliers de gazage sont très malsains. Les inconvénients ont été signalés surtout par Arnould (1). Il y règne d'abord une chaleur excessive due à la fois à la combustion du gaz et à celle des filaments. Il se dégage aussi des vapeurs ammoniacales tellement abondantes que dans l'atelier il devient impossible de distinguer les objets éloignés de quelques mètres et qu'en traversant les fissures des planches et des plafonds, elles vont incommoder les ouvriers des autres ateliers. Elles étendent même leur action désagréable sur les voisins. Beaucoup d'ouvriers éprouvent des picotements aux yeux, de la blépharo-conjonctivite, des troubles respiratoires, de la toux, de la tendance aux lipothymies, de la céphalalgie, des sueurs profuses et de la soif qui entraînent l'inertie des voies digestives. Arnould recommande de bien aérer en laissant un espace libre entre le toit et le mur. Il y aurait lieu en outre de faire adopter la nouvelle machine de Blank. Chaque jet de gaz est entouré d'un manchon dans lequel un tube injecte avec force de l'air qui agit comme un chalumeau. La combustion est complète; il n'y a aucune odeur et pas de dépôt de noir sur la toile.

Pour l'encollage des toiles, la main-d'œuvre peut être réduite à la préparation de la colle. Sous le nom de foulards on a construit des machines qui trempent l'étoffe dans le bain, en répartissent le liquide et enroulent l'étoffe encollée sur un cylindre sécheur (figure 199).

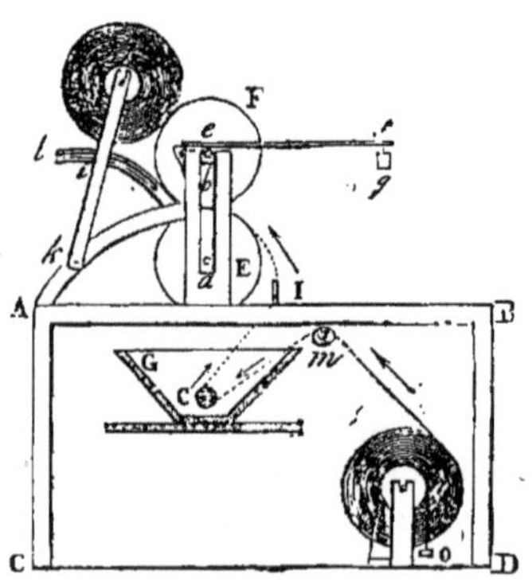

Fig. 199. — Foulard.

EF, *ef*, deux cylindres en cuivre recouverts de toile et placés l'un au-dessus de l'autre sur un bâti en fonte AB, *a b*. Le levier *k* fait exercer une pression sur le cylindre inférieur par l'intermédiaire du supérieur. Au-dessous du cylindre E est

(1) *Annales d'hygiène*, 1879, p. 99.

une auge G contenant le mélange et la bobine *m* sur laquelle sont enroulées les pièces.

Le *tondage* doit être fait, ainsi que cela a lieu à peu près toujours, à l'aide de machines *tondeuses* dont les parties principales consistent en une série de cylindres étagés, l'un abandonnant par son mouvement de rotation, le tissu enroulé autour de lui, le second étant armé d'une brosse en spirale et redressant les filaments, deux autres armés de lames-couteaux en spirale et tranchant ces filaments au passage, enfin un dernier enroulant autour de lui le tissu ainsi tondu. Il reste un perfectionnement à apporter à ce système, c'est de l'enfermer dans une enveloppe hermétique avec ventilation pour aspirer les filaments détachés.

L'hygiène n'a aucun vœu à émettre pour le lustrage qui aujourd'hui se fait toujours avec des machines ne dégageant point de poussières soit par *calandrage*, c'est-à-dire par frottement entre un cylindre en bois dur et deux surfaces planes, soit par *cylindrage*, c'est-à-dire en faisant circuler le tissu entre des *cylindres compresseurs* qui, suivant les besoins du travail peuvent être chauffés ou maintenus à froid. Il y a intérêt pour éviter une trop grande humidité aux ouvriers à obtenir l'humectage avec la machine indiquée à la page 54 des *Généralités*, fig. 29.

Le vaporisage et le décatissage peuvent s'obtenir mécaniquement d'une manière analogue, en substituant des jets de vapeurs à la pluie de l'auge, mais ici les hottes ou les enveloppes sont encore plus nécessaires. Il faut encore une hotte au-dessus de l'essoreuse à cylindre pour le séchage.

Ce n'est que dans l'enfance de l'industrie qu'il a pu être question de réaliser le foulage par un martelage à mains d'homme. Depuis longtemps il est devenu une œuvre purement mécanique. On s'est d'abord servi de pilons qu'un arbre de transmission soulevait et laissait retomber alternativement. Aujourd'hui on emploie des cylindres compresseurs et le foulage est devenu une espèce de laminage. Parmi les machines de ce genre il en est une que l'hygiène doit désapprouver, c'est celle de Hall qui expose plus aux accidents. Celle de MM. Vallery et Lacroix est préférable. Un schéma simplifié en donne une idée.

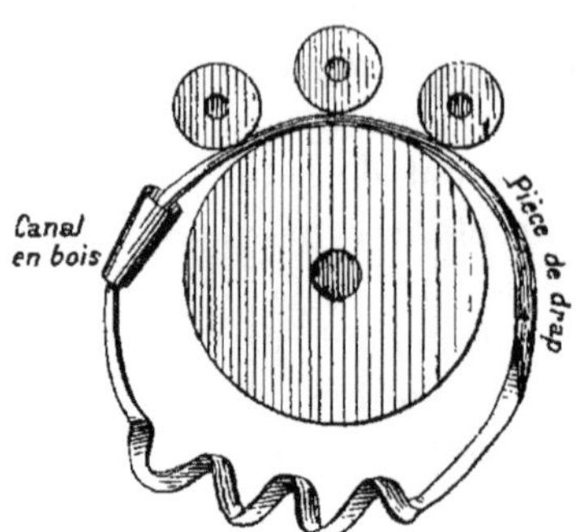

Fig. 200. — Machine à fouler de MM. Vallery et Lacroix.

Elle comprend un gros cylindre et trois cylindres beaucoup plus petits, qui prennent le drap et le foulent dans le sens de la largeur. Après avoir passé entre ces cylindres la pièce s'engage dans un canal formé par des planches où elle s'accumule, et est pressée, foulée dans le sens de la longueur. Puis par le fait de son accumulation, elle écarte les planches, sort de ce défilé et descend mollement s'amarrer en se plissant, dans la partie inférieure de la caisse qui enferme le tout. De là le roulement la ramène de nouveau entre les cylindres.

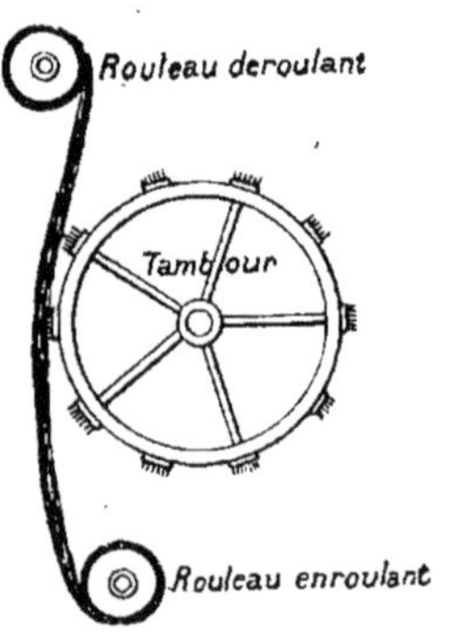

Fig. 201. — Laineuse pour draps.

Le lainage se faisait autrefois à la main, les ouvriers brossant le drap à l'aide d'une plaque armée de chardons naturels, et se trouvant ainsi plongés dans une atmosphère de poussière laineuse et colorante. Aujourd'hui il se fait avec la machine de Douglas constituée essentiellement par deux rouleaux, dont l'un enroule le drap pendant que l'autre le fournit en le déroulant, et d'un gros tambour présentant une série de barres armées d'une double rangée de chardons. Mais l'hygiène ne doit encore admettre cette machine qu'avec une enveloppe hermétique.

CHAPITRE VI

INDUSTRIES NON CLASSÉES

FABRICATION DU SULFATE DE QUININE.

Sommaire technique. — 1° *Pulvérisation du quinquina*, qui se fait géneralement à l'aide de rouleaux mus par la vapeur.

2° *Mélange*. — La poudre de quinquina est mêlée avec de la chaux éteinte, dans la proportion d'une partie de chaux sur trois de quinquina.

3° *Traitement par le pétrole*. — Le mélange de chaux et de quinquina est délayé dans de l'huile lourde de pétrole et laissé en macération pendant une demi-heure, puis filtré.

4° *Traitement par l'acide sulfurique*. — L'huile qui a traversé le filtre est placée dans une cuve avec de l'acide sulfurique et de l'eau.

5° *Décantation*. — Il s'établit au bout d'un certain temps dans la cuve deux couches, l'une supérieure formée de pétrole et de diverses substances non utilisables; l'autre inférieure formée par de l'eau tenant en suspension le sulfate de quinine formé. On sépare par décantation cette dernière couche et on lui fait traverser une toile sur laquelle le sulfate de quinine reste.

6° *Épuration*. — C'est une opération complexe dans laquelle le produit est à plusieurs reprises traité par du sous-carbonate de soude et de l'acide sulfurique, épuisé par des presses, et lavé à grande eau sur une toile.

7° *Dessiccation.* — Opération terminale qui se fait dans une étuve à 35°.

Hygiénologie. — Cette industrie a une véritable caractéristique pathologique. Elle consiste dans la production d'une éruption de vésicules confluentes dont les unes se dessèchent en formant des croûtes, tandis qu'un certain nombre d'autres s'exulcèrent. Parfois elles laissent à leur suite de vastes surfaces rouges privées d'épiderme. Souvent on voit apparaître çà et là, au milieu de ces vésicules, de véritables bulles de pemphigus. Cette éruption *quinique* a toujours une marche aiguë et rapide. En quelques jours, elle a atteint son summum. Elle siège plus particulièrement aux bras, à la face interne des cuisses, sur le scrotum et à la face. Dans ce dernier cas les paupières s'œdématient, les yeux sont larmoyants et injectés, la peau de la face est partout rouge et tuméfiée.

Les ouvriers lymphatiques sont plus facilement atteints. Il semble y avoir du reste une certaine susceptibilité personnelle et l'on peut poser comme une loi, qu'après une première atteinte, on devient de plus en plus exposé à des récidives (1). Dans sa thèse, le docteur Ackermann (2) se prononce du reste d'une façon tout à fait formelle, dans ce dernier sens. Pour lui les éruptions qui revètent la forme eczémateuse ne sont nullement professionnelles, mais dues à une prédisposition individuelle. La fabrication du sulfate de quinine joue tout au plus le rôle de cause provocatrice. Quant à la fièvre quinique, il prétend qu'on ne l'a admise que par erreur de diagnostic.

Si l'on en juge par le genre d'occupation de la plupart des ouvriers atteints, ce qu'il y a surtout à craindre, ce sont les poussières développées par la pulvérisation du quinquina et les vapeurs dégagées pendant la purification

(1) *Eruptions quiniques*, par Bergeron et Proust. *Annales d'hygiène*, mai 1876.

(2) *Thèses de Paris*, 1880.

du sulfate de quinine. C'est donc contre ces poussières et ces vapeurs qu'il faut prendre des dispositions.

Le quinquina doit être broyé par des meules entre lesquelles on fait arriver de l'eau pulvérisée ; une fois broyées les écorces doivent tomber d'elles-mêmes dans une caisse où une chaîne à godets vient les prendre pour les déverser dans un blutoir à enveloppe hermétique et déversant directement la poudre dans l'atelier où fonctionnent les appareils d'extraction. En Angleterre certains industriels exigent même en outre que les ouvriers portent des *respirateurs* formés d'une couche de chanvre enfermée entre deux toiles.

Pour la purification, les cuves à évaporer doivent être disposées dans un atelier spécial sous une hotte munie d'une cheminée d'appel puissante. Tous les appareils doivent être parfaitement lutés.

Il faut enfin recommander à tous les ouvriers une grande propreté personnelle, de prendre des bains fréquents. On doit les examiner souvent, éloigner momentanément de l'usine les ouvriers qui commencent à être atteints et renvoyer d'une manière définitive ceux qui ont déjà eu des récidives.

FABRICATION DES EXTRAITS TANNIQUES.

Sommaire technique. — Ces extraits sont destinés à remplacer le tan ordinaire dans le tannage de cuir, à agir plus rapidement et avec une matière moins encombrante. Les bois généralement employés pour leur préparation sont le chêne et le châtaignier. Les opérations sont les suivantes :

1° Le *découpage du bois*. — Il se fait au moyen d'une machine très puissante dite *varlope*, qui se compose essentiellement d'un *porte-couteaux* ayant la forme de deux troncs de cône réunis par leur petite base et armé de douze lames tranchantes, d'un bâtis formant caisson dans lequel les bûches de bois sont placées, et d'un chariot poussant progressivement les bûches vers les couteaux;

2° Le *lessivage*, qui a pour but d'enlever aux copeaux le tannin sous forme de dissolution aqueuse. Il s'opère dans un jeu de cinq cuves. Une combinaison de pompes et de tuyaux permet de faire passer à volonté le jeu de chaque cuve dans l'une ou l'autre des quatre autres cuves. Le lessivage se fait au moyen d'un jet de vapeur qui arrive au centre du fond de la cuve. Ce jet fait remonter les jus dans un tube placé au-dessus et percé de trous à sa partie inférieure. Le jus retombe à la surface de la masse de copeaux, redescend peu à peu en la traversant par les trous dans le tube pour être lancé de nouveau. Il se fait donc ainsi un courant continu qui charge de plus en plus la lessive de tannin. Les copeaux sont amenés de la salle des varlopes par une chaîne qui les déverse dans une cuve renfermant un panier en treillis de cuivre. Un pont roulant enlève le panier plein et le transporte dans la cuve à lessivage;

3° La *décoloration*, qui consiste à abaisser d'abord la température du jus, à le traiter par une très petite quantité d'acide sulfurique pour précipiter les sels de chaux; puis par du sang de bœuf qu'on fait coaguler en élevant la température;

4° La *concentration*, qui s'effectue dans la machine à triple effet employée dans les sucreries.

Hygiénologie. — Cette industrie a eu la bonne fortune de naître à une époque où la mécanique industrielle a déjà atteint un très haut degré de perfection. Elle a profité immédiatement des bienfaits de l'expérience du passé. Elle s'est trouvée, dès son origine, douée d'un outillage la plaçant dans de bonnes conditions hygiéniques. Tout est l'œuvre de machines et d'appareils fonctionnant automatiquement. L'ouvrier n'a plus à fournir que de la surveillance ou une certaine main-d'œuvre pour servir les machines. Ils n'ont plus à souffrir que des alternatives de froid et de chaud et parfois de quelques buées dans certaines parties des ateliers. Depuis cinq ans, je n'ai eu à observer dans l'usine de M. Luc, de Nancy, que des accidents de machines, quelques fièvres typhoïdes et deux pneumonies.

Pour la salubrité publique, il y a deux dangers. L'un n'a encore qu'une valeur théorique et est relatif au déversement dans les rivières d'eaux résiduaires chargées d'acide sulfurique. Sous ce rapport, aucune plainte n'a encore été formulée. Il est probable du reste que cet acide est en grande partie annihilé par son action même sur les copeaux. Le second est plus sérieux et a provoqué à Nancy des plaintes nombreuses. L'industriel se trouve encombré des masses considérables de copeaux épuisés, et il est tout naturel qu'il les emploie comme unique combustible. Mais ces copeaux, tout imprégnés d'eau acide, engendrent en grande abondance une fumée épaisse et irritante ayant peu de tendance à se diffuser dans l'atmosphère, et venant incommoder considérablement les habitants dans un grand rayon. Il est donc indispensable d'exiger l'emploi de puissants moyens fumivores. Dans l'usine Luc, on a obtenu d'assez bons résultats avec des fours où la grille à gradins se trouve combinée avec une distribution méthodique, réalisée à l'aide d'une vis sans fin.

ATELIERS DE FLEURS ARTIFICIELLES.

L'hygiène pourrait au besoin ne pas se préoccuper du travail individuel en chambre et des petits magasins où l'on reçoit les pièces toutes préparées, et où l'on ne s'occupe que de leur montage. Il n'en est plus de même des grands ateliers où l'on effectue sur une large échelle toutes les opérations nécessaires pour transformer de simples matières premières en fleurs et en feuillages.

Sommaire technique. — La série des opérations commence par la *préparation de la pâte*, qui consiste à mélanger la couleur en poudre avec une bouillie d'amidon. Viennent ensuite le *trempage*, qui consiste à plonger et à malaxer l'étoffe dans le mélange précédent ; le *brossage*, qui a pour but de répartir uniformément la couleur sur l'étoffe en la frottant avec une brosse; le *séchage*, pour lequel on tend l'étoffe sur un cadre, en l'y fixant sur des pointes; le *découpage,* qui consiste à tailler dans l'étoffe les divers organes des végétaux et qui s'effectue à l'aide d'emporte-pièces présentant les contours de ceux-ci, et qui nécessite qu'on plie le tissu en plusieurs doubles, afin d'obtenir plusieurs spécimens du même coup; le *montage*, qui a pour but d'assembler avec des tiges de laiton les unités obtenues en copiant la nature, pour reproduire des tiges, des branches de fleurs entières, et même des bouquets; enfin, comme opération spéciale et complémentaire, le *diamantage* qui consiste à enduire les feuilles et les fleurs d'une substance gluante, sur laquelle on fait tomber, à l'aide d'un tamis, de la poussière de cristal qui doit réaliser les effets de la rosée réfléchissant les rayons du soleil.

Hygiénologie. — Les ateliers de fleurs artificielles compromettent peu la salubrité publique. Les poussières nocives sont toujours en trop petite quantité pour étendre leur action en dehors de la fabrique, du moins d'une manière appréciable. Toutefois, les eaux de lavage peuvent créer de véritables dangers, si elles sont abandonnées sur la voie publique, ou si elles s'écoulent dans des conditions permettant des infiltrations.

Les ouvrières sont non seulement exposées directement aux poussières toxiques et au contact des pâtes vénéneuses, mais encore à de véritables inoculations, par suite des piqûres et des écorchures qu'elles se font, surtout après les pointes qui leur servent à tendre sur des cadres les toiles trempées dans la matière colorante.

La grande variété de colorations qu'on est obligé de reproduire fait que cette industrie peut engendrer des intoxications de différentes natures : l'intoxication saturnine, parce que les teintes blanches, jaunes et rouges, sont souvent obtenues avec le carbonate de plomb, le chromate de plomb et l'oxyde de plomb; l'intoxication mercurielle.

parce que certains rouges sont réalisés avec le sulfure, le bi-iodure et le chromate de mercure; l'intoxication arsenicale, par l'obtention de teintes jaunes et vertes à l'aide du sulfure d'arsenic et de l'arséniate de cuivre. De là des effets cliniques des plus complexes, des combinaisons en toutes proportions, des symptomatologies dites saturnisme, hydrargyrisme, arsénicisme. Mais l'intoxication arsenicale est toujours la note dominante et couvre presque toujours les autres, parce que dans ce genre de confection ce sont toujours les parties vertes qui dominent. (Voir pour les effets du plomb, page 89; pour les effets du mercure, page 83; pour les effets de l'arsenic, page 86.)

On peut dire qu'il n'est aucune des opérations qui ne tendent à imprégner les ouvriers de ces divers poisons. Au moment où ils versent la couleur en poudre dans la solution d'amidon, ils sont enveloppés d'un nuage de la poussière toxique. Pendant le trempage, leurs mains et leurs avant-bras barbotent dans la pâte. Pendant le brossage, ils sont éclaboussés. Pour le séchage, ils s'exposent à des piqûres empoisonnées. Le montage lui-même, en secouant les feuillages et les fleurs, répand de la poussière vénéneuse dans l'atmosphère de la chambre.

En dehors du plomb qui entre dans la composition du cristal, le diamantage crée de nouveaux dangers par le fait de cette poussière irritante et pénétrante qui s'engage dans les profondeurs des voies pulmonaires. De là des amygdalites, des angines et des bronchites, voire même des pneumonies caséeuses.

Depuis quelques années, les découvertes des belles couleurs d'aniline ont offert un champ nouveau et fertile à l'industrie des fleurs artificielles. On obtient ainsi des nuances bien plus suaves et plus variées qu'avec les couleurs minérales et végétales ordinaires. Il y a là aussi, bien certainement, un progrès hygiénique, puisqu'on peut espérer que les couleurs arsenicales, mercurielles, plombiques, etc., finiront par être abandonnées. Mais Napias a fait voir (1) que ces nouvelles couleurs causaient aussi certains accidents chez les fleuristes. Ainsi, celles qui manient la couleur dite *géranium*, laquelle est à base d'éosine, se plaignent d'avoir des coliques et en même temps des plaques rouges douloureuses sur la peau. Ce sont surtout celles qui manient la toile teinte sèche. Du reste, l'air de l'atelier est notoirement chargé de poussières rouges. La même poussière couvre le visage et les cheveux des ouvrières. Il est d'autres variétés d'éosine qui font éternuer violemment, en raison de la grande quantité de brome qu'elles renferment ; tels sont particulièrement le *rouge extra monnet*, le *rose bengale*, le *rouge multiple* ou *vésuve*. Enfin certains érythèmes prurigineux sont dus à l'emploi de couleurs fournies par des dérivés azoïques.

L'intérêt de la salubrité publique demanderait qu'on exerçât une certaine surveillance sur les eaux de lavage, et surtout sur les balayures d'ateliers, qui sont parfois versées simplement sur les tas des rues.

Pour l'hygiène des ouvriers, il faut prendre en considération les mesures de propreté personnelle et les dispositifs adoptés par le patron pour l'exécution du travail.

Les ouvriers auront des vêtements d'atelier ; ils ne prendront aucun repas dans ce dernier, et au moment de le quitter, ils devront se lotionner avec une solution à 10 p. 100 d'acide chlorhydrique. Avant de travailler, ils se frotteront les mains avec de la poudre de talc.

Les patrons devront adopter pour la préparation de la pâte des vases clos dont le couvercle n'aura que l'ouverture nécessaire pour livrer passage à la spatule-agitateur. Pour le vert arsenical en particulier, ils feront même bien de ne l'acheter que broyé et mélangé à de l'huile de lin. Il est vrai que le danger sera ainsi reporté sur une autre industrie et un autre groupe d'ouvriers ; mais il s'agira d'usines où le travail, se faisant en grand, pourra être exécuté dans de meilleures conditions d'outillage, et par des hommes

(1) *Revue d'hygiène*, 1884, p. 1014.

qui sont moins impressionnables aux intoxications. On a conseillé aussi, non sans raison, d'incorporer le vert arsenical à un collodion spécial. Le mieux est encore la suppression de ce moyen de coloration. Malheureusement, on ne peut pas encore recourir à un vert d'aniline, vu que la nuance convenable se décolore très vite au soleil; mais on peut, en attendant, employer une combinaison de chromate de potasse et de cyanure de fer.

Les inconvénients de l'éosine et des composés azoïques sont très atténués par l'usage d'un masque en gaze légère, d'un bonnet de toile serré sur la tête; il importe aussi de n'accepter que de l'éosine à base d'alumine et de refuser celle à base de plomb.

La pâte, quelle que soit sa composition, doit être étendue à l'aide d'une brosse munie d'un manche, il faut même armer la main d'un gant de cuir. Pour battre les étoffes peintes, il faut le faire à travers une couverture épaisse. Les pointes des cadres doivent être assez espacées pour éviter les piqûres des doigts. L'étoffe sera toujours roulée au lieu d'être pliée, pour éviter les cassures pulvérulentes.

FABRIQUE D'OBJETS EN CARTON VERNISSÉS ET LAQUÉS.

Sommaire technique. — Cette industrie nécessite deux ordres d'opérations préliminaires, la fabrication du carton et celle des vernis.

La fabrication des feuilles de carton s'effectue, partie avec des matières premières, paille et chiffons; partie avec les déchets de carton résultant de la confection des objets. Elle comprend le hachage de la paille, sa malaxation sous l'eau, ainsi que celle des déchets, la macération de la pâte, son étalage en feuilles et la dessiccation de celles-ci.

La fabrication des vernis consiste à faire cuire dans des chaudières de l'huile de lin avec du copal.

Le carton fabriqué est découpé à l'aide d'emporte-pièces. suivant la forme et les contours de l'objet à réaliser. Il est collé aux endroits voulus, avec de la colle faite avec de la farine de seigle, puis moulé dans la fonte ou le fer. On le mate, soit dans des presses à bras ou hydrauliques, soit à l'aide de balanciers mus par la vapeur.

L'objet, une fois formé, est imprégné d'huile de lin et mis dans une étuve à 148°. A sa sortie, il est devenu rigide et peut être lissé à la meule. Les vides que présente souvent le carton sont bouchés avec de la terre de pipe. On enduit ensuite l'objet avec du noir de fumée délayé dans de l'huile de lin ; après quoi, nouveau séchage à l'étuve.

Les opérations subséquentes diffèrent suivant le genre de décoration que doit recevoir l'objet.

Les objets destinés à être *nacrés* sont enduits d'une couche de vernis sur les faces qui seront ornées. Sur cette couche on applique la nacre suivant les dessins voulus. On met ensuite plusieurs couches de vernis noir. On râcle l'objet avec un couteau en forme de pioche aiguisée, on revernit plusieurs fois. Après dessiccation, on polit avec du charbon de bois, et ensuite avec du tripoli. Le vernis noir employé est composé de bitume, de gomme, d'huile de lin et d'essence de térébenthine.

Les objets destinés à recevoir un décor d'impression sont d'abord vernis deux ou trois fois seulement, puis polis au charbon de bois. Les impressions y sont ensuite appliquées à l'aide de papier transparent imbibé d'eau, au moyen d'une éponge et recouvert de bronze sur sa face interne. Les peintres appliquent les reliefs qu'ils bronzent, dorent ou mettent en couleur. Ils recouvrent la partie décorée d'un vernis clair, composé de gomme, d'huile de lin et d'essence de térébenthine.

Pour la fabrication des boutons de chaussures et de vêtements, le carton préparé est simplement livré en bandes à une machine très ingénieuse, qui forme elle-même les anses en fil de fer. Les boutons sont ensuite noircis et vernis.

Une machine particulière produit, avec le carton, des bobines pour filatures. On fabrique aussi toutes sortes de vases de toilette inattaquables aux acides, de vases pour les pharmaciens et les photographes, et même des disques pour roues de vagons.

Hygiénologie. — Reconnaissons de suite que dès sa naissance cette industrie a su prévenir tous les inconvénients pouvant résulter de la dépense musculaire, des attitudes vicieuses, de la compression du thorax ou des membres. En effet, l'emboutissage et l'estampage, les seules opérations qui auraient pu faire naître des dangers de ce genre, s'effectuent à l'aide de moules, de machines puissantes et ingénieuses qui ne demandent plus à l'ouvrier que l'attention, de l'habitude et un peu d'habileté. Dans les ateliers de confection le seul danger réside dans la chaleur des étuves et dans les émanations de produits empyreumatiques et d'essence de térébenthine. Non seulement ces émanations peuvent être très désagréables en raison de leur caractère écœurant et nauséabond, mais elles peuvent irriter les muqueuses, conjonctivale, pituitaire, pharyngienne et bronchique, produire de la dyspepsie, des vertiges et de la céphalalgie. Mais ces dangers peuvent être en grande partie annihilés en adoptant pour les étuves les dispositions suivantes :

Les pièces, aussitôt qu'elles ont été vernissées, sont placées dans des vagonnets munis d'un couvercle. Ceux-ci sont sur des rails qui les conduisent dans une étuve en forme de tunnel et communiquant avec une puissante cheminée d'appel. Des portes en fer ferment les deux extrémités du tunnel. Après un séjour suffisant, les vagonnets sont retirés par l'ouverture opposée. MM. Adt, de Forbach, qui ont établi ce dispositif dans leur usine de Pont-à-Mousson, font encore depuis des essais variés pour assurer l'extraction des vapeurs par le vide et même pour les condenser. Je dois dire que le dispositif initial m'a paru donner déjà des résultats extrêmement satisfaisants.

Reste la question de la fabrication des vernis et de la cuisson de l'huile de lin. A Forbach, elle est tolérée dans l'usine même, qui se trouve au centre de la ville. A Pont-à-Mousson, le Conseil d'hygiène de Meurthe-et-Moselle a pensé devoir l'interdire et n'autoriser que la confection des objets.

FABRICATION DES MEUBLES LAQUÉS (1).

Sommaire technique. — On fabrique beaucoup, depuis quelques années, des meubles imitant la laque de Chine. On commence par recouvrir le meuble d'un enduit blanc, jaune ou noir qui, quelle que soit sa teinte, renferme jusqu'à 50 p. 100 de plomb. Aussitôt enduit, il est placé dans un four à 70° pendant 24 heures. On le polit ensuite avec du papier de verre. Des peintres le colorent suivant la couleur et le dessin désiré. On applique un deuxième et même un troisième enduit. Enfin on procède à un polissage humide avec de la pierre ponce.

Hygiénologie. — D'après du Mesnil, les ponceurs n'éprouvent rien, mais il n'en est plus de même des polisseurs au verre, qui sont tous saturnins. Il demande l'inscription dans la troisième classe et l'obligation d'une bonne ventilation générale; mais il vaudrait encore mieux des tables aspiratrices.

INDUSTRIE DE LA NACRE.

Sommaire technique. — La nacre est une substance sécrétée dans l'intérieur des coquilles de certains mollusques. Ces coquilles sont recueillies par des plongeurs au fond de la mer. Avant de l'expédier en Europe, on la débarrasse des parties non nacrées.

Les opérations industrielles sont : 1° le *sciage* des coquilles, qui se fait aujourd'hui à l'aide de scies circulaires; 2° le *décapage* qui consiste à plonger les coquilles dans un bain chaud d'acide chlorhydrique; 3° l'*émeulage* ou usure des coquilles sur une meule; 4° le *ponçage*, qui est un polissage obtenu avec du tripoli mouillé d'acide sulfurique;

(1) Du Mesnil, *Annales d'hygiène*, 2e série, t. XLI, 1874, p. 335.

5° le *détourage*, et *ajourage*, qui ont pour but de déchiqueter la nacre avec une petite scie, suivant les contours d'un dessin préalablement tracé; 6° la *gravure*, qui se fait au burin; 7° le *découpage*, qui enlève sur les déchets les parties utilisables avec un emporte-pièce; 8° la *pulvérisation*, qui a pour but d'obtenir de la poudre de nacre servant à brillanter les fleurs et qui consiste à cuire les coquilles pour les écailler, à les pulvériser avec un broyeur et enfin à tamiser; 9° l'*encartonnage* ou la mise en carton pour l'expédition.

Hygiénologie. — Les scieurs sont obligés non seulement de rester constamment debout, mais en outre ils doivent se tenir la tête penchée sur la scie. A la fatigue vient donc s'ajouter l'absorption forcée d'une grande quantité de poussières à arêtes dures et tranchantes susceptibles par conséquent de s'insinuer dans l'intimité des tissus. Aussi Mahier et Chevalier (1), ainsi que Layet, ont-ils pu dire avec toutes les apparences de la vérité que les nacriers étaient sujets à une toux opiniâtre, des bronchorrhées, des hémoptysies, de l'emphysème, de la phthisie, des ophthalmies chroniques. Duchesne et Michel (2) estiment que ces auteurs ont exagéré le tableau. Mais il est probable que la différence d'appréciation provient de ce que ces derniers ont surtout observé dans les usines où les scies étaient munies de boîtes ventilatrices. C'est là une disposition qui devra être obligatoire, d'autant plus que la voie humide doit être condamnée. Contrairement à ce qui se passe pour les autres poussières, celle de nacre nuit plus quand elle est humectée que lorsqu'elle est sèche; sans doute parce qu'étant alors moins légère, elle est moins entraînée par les courants d'air et qu'elle n'est pas cependant assez lourde pour être rabattue.

Toutes ces précautions sont d'autant plus nécessaires qu'il y a probablement à tenir compte de l'influence des particules organiques en putréfaction et de la composition

(1) *Annales d'hygiène*, 1re série, t. XLVIII. 1852.
(2) *Revue d'hygiène*, 1882, p. 657.

de la partie minérale. En tout cas Jelinck (1) vient de signaler un état pathologique qu'il nomme *ostéo-myélite* des *tourneurs de nacre*. L'affection débute par des symptômes rappelant ceux du rhumatisme. Mais au bout de deux ou trois semaines on voit apparaître des tuméfactions douloureuses à la pression, au niveau de l'extrémité des diaphyses des os longs et n'occupant jamais ni la partie moyenne du corps de l'os ni les épiphyses. Les os les plus ordinairement attaqués sont le maxillaire inférieur, le sternum et l'omoplate, surtout dans les points non masqués par des muscles. La terminaison par suppuration est excessivement rare. Jelinck a trouvé des processus emboliques dans la moelle des os. Il a retrouvé dans celle-ci la poussière de nacre.

Pour la confection des boutons de nacre, le sciage est remplacé par le découpage à la fraise cylindrique. Ce procédé nécessite encore plus l'adaptation d'une ventilation, car l'ouvrier est obligé de se pencher davantage sur son travail.

Le décapage expose à la fois à des émanations putrides et à des vapeurs d'acide chlorhydrique. Pour enlever la matière gluante des algues qui adhère aux coquilles, il faut en effet d'abord les plonger pendant un mois dans un bain de chaux. Mais en se servant de bains bouillants, le résultat peut être obtenu en 5 ou 6 heures. Les vapeurs d'acide chlorhydrique du bain qui succède au précédent sont tellement caustiques que parfois les vêtements des ouvriers tombent en lambeaux. Aussi est-il indispensable de surmonter les cuves de hottes avec foyers en activité. De temps en temps l'ouvrier est obligé de retirer les coquilles pour s'assurer que l'opération est suffisante. Il la fait souvent avec ses mains. On doit exiger l'emploi de pinces en bois.

L'émeulage est fatigant parce que l'ouvrier est obligé de presser énergiquement la coquille contre la meule. Il est aussi l'occasion d'émanations putrides fournies par le bain dans lequel la meule plonge partiellement et où s'ac-

(1) *Semaine médicale*, 1884, p. 500

cumulent toutes les poussières. C'est surtout pendant l'hiver que cette odeur devient insupportable parce que pour éviter le froid les ouvriers se servent d'eau chaude. Ce bain dont leurs mains sont continuellement imprégnées a des propriétés excessivement irritantes. Il produit dans les mains une démangeaison insupportable qui, toutefois, ne ne se fait sentir qu'en dehors du travail et qui se calme par l'immersion dans l'eau. En outre il se forme une érosion débutant par la matrice de l'ongle, et qui finit par s'étendre jusqu'à l'espace interdigital. Duchesne et Michel attribuent cet effet à la chaux des coquilles. En tout cas on peut éviter l'odeur et l'érosion en ayant soin de renouveler fréquemment l'eau des baquets, ou mieux encore, en établissant un courant continu, à l'aide d'un trou percé au fond du baquet et d'un tuyau amenant un filet d'eau.

Il est une opération intermittente qui paraît particulièrement dangereuse. Les meules neuves ne sont jamais exactement cylindriques et on est obligé de les y rendre en enlevant par usure jusqu'à 1 ou 2 centimètres de leur épaisseur. Ce travail qui se fait avec une tige d'acier, et à sec, dégage tellement de poussières dangereuses que les ouvriers mettent d'eux-mêmes des mouchoirs devant leur bouche, et qu'ils aiment mieux souvent payer un camarade pour qu'il exécute l'ouvrage. Si ce redressement ne peut réellement être fait qu'à sec, il devrait tout au moins être exécuté dans des conditions de ventilation partielle. La même disposition doit être prise pour le polissage, pour le détourage, l'ajourage, la gravure, le découpage; ils exigent aussi des établis à ventilation. Pour le tamisage il faut enfermer le tamis dans un sac.

CONFECTION DES CAMÉES (1).

Sommaire technique. — La matière première est tantôt un silex à couches variées que l'on sculpte en relief,

(1) *Annales d'hygiène*, 1878, 2e série, t. L, p 198.

tantôt un coquillage. Dans ce dernier cas le coquillage, au lieu d'être scié avec une scie, comme dans la préparation de la nacre, est coupé à l'émeri. Mais il est ensuite travaillé de la même manière que les autres objets de nacre. Dans le second cas, la pierre est d'abord livrée au lapidaire, qui la façonne en l'appuyant d'une main contre une meule en plomb à laquelle il imprime avec l'autre main un mouvement de rotation. Elle est ensuite plongée dans un bain acide ayant pour but de faire ressortir ou même de changer la couleur naturelle. Après dessiccation, elle passe au graveur, qui la burine à l'aide d'une longue tige de fer mue par un volant et une pédale. Enfin des femmes procèdent au *polissage*. Elles le font en promenant sur les points voulus du camée une tige en plomb ayant la forme d'un cylindre et fixée sur l'axe d'un volant mû par une pédale.

Hygiénologie. — Le danger principal réside encore ici dans les poussières, d'autant plus qu'elles se composent de particules minérales très dures et de particules de plomb provenant des appareils. Non seulement il y a lieu d'exiger des moyens de ventilation partielle, mais encore de faire substituer, dans la confection des instruments, le cuivre au plomb. Il est vrai que le premier métal entraîne un prix de revient un peu plus élevé et casse plus facilement les pierres, de sorte qu'on rencontrera toujours de la mauvaise volonté du côté des patrons. Mais les cassures peuvent être évitées avec un peu plus d'attention et en tout cas il est urgent de passer outre.

Il est une mauvaise habitude qu'il importe de faire cesser. Les ouvrières, pour accélérer le travail, humectent à chaque instant la pointe de la tige du polissage avec un mélange de vinaigre et de tripoli. De là formation d'acétate acide de plomb, le plus soluble des sels de ce métal.

BRODERIES MÉCANIQUES.

Longtemps la broderie s'est exécutée exclusivement à la main. Elle l'est encore en grande partie dans l'est de la

France ; ce mode ne sera même jamais abandonné, parce que les produits en seront toujours plus estimés. Il faut reconnaître cependant que ce travail individuel et en chambre a contribué largement à faire baisser la valeur des populations rurales de certaines contrées en enlevant la presque totalité des jeunes femmes aux travaux si salutaires des champs et en leur substituant un travail sédentaire dans des locaux humides, mal aérés, mal éclairés, avec grande fatigue oculaire et attitude vicieuse, et sans le palliatif d'une rémunération capable d'améliorer le bien-être intérieur. Aussi l'invention des machines à broder doit-elle être considérée comme heureuse pour l'hygiène.

Elle n'exige que deux ouvriers, un brodeur qui exécute le dessin en faisant jouer du même coup une centaine d'aiguilles au-dessus et au-dessous du tissu, et une femme qui est chargée d'enfiler les aiguilles. Il y a ainsi moins de personnes enlevées à l'agriculture et plus de gain personnel. En outre, comme cette machine est volumineuse et exige beaucoup d'espace, il n'y a jamais encombrement de personnes dans l'atelier. Cependant, d'après Schuler (1), les brodeurs à la mécanique offrent une aptitude militaire inférieure à celle des agriculteurs. Ils ont fréquemment des affections des voies digestives et des yeux, ils donnent un tribut notable à la phthisie.

FABRICATION DES INSTRUMENTS DE MUSIQUE.

C'est là au fond un mode particulier de construction métallique, avec les inconvénients communs aux diverses industries du même genre. Mais cette fabrication mérite une note particulière, parce qu'elle expose à l'intoxication saturnine. C'est Napias qui a attiré le premier l'attention sur ce fait, à la Société de médecine publique. Le laiton, qui constitue la matière première, est un composé de cuivre et de zinc ; mais il contient toujours une certaine

(1) *Deutsche Vierchft für offent Gesundheitspflege*, t. XIV, p. 246.

quantité de plomb. En outre, les soudures nécessitées par la forme de l'instrument se font à l'étain et au plomb. Il résulte de là des poussières plombiques pendant le ciselage, le tournage et le limage. Le danger est encore plus considérable dans l'opération dite le cintrage, parce qu'alors ce sont des vapeurs plombiques que respire l'ouvrier. En effet, pour soutenir le laiton que l'on cintre, on le remplit de plomb que l'on fond et qu'on coule ensuite dans la cavité. Quand ce cylindre intérieur est solidifié, on martèle le laiton jusqu'à cintrage uniforme. Enfin on retire le plomb par une nouvelle fusion. Napias recommande de remplacer le plomb par un mélange de poix de Bourgogne, de colophane et de goudron. Malheureusement ce mastic ne paraît convenir que pour les tubes d'un gros diamètre.

FABRIQUES D'AIGUILLES ET FABRIQUES D'ÉPINGLES.

Sommaire technique. — *Fabrication des aiguilles.* — Une aiguille passe avant d'être livrée au commerce, par les mains de plus quatre-vingts ouvriers différents. Il y a cinq groupes distincts d'opérations. Le premier groupe, qui a pour but le *façonnage de l'aiguille*, comprend seize opérations de détail, à savoir : 1° le *choix des fils*, qui consiste à juger de leur résistance après chauffage au rouge et immersion dans l'eau froide ; 2° le *calibrage* des fils, qui se fait par le passage dans une filière ; 3° le *décrassage* des fils, qui s'obtient en les frottant avec du mâchefer ; 4° *deuxième passage à la filière* ; 5° le *dévidage* des bottes de fils sur un rouet ; 6° le *sectionnement* en deux faisceaux de la botte de fil enroulée sur le rouet ; 7° *sectionnement des faisceaux* en fragments de la longueur de deux aiguilles ; 8° le *redressement* des fils ainsi divisés ; 9° l'*aiguisage* des petites pointes sur des meules ; 10° la *division* en deux aiguilles des petits fils aiguisés à leurs deux extrémités ; 11° *aplatissement* de l'extrémité restée mousse, à l'aide d'un marteau : 12° *chauffage au four* des aiguilles, ayant pour but de les empêcher de se casser dans l'opération subséquente ; 13° *perforation linéaire* de la tête de l'aiguille, à l'aide d'un poinçon sur une enclume d'acier ; 14° *trocage*, qui a pour but d'enlever les parcelles d'acier restées dans l'ouverture faite ; 15° l'*évidage*, qui a pour but d'arrondir la tête et de former une cannelure autour de la fente et qui s'effectue avec des limes ; 16° *tassement, avec parallélisme*, des tas irréguliers d'aiguilles, qui s'obtient par des secousses méthodiques imprimées à une boîte les renfermant.

Le second groupe, qui a pour but général la *trempe*, comprend de son côté neuf opérations : 1° la *pesée* par 15 kilogrammes ; 2° *étalage* de chaque lot de 15 kilogrammes sur un plateau ; 3° le *trempage* proprement dit, qui consiste à chauffer les aiguilles jusqu'au rouge brun et à les verser dans un bain d'eau froide ; 4° *nouveau tassement avec parallélisme ;* 5° *nouveau dégraissage*, mais qui s'obtient en passant un rouleau humide sur les aiguilles rangées ; 6° le *recuit* au four, pour donner de l'élasticité ; 7° *troisième tassement ;* 8° *redressement* des aiguilles bosselées ; 9° *quatrième tassement.*

Le troisième groupe, qui a pour but le *polissage*, comprend comme objectifs principaux : 1° le groupement des aiguilles en couches alternant avec des couches de poudre d'émeri et l'enroulement de la masse dans des linges ; 2° le passage de *rouleaux polisseurs* sur ces sacs ; 3° le polissage *des aiguilles* dans des *tonneaux en rotation ;* 4° le *vannage* dans une cuve en cuivre pour chasser les poussières ; 5° l'*essuyage* avec un linge de toutes les aiguilles, une à une.

Le quatrième groupe a pour but le *triage des aiguilles polies :* une série d'ouvriers groupe les aiguilles en plaçant les têtes du même côté, en rejetant celles qui sont cassées par le milieu, celles qui sont cassées à la tête ou émoussées à la pointe, redresse au marteau celles qui sont bosselées, et enfin les divise en trois catégories de longueurs différentes.

Le cinquième groupe a pour but les derniers tours de main et la mise en paquet. Un enfant dispose les têtes du même côté, en les faisant dépasser le bord d'une table de cuivre. Un ouvrier applique en dessous de ces têtes une barre de fer rougie, ce qui leur donne une teinte bleuâtre. C'est là le *bronzage*. Un ouvrier perfectionne les trous en les présentant à un fin burin en acier, mis en rotation. C'est le *drillage*. On donne le dernier poli en passant un lot d'aiguilles sur une bobine en peau de buffle. Enfin vient l'*empaquetage*.

Fabrication des épingles. — Le fil de laiton arrivant à la fabrique, en écheveau, un ouvrier est d'abord chargé de le dévider en le redressant. Pour cela, il saisit un bout avec une tenaille, puis il le tire en courant l'espace de 10 mètres. Il coupe la partie tirée et recommence l'opération de façon à obtenir des fils ayant tous la longueur de 10 mètres. Un autre ouvrier prend en mains, en les plaçant sur un même plan, un certain nombre de ces fils dont il use les extrémités en pointe, sur une meule d'acier. Un troisième ouvrier coupe au-dessus de cette pointe à la longueur d'épingle, et il rend le faisceau au précédent pour qu'il épointe de nouveau, ainsi de suite. Une autre série d'ouvriers est préposée à la confection des têtes. Pour cela on emploie du fil de laiton beaucoup plus mince que celui des épingles. On le tortille en hélice sur une petite broche. On coupe le toron qui en résulte en fractions ne comprenant que deux tours. Les fragments sont entassés dans une cuillère qu'on tient au-dessus d'un brasier jusqu'à teinte rouge, on les projette dans l'eau froide. Après ce trempage, on les frappe pour les tasser; on les jaunit en les plongeant dans de la lie de vin ou dans une dissolution de crème de tartre. On les lave à l'eau avec soin, on les étame pour les blanchir; on les lave de nouveau, on les sèche, on les polit par rotation dans un tonneau contenant du son, on les vanne pour chasser les poussières; enfin on les pique dans des feuilles de papier.

Hygiénologie. — Dans la fabrication des aiguilles

comme dans celle des épingles, l'opération la plus nuisible est celle de l'empointage, qui se fait ordinairement à sec pour prévenir la rouille. Il se produit une poussière si pénétrante que les ouvriers meurent de pneumonie caséeuse ou de phthisie au bout de dix ou quinze ans. Il faut exiger une disposition, qui a été établie pour la première fois à Aix-la-Chapelle. La meule est revêtue d'une enveloppe en tôle qui ne laisse qu'un étroit passage pour les aiguilles et qui porte en un autre endroit une plaque de verre à travers laquelle l'ouvrier surveille son travail. L'espace compris entre la meule et l'enveloppe se continue par un tuyau jusqu'à une cheminée. La meule produit elle-même la ventilation nécessaire pour entraîner les poussières. Abraham a eu l'idée de compléter l'action ventilatrice par des barreaux aimantés qui attirent et fixent les poussières d'acier loin de l'ouvrier. Il faut même, ce qui a déjà été réalisé dans quelques fabriques, remplacer l'aiguisage à la main par un aiguisage mécanique à l'aide, soit de la machine Schleicher qui consiste en deux meules frottant, à angle droit, l'une contre l'autre, soit de la machine Neuss, qui est formée d'une seule meule sur laquelle appuie une bande de gutta-percha, soit de la machine de Graf, dans laquelle les meules sont remplacées par de petits tambours en acier, rayés à leur surface, et sous lesquelles on fait arriver un plan d'acier portant les aiguilles. Cette dernière machine est certainement le dernier mot de l'hygiène, car elle supprime réellement les poussières; malheureusement son rendement est moindre.

Pour les épingles en cuivre ou en laiton on a pu arriver à mieux encore. En raison de la plus grande malléabilité de ces matières premières, on peut, à l'aide des machines dites *américaines*, supprimer tout à fait la main-d'œuvre. La machine prend elle-même le laiton sur la bobine et le rend sous forme d'épingles toutes faites, et cela sans répandre la moindre poussière dans l'atelier.

Contre les inconvénients de la fabrication des têtes d'épingle en verre, on ne peut que conseiller une ventilation active et de nombreuses interruptions du travail. Les meules par elles-mêmes peuvent par leurs ruptures occasionner des accidents sérieux. Les fragments sont alors lancés avec une telle violence qu'ils produisent toujours des blessures graves et même mortelles, siégeant particulièrement à la tête et à la poitrine. La cause gît presque toujours dans les coins de bois que l'on met pour adapter le centre de la meule à son arbre. Passant alternativement de l'état sec à l'état humide, ils gonflent, refoulant excentriquement la pierre. Il faut donc employer un bois d'un faible pouvoir d'imbibition. Il est préférable du reste de combler les vides non avec des coins de bois, mais avec du soufre coulé, qui en outre scelle parfaitement la meule à son arbre. La cause peut aussi se trouver dans le peu d'homogénéité et de cohésion de la pierre. Il importe donc, avant de poser les meules, de s'assurer de leur état matériel, en les frappant de légers coups de marteau. Le moindre son fêlé doit faire renoncer à la meule. Il faut recourir au même mode d'exploration après le posage, afin de s'assurer que cette opération n'a point ébranlé sa résistance. Une bonne précaution est de soutenir les deux faces de la meule dans leur zone centrale par deux plateaux en fonte qu'on peut serrer à volonté par des écrous.

COUTELLERIE.

Sommaire technique. — Elle comprend trois ordres d'opération : le travail de la forge, le travail de l'aiguisage et le travail du montage.

Le *travail de la forge* comprend : 1° le *corroyage* qui a pour but de rendre le métal homogène doux et serré et qui consiste en un véritable malaxage par martelage au rouge; 2° le *damasquinage* qui donne à la lame de l'élasticité, de la solidité et plus de tranchant; 3° la *trempe* qui consiste à refroidir brusquement l'acier, ce qui le rend plus dur et plus tenace.

Le *travail* d'*aiguisage* comprend : 1° l'*émoulage* qui se fait sur des meules de grès avec un enduit d'eau et de suif; 2° l'*affilage* qui se fait avec des pierres à aiguiser; 3° le *polissage* qui, suivant les qualités des lames, se fait soit sur une roue en bois recouverte de cuir enduit de potée d'étain ou d'un mélange d'eau-de-vie, de potée d'étain et de poussière d'acier, soit en fixant la lame dans un étau et la frottant avec un morceau de bois recouvert d'émeri, soit sur une roue garnie de brosses imbibées de bouillie d'émeri, de potée et de rouge.

Le *travail du montage* qui comprend : 1° le *limage* qui a pour but de donner la forme voulue; 2° la *préparation des manches;* 3° l'*ajustage* qui fixe la lame sur le manche.

Hygiénologie. — Dans toutes les industries où il faut user et aiguiser sur des meules des instruments en acier, la grande préoccupation doit être de diminuer, sinon de supprimer à la fois les poussières siliceuses des meules et les poussières métalliques des objets en confection. On peut déjà diminuer les premières en se servant de meules artificielles en émeri et gomme laque. Mais ces meules ont l'inconvénient d'éclater fréquemment, et leurs avantages sont presque contrebalancés par les accidents traumatiques qu'elles peuvent produire. Une mesure qui diminue incontestablement à la fois les deux espèces de poussière, en les fixant, est d'employer la voie humide, c'est-à-dire de mouiller constamment les meules. Le seul inconvénient industriel de cette méthode est d'être moins rapide et de fournir par conséquent un moindre rendement. Mais l'intérêt hygiénique doit ici primer l'intérêt commercial et la valeur du salaire. Il faut dire à l'honneur de la France que la voie humide y est seule admise et que la voie sèche n'est guère adoptée qu'en Angleterre. Toutefois cette mesure, quoique fondamentale, n'est pas encore suffisante. L'eau ne fixe pas toutes les poussières, et leur état d'humidité ne les empêche pas complètement d'irriter les muqueuses et de pénétrer dans les tissus. Du reste les meules ont à chaque instant besoin d'être soumises au retaillage, et cette opération s'effectue forcément à sec. Aussi faut-il en outre que les meules soient enfermées dans une boîte ne présentant qu'une fenêtre pour permettre le travail de l'ouvrier sur la meule et que cette boîte communique du côté opposé avec un canal où un ventilateur exerce une aspiration puissante.

On doit d'autre part empêcher les ouvriers de se coucher, la poitrine appuyant de tout le poids du corps sur l'objet et la meule. Ce sera une diminution de gain pour ceux qui travaillent à la pièce, car ce procédé augmente le rendement, mais peu importe, car il vaut encore mieux ne pas s'exposer aux déformations du thorax et aux hernies qu'il peut déterminer. Il reste à trouver le moyen d'atténuer les inconvénients de l'humidité et de la boue dont la voie humide entoure et couvre les ouvriers.

FABRICATION DES ARMES A FEU.

Cette fabrication comprend deux parties essentiellement distinctes : le travail du fer et le travail du bois. Dans la première, on construit : le canon, la platine, et la garniture. Le canon se fait avec une barre de fer très doux et très ductile. On la soude au blanc, en l'enroulant sur elle-même dans le sens de la longueur. Pour les armes de luxe, on la roule en spirale sur un moule et on soude le tout ensemble au blanc. Dans l'un et l'autre, on martèle avec rapidité le canon chauffé à blanc, c'est le *brasage*. Lorsque le canon est complètement forgé, on le porte au rouge sombre dans un fourneau particulier, puis on le laisse refroidir lentement. On le soumet ensuite au forage, c'est-à-dire qu'à l'aide d'une tige d'acier carrée et à arêtes tranchantes, on agrandit sa cavité intérieure, son âme, en amincissant d'autant ses parois. D'autre part on régularise la surface extérieure, en la soumettant à une meule de grès animée d'un mouvement très rapide. La confection de la batterie et de la monture rentre dans les opérations ordinaires de la serrurerie.

Le travail du bois rentre de son côté dans le genre des travaux de sculpture et d'ébénisterie.

Au point de vue hygiénologique, cette industrie n'offre rien de spécial. Le danger capital est encore ici dans les poussières siliceuses et métalliques dues aux opérations sur meules. Par conséquent, elle est avant tout passible des mesures indiquées plus haut.

EXPLOITATION MINIÈRE.

Sommaire technique. — L'exploitation des mines se fait *à ciel ouvert* ou par *travaux souterrains* suivant que la couche de minerai est près de la surface du sol ou profondément située. Le premier mode d'exploitation est des plus faciles. Il ne nécessite que quelques travaux préalables de terrassement. L'exploitation souterraine est beaucoup plus laborieuse. Il faut d'abord creuser des trous verticaux traversant les couches superposées au filon à exploiter. Ces conduits de communication de la surface vers l'intérieur sont appelés *puits*. Il faut ensuite, tout en extrayant le minerai, creuser de véritables tunnels suivant la pente ou la direction de la couche de minerai. Ces tunnels sont appelés *galeries*. Parmi ces galeries les unes servent surtout à l'extraction et prennent un développement plus considérable, on les appelle *chambres ;* les autres, après avoir fourni pendant un certain temps, servent de voies de transport ; d'autres enfin ont surtout pour mission de recueillir et d'écouler les eaux de sources et de suintement. On établit généralement dans ces dernières des planchers au-dessus de la nappe d'eau pour y permettre la circulation des ouvriers. Le foncement des puits et galeries se fait à la pioche dans les parties molles et à la poudre ou à la dynamite dans les roches dures. On divise presque toujours les puits en plusieurs compartiments ; les uns sont destinés à l'extraction; d'autres contiennent les échelles pour la circulation des ouvriers; d'autres sont pour l'aérage, d'autres enfin pour l'épuisement des eaux.

Le transport du minerai dans les galeries se fait parfois à dos d'homme, lorsque la distance est petite et le chemin très irrégulier; avec une chaîne sans fin, les wagons chargés entraînant les vides, lorsque le plan est incliné ; sur une voie ferrée avec traction par cheval ou propulsion par homme, si le terrain est à peu près horizontal ; quelquefois enfin par eau sur des bateaux. L'extraction par les puits verticaux s'exécute tantôt au moyen d'un simple treuil à manivelles manœuvrées par deux ou quatre hommes ; tantôt avec des machines, dites *barytels*, mues par des chevaux, des roues hydrauliques ou la vapeur. Ces diverses machines élèvent ou descendent des tonnes ou des caisses cerclées, ou encore des cadres susceptibles de recevoir et de rendre directement les wagonnets. Ces récipients sont soutenus par des câbles, ronds ou plats, en chanvre, en fils d'aloès, ou bien en fils de fer réunis en faisceaux, tous goudronnés.

Hygiénologie. — Les inconvénients *extérieurs* sont regardés comme nuls. On n'a même pas songé à classer les mines, d'autant plus que par la force des choses elles se trouvent toujours éloignées des habitations, sinon dans le sens horizontal, du moins dans le sens vertical. Cependant elles peuvent nuire à la fois aux propriétés voisines et aux villes en provoquant des effondrements et détournant les sources d'eau d'alimentation. Bien des localités ont été ainsi privées tout à coup d'excellentes sources qu'elles avaient captées antérieurement à grands frais et qui avaient suffi largement jusque-là à leurs besoins. Il y a là bien certainement une possibilité qui mérite toute l'attention de l'administration, et il y aurait lieu d'imposer aux compagnies d'exploitation les travaux nécessaires pour obtenir une restitution, commandée à la fois par l'équité et l'intérêt des populations. Il est encore une autre conséquence de ce genre d'exploitation qui n'est pas à négliger au point de vue de l'hygiène publique. Le transport des minerais, qui se fait souvent sur des voitures improvisées avec des planches mal jointes, sème sur le trajet parcouru des poussières qui ne sont pas sans inconvénients pour les muqueuses aérienne et oculaire des habitants, et qui détériorent les marchandises et les comestibles. On devrait être plus sévère relativement à l'obligation où se trouve le concessionnaire, d'établir sur place ses fonderies et ses usines d'utilisation. En tout cas, il faudrait imposer l'usage de voitures parfaitement closes et même, quand la chose est possible, l'établissement d'une voie ferrée.

Les dangers intérieurs sont beaucoup plus graves et plus nombreux. Ils peuvent provenir des éboulements, des inondations, de l'humidité, de l'obscurité, des conditions d'aération, des effets de la poudre et de la dynamite, des gaz d'exhalation du sol.

Les éboulements qui peuvent ensevelir ou emprisonner les ouvriers doivent être prévenus par le *boisage* ou le *muraillement* des points qui ne paraissent pas être d'une solidité parfaite. Le muraillement est particulièrement appliqué aux galeries principales servant de grandes artères. Le boisement consiste simplement en une série de cadres placés de distance en distance et formés de trois poutres dont deux verticales et une horizontale et supérieure. Cet étançonnement est du reste exigé et surveillé par les ingénieurs des mines.

Le meilleur moyen de prévenir les inondations est de maintenir les mines dans un bon état d'assèchement. Celui-ci peut être obtenu à l'aide de galeries souterraines débouchant dans les vallées voisines, soit là où celles-ci sont irréalisables, par des machines. Ce sont des pompes élévatoires à pistons, creux ou pleins, dont les tiges sont mises en mouvement, soit par roues hydrauliques, soit par des machines à colonne d'eau, soit par des machines à vapeur.

Quelles que soient les mesures d'assainissement prises, il règne toujours une forte humidité dans les galeries, et même il est toujours un grand nombre de points où les ouvriers sont obligés de travailler les pieds dans l'eau. Suivant Fabre (1), les effets de l'humidité varient selon

(1) *Revue d'hygiène*, 1880, p. 313.

la température des mines. Si la température reste au-dessous de 20° le travail est relativement facile; il ne provoque pas de sueurs et la santé des ouvriers reste bonne. Avec une température de 25° à 30°, au contraire, la respiration devient haletante. Il y a des sueurs profuses, un sentiment d'excessive fatigue.

Les maladies caractérisées ne sont cependant pas fréquentes, mais beaucoup de mineurs sont obligés de quitter le travail. Quand les ouvriers ont les pieds dans l'eau et surtout s'ils reçoivent en outre des gouttières sur le dos, pendant l'activité musculaire, ils sont fréquemmnnt atteints de rhumatismes musculaires qui siègent particulièrement aux reins et dans les jambes. Si en outre ils travaillent à genoux, ils ont des arthrites subaiguës de cette articulation ou des hydarthroses indolores. Souvent ils ont des éruptions miliaires, de l'urticaire, des furoncles, de l'érythème noueux, du purpura. Il peut même se produire un léger degré de scorbut avec gingivite chronique, ulcérations saignantes des gencives, dents déchaussées et cariées. Il est à noter aussi que les eaux de suintement renferment la plupart du temps des substances chimiques empruntées aux terrains traversés, particulièrement de l'acide sulfurique provenant des pyrites. Souvent aussi elles sont chargées d'acide sulfhydrique. Dans ce dernier cas, d'après Fabre (1), on observe des troubles digestifs, des selles sanguinolentes et un grand affaiblissement. Comme mesures préventives, cet auteur demande l'emploi de vêtements et de chaussures de caoutchouc. Fabre compte sur l'alternance. Il recommande d'éviter d'employer trop longtemps les mêmes ouvriers dans les chantiers où l'hygromètre indique un point voisin de la saturation.

Il n'est pas nécessaire d'insister beaucoup sur les inconvénients de l'absence de la radiation solaire, puisqu'il est parfaitement établi que chez les animaux comme chez les plantes, l'action électro-chimique du soleil est presque

(1) *Revue d'hygiène*, 1883, p. 318.

indispensable à la bonne réalisation des phénomènes intimes de la nutrition. Il y a là un danger d'autant plus certain que les compensations au travail sont rares, vu que la brigade de jour ne quitte la mine qu'à la nuit et que celle de nuit dort de jour dans des locaux semi-obscurs. De là une certaine tendance à l'aglobulie que j'ai pu constater avec le compte-globules de Hayem et qui est surtout marqué chez les jeunes sujets. On a même pu, avec une certaine apparence de vérité, accuser l'obscurité d'engendrer une maladie grave qu'on a appelée l'*anémie des mineurs,* et qui se traduit non seulement par une faiblesse extrême, mais encore par des hémorrhagies intestinales. On a depuis mis en avant une autre cause, Perroncito de Turin et Lesage d'Anzin attribuent cette affection à la présence dans l'intestin du parasite appelé *ankylostome*, qui ouvrirait les petits vaisseaux de cet organe et déterminerait une pluie sanguine. La maladie se propagerait très vite parmi les ouvriers des mines envahies par ce parasite, parce que les mineurs boivent l'eau qui circule dans les galeries et qui a délayé les selles d'individus déjà atteints. Mégnin, tout en reconnaissant cette origine, n'attribue pas l'anémie à la perte de sang qui est faible, mais à ce que la salive des ankylostomes, qui est très irritante, enflamme chroniquement l'intestin et empêche la digestion et l'absorption.

Parona (1) admet la même étiologie en se basant sur le succès des anthelminthiques.

Pagliani et Fabre ont combattu l'idée du parasitisme, le premier en invoquant simplement l'ensemble des causes qui altèrent l'air des mines, notamment le dégagement d'oxyde de carbone; le second en faisant remarquer qu'il a observé souvent l'anémie en dehors de l'existence du parasite, mais est-on en droit de nier cette existence quand elle a pu échapper à l'investigation? En tout cas il convient d'exiger des mineurs plus de propreté, de placer des tinettes

(1) *Journal d'hygiène*, 9 avril 1885, p. 177.

de distance en distance et d'arroser les matières excrémentitielles avec les acides chlorhydrique ou sulfurique.

On a aussi attribué à l'obscurité des galeries le *nystagmus*, dont sont souvent atteints les mineurs, surtout les houilleurs. Il consiste en un tremblement du globe oculaire. Le plus souvent, l'oscillation est verticale, mais elle peut aussi s'exécuter dans le sens latéral. Les uns l'expliquent par la fatigue de l'accommodation, par la lumière insuffisante et vacillante des lampes. Dransart (1) croit qu'il tient à la fatigue des élévateurs de l'œil, dont l'attitude presque couchée des houilleurs exige une contraction permanente et énergique.

L'atmosphère des galeries a besoin d'être largement renouvelée parce qu'elle est constamment épuisée et altérée par la respiration des hommes et des chevaux, par la conflagration de la poudre ou de la dynamite, et par l'exhalation des gaz du sol. C'est surtout dans les petites galeries et dans les culs-de-sac, que l'inconvénient devient presque un danger. Aussi importe-t-il d'agrandir les percées au fur et à mesure, et de ne pas prolonger loin la galerie d'avancement, sous un petit diamètre, afin qu'il y ait au-dessus de la tête des ouvriers un espace pour la sortie des gaz. Il faut en outre assurer partout et toujours le renouvellement de l'air, en multipliant les puits et surtout en en plaçant aux deux extrémités de l'exploitation. Dans les mines métalliques, cet aérage naturel est presque toujours suffisant; mais pour les mines de houille, la ventilation a besoin d'être forcée par des moyens artificiels. Tantôt on a recours à la chaleur, c'est-à-dire qu'on produit un appel dans le puits d'évacuation de l'air, à l'aide d'un *foyer d'aérage;* tantôt on établit à l'entrée une machine soufflante, et à la sortie une machine aspirante.

L'emploi de la poudre et de la dynamite expose les ouvriers à des blessures presque toujours mortelles, par la projection des éclats, à des brûlures et à des asphyxies avec

(1) *Bulletin médical du Nord*, Lille, juillet 1879, p. 256.

empoisonnement par les produits gazeux de la conflagration. Ceux-ci déterminent des vertiges, des douleurs de tête, de l'irritation des bronches, des syncopes complètes, des asphyxies avec cyanose.

Pour diminuer les chances d'accidents, le conseil général des mines défend d'employer des cartouches gelées, de chercher à ramollir les cartouches durcies par le froid, en les exposant directement au feu, en les plaçant sur des poêles ou sur des cendres chaudes, d'employer des bourroirs en fer ou en métal, pour le chargement des corps de mine et de procéder par chocs au bourrage ; de ne revenir sur une mine ratée qu'après une heure d'attente. On ne doit pas chercher à la décharger, mais à en faire une autre, au moins à 20 centimètres. Il faut des moyens d'avertissement vigoureux, pour que les ouvriers du voisinage s'éloignent. Le feu sera mis à l'aide d'une longue mèche d'étoupilles qui brûle lentement, et qui permette à l'allumeur de se retirer à temps. En cas de tirage par l'électricité, la manivelle des machines électriques restera entre les mains du chef mineur.

Le danger le plus terrible et le plus considérable dans ses conséquences est celui qu'engendre le grisou. On désigne ainsi une émanation gazeuse qui se produit surtout dans les mines de houille, mais qui peut aussi se manifester exceptionnellement dans les autres espèces de mines. Il est formé d'un mélange d'hydrogène carboné, d'azote et d'acide carbonique ; mais c'est le premier de ces gaz qui domine et qui en fait la caractéristique. Il sort de la houille avec un léger bruissement, et parfois en telle abondance, qu'on peut le recueillir avec des tuyaux et le faire servir à l'éclairage des galeries. Il se dégage surtout des fentes et des *soufflures*, c'est-à-dire de points où la couche superficielle des morceaux de houille est soulevée comme une ampoule. Parfois le grisou sort à l'état vésiculaire, comme un brouillard, c'est-à-dire qu'il est enveloppé de légères pellicules ; il est alors visible et forme comme des toiles d'araignées que les mineurs ont soin d'écraser entre leurs mains lorsqu'ils les rencontrent. Lorsque l'atmosphère d'une galerie en renferme un septième ou un huitième, la présence d'une chandelle ou d'une lampe l'enflamme et produit une explosion qui est presque toujours mortelle pour un grand nombre d'ouvriers. Ceux-ci sont projetés contre les murs, écrasés par des éboulements, ou tués tantôt avec les apparences d'une asphyxie, tantôt avec celles d'une syncope. La plupart ont le pharynx, le larynx et les bronches littéralement brûlés, par la poussière de charbon enflammée qu'ils ont inspirée. Ceux-là seuls, qui ont eu le temps de se coucher sur le sol, échappent à cette lésion. On estime que ce qui projette les ouvriers avec force contre les murs, c'est la vitesse énorme avec laquelle l'air arrive pour combler le vide produit par la combustion du grisou.

La mesure classique depuis 1815 est l'emploi de lampes de sûreté, qui sont toutes basées sur ce principe, que les flammes ne peuvent jamais traverser les toiles métalliques parce qu'elles sont aussitôt éteintes par le refroidissement que leur fait éprouver le contact de la toile. Cela étant, le grisou qui s'introduira dans l'intérieur de la cage métallique y prendra bien feu, mais la flamme ne s'étendra jamais à l'atmosphère extérieure. La figure 202 représente un des modèles le plus souvent employé.

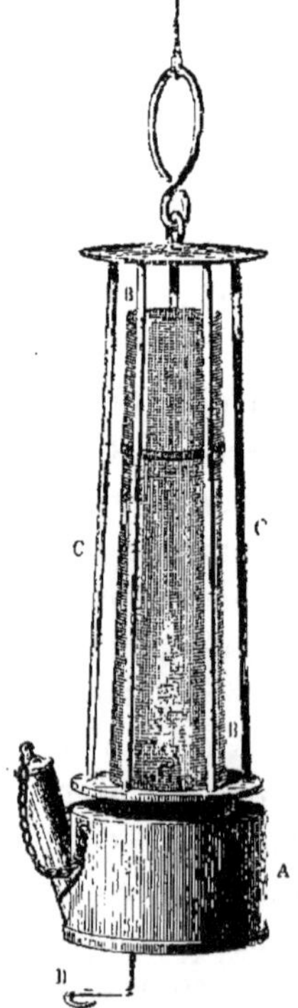

Fig. 202. — Lampe de sûreté de Davy.

A, réservoir d'huile en contenant assez pour un travail de 10 heures. — BB, enveloppe imperméable à la flamme. — CC, cage qui sert à fixer l'enveloppe sur le réservoir et à le garantir des chocs. Dans le haut du cylindre, la toile est double afin que si un des plans est détruit par la flamme, il y ait encore fermeture. Le porte-mèche est muni d'une ouverture rectangulaire, dans laquelle on peut engager un fil de fer recourbé à son extrémité D, pour lever ou baisser la mèche. Ce fil de fer traverse le réservoir, au moyen d'un tube soudé aux plaques de dessus et de dessous du réservoir.

La lampe avertit elle-même de la présence du grisou. Celui-ci forme une auréole bleue autour de la flamme des lampes de sûreté. Malheureusement, c'est peu marqué, d'autant plus que la perception de la flamme bleue est rendue difficile par le voisinage de la flamme blanche et plus éclatante de la lampe. Comme moyen d'avertissement, MM. Mallard et le Chatelier (1) ont conseillé de munir chaque chef mineur d'une lampe de sûreté où l'huile serait remplacée par un jet de gaz hydrogène. Celui-ci produit une flamme presque incolore qui, en outre, par sa haute température, refoule l'auréole en l'agrandissant et l'éloignant d'un voisinage qui pourrait la masquer ; avec cet appareil, la flamme bleue est encore appréciable, quand il y a 0,25 p. 100 de grisou.

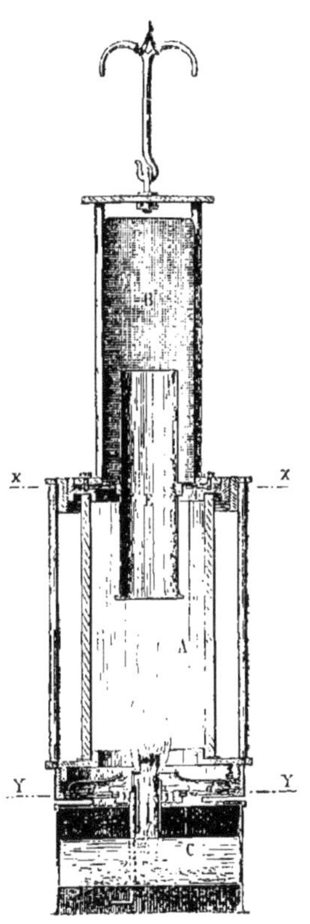

Fig. 203. — Lampe de M. Combe.

Quand le grisou est abondant, la lampe s'éteint et l'ouvrier, averti, est souvent dans l'impossibilité de fuir, à cause de l'obscurité ; on a eu l'idée de placer au-dessus de la mèche un fil de platine roulé en spirale qui, après l'extinction de la lampe, se montre incandescent et donne assez de lumière pour que l'ouvrier puisse se diriger.

L'enveloppe métallique de la lampe de Davy masque la flamme et la rend peu éclairante, aussi faut-il recommander

(1) *Académie des sciences*, 7 avril 1879.

la lampe de M. Combes, qui est beaucoup plus perfectionnée.

La flamme est enfermée dans une enveloppe de cristal A, surmontée d'une enveloppe en gaze métallique B. L'air nécessaire à la combustion entre par des trous percés circulairement dans le rebord en saillie du couvercle du réservoir à huile C, et avant de pénétrer dans l'enveloppe de cristal, cet air traverse une ou deux rondelles superposées de toile métallique *dd*; les gaz brûlés s'élèvent, suivant l'axe de la lampe, dans une cheminée en cuivre E, arrivent dans l'enveloppe métallique, puis se répandent dans l'atmosphère.

On a cherché aussi à être prévenu de la présence du grisou, avant de laisser entrer les ouvriers. Jeandel a eu l'idée de disposer le long des galeries un fil conducteur présentant de distance en distance des fusées. Avant l'arrivée de l'escouade, on met ce fil en rapport avec une machine de Ruhmkorff. Les fusées s'enflamment et provoquent l'explosion s'il y a du grisou. De plus, celui-ci se trouve détruit par le fait, et l'escouade peut dès lors pénétrer sans danger. On a aussi établi des sonneries électriques, mises en activité par des dispositions basées sur les effets de la diffusion des gaz. Gréhant (1) a proposé de maintenir allumés, nuit et jour, des becs de gaz dans les galeries, ils brûleraient l'hydrogène carboné au fur et à mesure.

Il est enfin certaines dispositions à prendre pour les puits, lesquelles ont un véritable intérêt hygiénique. L'orifice du puits doit être fermé par des balustrades automatiques que la cage enlève quand elle monte et qu'elle replace en descendant. Pour cette cage, il faut préférer les câbles plats aux câbles ronds, parce que ceux-ci ont une tendance au tournoiement, qui donne le vertige aux hommes et diminue la résistance aux ruptures. Quand le mécanicien oublie d'arrêter à temps, la cage vient heurter contre les poutres; de là une secousse pour les ouvriers. On peut la rendre moins dure, en munissant la cage de tampons élastiques.

(1) *Annales d'hygiène*, 1879, p. 184.

EXTRACTION DU MERCURE ET PRÉPARATION DE SES COMPOSÉS COMMERCIAUX.

Sommaire technique. — On retire le mercure d'un minerai formé de bisulfure de mercure ou cinabre naturel. Cette extraction s'exécute presque exclusivement à Almaden, à Idria (Frioul) et dans le Palatinat. La grande volatilité du mercure fait que le cinabre se décompose facilement par la chaleur et qu'il suffit par conséquent de distiller le minerai. Les appareils d'extraction diffèrent dans les trois localités indiquées.

A Almaden on se sert de l'appareil de la figure 204.

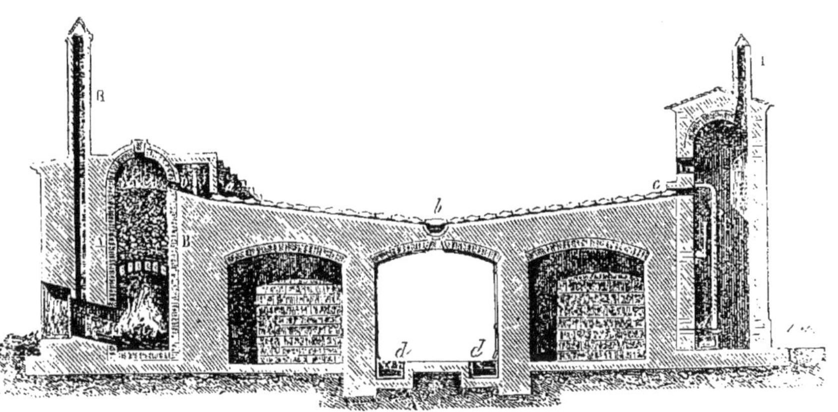

Fig. 204. — Extraction du mercure à Almaden.

AB est un four sur la voûte duquel on charge le minerai; dans le foyer, on brûle des fagots. Le soufre se transforme en acide sulfureux, le mercure volatilisé sort par des ouvertures O, se rend dans six séries d'allonges en terre, *abc*, engagées les unes dans les autres et aboutissant à une grande chambre C, qui sert à la fois de condensateur et de récipient. La terrasse forme deux plans inclinés qui engendrent la rigole *b*. Cette rigole recueille et verse dans les bassins *dd* le mercure échappé des allonges qui sont simplement lutées avec de la terre.

A Idria, les allonges en terre sont remplacées par deux

séries de chambres de condensation placées des deux côtés

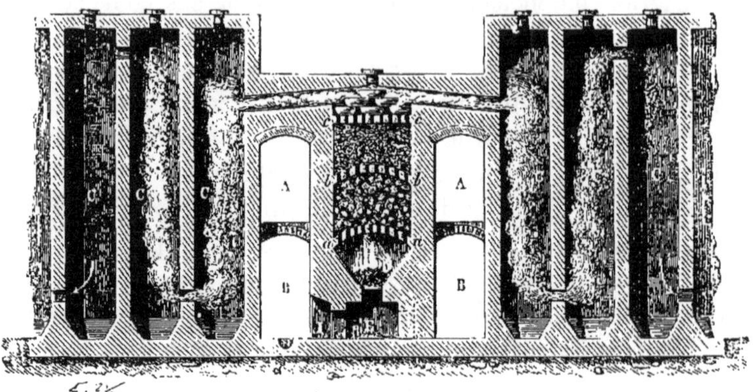

Fig. 205. — Extraction du mercure à Idria.

du fourneau, et communiquant entre elles par des ouvertures pratiquées alternativement en haut et en bas.

Dans le Palatinat, où le minerai a une gangue calcaire, la distillation se fait dans des cornues.

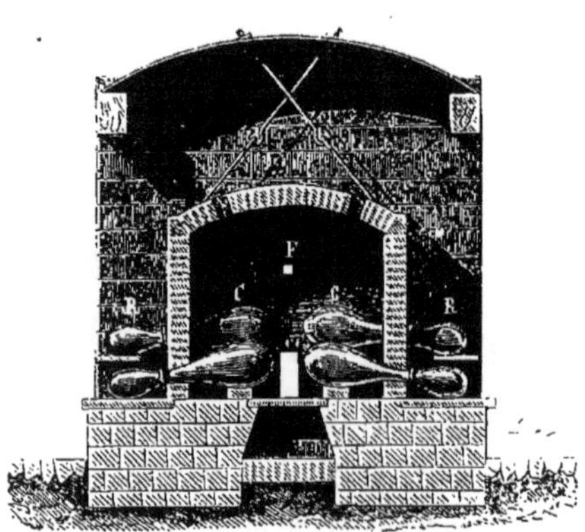

Fig. 206. — Extraction du mercure dans le Palatinat.

F, fourneau de galère. — C, cornues auxquelles sont adaptés des récipients en terre R, contenant de l'eau. Le mercure se volatilise et il reste un résidu solide composé de sulfure de calcium et de sulfate de chaux.

Le mercure obtenu par les trois procédés est expédié dans des bouteilles en fer. Il renferme du plomb, de l'étain, du zinc. Aussi a-t-il besoin d'être purifié. La purification s'effectue souvent dans les pays de destination. C'est donc à tort que le classement français ne s'en est pas occupé. On le purifie en le distillant dans des bouteilles d'envoi qu'on prolonge par une allonge venant plonger dans un récipient d'eau et entouré d'un linge sur lequel tombe un filet d'eau.

Le bioxyde de mercure se prépare habituellement en décomposant par la chaleur le nitrate de mercure. On chauffe dans un matras jusqu'à cessation de vapeurs rutilantes.

Pour obtenir le cinabre artificiel on chauffe dans une chaudière de fer du mercure et du soufre. Le produit appelé

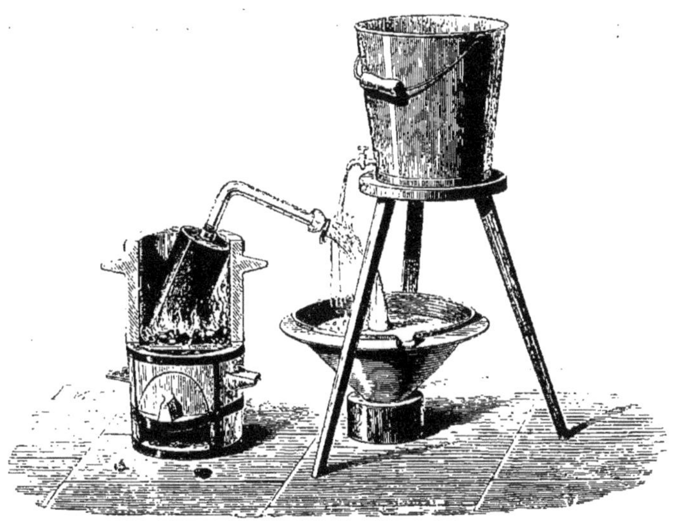

Fig. 207. — Purification du mercure par distillation.

éthiops minéral est ensuite distillé. Le cinabre se sublime et cristallise.

Le protochlorure de mercure s'obtient par la calcination de sel marin et de sulfate de protoxyde de mercure ; le bichlorure, en remplaçant le sulfate de protoxyde par du sulfate de bioxyde.

Toutes ces préparations mercurielles, quoique s'effectuant en France, ont été négligées dans le tableau de 1866.

Hygiénologie. — Nous avons indiqué dans les généralités les symptômes habituels de l'intoxication mercurielle. Nous n'avons donc ici qu'à signaler quelques particularités relatives à l'industrie qui nous occupe.

Il paraît que ce sont surtout les vapeurs du mercure métallique qui produisent cette intoxication, car les mineurs qui sont couverts de poussières de cinabre et qui en absorbent inévitablement par les voies pulmonaires et digestives, ne présentent que des gingivites très légères. Ils sont plutôt sujets à des irritations locales de la peau et du cuir chevelu, à des blépharites, et des angines granuleuses, absolument comme avec des poussières de toute autre nature. Il n'en est plus de même pour les ouvriers employés à la distillation. C'est chez eux qu'on retrouve réellement le triste tableau que nous avons tracé. Malheureusement ce résultat est presque inévitable parce que le mercure est d'une excessive volatilité. On a beau attendre un refroidissement complet pour pénétrer dans les chambres de condensation, pour nettoyer les tubes et les appareils, les ouvriers sont encore très exposés. En outre, l'atmosphère des ateliers est aussi presque saturée de vapeurs, malgré les soins pris pour éviter les fuites, mais celles-ci sont certainement beaucoup plus à craindre avec le système de distillation d'Almaden qu'avec ceux d'Idria et du Palatinat. Aussi est-ce dans la première localité que les désastres se font le plus sentir. Toute la population ouvrière y perd la totalité des dents en très peu de temps. En quelques années elle a acquis tous les attributs de la vieillesse et de la décrépitude, et bientôt l'incapacité la plus absolue. La mort est des plus prématurées. Les effets se font sentir, mais à un moindre degré, chez les habitants ne prenant aucune part à l'industrie.

ARDOISIÈRES.

Sommaire technique. — Les carrières d'ardoises sont, les unes à ciel ouvert, les autres en galeries souterraines. La mise en œuvre exige, dans le premier cas, l'enlèvement préalable des couches de terre végétale et d'argile qui recouvrent le terrain ardoisier ; dans le second cas, le percement de puits et de galeries.

Dans l'un et l'autre cas l'exploitation journalière s'effectue de la manière suivante :

Les ouvriers commencent par circonscrire un certain îlot en creusant des rigoles verticales à l'aide d'un pic ou de dynamite. Ils établissent ensuite des mines, dites horizontales, pour détacher la partie circonscrite. Ils enfoncent dans ces mines des coins sur lesquels ils frappent avec de lourds marteaux. Ils renversent le bloc avec des leviers. Ils divisent ce bloc en fragments transportables en enfonçant de petits coins, appelés *alignoirs*, dans quelques-uns des interstices qui séparent les divers plans d'ardoise. Ils régularisent la cassure de ces fragments. Ceux-ci sont placés dans des caisses que la vapeur élève à la surface du sol et conduits sur un chariot à l'atelier où l'ardoise doit être travaillée. Là les fragments sont séparés successivement en feuilles de plus en plus minces à l'aide de ciseaux de plus en plus fins. Enfin on régularise, à l'aide d'un lourd couteau en fer, les bords de ces feuilles.

Hygiénologie. — Le danger le plus grand résulte de l'introduction des poussières d'ardoise dans les voies pulmonaires. Ce sont elles qui engendrent l'affection que les populations appellent *la maladie des ardoisiers*, qui n'est qu'une phthisie apparente due à l'*anthracosis des ardoisiers*. Pour tous les ouvriers l'absorption des poussières est très active et peut même porter sur des morceaux volumineux.

Duchene et Michel (1) rapportent le fait d'un ouvrier qui cracha un fragment gros comme la pulpe du petit doigt. Cette expulsion fut suivie d'une hémoptysie. C'est aussi à la poussière d'ardoise qu'on doit attribuer la fréquence des eczémas, de l'intertrigo, des furoncles et des conjonctivites. Les éclats plus considérables amènent souvent des blessures graves du globe oculaire.

(1) *Revue d'hygiène*, 1882, p. 287.

L'attitude et le mouvement professionnels, de leur côté, exposent les ardoisiers aux hernies, aux varices, à des callosités, à des incurvations de la colonne, et à des traumatismes variés. Enfin l'enlèvement des couches de terre végétale et d'argile qui masquent les carrières, les expose à l'intoxication paludéenne.

Pour atténuer les effets des poussières on a recommandé aux ardoisiers de porter des moustaches qui tamisent toujours un peu l'air avant son introduction dans la cavité buccale. On a aussi cherché à ventiler les galeries et les ateliers. Cette ventilation est toujours utile, surtout dans les galeries où l'air est fréquemment altéré par les coups de mine. Mais le meilleur moyen de prévenir les effets de la poussière, est de diminuer le plus possible la main d'œuvre, d'autant plus qu'on diminue du même coup les causes de déformation. Il existe bien une machine composée de scies circulaires sectionnant nettement l'ardoise. Un filet d'eau suit le trait de la scie et entraîne la poussière produite. Elle a fonctionné pendant quelque temps à Fumay. Mais une grève des ouvriers a fait y renoncer et depuis, elle n'a été acceptée nulle part sous prétexte que les produits laissaient à désirer. C'est regrettable, car il est bien certain qu'on serait arrivé à de bons résultats en la perfectionnant.

D'autre part, on ne comprend pas que dans beaucoup d'ardoisières, le transport des blocs se fasse encore à dos d'homme, quand le transport mécanique est plus avantageux, même au point de vue industriel.

L'exploitation des mines d'ardoises expose plus que les autres aux chutes de bloc, en raison de la moindre cohétion du terrain. Il importe donc de visiter avec soin les parois des excavations pour faire tomber toutes les parties de roches menaçant de se détacher.

BORAX ET ACIDE BORIQUE.

Sommaire technique. — Il existe en Amérique d'immenses gisements de borates de chaux et de magnésie. En Toscane, il s'échappe de certaines fissures de la terre des vapeurs épaisses chargées d'acide borique.

C'est avec cet acide borique brut fourni par la Toscane ou en isolant d'abord cet acide des borates de chaux et de magnésie naturels, qu'en France on fabrique le *borax industriel*. On l'obtient en faisant dissoudre par ébullition des cristaux de soude, puis en projetant dans la dissolution de l'acide borique brut. Au bout de trois ou quatre jours le borax est cristallisé. On le raffine en le mettant en présence de l'eau bouillante avec de la soude et en faisant cristalliser de nouveau.

Hygiénologie. — Le travail d'exploitation directe des soffioni de la Toscane est dangereux, car ils projettent constamment dans l'atmosphère des torrents d'acide carbonique, de carbonate d'ammoniaque et d'hydrogène sulfuré. Les habitants de la contrée évitent avec soin de passer près de ces volcans. Du reste, c'est pour les ouvriers un danger qu'on ne saurait éviter, ni même atténuer. Quant aux inconvénients attachés à la fabrication et au raffinage, ils résultent de la manipulation des cristaux de soude et d'acide borique. Cette dernière substance est généralement regardée comme à peu près inoffensive. Le professeur Artiming de Florence (1) assure avoir pu en faire absorber impunément dans de fortes proportions à toutes les espèces animales. Il a pu s'en ingérer à lui-même 4 grammes par jour, pendant deux mois, sans en être le moins du monde, incommodé. Il a pu de même, sans le plus léger inconvénient, séjourner des journées entières dans une atmosphère chargée d'épaisses vapeurs boriques. Le Dr Pidi a eu les mêmes résultats négatifs. Mais Schlenker, après avoir

(1) Gustaf Johnson, de Stockholm, *Nordiskt medicinskt arkirv*, t. XVIII, n°s 9 à 13.

introduit l'acide borique dans son alimentation, a constaté que cette substance diminue l'absorption, qu'elle amène

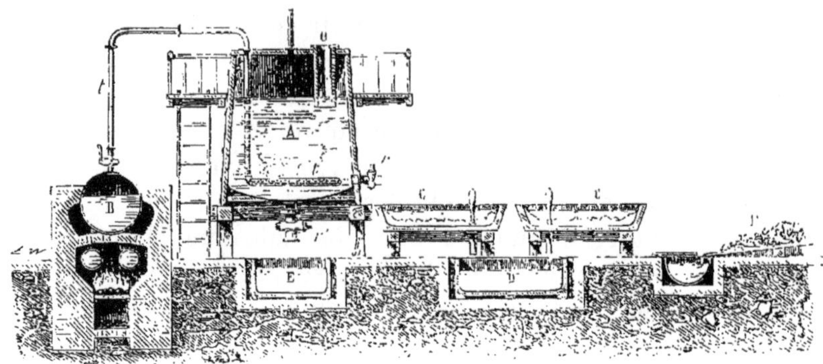

Fig. 208. — Fabrication du borax artificiel.

une desquammation exagérée de l'épithélium intestinal et une sécrétion plus abondante d'acide phosphorique. Par

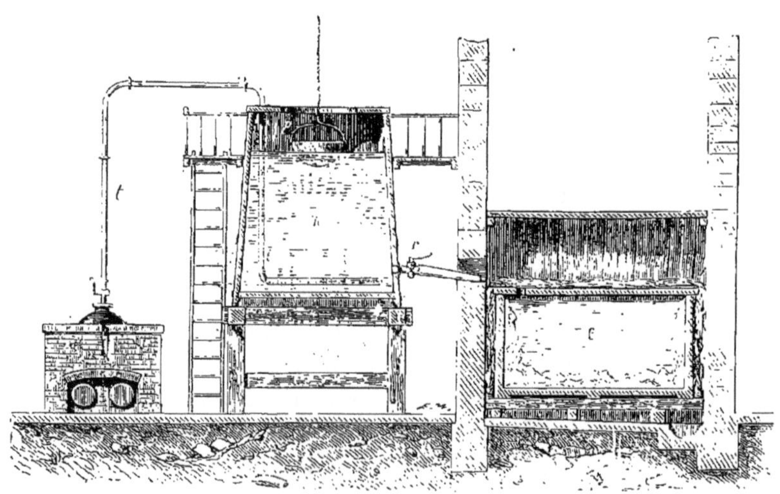

Fig 209. — Raffinage du borax brut.

contre, elle a l'avantage de paralyser les fermentations putrides dans le tube digestif.

Ces effets peuvent être atténués par l'emploi des appareils suivants qui, du reste, sont d'un usage général en France.

La première figure représente l'appareil de fabrication.

La cuve A est doublée en plomb et est le théâtre de la réaction. On la ferme, d'où absence de buées. Son contenu est amené à ébullition par la vapeur que le tuyau *tt* emprunte au générateur B. Les cristaux d'acide borique sont introduits, sans ouvrir la chaudière, par l'ouverture O. On arrête la vapeur, et après douze heures de repos on fait couler par le robinet R dans les cristallisoires CC. On fait passer les eaux-mères des cristallisoires dans les réservoirs D et les cristaux sont mis à sécher sur le plan incliné F.

Le second appareil est relatif au raffinage. Il y a encore une énorme cuve A, chauffée à la vapeur *tt*. La solution passe dans le cristallisoire C. Le borax à raffiner est placé dans le panier P qui plonge à moitié dans le bain de cuve.

L'extraction des minerais d'étain, d'antimoine, de cobalt, etc., ne donnant lieu à aucune considération d'ordre hygiénique, n'a aucun droit à être indiquée ici, même au point de vue exclusivement technique. Il en est de même des modes d'utilisation de ces diverses espèces de minerais. Quant aux industries de l'alun et du chlorate de potasse, la première pierre de leur histoire hygiénologique n'est pas encore posée.

FIN

TABLE ANALYTIQUE DES MATIÈRES

CHAPITRE PREMIER

CHAPITRE II

CHAPITRE III

CHAPITRE IV

CHAPITRE V

CHAPITRE VI

FIN DE LA TABLE ANALYTIQUE DES MATIÈRES.

TABLE ALPHABÉTIQUE DES MATIÈRES

FIN DE LA TABLE ALPHABÉTIQUE DES MATIÈRES.

4442-85. — Corbeil. Typ. et stér. Crété

4412-85. — Corbeil, Typ. et stér. Crété.

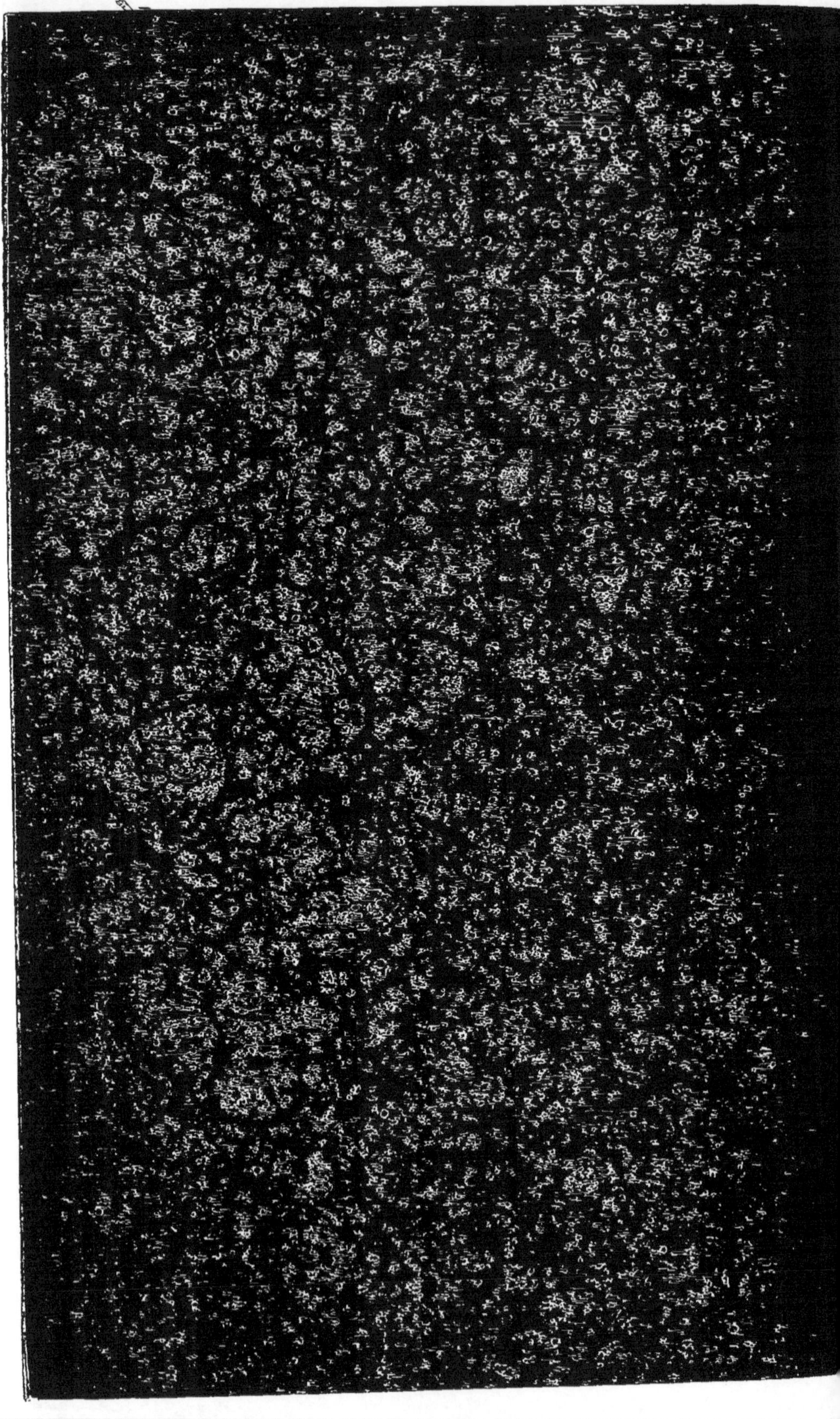

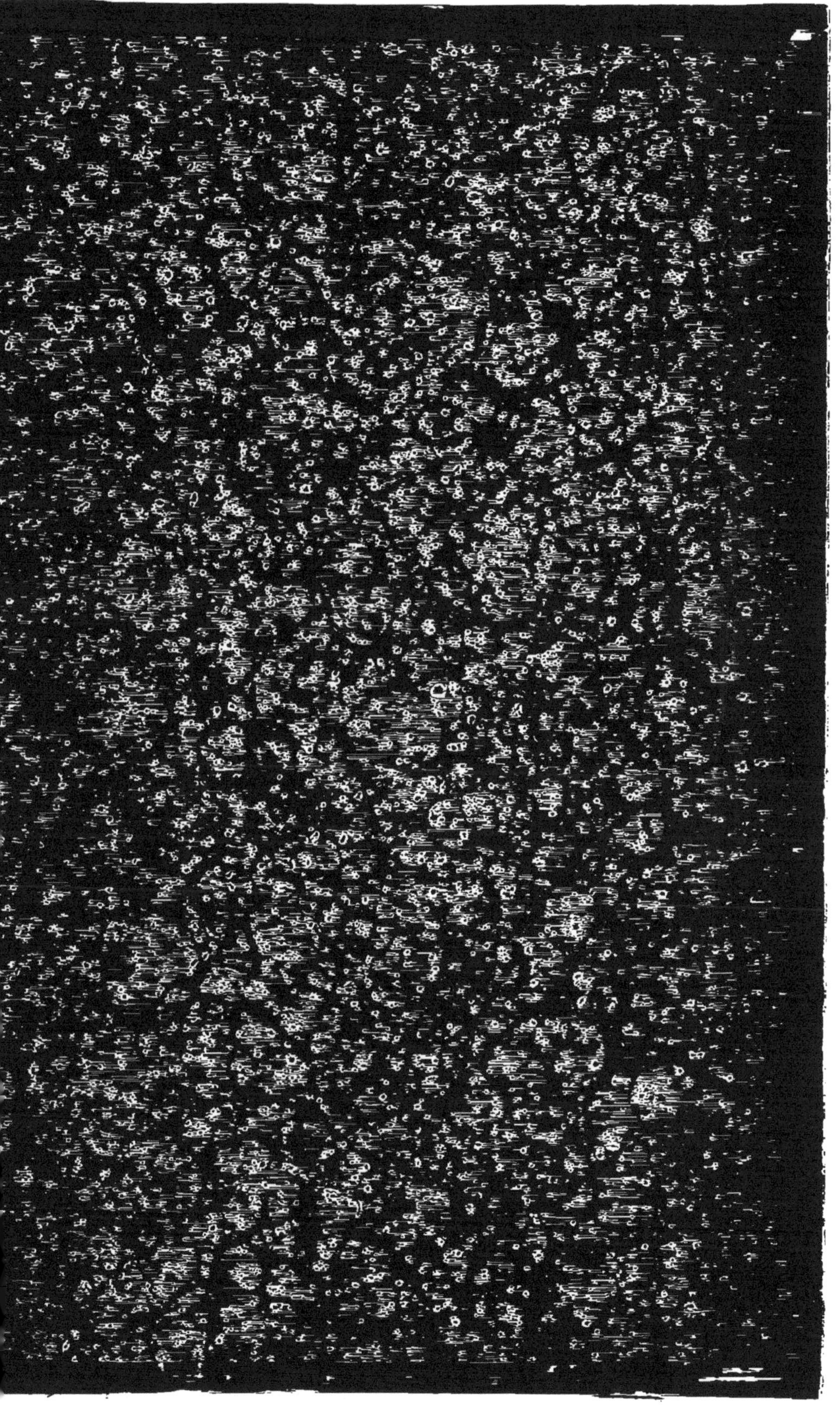

www.ingramcontent.com/pod-product-compliance
Ingram Content Group UK Ltd.
Pitfield, Milton Keynes, MK11 3LW, UK
UKHW021900260726
13966UKWH00006B/69